Trainee Guide トレーニーガイド

栄養食事療法の実習

栄養ケアマネジメント 第14版

本田佳子 編
Honda Keiko

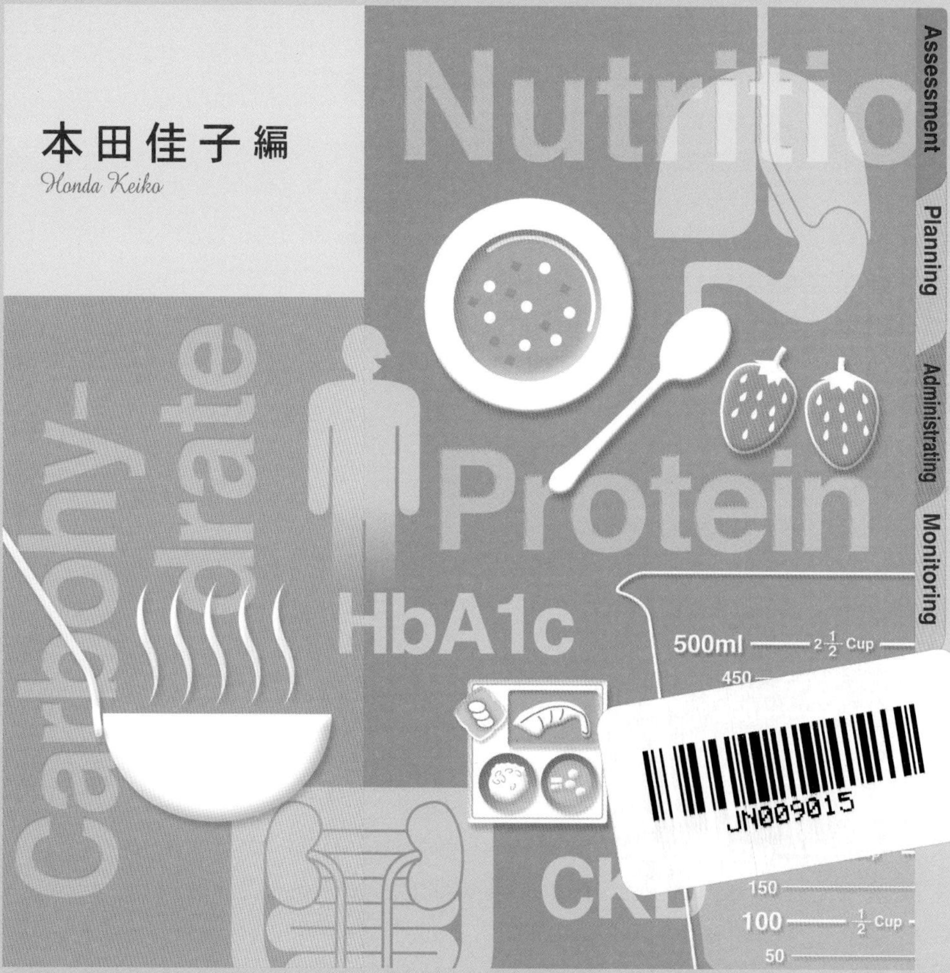

医歯薬出版株式会社

執筆者一覧（五十音順）

●編集

本《ほん》田《だ》佳《けい》子《こ》　女子栄養大学栄養学部実践栄養学科・教授

●執筆

岩《いわ》部《べ》博《ひろ》子《こ》　筑波大学附属病院病態栄養部・副部長

遠《えん》藤《どう》陽《よう》子《こ》　川崎医科大学附属病院栄養部・栄養部長

大《おお》木《き》いづみ　慶應義塾大学病院食養管理室・室長代理

麻《お》見《み》直《なお》美《み》　筑波大学体育系・教授

片《かた》山《やま》一《かず》男《お》　佐伯栄養専門学校・副校長，尚絅学院大学・名誉教授

葛《かつら》城《ぎ》裕《ひろ》美《み》　日本大学短期大学部食物栄養学科・准教授

加《か》藤《とう》チイ　東京有明医療大学看護学部・非常勤講師

金《かな》内《うち》則《のり》子《こ》　東都大学幕張ヒューマンケア学部理学療法学科・講師

金《かな》澤《ざわ》良《よし》枝《え》　東京家政学院大学人間栄養学部人間栄養学科・教授

兼《かね》平《ひら》奈《な》奈《な》　東海学園大学健康栄養学部管理栄養学科・教授

北《きた》久《く》保《ぼ》佳《か》織《おり》　筑波大学附属病院病態栄養部・栄養主任

桑《くわ》原《はら》節《せつ》子《こ》　淑徳大学看護栄養学部栄養学科・教授

斎《さい》藤《とう》恵《けい》子《こ》　東京医科歯科大学病院臨床栄養部・副部長

坂《さか》本《もと》香《か》織《おり》　女子栄養大学栄養学部実践栄養学科・講師

幣《しで》 憲一郎《けんいちろう》　京都大学医学部附属病院疾患栄養治療部・副部長

高《たか》松《まつ》伸《のぶ》枝《え》　別府大学食物栄養科学部食物栄養学科・教授

武《たけ》富《どみ》和《かず》美《み》　西九州大学短期大学部地域生活支援学科・准教授

武《たけ》部《べ》久《く》美《み》子《こ》　つくば国際大学医療保健学部保健栄養学科・教授

田《た》中《なか》かおり　渡辺内科クリニック

土《ど》井《い》悦《えつ》子《こ》　虎の門病院栄養部・部長

富《と》樫《がし》仁《ひと》美《み》　東京大学医科学研究所附属病院栄養管理部・副部長

原《はら》なぎさ　佐賀大学医学部附属病院肝疾患センター・特任助教

府《ふ》川《かわ》則《のり》子《こ》　女子栄養大学栄養学部実践栄養学科・准教授

本《ほん》田《だ》佳《けい》子《こ》　女子栄養大学栄養学部実践栄養学科・教授

三《み》原《はら》法《のり》子《こ》　山形大学学術研究院（地域教育文化学部担当）・講師

若《わか》杉《すぎ》葉《よう》子《こ》　悠翔会在宅クリニック歯科診療部

和《わ》田《だ》安《やす》代《よ》　国立保健医療科学院生涯健康研究部・主任研究官

トレーニーガイド栄養食事療法の実習（第 14 版）[708430]
（第 14 版第 1 刷）
訂正／補足情報

頁	該当箇所	修正前	修正後
8	右段，10 行目	⑫ガラクトース尿症食	⑫ガラクトース血症食
178	左段，7 行目	急性腎不全	急性腎障害
178	左段，19 行目	急性腎不全は，短時日（数時間～数日）のうちに急激に腎機能が低下し，高窒素血症や体液電解質異常，代謝性アシドーシスなどをきたした状態である． 血清尿素窒素，クレアチニンの上昇，カリウム，リン，尿酸の上昇，ナトリウム，カルシウム，重炭酸塩の減少のために代謝性アシドーシスを呈する．	急性腎障害は，① 48 時間以内で血清クレアチニン値が 0.3 mg/dL 以上の上昇，② 7 日以内に血清クレアチニン値が基準値の 1.5 倍以上に上昇，③乏尿，無尿（0.5 mL/kg/ 時以下）が 6 時間以上持続，この①～③の一つを満たせば診断する． 血清尿素窒素，カリウム，リン，尿酸の上昇，ナトリウム，カルシウム，重炭酸塩の減少のために代謝性アシドーシスを呈する．
220	左段，14 行目	学童が 4.6％とされる．原因食物は，鶏卵が 40％を占め，次いで牛乳（22％），小麦（12％），ピーナッツ（5％）の順である．最近はカシューナッツやくるみ，アーモンドなどのナッツ類が増加傾向にある．	学童が 4.6％とされる．消費者庁の全国調査によると，即時型の原因食物は，鶏卵が 33.4％を占め，次いで牛乳（18.6％），小麦（8.8％），らっかせい（6.1％）の順である．なお，くるみやカシューナッツなどのナッツ類が増加傾向にある．
222	表Ⅸ-10	下記の表に差し替え	

■表Ⅸ-10　加工食品のアレルギー表示

特定原材料 8 品目（義務表示）	えび，かに，くるみ，小麦，そば，卵，乳，らっかせい
特定原材料に準ずる 20 品目（推奨表示）	アーモンド，あわび，いか，いくら，オレンジ，カシューナッツ，キウイフルーツ，牛肉，ごま，さけ，さば，大豆，とり肉，バナナ，ぶた肉，まつたけ，もも，やまいも，りんご，ゼラチン

（消費者庁：食物アレルギーについて．https://www.caa.go.jp/policies/policy/food_labeling/food_sanitation/allergy/〈参照 2023-10-6〉より．）

頁	該当箇所	修正前	修正後
241	表 XI-9	下記の表に差し替え	

■表Ⅺ-9　栄養摂取目標量とおもな含有食品

	推奨量（日）	含有食品
エネルギー	30 kcal / kg 以上	
たんぱく質	1.0 g / kg 以上	
水　分	35 mL 以上 / kg 現体重	
ビタミン A（レチノール）	650～800 μgRAE	にんじん，緑黄色野菜，鶏卵，牛乳・乳製品，バター
ビタミン C（アスコルビン酸）	100 mg	柑橘類，緑黄色野菜，トマト，カリフラワー，じゃがいも，ピーマン
ビタミン E	6.5 mg	ピーナッツ，ヘーゼルナッツ，アーモンド，ひまわりの種，小麦胚芽油，ひまわり油，べにばな油
カルシウム	650～750 mg	牛乳・乳製品，チーズ，大豆，いわし，さけ，ピーナッツ，くるみ，ひまわりの種，豆類，緑色野菜
鉄	6.0～7.0 mg	レバー，はまぐり，あさり，赤身肉，卵黄，かき，種実類，豆類，アスパラガス，糖蜜，がんもどき，こまつな，ひじき（乾），切干しだいこん（乾）
亜　鉛	8～40 mg 未満	肉，レバー，かき，魚介類，小麦胚芽，ビール酵母，かぼちゃの種，鶏卵，脱脂粉乳，マスタード，ピュアココア
銅	0.7～0.8 mg	豆類，グリンピース，小麦全粒粉，プルーン，内臓肉，えび，魚介類，ピュアココア
アルギニン	2,500～7,000 mg	種実類，ポップコーン，チョコレート，玄米，オートミール，レーズン，ひまわりの種，ごま，小麦全粒粉のパン，高たんぱく質食品
グルタミン	7,000～14,000 mg	
HMB	1,500 mg	大豆，牛肉，アルファルファ，魚，鶏卵

頁	該当箇所	修正前	修正後
242	右段，5 行目	6.5～7.5 mg/ 日とする．	6.0～7.0 mg/ 日とする．
242	右段，18 行目	0.7～0.9 mg/ 日とする．	0.7～0.8 mg/ 日とする．

（2023 年 12 月）

医歯薬出版株式会社

第 14 版の序

本書は，初版の発行から今日まで，最新の医学・栄養学によるプラクティカルな栄養食事療法をとらえ，臨床栄養学の実習書として内容の充実を図ってきた．栄養食事療法の実践に欠かせない献立の考案は，管理栄養士・栄養士の専門性の高い技能・技術の上に成り立つものである．本書ではその能力の涵養を重視し，献立例によるモデルを示して，各疾患の栄養食事療法の具現化を図っている．

今回の「第 14 版」では，各医学会の治療ガイドラインおよび診療ガイドとの整合を図り，標準的な診療をすすめるうえで栄養食事療法にフォーカスし，解説を網羅した．すなわち，ガイドラインおよびガイドの日常診療での適応にあたり，臨床で患者を診てどのように栄養状態を評価し，必要栄養量の補給にどのように対応するかの栄養ケアを示している．

また，疾患別栄養ケアの実践にあたって，そのプロセスである「栄養アセスメント」，「栄養ケアプラン」，「栄養ケアの実施」の項目を置き，記載内容の統一を図っているのはこれまでどおりである．

今後も栄養学ならびに医学の進歩とともに，必要な改訂を加え，管理栄養士・栄養士養成施設のみならず，臨地校外実習での医療施設の臨床教育の現場に役立つ充実した内容にしていく所存である．読者の皆様の率直なご意見・ご叱正をいただければ幸いである．

本書「第 14 版」の改訂にあたり，ご多忙のなか，執筆にご協力くださった先生方に，ここに改めて深甚の謝意を表する次第である．

2023 年　周期する春夏秋冬と未来に向かう時間の刻みを期待して

本田佳子

初版の序

人類はじまって以来といわれるわが国の急速な老齢社会への移行の中で，人びとの健康意識もとみに高まり，公的にも私的にも，さまざまな健康づくりの対策が講じられるようになった．日常の適正な食事をはじめ，適度の運動や休養，精神の安定に心がけて，病気を予防し，健康でさわやかに長生きすることは，個人の幸せであると同時に社会的にも重要な意味をもっている．

したがって，一旦，病気に罹ったら，いち早く的確な診断と治療を受け，患者自身の忍耐強い養生と，家族の理解ある協力によって早期回復をはかり，再発防止に努めることが大切である．多くの病気の中には，その原因や機序，治療法などが未だに不明で，研究者の努力や国家的施策に俟つしかないものもある．しかし，ほとんどの病気において，治療と養生の土台になるのは，よりよい栄養状態を維持することであり，患者の食生活全般にわたる検討ひいては実際の治療食や食事療法の良否が，病気回復の緩急と予後を左右することが識られてきた．かつての治療では，ひたすら薬剤に頼る観があったが，時代と共に病気の様相も変化し，医学や臨床栄養学の研究も進歩して，今や栄養問題を慮外しては治療効果が期待できなくなった．

治療食や食事療法といえば，特別に難しいことのように思われがちであるが，栄養学の理論をしっかり理解し，病状（病態生理）を正しく把握できれば，腎治療食など一部の面倒で厳密を要する治療食を除いて，特別に厄介で難しいものではない．健常者の保健食，つまり栄養素のバランスのとれた食事を適量，規則正しく食べていれば治る病気もかなり多い．

治療食に対する難易感は，治療食を実際にプログラムし提供する立場にある人自身が，自己の日常の食生活の中で，食品や料理にどれほど細心の注意を払い，食べ物を味わう心を磨いているか，普段の研鑽の程度によって違ってくる．基本的には患者の治療食と健常者の日常食に特別の区別があるわけでなく，特殊な調理法が決められているわけではないからである．治療食では，とくに幅広い食品材料の駆使，使用分量の加減，加熱の程度，調味料の使い方など，普通一般の調理法の部分修正が必要なだけである．そのヒントは注意深い日常生活からふんだんに得られる．また従来，明確な理由もなく，病気によって禁忌あるいは避けるべきといわれてきた食品も数多いが，よほどの場合でなければ使用禁忌の食品はごく少ないように思われる．要はそれぞれの食品についての正しい知識と調理の仕方によって，多くの食品を活用しバラエティゆたかな治療食を演出することである．

とくに治療食は，おいしく食べ続けられる料理の組み合わせでありたい．そのためには，料理を上手においしく作ることはもちろんであるが，治療食の提供者側も患者も，まず「治療食はまずい」という先入観をなくすべきである．また給与栄養素量にこだわりすぎるのも程度の問題である．とにかく治療食は患者に食べてもらって，はじめてその効を奏する．

本書は，執筆者一同，以上のようなことを念頭におきながら，患者さんの治療食をプログラムし提供する側に立って，よりよい治療食と食事療法のあり方の基本を学習するためにまとめたものである．編集に当たっては，講義や実習などの学習結果を記録する欄や余白を随所に設け，この1冊が学習者自身の丹念な記録によってさらに充実したものとなり，永く役立てられるように配慮した．この本による学習を起点に，ますます発展していただければ幸この上ない次第である．

なお，不備や不都合なところは，折にふれて追加，修正をしていく所存である．どうか斯界発展のために先輩諸氏の忌憚のないご指摘，ご教導を賜りたい．

最後に本書刊行にあたり一方ならぬご配慮をくださった医歯薬出版編集部の方々に深く感謝し，とりあえずペンを擱かせていただきたい．

1983年1月11日

山口和子

Trainee トレーニーガイド Guide

栄養食事療法の実習 第14版 栄養ケアマネジメント——もくじ

Contents

Part 1　栄養ケアの概要……………1

Part 2 栄養ケアの基礎……………33

Part 3　疾患別の栄養ケア……75

付表

Part-1

栄養ケアの概要

学習のねらい

- Part 1 では，栄養ケアの定義，栄養ケアの一連の過程を解説した．栄養ケアのゴールをめざした栄養ケアマネジメントの手順を理解する．
- 栄養補給法の種類とその特徴を理解する．
- 診療報酬における特別加算の治療食の種類，栄養食事指導料算定の条件，入院基本料の算定条件を理解する．
- 栄養状態のパラメータを理解し，栄養アセスメントの技能を身につける．
- 栄養ケアプランの概要を理解し，各々の疾患により異なる栄養ケアの特徴をその実際からイメージする．

1 栄養ケアと栄養ケアマネジメント

栄養ケア（nutrition care）とは，医学的治療の一部として，栄養の側面から疾患に必要なケアを実施することである．

栄養ケアは，患者の摂取食物・栄養成分，そして，文化的ならびに社会的・経済的状態に関する情報を収集し，栄養状態を評価・判定し，ついで，消化管の機能，口腔内の状態，咀嚼・嚥下能力の評価により，栄養ケアの内容と方法を決定し，実施する．実施する栄養ケアは，低栄養リスクの回避，栄養食事療法ならびに患者自身によるセルフコントロールへの支援，栄養教育に大別される．

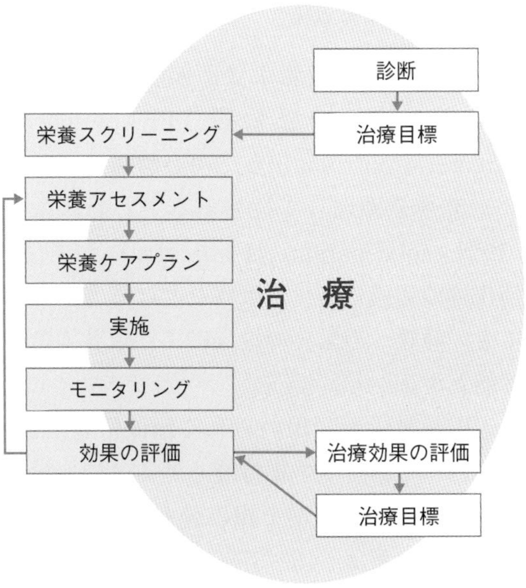

■図 1　栄養ケアマネジメント

合理的で合法的な栄養ケアにあたり，マネジメントは必須となる．その範囲は，栄養ケアの対象者をスクリーニングし，栄養ケアの効果を評価する一連の過程である．そして疾患の治癒進展・増悪阻止あるいは患者の栄養状態を適正に維持することで目標を達成する．

栄養ケアの実際は，マネジメントの範囲に含まれ，次の手順で行う（図 1）．

❶栄養ケアの必要な患者をスクリーニング

スクリーニングは，①低栄養発現リスク者，②栄養食事療法が有効な患者，③摂食嚥下機能低下および障害者，④患者，家族，医療従事者のニーズ，などにもとづき行う．このうち低栄養発現リスク者のみのスクリーニングが日常臨床では行われている．

❷栄養アセスメント，栄養診断

栄養アセスメントは，臨床診査，経口摂取状態，身体構成成分，尿・血液成分，免疫能などを組み合わせて行い，症例の栄養状態を量的，質的に把握する．また，尿・血液成分，免疫能によるパラメータはそれぞれの半減期をもって活用する．

さらに栄養診断では，問題点を明示し，その要因をアセスメント情報より説明づける．

❸栄養ケアプラン

栄養補給のルートの決定，給与栄養素成分量・構成比率の設定，禁忌食品などの処方を行う．栄養補給のルートは，疾患や病態および必要栄養量，消化管の機能に応じ，経口，経腸（経鼻または経胃瘻），経静脈（末梢または中心静脈）などのいずれか，あるいは重複して選択される（**図2**）．

給与栄養素成分量・構成比率は，疾患・病態・病期などによる当該疾患のガイドラインあるいは侵襲状況，ストレス状況，身体活動状況，体格，年齢，性別により設定する．また，食物アレルギー，薬物療法などにともなう禁忌食品を確認する．

❹栄養ケアの実施

処方に適合した栄養素成分，食品の調理・調整とその管理を行う．

❺栄養ケアによる治療効果の評価

栄養ケアの評価パラメータ，疾患，病態，栄養状態，実施により，評価のタイミングを決定し，これらをモニタリングし評価する．

❻栄養ケアプロセス（NCP：nutrition care process）

NCPは，①栄養アセスメント，②栄養診断，③栄養介入，④モニタリングと評価の4段階からなり，それぞれの段階間での適正な展開により栄養ケアの質が高まる．4段階の中核となる栄養診断は，問題となる病因にフォーカスし，徴候・症状を軽減・除去・消失させる臨床栄養学的な判断を意味する．NCPは，栄養ケアとケアの過程の標準化を目的に，米国栄養士会（ADA）が提唱し，日本でも推奨されているが，その活用は各医療機関に委ねられている．

2 栄養補給とその種類

栄養ケアにおける栄養補給法は，経静脈栄養，経腸栄養，経口栄養などに分類される（**図2**）．栄養補給法の選択は，口腔・消化管の機能状態，栄養状態，疾患，病態などにより対応する．

また，栄養補給は，単一あるいは重複した補給法により実施し，個々人への適正な栄養量を補給し，医学的治療の一部である栄養ケアの目的を達する．

経静脈（末梢または中心静脈）栄養法

血管の静脈内に直接，栄養液を投与する方法である．経静脈栄養は四肢の静脈から投与する末梢静脈栄養（PPN：peripheral parenteral nutrition）と，中心静脈にまでカテーテルを挿入して投与する中心静脈栄養（TPN：total parenteral nutrition）がある．消化管の通過，消化・吸収などに障害があっても，静脈への栄養の投与により栄養補給を可能とする．

末梢静脈栄養に用いられる輸液栄養剤は，10～12％の糖濃度の維持液，アミノ酸加総合電解質液，脂肪乳剤を組み合わせて用いる．中心静脈栄養は，13～37％の糖濃度の維持液あるいは高カロリー輸液，アミノ酸製剤，脂

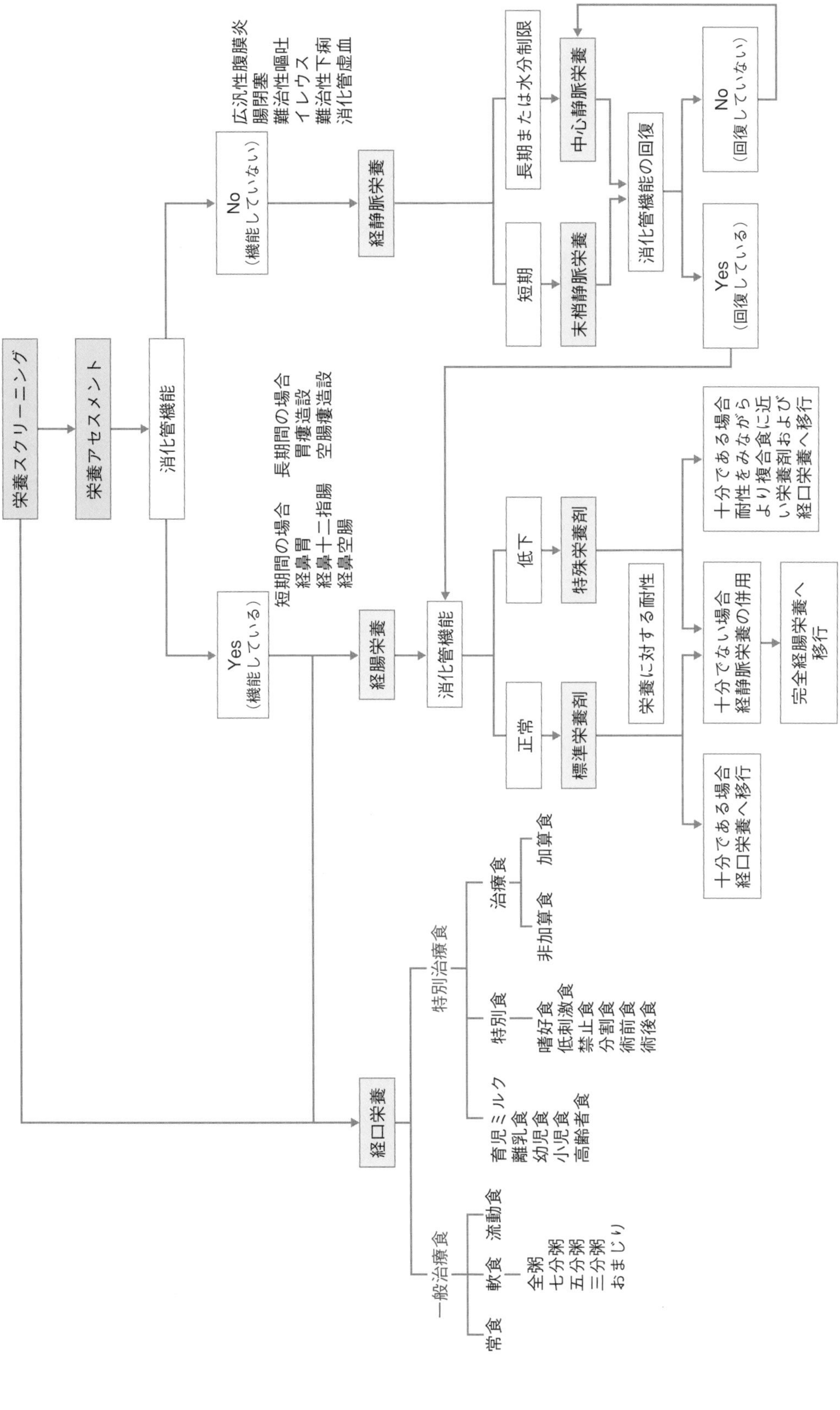

■図2　栄養ケアのアルゴリズム

肪乳剤，ビタミン製剤，微量元素を組み合わせて用いる．

合併症として，気胸，神経損傷，カテーテル敗血症，静脈炎，高血糖，低血糖，肝機能異常，乳酸アシドーシス，腸粘膜の萎縮や免疫能の低下などを生じる場合がある．

経腸（経鼻または経胃瘻）栄養法

空腸や胃など，消化管内へ直接的に栄養素を投与する方法である．チューブを経鼻的に挿入し，先端を十二指腸や空腸上部に留置する．または空腸瘻や胃瘻（PEG：percutaneous endoscopic gastrostomy）よりチューブを通して栄養剤を投与する．したがって，消化管の機能が残存し，栄養剤を消化吸収できる一定の長さの腸管を有している場合に適応される．空腸瘻や胃瘻は，一般に経鼻的チューブが挿入できない場合や，4 週間以上の長期の経腸栄養が必要な場合に用いられる．

栄養剤としては，成分栄養剤，消化態栄養剤，半消化態栄養剤，天然濃厚流動食などが用いられ，特殊な場合を除き，非たんぱく質エネルギー/窒素比（C/N：non protein calorie/nitrogen）は 100〜180，消化態栄養剤では脂質エネルギー比率は 1.5〜2.5％に調整されている．

合併症として，嚥下性肺炎，嘔吐・下痢，栄養剤の細菌汚染などを生じる場合がある．

経口栄養法

経口栄養法は，もっとも生理的な栄養補給法である．口腔は，食物の消化吸収，味覚・渇感や食欲などの感覚にも関わり，経口栄養補給は quality of life（QOL）の維持に重要な役割を果たす補給法である．

経口栄養法は，一般治療食と特別治療食に大別される（**図 2**）．このほかに正確・容易に病気の診断を行う目的に用いられる試験食，検査食がある．これらの食事は，実施期間を限定して一定の食品を除いたり・補ったり，あるいは特定の栄養素成分を一定量に調整する．経口栄養法では，疾患や病態の改善および治療を効果的に推進する目的で，治療や臨床検査などに支障がないかぎり，毎日 1 日 3 回以上の食事が供される．

（1）一般治療食

一般治療食の食事は主食の形態により，流動食，軟食，常食に分類され（**図 2**），咀嚼能力，口腔内・消化管の状況により選択する．投与栄養量の算定は，疾患，病態，性，年齢，体格，栄養状態，身体活動状況などにより，患者ごとに行うことを原則とするが，このうち常食は**表 1** により，算定してもよい．

（2）摂食嚥下調整食

高齢者に多い口腔機能障害では摂食機能障害，構音障害，開閉口運動障害などが知られているが，摂食機能障害は適切な対応を怠ると栄養状態が低下し，たんぱく質・エネルギー低栄養状態（PEM：protein energy malnutrition）に至る率が高い．

摂食嚥下は，食物を認識し，口の中への取り込み，咀嚼し，唾液と食物を混ぜ，食物塊を形成し奥舌へ送り込む．そして食塊による咽頭の嚥下反射部位への刺激により飲み込み，食道，胃の中に送り込む．この一連の過程に何らかの機能的，器質的な障害があることを摂食機能障害といい，嚥下の過程は，先行期（認知期），準備期（咀嚼期），口腔期（嚥下第 1 相），咽頭期（嚥下第 2 相），食道期（嚥下第 3 相）の 5 期に区分される．

■表１　食事摂取基準による各栄養素量（身体活動レベルⅠの場合）

	年齢階級（歳）	エネルギー（kcal）	たんぱく質（g）		総脂質（%エネルギー）	炭水化物（%エネルギー）	食物繊維（g）	ビタミンA（μgRAE）			ビタミンB_1（mg）		ビタミンB_2（mg）		ビタミンC（mg）		カルシウム（mg）			鉄（mg）			食塩相当量（ナトリウム）（g）	
			EAR	RDA	DG（範囲）	DG（範囲）	DG	EAR	RDA	UL	EAR	RDA	EAR	RDA	EAR	RDA	EAR	RDA	UL	EAR	RDA	UL	EAR	DG
男性	1～2	—	15	20	20以上30未満	50以上65未満	—	300	400	600	0.4	0.5	0.5	0.6	35	40	350	450	—	3.0	4.5	25	—	3.0未満
	3～5	—	20	25	20以上30未満	50以上65未満	8以上	350	450	700	0.6	0.7	0.7	0.8	40	50	500	600	—	4.0	5.5	25	—	3.5未満
	6～7	1,350	25	30	20以上30未満	50以上65未満	10以上	300	400	950	0.7	0.8	0.8	0.9	50	60	500	600	—	5.0	5.5	30	—	4.5未満
	8～9	1,600	30	40	20以上30未満	50以上65未満	11以上	350	500	1,200	0.8	1.0	0.9	1.1	60	70	550	650	—	6.0	7.0	35	—	5.0未満
	10～11	1,950	40	45	20以上30未満	50以上65未満	13以上	450	600	1,500	1.0	1.2	1.1	1.4	70	85	600	700	—	7.0	8.5	35	—	6.0未満
	12～14	2,300	50	60	20以上30未満	50以上65未満	17以上	550	800	2,100	1.2	1.4	1.3	1.6	85	100	850	1,000	—	8.0	10.0	40	—	7.0未満
	15～17	2,500	50	65	20以上30未満	50以上65未満	19以上	650	900	2,500	1.3	1.5	1.4	1.7	85	100	650	800	—	8.0	10.0	50	—	7.5未満
	18～29	2,300	50	65	20以上30未満	50以上65未満	21以上	600	850	2,700	1.2	1.4	1.3	1.6	85	100	650	800	2,500	6.5	7.5	50	1.5	7.5未満
	30～49	2,300	50	65	20以上30未満	50以上65未満	21以上	650	900	2,700	1.2	1.4	1.3	1.6	85	100	600	750	2,500	6.5	7.5	50	1.5	7.5未満
	50～64	2,200	50	65	20以上30未満	50以上65未満	21以上	650	900	2,700	1.1	1.3	1.2	1.5	85	100	600	750	2,500	6.5	7.5	50	1.5	7.5未満
	65～74	2,050	50	60	20以上30未満	50以上65未満	20以上	600	850	2,700	1.1	1.3	1.2	1.5	80	100	600	750	2,500	6.0	7.5	50	1.5	7.5未満
	75歳以上	1,800	50	60	20以上30未満	50以上65未満	20以上	550	800	2,700	1.0	1.2	1.1	1.3	80	100	600	700	2,500	6.0	7.0	50	1.5	7.5未満

	年齢階級（歳）	エネルギー（kcal）	たんぱく質（g）		総脂質（%エネルギー）	炭水化物（%エネルギー）	食物繊維（g）	ビタミンA（μgRAE）			ビタミンB_1（mg）		ビタミンB_2（mg）		ビタミンC（mg）		カルシウム（mg）			鉄（mg）					食塩相当量（ナトリウム）（g）	
			EAR	RDA	DG（範囲）	DG（範囲）	DG	EAR	RDA	UL	EAR	RDA	EAR	RDA	EAR	RDA	EAR	RDA	UL	月経なし		月経あり		UL	EAR	DG
																				EAR	RDA	EAR	RDA			
女性	1～2	—	15	20	20以上30未満	50以上65未満	—	250	350	600	0.4	0.5	0.5	0.5	35	40	350	400	—	3.0	4.5	—	—	20	—	3.0未満
	3～5	—	20	25	20以上30未満	50以上65未満	8以上	350	500	850	0.6	0.7	0.6	0.8	40	50	450	550	—	4.0	5.5	—	—	25	—	3.5未満
	6～7	1,250	25	30	20以上30未満	50以上65未満	10以上	300	400	1,200	0.7	0.8	0.7	0.9	50	60	450	550	—	4.5	5.5	—	—	30	—	4.5未満
	8～9	1,500	30	40	20以上30未満	50以上65未満	11以上	350	500	1,500	0.8	0.9	0.9	1.0	60	70	600	750	—	6.0	7.5	—	—	35	—	5.0未満
	10～11	1,850	40	50	20以上30未満	50以上65未満	13以上	400	600	1,900	0.9	1.1	1.0	1.3	70	85	600	750	—	7.0	8.5	10.0	12.0	35	—	6.0未満
	12～14	2,150	45	55	20以上30未満	50以上65未満	17以上	500	700	2,500	1.1	1.3	1.2	1.4	85	100	700	800	—	7.0	8.5	10.0	12.0	40	—	6.5未満
	15～17	2,050	45	55	20以上30未満	50以上65未満	18以上	500	650	2,800	1.0	1.2	1.2	1.4	85	100	550	650	—	5.5	7.0	8.5	10.5	40	—	6.5未満
	18～29	1,700	40	50	20以上30未満	50以上65未満	18以上	450	650	2,700	0.9	1.1	1.0	1.2	85	100	550	650	2,500	5.5	6.5	8.5	10.5	40	1.5	6.5未満
	30～49	1,750	40	50	20以上30未満	50以上65未満	18以上	500	700	2,700	0.9	1.1	1.0	1.2	85	100	550	650	2,500	5.5	6.5	9.0	10.5	40	1.5	6.5未満
	50～64	1,650	40	50	20以上30未満	50以上65未満	18以上	500	700	2,700	0.9	1.1	1.0	1.2	85	100	550	650	2,500	5.5	6.5	9.0	11.0	40	1.5	6.5未満
	65～74	1,550	40	50	20以上30未満	50以上65未満	17以上	500	700	2,700	0.9	1.1	1.0	1.2	80	100	550	650	2,500	5.0	6.0	—	—	40	1.5	6.5未満
	75歳以上	1,400	40	50	20以上30未満	50以上65未満	17以上	450	650	2,700	0.8	0.9	0.9	1.0	80	100	500	600	2,500	5.0	6.0	—	—	40	1.5	6.5未満

EAR：推定平均必要量，RDA：推奨量，DG：目標量，UL：耐容上限量．

〔厚生労働省：日本人の食事摂取基準（2020年版）より〕

摂食・嚥下の評価は臨床評価と嚥下造影検査で行う．栄養補給は，嚥下障害の程度に応じ，食物の物性を適正にし，誤嚥・咽頭残留を防止することが大切である．

摂食機能障害での栄養状態低下を回避するためには栄養補給量の正確な把握を行い，栄養量が不足の場合は経腸栄養補給法や経静脈栄養補給法を適応して栄養量の補給を行う．

嚥下調整食は，介護保険法下では栄養食事指導の対象となる食事である．

（3）特別治療食

特別治療食は，院内約束食事箋にもとづいた各疾患ならびに病態ごとの栄養成分量とする．特別治療食は，治療の一環として食事療法が適切に実施されることにより，病状の維持安定，合併症の発症・進展の阻止などに重要となる．このため，退院・退所後も維持継続する栄養食事療法への支援，栄養食事指導・教育が必要である．

保険医療機関の「食事療養」において診療報酬に示されている特別加算の治療食は，次のとおりである．

①腎臓食

②肝臓食

③糖尿食

④胃潰瘍食：流動食は除外する．ただし，1 kcal/mL 以上の経管栄養のための濃厚流動食を投与している場合は含まれる．

⑤貧血食：血中ヘモグロビン濃度が 10 g/dL 以下であり，その原因が鉄欠乏性貧血に由来する場合．

⑥膵臓食

⑦脂質異常症（高脂血症）食：空腹時，定常状態における血清コレステロール値が 220 mg/dL（LDL コレステロール 140 mg/dL）以上である者，または血清中性脂肪値が 150 mg/dL 以上の場合．

⑧痛風（高尿酸血症）食

⑨フェニルケトン尿症食

⑩楓糖尿症食

⑪ホモシスチン尿症食

⑫ガラクトース尿症食

⑬治療乳：乳児栄養障害症（離乳が終わらない者の栄養障害症）に対する，直接調製する治療乳を投与している場合．

⑭特別な場合の検査食：潜血食，大腸 X 線検査・大腸内視鏡検査のために，とくに残渣の少ない調理済み食品を使用した場合．

以下の疾患については，次のような必要条件を満たすことが要求される．

ⓘ心疾患・妊娠高血圧症候群：減塩食事療法を行う場合は，腎臓食に準じる．減塩食とは食塩が 1 日 6 g 未満をいう．

ⓘⓘ十二指腸潰瘍：胃潰瘍食として取り扱って差し支えない．また侵襲の大きな消化管手術の術後において，胃潰瘍食に準ずる食事の提供．

ⓘⓘⓘ潰瘍性大腸炎・クローン病：腸管の機能が低下している患者に対する低残渣食の提供．

ⓘⓥ高度肥満症：肥満度＋ 70％以上，または BMI 35 kg/m^2 以上の患者に対しては，脂質異常症（高脂血症）に準じて取り扱う．

ⓥ無菌食：無菌治療室管理加算を算定している場合の無菌食の食事の提供．

3 栄養食事療養とその種類

栄養食事指導料

保険医療機関において診療報酬に示されている栄養食事指導料は，がん患者，摂食嚥下機能または嚥下機能が低下した患者（医師が判断した嚥下調整食に相当する食事を要する患者），低栄養状態にある患者（アルブミン 3.0 g/dL 以下）および「食事療養の特別食」加算の治療食に加えて，次の条件に該当する患者で算定できる．

①高度肥満症，肥満度＋40％以上，または BMI 30 kg/m^2 以上の患者に対する治療食．

②高血圧症の患者に対する食塩 6 g 未満 / 日の減塩食．

③食物アレルギーをもつことが明らかな 9 歳未満の小児に対する小児食物アレルギー食（ただし，集団栄養指導の対象からは除外）．

糖尿病透析予防指導管理料

入院中以外の糖尿病患者（通院患者を対象，在宅での療養を行う患者を除く）のうち次の①～③の場合，糖尿病指導の経験を有する専任の医師，看護師または保健師，管理栄養士による透析予防診療チームが必要な指導を実施した場合に，月 1 回にかぎり算定できる．

① HbA1c 6.5％以上，または内服薬やインスリン製剤を使用している者．

②糖尿病性腎症第 2 期以上の患者（透析療法者は除く）に対し．医師が糖尿病透析予防に関する指導の必要性があると認めた場合．

③その他，必要な施設基準を満たしている場合．

入院基本料および加算

入院基本料は，入院診療計画，院内感染防止対策，医療安全管理体制，褥瘡対策，ならびに栄養管理体制の整備を前提に，看護体制や平均在院日数を基準として算定される．栄養管理体制とは，入院時に患者ごとに栄養状態，摂食機能および食形態を考慮した栄養管理計画書（p.45，**表 6** 参照）を作成し，管理栄養士を含むチームで栄養管理を行うことである．入院時に栄養管理計画書が作成できない場合は 7 日以内に作成する．

（1）栄養サポートチーム加算

入院基本料が算定されており，栄養障害あるいは栄養障害が見込まれる患者に対して，患者の生活の質の向上，原疾患の治癒促進および感染症などの合併症予防を目的として，栄養管理に係る専門的知識を有した多職種が協働して栄養治療実施計画を作成し，次のいずれかに該当する場合に算定できる．

①アルブミン 3.0 g/dL 以下で栄養障害を判定された場合．

②経口摂取または経腸栄養への移行を目的に静脈栄養法を実施している場合．

③経口摂取への移行を目的に経腸栄養法を実施している場合．

④栄養サポートチームが，栄養治療により改善が見込めると判断した場合．

（2）摂食障害入院医療管理加算

摂食障害の患者で BMI 15 kg/m^2 未満である者に対して，医師，看護師，精神保健福祉士，臨床心理技術者および管理栄養士などによる集中的かつ多面的な治療が計画的に行われた場合に算定できる.

(3) 入院時支援加算

入院予定の患者に対し，入院中の治療や入院生活にかかわる支援を入院前に実施している場合に算定できる．入院予定の患者自身が入院生活や入院後の治療過程をイメージでき安心し入院医療を受け入れられるよう支援する.

(4) 回復期リハビリテーション病棟入院料

栄養管理において，次の内容を行うことで算定できる.

①患者ごとに行うリハビリテーション実施計画またはリハビリテーション総合実施計画は，管理栄養士も参画したうえで患者の栄養状態を踏まえて作成する．計画書には栄養関連項目を必ず記載する.

②入棟時の栄養状態の確認，栄養状態の定期的な評価および栄養管理にかかわる計画の見直しを医師・看護師その他医療従事者と共同して行う.

③栄養障害の状態のあるもの，またはその状態が見込まれるもの，その他栄養管理が必要なものに対し，栄養状態に関する評価を週1回以上行い，適切な栄養管理による栄養状態の改善を図る.

(5) 入院栄養管理体制加算

特定機能病院において，病棟に常勤の管理栄養士を配置し，患者の病態・状態に応じた栄養管理が実施できる体制を確保している場合にかぎり，次の①～③の要件を整え入院初日および退院時それぞれに入院栄養管理体制加算が算定できる.

①特定機能病院入院基本料を現に算定している患者に対して，管理栄養士が必要な栄養管理を行った場合(ただし，栄養サポートチーム加算および入院栄養食事指導料は別に算定できない).

②①の患者に対して，次の栄養管理を行った場合.

・入院前の食生活等の情報収集，入退院支援部門との連携，入院患者に対する栄養スクリーニング，食物アレルギーの確認，栄養状態の評価および栄養管理計画の策定.

・当該病棟に入院している患者に対して，栄養状態に関する定期的な評価，必要に応じたミールラウンド，栄養食事指導または当該患者の病態等に応じた食事内容の調整等.

・医師，看護師等と連携し，栄養管理状況等について共有する.

③退院後の栄養食事管理について指導し，入院中の栄養管理に関する情報を示す文書を用いて患者に説明し，この文書を他の保険医療機関，介護老人保健施設等または指定障害者支援施設等もしくは福祉型障害児入所施設と共有した場合，栄養情報提供加算として退院時1回にかぎり算定できる．栄養情報提供加算は，疾病治療の直接手段として，医師の発行する食事箋に基づき提供された適切な栄養量および内容を有する特別食を必要とする患者，がん患者，摂食機能もしくは嚥下機能が低下した患者または低栄養状態にある患者に算定できる.

(6) 周術期栄養管理実施加算

気管内挿管による閉鎖循環式全身麻酔をともなう手術を行った場合に管理栄養士が医師と連携し，周術期の患者の日々変化する栄養状態を把握し，術前・術後の栄養管理を適切に行った場合に算定できる.

ただし，特定機能病院入院基本料の入院栄養管理体制加算ならびに救命救急入院料，特定集中治療室管理料，ハイケアユニット入院医療管理料，脳卒中ケアユニット入院医療管理料および小児特定集中治療室管理料に規定する早期栄養介入管理加算は算定できない．

4 栄養状態の評価

栄養評価とは，栄養食事療法を行うにあたり患者の栄養状態を適正に評価し，さらには栄養食事療法の効果や予後をも評価することである．

栄養評価は，栄養食事療法の必要性や低栄養状態のスクリーニングに重要である．また，良好な栄養状態が手術の適否や予後の効果を左右するため，手術が必要な症例では，術前の栄養評価が必要となる．栄養評価の実際は，臨床診査，経口摂取状態，身体構成成分，尿・血液成分，免疫能などを組み合わせて行い，症例の栄養状態を量的・質的に評価する．

臨床診査

臨床診査は，臨床症状などを指し，病名の診断に重要となるばかりでなく栄養状態を判定するために必要な情報となる．問診と身体観察により行い，身体観察は，体格，頭髪，顔貌，眼，眼球，耳，唇，口腔粘膜，歯肉，舌，鼻，爪，上肢，手，下肢，皮膚症状などを視覚的に捉える．ただし，異常所見が必ずしも栄養障害と関連するとは限らない．

（1）体 温

正常体温は個人差が大きいが，体温が37℃を超える場合を発熱といい，39℃以上を高熱という．発熱は，熱の産生の増加，熱の放散の低下，脳の体温調節系の失調による．感染，自己免疫疾患，アレルギーなどの炎症性疾患，脱水が体温を上昇させる．体温1℃の上昇は安静時代謝を約13％増加させる．

（2）脈拍数

左心室の収縮により送り出される血液が，末梢へ伝える拍動の単位時間（分）あたりの頻度を示す．健常成人では65〜85回/分，高齢者では60〜70回/分とされている．乳幼児では約120回/分，3歳までは100回/分以上，以後しだいに減少する．発熱や身体活動などエネルギー代謝の亢進がみられる場合には脈拍数が増加する．

（3）呼吸数

胸郭の運動により空気が肺内に出入りする機能を示すもので，換気数を呼吸数という．呼吸数は健常成人では14〜20回/分である．安静・運動負荷時で確認をする．呼吸数の増加を頻呼吸，少なくなったものを徐呼吸という．頻呼吸は，発熱，心不全，肺炎，髄膜炎，尿毒症でみられる．徐呼吸は，脳腫瘍，気管支の閉塞などでみられる．

（4）皮膚や爪・毛髪，味覚などの諸症状

たんぱく質，脂質，ビタミンやミネラルが不足している場合，皮膚や爪，毛髪，味覚などに異常な症状を生じる（**表2**）．

（5）悪心・嘔吐

悪心は，嘔吐より先に起こる不快な感覚を指す．嘔吐は，胃内容物を食道，口腔と逆に

■表2　皮膚・舌・毛髪などにおける身体徴候と栄養状態

部位	所見	推測される原因や欠乏栄養素
毛髪	光沢なし，細かい，容易に脱毛	エネルギー，たんぱく質
口唇	口角炎	リボフラビン，ナイアシン
舌	乾燥舌	脱水の可能性
	表面つるつるとした平滑	鉄
	表面つるつるとした平滑，蒼白で発赤，潰瘍を形成する	ビタミンB_{12}，葉酸
	特有のマジェンダ色（赤色），深い亀裂がある	リボフラビン
	深紅色，平滑，乾燥	ナイアシン欠乏
皮膚	蒼白	貧血症
	黄染	黄疸，カロチン症
	皮下出血：紫斑	ビタミンK
	皮下出血：点状に出血	ビタミンC
	肥厚：角化のため乾燥	ビタミンA
	炎症：口や肛門周囲	亜鉛
	炎症：脂漏性湿疹	リボフラビン
	炎症：赤褐色紅斑，水泡，膿疱	ニコチン酸アミド，ビタミンB群
爪	匙状爪（薄く，凹状）	鉄欠乏
	帯状の白線	高度低アルブミン血症

排出する現象を指す．嘔吐の誘因，摂食時間との関係，嘔吐物の内容を確認する．原因・誘因は，アレルギー，消化器疾患，ストレス，癌の化学療法による副作用など，さまざまである．

（6）浮腫

血管外の組織間液が組織間隙に異常に貯留した状態をいう．全身性のものと限局性のものがある．全身性のものでは体重が約10％増加する．

低アルブミン血症による膠質浸透圧の低下，不適正なナトリウム摂取によるナトリウムの貯留，血管壁の透過性の亢進などの原因が，単一または複数重なって生じる．低アルブミン血症が認められない場合の浮腫には，うっ血性心不全，甲状腺機能低下症などがある．

（7）下痢

便の水分は通常75％で，80％以上を下痢といい，90％を超えると水様便となる．下痢の回数は1日2〜3回から数十回に及ぶ．原因は，腸の運動亢進，水分の吸収機構障害，水分・粘液の分泌亢進，吸水性の物質・高浸透圧物質の多量摂取など，さまざまである．長期間にわたる場合は，栄養素の吸収不足，脱水，電解質異常などが生じる．

（8）便秘

便が腸管内に滞留し，数日以上も排便がなく，かつ，排便間隔が不規則な場合をいう．腹部膨満感あるいは腹部の不快感より食欲不振を招く．

食事全体量の減少や水分摂取不足などに起因する場合がある．

経口摂取状態

1 摂取量の評価

食事調査および生体評価法により摂取栄養量を推定する．

（1）食事調査

食事調査は，患者に過去の食事摂取を思い出してもらう，または現在の食事摂取を調査し，食物摂取量や栄養素摂取量を推定する目的・方法で行う．

❶食物摂取頻度調査法

決められた期間中の食品の摂取頻度を尋ねるものである．食物をリストアップし，一定数の食物を列挙し，食物に対する摂取頻度をほぼ毎日1回，週に3～5回，週に1～2回，月に1～3回などと問う．

この調査法は，食習慣は把握できるが，食物摂取の直接の影響を反映する血液生化学検査結果との関連を把握しにくい．

❷食事歴法

過去に，何をどのくらい食べていたのか，習慣的摂取食品，摂取量を聴取する．すなわち，通常摂取している食事のパターンの情報が得られ，食物摂取頻度と摂取量，および日常摂取する食物を細部にわたって評価できる．そのためには栄養の専門的知識と高度に訓練された専門家による面接が必要となる．

❸食事記録法

決められた期間内の献立名，食材料名，重量を記録する．食事内容を記録することにより，食事療法の実践を容易にする．ただし，記録している期間に限られた食物摂取の状況であること，通常の食事内容を反映したものであるかの検証や特殊性を考慮する必要がある（**表3**）．子ども，高齢者，失明者などでは記録が困難な場合があり，対象が限定される．

❹24時間思い出し法

調査前日の摂取食品名と摂取量を患者に思い出させて聞き取る．食事記録法より患者の負担は少ないが，1日間の摂取状況であり，実際と差があることが推測される．思い出しのもれ，ポーションサイズの確認，生活時間・行動への質問などの面接技術が精度に影響する．

（2）生体評価法

24時間の蓄尿により，尿中のナトリウム（Na）量から食塩摂取量を推定し，尿中窒素（UN）量からたんぱく質摂取量を推定する．

❶1日推定食塩摂取量（g/日）

24時間尿中Na排泄量（mEq/24時間）÷17により求める（**表4**）．

24時間尿中Na排泄量（mEq/24時間）＝尿中Na濃度（mEq/L）×24時間尿量（L）

❷1日推定たんぱく質摂取量(g)〔Maroni-Mitchの式〕

［24時間尿中UN排泄量（g/24時間）＋0.031×体重（kg）］×6.25

により求める（**表4**）．

24時間尿中UN排泄量（g/24時間）＝尿中UN濃度（mg/dL）×24時間尿量（dL）÷1,000

2 摂食嚥下機能状態

歯，口腔内の状態，咀嚼・嚥下，摂食時の姿勢，視力・視界，四肢の状態，食事介助の必要性の程度などから，摂食嚥下機能状態を評価する．

3 食行動

食欲の頻度，噛み方，食事時刻，外食・中食・内食，欠食・過食，空腹感の訴え，隠れ食いなどの行動を把握する．

身体構成成分

成長の遅延，体重の変動，脂肪の蓄積や消耗，骨格筋の消耗の有無を評価できる．

1 体 重

体重は測定時の条件が異なると大きな誤差が生じやすいので，同一の条件下で測定する．食後を避け，測定の直前に排尿させる．身体

■表 3 摂取量評価の例

食事記録表による摂取量評価例；日常の食事内容を反映しているか否かに留意し，問診により実際の食事内容に近似させる．

食事記録				
区分	メニュー名	食品名	概 量	問診例 / 留意点
朝食（7時0分）	ハムチーズトースト	食パン	1枚	1）食品の重量を推定する
		ロースハム	1枚	・パンは何枚切りか
		スライスチーズ	1枚	・ハムは厚切りか薄切りか
		バター	1片	・バターのひとかけの量は
				・バターは常にたっぷり，あるいはサッと塗るのか
	バナナ	バナナ	1本	・バナナの大きさはどのくらいか
				2）栄養素成分を推定する
	ヨーグルト	ヨーグルト	小1個	・ヨーグルトは砂糖入りか
				・脂肪分はどのくらいか，あるいは表示を見たか
昼食（11時50分）	きつねうどん	うどん	1玉	3）材料として記入されていない食品を推定する
		油揚げ	1枚	・料理に含まれる調味料（油脂類）を見落とさない
		かまぼこ	2切れ	・油揚げの味付けは，濃厚か，甘味は強いか（みりん・砂糖）
		ほうれんそう	30 g	
		ねぎ	少々	
		うどんのつゆ	丼1杯分	
間食	クッキー	クッキー	2枚	4）間食の記入漏れはないか
	紅茶	紅茶	—	・1日の生活スケジュールを振り返り，食行動からも確認する
		砂糖	スティック1本	
		ミルク	10 g	
	フルーツ	みかん	1個	・みかんは1個で済んでいるのか
夕食（21時0分）	カレーライス	ご飯	2杯分	5）鍋物，カレーなど家族全員分を料理した場合の1人分の分量を推定する
		バター・にんにく		・用意した食材料の種類と量は
		豚肉		・全体量を何等分したのか
		たまねぎ		
		にんじん		
		じゃがいも		
		バター・小麦粉		
		スープストック		
		月桂樹の葉		
		カレー粉		
	シーフードサラダ	レタス	サラダボウル 1杯	
		パプリカ		
		トマト		
		きゅうり		
		クレソン		
		えび		
		ビネガー・塩		
		オリーブオイル		
		香辛料		
	前日の残りの煮物	ごぼう	小鉢1杯	
		こんにゃく		
		砂糖・しょうゆ		
	しゅうまい	しゅうまい	小2個	

の一部を失っている障害者では，失った部位が占める体重の割合を考慮して，体重を推定する（**図3**）．

また，下腿周囲長は，体重の計測が困難な状況での体重の評価に代えることができる．

現体重を測定し，BMI（body mass index）を算出する．BMIは体重（kg）÷〔身長（m）の2乗〕で算出でき，標準体重はBMI = 22 kg/m^2であり，日本人の有病率のもっとも少ないBMIは男性で22.1 kg/m^2，女性では

■表 4　生体評価法による推定例〈症例〉

50 歳の男性．外来通院にて治療中である．24 時間蓄尿検査の結果，尿量 1,800 mL/日，24 時間尿中 UN 排泄量 390 mg/dL，Na 53 mEq/L であった．このときの体重は 60 kg，血圧は収縮期 136 mmHg，拡張期 84 mmHg で，血液検査の結果は 15.2 mg/dL，クレアチニン 2.2 mg/dL，尿酸 5.5 mg/dL，Na 141 mEq/L，K 4.3 mEq/L，Cl 102 mEq/L，Ca 8.4 mg/dL，Mg 1.8 mg/dL，P 2.9 mg/dL であった．

症例の食塩摂取量を推定すると
1 日推定食塩摂取量（g/日） ＝24 時間尿中 Na 排泄量(mEq/24 時間)÷17 24 時間尿中 Na 排泄量(mEq/24 時間)＝尿中 Na 濃度(mEq/L)×24 時間尿量(L) 1 日推定食塩摂取量（g/日） 5.6 g/24 時間＝95.4(mEq/24 時間)÷17(1 g NaCl＝17 mEq) 95.4(mEq/24 時間)＝53(mEq/L)×1.8(L)
症例のたんぱく質摂取量を推定すると
1 日推定たんぱく質摂取量（g/日） ＝[24 時間尿中 UN 排泄量(g/24 時間)＋0.031×体重(kg)]×6.25 24 時間尿中 UN 排泄量(g/24 時間)＝尿中 UN 濃度(mg/dL)×24 時間尿量(dL)÷1,000 1 日推定たんぱく質摂取量（g/日） 55.5 g/24 時間＝[7.02(g/24 時間)＋0.031×60(kg)]×6.25 7.02(g/24 時間)＝390(mg/dL)×18(dL)÷1,000

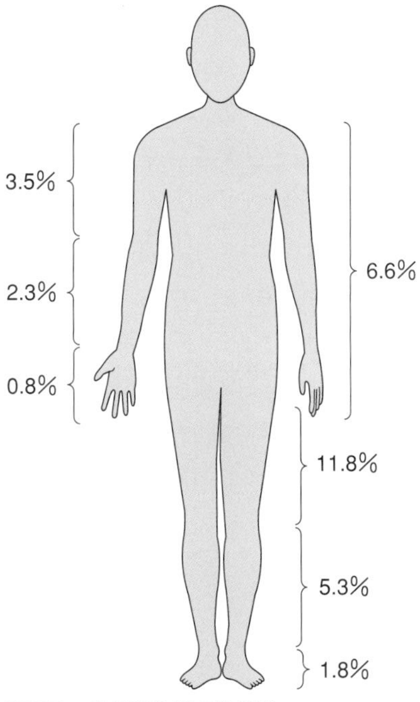

■図 3　身体部位別の体重比

21.9 kg/m^2 である．この±10%が標準体重域であるが，通常，日本肥満学会の判定基準に従う．

また，健常時体重に対する体重変化率（%UBW：% usual body weight；現在の体重/健常時体重×100）や，標準体重との変化率（%IBW：% ideal body weight），最近 1 週間，1 カ月，3 カ月，6 カ月などの一定期間における体重減少率（% LBW：% loss of body weight）などにより，栄養状態の変化を推測することができる．

幼児期・成長期では，成長曲線（p.217，**図Ⅸ-1** 参照）により評価する．

2 体脂肪

体脂肪は体表面を被うことにより生体内を防護するとともに，エネルギーの貯蔵状態を示すものでもある．また，脂肪細胞の生理活性物質が代謝に関与し，その量，質が重要となっている．

（1）体脂肪量

水中体重より体密度（比重：D）を求め，Siri の式：(4.95/D－4.50)×100，または Brozek の式：(4.570/D－4.142)×100 にあてはめ，体脂肪率を求める．あるいは，長嶺の体密度推定式〔体密度（成人男性：1.0913－0.00116×皮下脂肪厚，女性：1.0897－0.00133

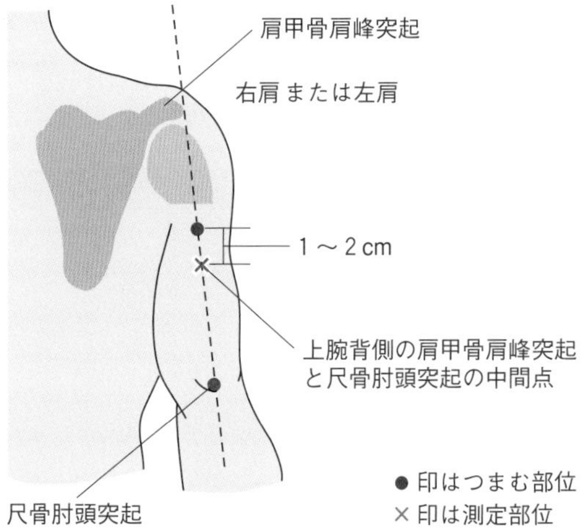

①患者を立位または座位にして，利き腕の反対側の上肢をだらりと下げた状態で，上腕の背側の肩甲骨肩峰突起と尺骨肘頭突起間の距離の中間点を上腕三頭筋の中心としてペンで印を付ける．
②①の点より 1～2 cm 上方の皮膚を皮下脂肪と一緒に左手でつまみ上げ，印を付けた部分をキャリパーで挟み，測定する（TSF）．
③②の TSF の計測を行った部分に巻尺を用いて測定する（AC）．
④ TSF 値と AC 値により AMC 値を算出する．

■図 4　上腕三頭筋部皮下脂肪厚（TSF）と上腕筋周囲長（AMC）の測定方法

×皮下脂肪厚)〕により体密度を求め，Siri や Brozek の式により体脂肪率を求める．

❶皮下脂肪厚

一般的な測定部位は，上腕三頭筋部皮下脂肪厚（TSF：triceps skin fold thickness）を用いる（**図 4**）．TSF は体脂肪量とよく相関し，測定値の基準値に対する TSF の比率から体脂肪量の評価ができる．

測定はキャリパーなどを用いて，3 回測定し，平均をとり，基準値または健常時との変化率と比較して評価する（**表 5, 6**）．

❷生体インピーダンス分析法（**BIA**：**bioelectrical impedance analysis**）

脂肪組織とそれ以外の組織では電気抵抗に差があることを用いて体脂肪量を測定する方法である．単周波 BIA は，測定時間，食事，排尿，排便，入浴など，さらに浮腫や脱水などの身体状況の影響を受けるので，一定条件下での測定に留意する．多周波 BIA は，水分貯留の影響が少なく，体脂肪のみならず体蛋白，細胞内外の水分量の測定が可能となっている．

（2）体脂肪の分布

コンピュータ断層撮影（CT スキャン）により，身体をセンチ（cm）ないしミリ（mm）単位で輪切りにし，皮下や内臓周囲の体脂肪の分布状態を確認できる．また，内臓脂肪量も推計することができる．

日本人の場合，ウエスト周囲長は内臓脂肪型肥満とよく相関する．ウエスト周囲長が男性 85 cm，女性 90 cm（内臓脂肪 100 cm^2 相当）を超える場合は内臓脂肪型肥満と判定する．立位，軽呼気時に肋骨弓下縁と上前腸骨棘の中間点と臍レベルの周囲長を測定する．

3 除脂肪

除脂肪の組織はさまざまな代謝が営まれているため，その容量の確認は重要となる．

除脂肪組織（LBM：lean body mass）(kg) = 体重(kg) − 体重×体脂肪率 /100

4 骨格筋量

骨格筋量により身体を構成するたんぱく質の栄養状態を推定する．

■表 5　身体計測の評価

BMI	＜ 18.5　低体重 18.5 ≦～＜ 25　普通体重 25 ≦～＜ 30　肥満度 1 度 30 ≦～＜ 35　肥満度 2 度 35 ≦～＜ 40　肥満度 3 度 40 ≦　肥満度 4 度	%上腕三頭筋部皮下脂肪厚 %上腕囲	60%以下　高度栄養不良 61 ～ 80%　中等度栄養不良 81 ～ 90%　軽度栄養不良 60%以下　高度栄養不良 61 ～ 80%　中等度栄養不良 81 ～ 90%　軽度栄養不良
%標準体重	70%以下　高度栄養不良 71 ～ 80%　中等度栄養不良 81 ～ 90%　軽度栄養不良	%上腕筋周囲長	60%以下　高度栄養不良 61 ～ 80%　中等度栄養不良 81 ～ 90%　軽度栄養不良
%健常時体重	75%以下　高度栄養不良 76 ～ 85%　中等度栄養不良 86 ～ 95%　軽度栄養不良	%上腕筋面積	60%以下　高度栄養不良 61 ～ 80%　中等度栄養不良 81 ～ 90%　軽度栄養不良
体重変化率	6 カ月以内の体重減少 10%以上，1 日の体重減少 0.2%以上の持続で中等度以上の栄養不良	ウエスト周囲長 体脂肪量	BMI 25 以上で，男性 85 cm 以上，女性 90 cm 以上を内臓脂肪型肥満 測定機器メーカー判定基準による

■表 6　日本人の身体計測基準値（JARD2001）

男　性	WT/HT（%）		AC（cm）		TSF（mm）		AMC（cm）		BMI（kg/m^2）	
	mean	SD	mean	SD	mean	SD	mean	SD	mean	SD
30 歳以下	100.63	14.65	27.52	3.12	12.11	6.52	23.74	2.78	21.94	3.17
31 ～ 40	107.93	14.43	28.42	2.85	13.03	5.94	24.33	2.73	23.52	3.15
41 ～ 50	106.65	13.02	27.90	2.73	11.96	5.09	24.13	2.66	23.28	2.92
51 ～ 60	105.19	13.56	27.00	2.70	10.69	5.41	23.65	2.55	23.01	2.97
61 歳以上	100.05	14.00	26.56	2.96	10.52	4.66	23.27	2.78	21.82	3.10
女　性	WT/HT（%）		AC（cm）		TSF（mm）		AMC（cm）		BMI（kg/m^2）	
	mean	SD	mean	SD	mean	SD	mean	SD	mean	SD
30 歳以下	94.10	10.99	24.67	2.53	14.98	7.00	19.95	2.59	20.20	2.30
31 ～ 40	97.64	13.94	25.19	2.73	15.79	7.06	20.27	2.40	20.99	2.96
41 ～ 50	103.67	13.98	26.18	2.85	16.51	7.20	20.99	2.38	22.29	3.00
51 ～ 60	102.31	15.23	25.76	3.29	15.88	7.41	20.84	2.57	22.11	3.33
61 歳以上	100.21	17.35	25.33	3.33	16.76	7.27	20.09	2.56	21.78	3.70

WT/HT：標準体重比，AC：上腕周囲長，TSF：上腕三頭筋部皮下脂肪厚，AMC：上腕筋周囲長，mean：平均，SD：標準偏差

（栄養評価と治療　Vol. 19, Suppl.，2002 より）

上腕筋周囲長（AMC：arm muscle circumference）

上腕筋周囲長（AMC）は，上腕三頭筋背側部の皮下脂肪厚と上腕周囲長より算定する（**図 4**）．すなわち上腕周囲から皮下脂肪厚に相当する部分を除くことにより，上腕の筋肉周囲の長さを算定するものである．

AMC ＝上腕周囲長（AC）－ 0.314 ×上腕三頭筋部皮下脂肪厚（TSF）

（AMC：cm，AC：cm，TSF：mm）

①栄養状態の低下により筋肉が萎縮するとAMC は低下するため，筋内蛋白量の指標となる．

②健常時からの変化率または基準値との比較により，骨格筋の栄養状態を評価する（**表 5, 6**）．

③浮腫や肥満があると過大評価されやすいので注意する．

尿中成分

1 日の尿量 2,500 mL 以上を多尿，500 mL 以下を乏尿，100 m L 以下を無尿という．

炭水化物の摂取・投与などの不足により脂

質およびたんぱく質がエネルギー源として利用され，ケトン体を生成し，血中の増加に比例して尿中ケトン体が上昇する．

(1) クレアチニン・身長係数（24時間尿中クレアチニン排泄量）

①標準体重あたりのクレアチニン排泄量（男性23 mg/kg，女性18 mg/kg）により，24時間クレアチニン排泄量の標準値を推定する．この標準値に比較して，症例の24時間尿中クレアチニン排泄量が何%になるかを算定する．

②標準値の60～80%で中等度，60%未満で高度の栄養障害と判定する．

(2) 尿中3-メチルヒスチジン

【基準範囲】 男性：5.2 ± 1.2 μmol/kg/日，女性：4.0 ± 1.3 μmol/kg/日

①筋蛋白に存在するヒスチジンはメチル化され3-メチルヒスチジンとなるが，体蛋白に再利用されることがない．したがって，尿中3-メチルヒスチジンは筋蛋白の分解により排出され，筋肉の異化の程度を推定できる．

②低栄養状態では筋蛋白の代謝回転率は低下し，3-メチルヒスチジンの尿中排泄量は減少する．一方，良好な栄養状態では尿中排泄量は増加する．

(3) 尿中ヒドロキシプロリン

【基準範囲】 男性：3～9 mg/日，女性：2～8 mg/日

①ヒドロキシプロリンは結合組織を構成するアミノ酸である．

②結合組織は生体の全域に分布しており，組織の蛋白代謝を反映し，全身のたんぱく質栄養状態を反映する．

血液成分

1 内臓蛋白

生物学的半減期が短いものほど，短期間の栄養状態の評価が可能となり，手術後や経静脈栄養治療中など，代謝変動が激しい状態での指標となる．

(1) 血清アルブミン（Alb：albumin）

【基準範囲】 4.1 ～ 5.1 g/dL

血清蛋白の50～70%を占め，たんぱく質栄養状態の指標の一つである．

①栄養の摂取低下・吸収障害，炎症・妊娠などの需要亢進，肝臓の合成障害，腎・消化管からの損失で低下する．

②半減期は約21日で，Alb 3.1～3.4 g/dLを軽度，2.1～3.0 g/dLを中等度，2.0 g/dL以下を高度の低たんぱく栄養状態と診断する．

③ Alb 2.8 g/dL以下により浮腫が生じやすくなる．マラスムス型の栄養失調ではアルブミン値が正常である場合がある．

(2) ラピッドターンオーバープロテイン（RTP：rapid turnover proteins）

生物学的半減期が短く，たんぱく質栄養状態を速やかに反映する血清中のプレアルブミン，トランスフェリン，レチノール結合蛋白などの総称である．

❶プレアルブミン（prealbumin）

【基準範囲】 男性：23～42 mg/dL，女性：22～34 mg/dL

①代謝速度が極めて速く，半減期は1.9日と非常に短い．

②たんぱく質の摂取を鋭敏に反映し，栄養不良の患者や中心静脈栄養の治療効果の指標

として用いられる．

③炎症や癌腫瘍で低下する．さらに，肝障害で低下し，回復にともなって速やかに上昇するため，急性肝障害における予後推定の指標としても有用である．

❷トランスフェリン（Tf：transferrin）

【基準範囲】202〜386 mg/dL

肝臓で産生される糖蛋白で，半減期は7〜10日である．

❸レチノール結合蛋白（RBP：retinol binding protein）

【基準範囲】2.2〜7.4 mg/dL

①半減期は12〜16時間．肝臓で合成されレチノールと結合し，血中に放出される．

②肝・胆道疾患では蛋白合成能の低下により低下する．腎疾患による糸球体濾過率の低下，過栄養性脂肪肝では上昇する．

（3）C反応性蛋白（CRP：C-reactive protein）

【基準範囲】0.00〜0.14 mg/dL以下

①感染症，慢性呼吸不全，炎症性腸疾患，手術による侵襲，膠原病などでCRPが高値を示す．

②CRPが高値のときは，代謝が亢進し，エネルギー消費量が増大していることが予測される．

③炎症反応によるエネルギー基質は，脂質や糖質に加えてたんぱく質の比重が高まっており，体蛋白の減少も予測できる．

（4）クレアチニン（Cr：creatinine）

【基準範囲】男性：0.65〜1.07 mg/dL，女性：0.46〜0.79 mg/dL

①クレアチニンは，腎臓を介して尿中に排泄される．クレアチニン産生は筋肉量に比例するため，腎機能のマーカーおよび生体筋肉量の増減の指標に用いる．

②筋疾患では低下し，腎疾患では上昇する．

（5）尿素窒素（UN：urea nitrogen, BUN：blood urea nitrogen）

【基準範囲】8〜20 mg/dL

①尿素窒素は，摂取たんぱく質，蛋白異化，肝臓の尿素合成，腎臓の排泄による影響を受ける．

②たんぱく質摂取不足，肝不全，妊娠で低下し，腎疾患，脱水で上昇する．正常の50%程度の腎機能の低下により反映し，上昇する．

2 血清脂質

（1）総コレステロール（TC：total cholesterol）

【基準範囲】142〜248 mg/dL

①1回の食事による影響は少ない．食物からの摂取，体内での生合成，胆汁酸などによる体外への排出により一定に保たれている．

②数値の変動は肝臓や腸管の異常，リポ蛋白代謝の異常による．肝臓での合成・分泌の状態，胆管閉塞，腸管での吸収や栄養状態の一つの指標となる．

③動脈硬化の危険性を予知できる．一方，コレステロールが減少すると，生体の機能は低下する．

（2）低比重リポ蛋白コレステロール（LDL-C：low density lipoprotein cholesterol）

【基準範囲】65〜163 mg/dL

①脂質の摂取量や脂肪酸組成に影響される．

②肝臓や腸管から末梢組織へコレステロールを運び，総コレステロールよりも動脈硬化

と強い相関をもつ．動脈硬化性疾患の直接的なリスクファクターの一つである．

3 血中グルコース（血糖）

（1）空腹時血中グルコース

【基準範囲】73～109 mg/dL

10時間以上の絶食で得られた早朝血糖値．食後には通常20～60 mg/dL程度上昇するが，食後2時間で前値に戻る．

（2）1,5-AG（1,5-anhydroglucitol）

【基準範囲】14 μg/mL以上

1,5-AGの低下は，血糖コントロールの不良や，経口摂取ができず長期間にわたる中心静脈栄養で起こる．また，血糖変動が大きいほど1,5-AGは低値を示す．

（3）ヘモグロビンA1c（HbA1c：hemoglobin A1c）

【基準範囲】4.9～6.0%

①エネルギーや糖質の摂取量を反映する．

②血中グルコースは測定日の数日前，1,5-AGは10日程度前，HbA1cは1～2カ月の摂取状況の平均をとらえることができる．

③HbA1cの上昇は血糖コントロールの不良であり，またHbA1c値は，Hb（ヘモグロビン）の濃度に影響される．

4 免疫能

末梢血リンパ球数，遅延型皮膚過敏反応などは栄養状態に反応する．

（1）末梢血リンパ球数

進行癌，肝硬変などの消耗性疾患で減少する．末梢血リンパ球数1,800/mm^3未満を軽度，1,500～900/mm^3を中等度，900/mm^3未満を高度の栄養障害と評価する．

（2）遅延型皮膚過敏反応（PPD皮内反応）

結核菌に感染している場合にPPD（ツベルクリン）皮内反応が用いられる．PPD皮内反応は，直径の平均値25 mm以上を基準値とし，15 mm以下を軽度，10～5 mmを中等度，5 mm未満を高度の栄養障害としている．

栄養必要量の算定

1 エネルギー

消費エネルギー量を充足する量が，生体のエネルギー必要量である．消費エネルギー量は間接熱量測定法で求めるか，推定式にもとづいて算定する．通常，1日の総消費エネルギー量は，基礎代謝量を求め，基礎代謝量と活動代謝量の総計により算定する．

さらに，疾病時は，エネルギー代謝の異常，侵襲や手術などによるストレスで生じるエネルギー代謝の亢進などを考慮する．

（1）総エネルギー必要量の算定

❶一般的な場合の推定式

総エネルギー必要量

＝基礎代謝量×活動レベル×ストレス係数

入院時食事療養における一般治療食の総エネルギーの必要量は，「日本人の食事摂取基準（2020年版）」身体活動レベルⅠの年齢・性別の区分に適応した値を用いる（p.7，**表1**参照）．しかし，この基準においても治療方針，体重の増減を考慮するなど，患者の特性を十分考慮に入れることが求められる．

■表 7　臨床状態によるストレス係数

臨床状態	係数
脊髄損傷	0.8 ～ 0.9
アルコール依存症	0.85 ～ 0.9
肝移植	1.2
頭部外傷	1.35
熱傷	2.0 ～ 2.5
発熱（38℃）	1.4
胃全摘	1.6

■表 8　年齢・性別による体重あたりの基礎代謝基準値

年齢（歳）	男性（kcal/kg 体重/日）	女性（kcal/kg 体重/日）
1 ～ 2	61.0	59.7
3 ～ 5	54.8	52.2
6 ～ 7	44.3	41.9
8 ～ 9	40.8	38.3
10 ～ 11	37.4	34.8
12 ～ 14	31.0	29.6
15 ～ 17	27.0	25.3
18 ～ 29	23.7	22.1
30 ～ 49	22.5	21.9
50 ～ 64	21.8	20.7
65 ～ 74	21.6	20.7
75 以上	21.5	20.7

〔厚生労働省：日本人の食事摂取基準（2020年版）より〕

■表 9　推定式による基礎代謝量の差異

45 歳，男性，身長 175 cm

A.　体重 67.5 kg（BMI 22.0 kg/m^2）の症例

1）体重から求める基礎代謝量推定の簡易式
男性＝ 22.5（kcal/kg 体重 / 日）× 67.5（kg）
　＝ 1,519（kcal）
2）Harris-Benedict の式
男性＝ 66.47 ＋ 13.75 ×体重（kg）＋ 5.00 ×身長（cm）
　－ 6.76 ×年齢
　＝ 66.47 ＋ 13.75 × 67.5 ＋ 5.00 × 175 － 6.76 × 45
　＝ 66.47 ＋ 928.13 ＋ 875 － 304.2
　＝ 1,565.4（kcal）

B.　体重 58.2 kg（BMI 19.0 kg/m^2）の症例

1）体重から求める基礎代謝量推定の簡易式
男性＝ 22.5（kcal/kg 体重 / 日）× 58.2（kg）
　＝ 1,310（kcal）
2）Harris-Benedict の式
男性＝ 66.47 ＋ 13.75 × 体重（kg）＋ 5.00 ×身長（cm）
　－ 6.76 ×年齢
　＝ 66.47 ＋ 13.75 × 58.2 ＋ 5.00 × 175 － 6.76 × 45
　＝ 66.47 ＋ 800.25 ＋ 875 － 304.2
　＝ 1,437.5（kcal）

C.　体重 77.0 kg（BMI 25.0 kg/m^2）の症例

1）体重から求める基礎代謝量推定の簡易式
男性＝ 22.5（kcal/kg 体重 / 日）× 77.0（kg）
　＝ 1,733（kcal）
2）Harris-Benedict の式
男性＝ 66.47 ＋ 13.75 ×体重（kg）＋ 5.00 ×身長（cm）
　－ 6.76 ×年齢
　＝ 66.47 ＋ 13.75 × 77.0 ＋ 5.00 × 175 － 6.76 × 45
　＝ 66.47 ＋ 1,058 ＋ 875 － 304.2
　＝ 1,695.3（kcal）

❷特殊疾患および病態の場合

エネルギー代謝の動態にほとんど影響のない疾患では推定式により求める．重症者，重篤な栄養不良や肥満を呈する者，およびエネルギー動態に影響を及ぼす急性膵炎，悪性腫瘍などの疾患や高熱などの病態は，間接熱量測定法を用いることが望ましい．

これによる対応ができない場合は，臨床状態によるストレス係数（**表 7**）を用いて，1 日の総エネルギー必要量を求める．

必要量の決定後，患者の回復状況，栄養量の摂取状況，体重変化，臨床検査成績の経過を観察し，必要エネルギー量を増減する．

（2）基礎代謝量（基礎代謝エネルギー量）の算定

基礎代謝量推定には次のいくつかの方法が汎用されている．それぞれに特徴があり，推定式により基礎代謝量に差異があることにも留意する．

❶体重から求める基礎代謝量推定の簡易式

年齢･性別による基礎代謝基準値の一覧（**表 8**）より，患者の対応する体重あたりの基礎代謝基準値に現体重を乗じて推定する（**表 9**）．

推定式：基礎代謝量（kcal/ 日）
＝基礎代謝基準値(kcal/kg 体重/日)×体重(kg)

❷体重と身長から求める Harris-Benedict（ハリス・ベネディクト）の式

基礎代謝量の推定に広く用いられている．基礎データは欧米人が対象であるので，日本人の場合は標準体重であるとエネルギー量がやや多くなる点に留意する．

男性：基礎代謝量（kcal/日）
＝66.47＋13.75×体重（kg）＋5.00×身長（cm）－6.76×年齢（歳）

女性：基礎代謝量（kcal/日）
＝655.10＋9.56×体重（kg）＋1.85×身長（cm）－4.68×年齢（歳）

❸間接熱量測定法

呼気と吸気から酸素消費量と二酸化炭素排出量を測定し，測定された平均酸素消費量（VO_2：mL/分）と平均炭酸ガス産生量（VCO_2：mL/分），1日の尿中窒素排泄量（UN：g/日）により，次式にて算定する．

Weir（ウィアー）の式；
基礎代謝量（kcal/日）
＝［3.941×VO_2＋1.106×VCO_2］×1.44－2.17×UN

Weirの簡易式（24時間尿中尿素測定値が得られない場合）；
基礎代謝量（kcal/日）
＝［3.94×VO_2＋1.11×VCO_2］×1.44

❹基礎代謝エネルギー量と栄養評価

間接熱量測定法で得られた酸素消費量と二酸化炭素排出量により，呼吸商（RQ＝VCO_2/VO_2）が算定できる．

呼吸商（RQ）は，エネルギー基質の利用状況の評価や栄養療法の調節に用いる．脂質では0.7，糖質は1.0，たんぱく質の場合は0.8付近の値をとる．したがって飢餓状態ではたんぱく質の消耗が大きくなり0.8付近になり，糖尿病では糖の利用が低下するためRQの値は低くなる．

栄養量の調節には，RQが1.0を超える場合は総エネルギーを減量し，RQが1.0に等しい場合は炭水化物の減量または脂質の増量を行う．

2 たんぱく質

臨床でのたんぱく質必要量は窒素出納による算出が望ましく，これにより異化作用の程度と栄養摂取の妥当性が評価できる．窒素出納検査では，尿の24時間蓄尿で尿素窒素を測定し，窒素出納を以下の式で算出する．

窒素出納(g)＝〔たんぱく質摂取量(g)÷6.25〕－〔尿素窒素(g/24時間)＋4*〕
（*便ならびに汗などの尿以外の窒素喪失を4gとして加える）

窒素出納の目標値は，通常1～3gである．窒素出納でマイナスのときは体蛋白の崩壊，プラスのときは筋肉形成などでの蓄積を意味する．

健常成人では，窒素平衡が維持されているたんぱく質の平均は0.66g/kg/日である．これに，たんぱく質の消化率（90％）を考慮し，平均必要量は0.73g/kg/日となる．しかし，個体レベルでは，身体活動，疾患および病態を考慮してその必要量を算定する．

（1）ライフステージ

❶成長期にある幼児・児童および青年期

幼児，児童および青年期である1歳から17歳では，窒素平衡維持と発育にともなう窒素蓄積から，維持必要量は0.67g/kg/日とする．

❷妊娠・授乳期

妊娠期には，胎児，胎盤，母体中の蓄積窒素の必要に応じて付加させる．付加量は妊娠初期0g/日，中期5g/日，後期20g/日とする．授乳期は付加量20g/日が推奨される．

❸高齢期

全身の筋蛋白質代謝回転率と生理機能の低下から，必要量（窒素平衡維持量）は0.85g/kg/日とする．また，エネルギー比率は15～

20%を目標とする.

(2) 各種疾患および病態

❶外傷, 急性感染症

外傷, 急性感染症で尿中への窒素排出を増加し, 白血球や血漿総たんぱく質の産生に用いられるたんぱく質量は, 健常成人で約45 g/日と推定されている.

❷低アルブミン血症

たんぱく質の投与量を増加するが許容上限摂取量に留意する. また, UN値の上昇は, たんぱく質の過剰投与を推測する.

❸肥満者の減量時

摂取エネルギー量を低下させる減量時には, たんぱく質の必要量は増加するので, 適正量を補充し, 除脂肪組織の減少を防ぐ.

❹たんぱく質制限対応疾患

先天性アミノ酸代謝異常症, 腎機能障害, 肝予備能の低下した劇症肝炎や非代償性肝硬変などでは, 各疾患別の栄養基準の項を参照する.

3 炭水化物(糖質・食物繊維)

総エネルギー量からたんぱく質と脂質のエネルギー量を引いて求める. 一般的に, 総エネルギー比率50～65%で, 必要量は100 g/日以上と推定されている.

(1) 糖 質

糖質はエネルギーとして速やかに利用されるため, 経静脈栄養のエネルギー供給源としてグルコースが用いられる. また, 低栄養状態の症例ではグルコースの投与により, 体蛋白が保持される. さらに, 経腸栄養で浸透圧の上昇を抑える必要がある場合は, デキストリンを用いる. 糖質投与量は, 侵襲時では非侵襲時の70%程度が望ましいと考えられている.

(2) 食物繊維

食物繊維には, 咀嚼の増大, 消化管運動の活発化, 腸管内通過時間の短縮, 食物成分の消化吸収能の低下, 腸管循環する胆汁酸の減少, 腸内細菌の変動, 便容量の増大, 腸内圧および腹圧の低下など, 臨床上の重要な作用が認められている.

❶食物繊維の必要量の算出

食物繊維の目標摂取量は, 18歳以上65歳未満の男性では21 g/日, 女性では18 g/日以上, 65歳以上の男性では20 g/日, 女性では17 g/日以上とする. 難消化性を示す糖アルコールや難消化性オリゴ糖は, 適量の摂取によって望ましい腸内細菌叢を形成するなどの有用性が示されている. しかし, 一度に多量の摂取では大腸内浸透圧を高め, 下痢などの症状を誘発する場合がある.

❷摂取量に注意を要する疾患

神経性無食欲症・過食症, 消化管の手術後, さらに膵炎などでは, 食物繊維によりアミラーゼ, トリプシン, キモトリプシン, リパーゼの活性が低下するので, その摂取量には十分注意する. また, 食物繊維を過剰に摂取すると, 多くの栄養素の吸収が阻害される. したがって, 骨粗鬆症や貧血などでは十分留意する.

4 脂 質

総エネルギー量の20%を下限量, 30%を上限量とし, 18歳以上では飽和脂肪酸は7%以下を目標とする. 最低必要量は, 必須脂肪酸が確保される総エネルギー量の13%とされている. 各疾患および病態の脂質量については，疾患別の栄養基準の各項を参照されたい．胆汁がなくても吸収される中鎖脂肪酸は，術後，膵炎，吸収不全時に適している．

5 栄養ケアプラン

栄養ケアに必要な情報を主観的，客観的情報より収集し，双方を包括して現状をアセスメントする．評価の結果から栄養ケアの具体的な目標を設定し，目標を達成するべくケアの内容をプランニングする（**図5**）．治療の緊急性と重要性により目標を選択・設定し，再評価の時期を仮定しておく．また目標は，客観的評価を可能とするよう定量的パラメータにより設定する．

低栄養リスクの回避への栄養ケアプランでは，栄養補給のルートの決定，給与栄養素成分量・構成比率の設定，栄養補給の回数，時刻を設定する．経腸・経静脈による栄養補給では，投与速度・濃度を設定し，より生理的な栄養補給への移行をプランする（**図6**）．

栄養食事療法への栄養ケアプランでは，栄養補給のルートを決定し，給与栄養素成分量・構成比率の設定を行う．給与栄養素成分量・構成比率は，疾患・病態・病期などによる当該疾患のガイドラインあるいは侵襲状況，ストレス状況，身体活動状況，体格，年齢，性別により算定する．

次に，栄養補給の回数，時刻，食間，摂食の所要時間，薬物療法あるいは食物アレルギーなどにともなう禁忌食品の検索・除外，食事の形態を設定する．また，食事介助の有無，自助食器の必要可否などの食事環境もプランすべき範囲となる．

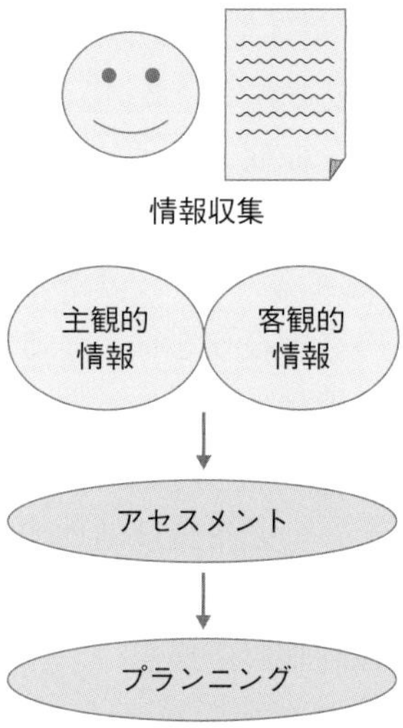

■図5　栄養ケアのプランニングの工程

栄養食事療法を患者自身がセルフコントロール可能とする支援・栄養教育では，患者との合意により目標を設定することが理想である．栄養アセスメントからプランの過程での栄養ケアにかかわるモチベーションの構築が患者の自己決定による目標設定につながり，栄養食事療法のセルフコントロールを可能とする．プランの内容は，当該疾患あるいは病態・病期の栄養食事療法への栄養ケアプランと同様である．

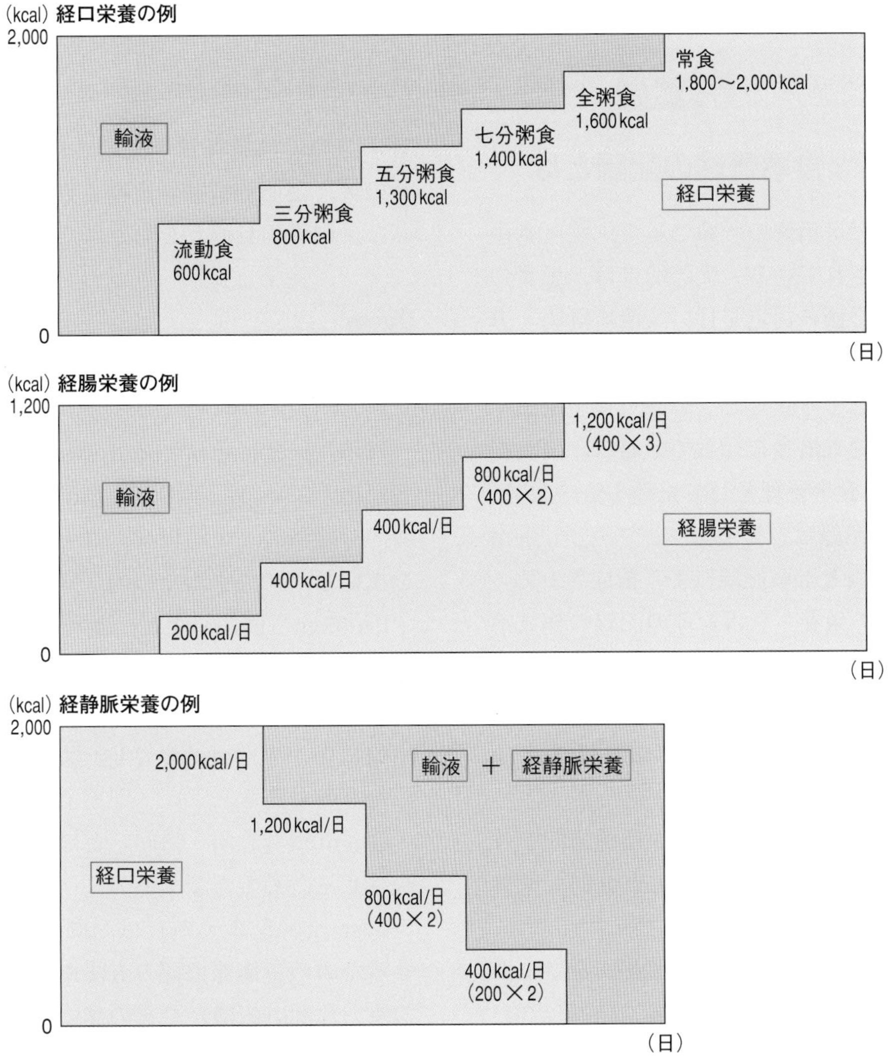

■図6 具体的な栄養補給の方法

6 栄養ケアプランの実際

栄養ケアは，疾患や病態に対応し，患者それぞれにコントロールする栄養素成分，栄養補給ルートなどを設定する．その実際を，糖尿病，腎臓病，褥瘡，胃癌術後，クローン病などの5疾患について**付表1**（p.246 ～ p.255参照）に示した．

栄養ケアプランは患者それぞれにより異なるが，入院患者の多い疾患では治療スケジュールを示すクリニカルパス（p.31，**表11**参照）に栄養ケアプランが設定されている．

7 栄養・食事管理の記録

1 栄養・食事管理の記録とは

医療機関では治療の一環として栄養・食事管理が実施されている．実際的には，患者の栄養状態の評価・判定を行い，治療計画・方針に従って栄養状態，摂食機能および食形態，禁忌食品などを考慮した，栄養・食事療法を立案し，補給や供食を行っている．この実施状況を栄養・食事管理として記録する．栄養・食事管理の記録は，データベース，problem list，初期計画と計画記録により構成される．

入院患者の栄養・食事管理の記録の作成手順を以下に示す．

①入院患者の基礎情報を診療部門・診療サポート部門とのオーダリングや電子カルテなどから把握する．

②病棟専任担当管理栄養士が病棟訪問を行い，医師・看護師・薬剤師などと共同で栄養管理計画を立案する．

③栄養管理計画にあたり，栄養・食事にかかわる各疾患の治療方法（手術，放射線治療，化学療法，薬物療法など）と，経口摂取にかかわる咀嚼・嚥下の状態，口内炎，歯肉炎の影響などの摂食障害の状況を評価する．発熱，悪心，嘔吐，便秘，下痢，腹部膨満感，腹痛など症状は診療録（看護記録）から把握する．

④食欲不振，喫食量の減少などの把握と食習慣，嗜好に対する不満などは直接患者から，対応困難な患者の場合は家族または担当看護師から情報を得て，問題をリストアップする．

⑤とくに栄養上問題のある患者の場合は，栄養状態，栄養補給に関する経過を記録する（**表10**）．また，入院診療計画書作成時に「特別な栄養管理の必要性」の判断がなされた患者については栄養管理計画を作成・実施し，その後，定期的に評価を繰り返す．必要に応じて計画書の見直しを行う．

2 問題志向型システム（POS）

（1）POSの概要

POS（problem oriented system）は，患者が抱えている医学的，心理的，肉体的，社会的，経済的，生活環境，食生活などの問題を把握し，解決するためのプロセスである．

Problem（問題）とは，治療上障害となる患者が抱えている問題点であり，それを科学的根拠にもとづいて把握し，優先的に整理し，治療に生かす．problem listは問題点を整理したものである．

Oriented（志向・指向）とは，問題点を解決させるための方策である．

System（システム）は，問題点を解決させるための各情報把握の方法や，スタッフ間の協力体制（組織）や質の高い栄養ケア（栄養療法）にかかわる方法や体制の確立である．

実際の栄養ケアでは，患者の抱えている問題にフォーカスして，患者の基礎情報の収集，問題点の収集と評価，計画の立案，実施を行う．この計画の立案，実施の経過を4項目であるSOAP形式（後述）で記述することにより，問題点を明確にでき，患者の問題点についてチーム医療者間での共有が容易となる．

（2）SOAP形式にもとづいた記入

❶ S（subjective data）：患者からの情報（主観的データ）

患者が直接提供する情報で，食べられない

食品，料理とその理由，食事量の多い・少ない，食事の硬さ・軟らかさ・食べやすさ，提供している食事の味付けと嗜好，食欲の有無，空腹感の有無，嗜好的に摂取している食品などの状況を記載する．

❷ O（objective data）：客観的データ

臨床栄養管理上の必要な臨床データと，栄養量算出基準と栄養状態の把握のために最低限必要な患者の客観的情報を記載する．

やせ・肥満度，上腕三頭筋部皮下脂肪厚，上腕筋周囲による皮下脂肪量と筋肉量などの栄養評価，日常生活動作（ADL）（絶対安静，ベッド上，病室内歩行）などを把握し記載する．

①**栄養基準量**：基準量の算出根拠を明記する．

②**指示栄養量**：エネルギー，たんぱく質，脂質，炭水化物，食塩などの指示や特別オーダーの事由を記載する．

③**栄養摂取量の記録**：実際に患者が摂取した食事の栄養量と，経腸栄養と輸液の合計栄養量を記録する．入院時の摂取量と経過摂取栄養量を記載する．

④**体重の変化と血液生化学データ**：病態・栄養状態の評価と判定に用いられる．栄養補給法の選択にかかわるので，体重は常時体重と入院時体重，入院後の期間と増減を把握する．体重の変化に影響する二次的な消化吸収不良，代謝不全の有無，水分摂取量と脱水，浮腫を的確に記載する．

栄養とかかわる血液生化学データとしてヘモグロビン，ヘマトクリット，総蛋白，アルブミン，コレステロール，総リンパ球数がある．

そのほか特異的に改善・悪化している場合を除いて経時的検査ファイルを参照する．

❸ A（assessment）：栄養評価

ＳとＯで得られた情報の分析･評価を行い，問題点を優先事項の順に抽出する．

食事摂取量･栄養量充足，身体的データ（体重・骨格筋消耗・体脂肪），血液生化学データ，摂食機能の評価（摂取障害のレベル），栄養食事内容の患者の理解度や意欲，そのほか変化の大きい項目での分析評価内容を記載する．入院が１週間を超えたら，再度定期的に実施する．

❹ P（plan）：栄養・食事療法の計画

栄養評価の問題点の改善のために短期計画と長期計画および最終目標を立案し，具体的な栄養教育・栄養補給法を記載する．

（3）基礎情報

氏名・性別・生年月日，主訴，現病歴，既往症，おもな症状と観察所見（顔色，皮膚，意識レベル，疼痛など），投薬状況，入院時測定の体温，脈拍，呼吸数，血圧，身長，体重および体重の変化，排泄，睡眠，食生活・嗜好品，現在使用している補助装具，各障害の有無（聴力，視力，運動，言語，嚥下，精神など），家族歴および構成，キーパーソンなどを把握し，栄養管理録に記入する．

そのほか社会活動，職種，住居，生計者，趣味，宗教，病気についての患者の考え方なども把握する．

臨床検査（血算・生化学・血清・凝固・その他の血液検査，尿・便・培養・機能・細胞診・病理・内視鏡・超音波・その他の画像診断など）を閲覧し記録する．

（4）栄養管理計画

入院時計画，外来時計画，在宅時計画，短期計画，長期計画など，それぞれの状況に対応して栄養管理を計画する（p.45，**表6**参照）．

■表10 栄養・食事管理記録の例

栄養・食事管理記録［栄養士］

面接日 YYYY年M1月D5日
入院日 YYYY年M1月D3日

×××病棟　氏名 ○○△△ 様　患者No 123－×××－73
性別 (M)・F　年齢 64歳　面接 2 回　□面接なし
□病棟（依頼者　　　　）☑栄養士把握

S：患者からの情報

・食べたいもの　：果物，うなぎ
・食べられないもの：とり肉
　　　　　理由：嗜好
・量が多すぎるもの：ごはん
・硬すぎるもの　：
・味付け　：良い　(口に合わない)（濃い　(薄い)）
・食欲　：(ある)　ない
　　　　：（吐き気　腹満感　口渇　むせ　口内炎）
・摂食状況　：(問題なし)　嚥下困難　咀嚼困難　その他
・症状　：熱発　浮腫　(便秘)　食欲不振　その他
・食習慣　：甘味菓子をほぼ毎日摂取（15～17時100～200kcal，夕食後200～300kcal）
　夕食の会食20日/月，野菜50g/日摂取

O：客観的データ

・身長 162 cm　入院時体重（M1／D3） 68 kg　標準体重 57.7 kg （BMI＝22） 25.9 kg
　安静度（絶対安静・比較的安静・軽動作）
・栄養基準量
　①エネルギー　1,600 kcal/日　算出根拠（ IBW×28kcal/kg ）
　②たんぱく質　1.0 g/kg× 58 kg＝ 58 g/日　算出根拠（ ガイドラインより ）
・指示栄養量
　食種 脂質異常食(LA) エネルギー 1,600 kcal　たんぱく質 60 g　食塩 6 g　特殊オーダー［コレステロール300mg以下］
・実摂取栄養量　（単位）エネルギー(kcal)　たんぱく質(g)

日付	食種	食事						経腸栄養（経口・経管），輸液			合計栄養量	
		朝	昼	夕	その他	エネルギー	たんぱく質		エネルギー	たんぱく質	エネルギー	たんぱく質
M1/D3	LA		LA	LA	コレステロール300mg以下	1,600	60				1,600	60
/D5	LA	LA	LA	LA		1,600	60				1,600	60
/												

∴ ＿＿＿kcal/kg ＿＿＿g/kg

体重評価			生化学およびその他のデータ									
日付	体重	%IBW	日付	Alb	UN	Cr	UA	Tch	TG	AST	ALT	HbA1c
M1/D3	68		D3	4.1	14	0.9	9.0	314	406	28	34	5.6
/D5	67		D5	4.1	17	0.9	8.0	307	169	37	45	－
/												

・疾患名：脂質異常症，高尿酸血症
・治療：手術　放射線療法　化学療法　(その他) 薬物療法

■表 10　つづき

A：評価　　＊基準値は裏面参照

①食事摂取　良好　やや良好　やや不良　不良

②栄養量充足　エネルギー　充足　不足　（過剰 200～1,000kcal/日）

たんぱく質　充足　不足　（過剰 20～30g/日）

（食物繊維　不足　10g/日，過剰コレステロール 200mg）

③体重評価　基準内　骨格筋消耗（軽度　中等度　重度）肥満

④体脂肪　基準内　消耗　（軽度　中等度　重度）肥満

⑤生化学データ（Tch314）高値　消耗（軽度　中等度　重度）

（TG406）高値　消耗（軽度　中等度　重度）

（UA9.0）高値　消耗（軽度　中等度　重度）

変化の大きい項目，内容

⑥摂食機能　障害なし（　）

⑦食事内容の理解　良い　悪い（食べたい料理を食べることが病気回復に良いという信念　）

P：計画

・体重 2kg/10 日間減量

・食習慣の是正（提供食事外の補食禁止）

・コレステロール 300mg/日以下

□食事内容の調整［M1］月［D5］日　朝・昼・夕から

①主食　［　米飯　］

朝 150 g　昼 150 g　夕150 g

②料理・食品の形態［　並菜　］

③補助食器　［　］

④プラスするもの［果物（15時）（18時）］

［各 50kcal 相当　］

⑤禁止するもの　［　］

［　］

［　］

⑥解　除　［　］

⑦その他

［　］

（調整後の栄養量など）

・入院前の食習慣では主食量（米飯）100g/食であり，180g/食は多い→150g/食に変更

・米飯－30g/食 ×3 食相当のエネルギー分を果物で代替．しかし，果物が好物であることから TG が高値であり，1 日の果物の適正量を示す

□食種の変更について［　］

□経腸栄養剤の検討について［　］

□輸液の検討について［　］

（　医師　看護師）に依頼した．

□説明・指導　□口頭　□資料　☑有料

①偏食について　食習慣の是正の必要性

②栄養・食事療法　脂質異常症の食事療法にあたって

③食事内容

④リーフレット（あり）・コレステロールの多い食品とその含有量，・食物繊維の多い食品とその料理法

備考

栄養部［管理栄養士 KKSS］→ ×××病棟［　］　［病歴保存①］

栄養管理計画の作成では，栄養スクリーニング・栄養アセスメントから把握した問題点にもとづき治療成果・指標を想定して，栄養治療目標を設定する．

栄養補給量は疾患・病態と栄養状態からなる治療目標により決定し，栄養補給法は嚥下・咀嚼機能，消化管の使用の有無，疾患・病態などにより決定する．経口栄養補給による食事では，栄養成分量のみならず，食事量・回数・時刻，食形態の適正化を図る．

栄養食事指導が必要な場合は，入院時・入院中・退院時にそれぞれ計画する．入院時は治療への動機づけ，入院中は栄養ケアによる疾患・病態の経過と関連づけた治療への意識づけや罹患の自覚により，栄養ケアの必要性の認識やケアの実践的な知識や方法の習得，退院時は社会生活を考慮し，実践・継続可能な指導内容を計画する．

栄養状態は定期的に再評価し，栄養ケアの目標・栄養補給法・栄養補給量・食事内容などを再検討する．

3 電子カルテ，オーダリングシステム

電子カルテは，医療行為である診療の経過すべてを記録した診療録（カルテ）を電子化したものである．電子化することで診療録の基本・病歴などの膨大な情報の保持・管理を容易に可能にし，治療に必要な情報を検索・通知・伝達することができる．また，電子情報システムを利用することで，地域医療連携の推進を図ることができる．

オーダリングシステムは，検体検査・病理検査・処置・投薬・注射・手術・放射線療法・理学療法・心理療法・診療計画・服薬指導・栄養食事指導など，患者（発生源）への処置・処方などの指示（オーダー）を電子化し関連部門で共有できるシステムである．オーダリングシステムにより，診療などにかかわる業務と医事会計などの業務を連携し，時間，人材，資材の合理化が図られる．

栄養部門と電子カルテ

❶栄養管理でのシステムの機能

院内約束食事箋・食数管理・献立管理・食品管理・在庫管理などの管理資料（報告書関係）の作成．

入院時食事療養の患者の基礎情報の把握，食事内容開始・治療食・患者の個別対応，食止めなどの指示．病棟訪問時の患者の情報の把握．

❷栄養指導でのシステムの機能

入院と外来の指導予約，患者の基礎情報，栄養管理計画書，食事調査・指導記録，患者情報の共有化．

❸ NST でのシステムの機能

NST（Nutrition Support Team, 栄養サポートチーム）における医師・看護師・薬剤師・管理栄養士間の患者情報の共有化．治療計画書，栄養状態の経時的アセスメントなど．

4 クリニカルパス

各疾患の患者に対して一定水準の医療サービスを効率的に提供するためのケアプログラム（治療工程）である．

疾患ごとに，入院から退院までの処置・検査・投薬・食事などのケア計画をあらかじめ標準化して示している．縦軸に処置・看護・検査・投薬・食事などを示し，横軸には時間（日，週）による医療経過を示し，医療計画の全体を明示している（**表 11**）．

クリニカルパスの疾病・診療群別標準

■表 11　クリニカルパスの例

糖尿病＜教育入院用　# 50−1019 ＞　　　医療スタッフ用
病棟・病室：10 S.23
患者 ID: ●●●●　　患者氏名：●山●子　　担当医師：△田△夫

日付	入院日（11 時 00 分）	2 日目	日目	日目	日目	日目	日目
総括項目	10 月 /　10 日	10 月 /　11 日	月 /　日	月 /　日	月 /　日	月 /　日	月 /　日
呼吸・循環 体温	☑身長・体重測定 ☑体温・脈拍・血圧	☑体重測定 ☑体温・脈拍・血圧	□体重測定 □体温・脈拍・血圧	□体重測定 □体温・脈拍・血圧	□体重測定 □体温・脈拍・血圧	□体重測定 □体温・脈拍・血圧	
検査・処置	☑血液検査：血糖・HbA1c・1,5 AG ☑検尿 ☑常時薬確認・薬剤処方 ☑食事療法・栄養指導処方 ☑理学療法・ADL 処方	☑入院時診断計画 ☑回診 ☑治療方針説明 ☑1 日血糖測定指示	検査 □蓄尿：たんぱく □C-ペプチド □眼科依頼			□病状説明 □退院処方の説明 □外来受診予約	
薬剤　内服ほか	☑情報収集 ☑薬剤指導計画	☑患者訪問 □薬剤情報	□薬剤指導 □服薬指導 □自己注射・SMBG			□退院時指導 □退院処方の説明	
食事栄養	☑情報収集 ☑指示食事内容確認 ☑栄養管理計画 ☑栄養指導計画	☑患者訪問 □食事情報 □栄養評価 ☑摂取量調査	□摂取量調査 □食品・料理のエネルギー概算方法の指導	□摂取量調査 □飲酒・甘味食品摂取に関する指導	□摂取量調査 □適正食事・栄養バランスに関する指導	□摂取量調査 □退院時指導 □外来指導計画	
看護	☑情報収集 ☑看護計画立案 ☑入院時オリエンテーション ☑生活指導計画・教育計画	□看護業務の総括観察 □教育評価	□看護業務の総括観察 □教育評価	□看護業務の総括観察 □教育評価	□看護業務の総括観察 □教育評価	□看護業務の総括観察 □教育評価	□退院時指導；家族 □退院サマリー記入
活動	☑情報収集 ☑指示内容確認 ☑運動指導・訓練計画	☑身体活動 □運動訓練				□運動訓練評価 □退院後の運動計画指導	
バリアンス							
記録							

フォーマットは，情報の交換･共有化となる．これにより診察過程の透明化･標準化が図れ，診療の質・効率の向上につながり，顧客満足の向上や医療資源の効率的活用の効果をもたらす．

クリニカルパスの運用の利点は，①医療の質の向上，②在院日数の短縮，③チーム医療の促進，④診療プロセスの向上，⑤日常診療の整合性，⑥患者・家族の教育のツール，⑦医療の継続性の評価などがある．

また，新たなクリニカルパスを作成する場合には，①病院内のコンセンサスづくり，②参加者全員へのメリットの提示，③内容をつねに見直すことを前提とすることが重要で，これらがクリニカルパスの導入を成功させる要因となる．一方，クリニカルパスのバリアンス（逸脱）としては，患者・医療者・システムなどが要因としてあげられ，これらにもとづき医療の質をつねに分析・検討し改善していく．

5 地域連携クリニカルパス

地域連携クリニカルパスは，診療にあたる地域の複数の医療機関が，診療の役割分担を決め，診療計画表により治療の全体像を示したものである．

このパスの導入の目的は，患者が早期に社会生活に復帰できるよう医療を切れ目なく提供し，在宅医療の充実を図ることである．対象疾患は大腿骨頸部骨折，脳卒中，糖尿病，癌の術後などがあげられる．

医療機関内のクリニカルパスは実際の医療行為について日（時間）ごとに示しているのに対して，地域連携クリニカルパスは連携施設・支援者間で共有すべき情報と診療方針を記載している．

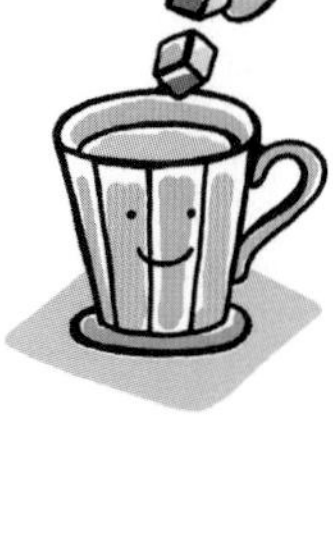

Part-2

栄養ケアの基礎

学習のねらい

- Part 2では，栄養ケアの実践にあたって栄養補給法（経静脈栄養法，経腸栄養法，経口栄養法）の手法の基礎を解説した．各栄養補給の手法を理解する．
- 各栄養補給法の長所，短所を理解する．また，各栄養補給法の適応，合併症とその対策への技能を身につける．
- 経口栄養法での食事計画にかかわる食事箋・約束食事箋・食品交換表などを理解し，活用する技能を身につける．
- 疾患別栄養ケアの実際にあたり，栄養食事療法となる献立を立案する技術を身につける．

栄養ケアを実施し，具体的なプランを作成するためには，各栄養補給法に関する基礎的知識を習得しておかなければならない．それぞれの栄養補給法の特徴を十分理解し，疾患の病期や重症度，合併症に応じた選択ができる技術が必要である．

1 経静脈栄養法

経口摂取ができない場合や，経口摂取のみでは適正な栄養量が確保できない場合，経腸栄養や静脈栄養が必要である．消費量あるいは必要量の60％以下しか栄養を摂取できない状態が1週間以上持続することが予想される場合には栄養療法を考慮し，腸が機能している場合は腸を使う．つまり，経腸栄養が第一選択となる．

静脈栄養を選択するのは，①経腸栄養が施行できない場合，②経腸栄養では必要な栄養量を確保できない場合である．

経静脈栄養法

静脈栄養法は，「静脈」から輸液による栄養補給法を行うことである．身体のどこの静脈から輸液を投与するかにより中心静脈栄養法（TPN：total parenteral nutrition）と末梢静脈栄養法（PPN：peripheral parenteral nutrition）に分けられる．

1 中心静脈栄養法の目的

比較的長期間（目安として2週間以上），経口摂取もしくは経腸栄養補給ができない場合，高エネルギー（高浸透圧）の栄養輸液を2週間以上投与する必要がある場合，必要な栄養量を静脈栄養にて充足することを目的として行う．

（1）適 応

腸管の消化吸収能が著しく低下している疾患（**表1**）や短期間で回復する見込みがない（2週間以上静脈栄養が必要な）場合は，TPNの適応となる．

■表1　中心静脈栄養の適応疾患

・小腸疾患や小腸切除後
・重症急性膵炎
・消化管出血や消化管穿孔
・腸閉塞や腸管麻痺
・重症の嘔吐・下痢（化学療法など）
・ショック

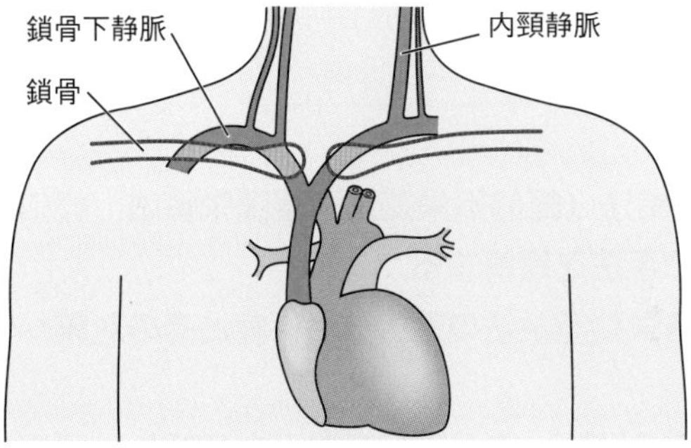

■図1 カテーテルの主な穿刺部位

（2）中心静脈カテーテルの留置

中心静脈カテーテルを留置する．手技は医師が行う．留置する際は，感染予防のため高度無菌バリアプリコーション（例：マスク，帽子，清潔手袋，ガウン，大きな敷布を用いる）にて行う．

カテーテルの主な穿刺部位は，鎖骨下静脈，内頸静脈である（**図1**）．中心静脈カテーテルによるリスクが高い患者では，末梢挿入型中心静脈カテーテル（PICC：peripherally inserted central catheter）を考慮する．中心静脈カテーテルによるリスクが高い患者とは，合併症のリスクの高い患者，高度肥満やるいそう，凝固能障害の既往や呼吸機能障害がある患者，中心静脈カテーテルが困難であった既往歴をもつ患者などである．

2 投与方法

TPN 開始時は，血糖値などをみながら，2～3日かけて徐々に投与栄養量を上げていく．まず，糖濃度の低いもの（1号液）から糖濃度の高いもの（2～3号液）を用いて1日必要量を投与し，高血糖を防ぐ一定速度での24時間持続点滴投与が基本である．経口摂取へ移行の際は，PPN や経腸栄養を併用しながらすすめる（**図2**）．

3 中心静脈栄養輸液の種類

TPN の輸液剤は，高カロリー輸液用基本液（糖・電解質液），アミノ酸製剤，高カロリー輸液用総合ビタミン剤，高カロリー輸液用微量元素製剤があり，これらの混合液を基本組成とする．脂質の補充には脂肪乳剤を投与する（p.273，**付表6**参照）．

輸液調製にともなう汚染を避けるため，一般的な組成の輸液ではキット製剤（**図3**）を用いることが推奨されている．欠点は，個々の病態に応じた調製ができないことである．小児では体格に応じた調製が必要となるので使用しない．

高カロリー輸液基本液を用いて TPN を行う際は，病態に応じたアミノ酸製剤を選択し，NPC/N[*1] 比を考慮してアミノ酸製剤の量を決定する．かならず1日必要量のビタミンと微量元素を投与できる輸液組成とする．キット製剤は輸液投与量が 1,500～2,000 mL で必要なビタミンや微量元素が充足するよう設計されている．投与量を減量するときは，ビタミンや微量元素の不足に注意する．

（1）高カロリー輸液用基本液（糖・電解質液）

グルコースを炭水化物源とする成人用（ハイカリック®）と小児用（リハビックス®）がある．製剤によって炭水化物ならびに電解質量が異なる．ナトリウムとクロールを含まない製剤（ハイカリック®液-1号，2号，3号）や，カリウムとリンを含まない製剤（ハイカリック®RF）がある．

（2）アミノ酸製剤

総合アミノ酸製剤（アミゼット®B，プロテアミン®12，モリアミン®S，モリプロン®

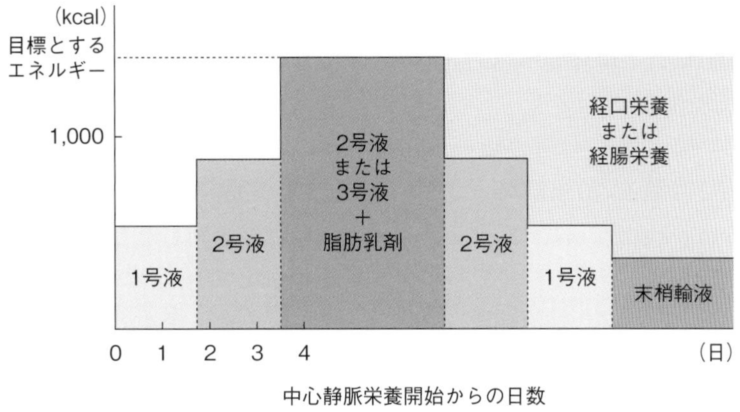

■図2　中心静脈栄養の投与方法

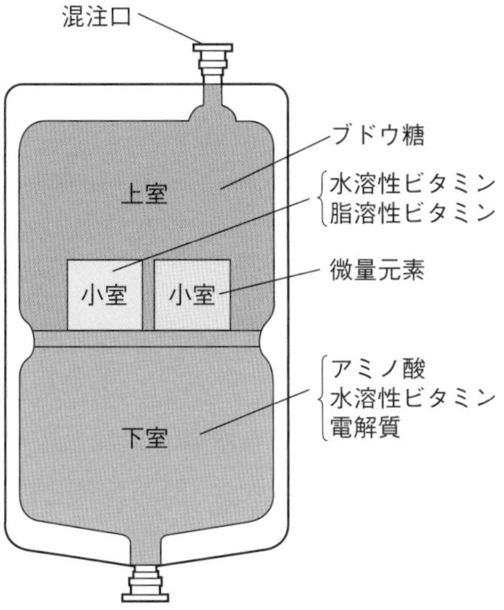

■図3　高カロリー輸液用キット製剤

Fなど)，肝不全用アミノ酸製剤（アミノレバン®，モリヘパミン®），腎不全用アミノ酸製剤（キドミン®，ネオアミユー®），小児用アミノ酸製剤（プレアミン®-P）がある．

肝不全用アミノ酸製剤は，分岐鎖アミノ酸を増量して芳香族アミノ酸を減量することによってフィッシャー比を28.4～40と高くした製剤であり，肝性脳症に対する治療のため用いられる．

（3）総合ビタミン剤

高エネルギー輸液用総合ビタミン剤として，ビタジェクト®がある．1バイアル[*2]で水溶性ビタミン，脂溶性ビタミンの1日必要量を補給する目的で用いる．

（4）微量元素製剤

高カロリー輸液用微量元素製剤として，エレメンミック®がある．鉄，マンガン，亜鉛，銅，ヨウ素を含む．

そのほか，亜鉛や鉄，マンガンなどの微量元素を補給するための製剤もある．また，セレン製剤（アセレンド®注）により経静脈的にセレンを補充することが可能となった．

4　一般的な処方例

クローン病の活動期で経口経腸栄養が困難な症例がTPNを開始したとき

＊1　**NPC/N比**：糖質＋脂質のエネルギー（kcal）と窒素（g）の割合をNPC/N比（non-protein calorie to nitrogen ratio）という．一般的な入院患者では，NPC/N比を150前後に設定するが，異化亢進状態（熱傷や感染症など）では100～150前後と低く設定する．保存期腎不全の場合は，病態により300～500と高く設定して高窒素血症とならないようにする．

＊2　**バイアル**：無菌状態を保たれている注射剤，またはその単位．

【必要栄養量の算出】

エネルギー 1,800 kcal：現体重× 35 kcal，たんぱく質 70 g：現体重× 1.4 g

【輸液内容】

エルネオパ® NF2 号輸液 70 mL/時（ブドウ糖投与速度 3.5 mg/kg/分）に，プロテアミン® 12 200 mL を混注

側管より，イントラリポス® 輸液 20% 250 mL（25 mL/時）

計：1,730 kcal，アミノ酸 68 g，脂質 50 g，NPC/N 比 145

5 腎疾患患者の処方例

慢性腎不全の保存期の症例の TPN

【必要栄養量の算出】

エネルギー 1,600 kcal：標準体重× 30 kcal，たんぱく質 30 g：標準体重× 0.6 g

【輸液内容】

ハイカリック® RF 500 mL（ブドウ糖投与速度 3.3 mg/kg/分）

キドミン® 400 mL，10% 塩化ナトリウム 40 mL，塩化カリウム 5 mEq

エレメンミック®

ビタジェクト®

側管より，イントラリポス® 輸液 20% 200 mL（25 mL/時）

計：1,515 kcal，アミノ酸 28.8 g，脂質 40 g，NPC/N 比 350

6 合併症

TPN のおもな合併症は，早期合併症（穿刺翌日まで）では，動脈穿刺，気胸，血胸があり，遅発性合併症（2 日目以降）では，気胸，血胸，カテーテル位置異常，カテーテル関連血流感染がある．また，TPN と PPN に共通してカテーテルが抜けてしまう自己（事故）抜去やリフィーディング症候群が起こることがある．

（1）動脈穿刺

動脈を穿刺したときには，ただちに穿刺針を抜去して圧迫する必要がある．ダイレーター（カテーテルの刺入口または挿入路を拡張する目的で使用）を動脈（とくに鎖骨下動脈）に挿入してしまった場合は止血困難となることが予想され，致命的となるので血管外科的手術が必要となる．

（2）カテーテル位置異常および血胸

穿刺後，カテーテルが静脈壁を穿破して血胸，水胸，あるいは心タンポナーデなどを起こす．

（3）カテーテル自己抜去

高齢者や認知症患者などでの自己抜去が多い．バイタルサイン（体温，血圧，心拍数，意識など）をチェックし，挿入部位を確認する．

（4）両側気胸

症状として，著明な呼吸困難をきたす．穿刺挿入ができないときは，両側気胸の発生も念頭において，気胸の可能性がないのを確認し，反体側を穿刺する．

末梢静脈栄養法

1 末梢静脈栄養法の目的

短期間（目安として 1 ～ 2 週間以内），経口摂取もしくは経腸栄養ができない場合，水分，糖，電解質などを補給することを目的として PPN を行う．

(1) 適 応

手術などの治療のため一時的に経口摂取を中止している，胃腸炎などの疾患のため経口摂取も経腸栄養もできないなど，短期間の再開が予想される場合に行う．

(2) 末梢静脈カテーテルの留置

通常は，前腕皮静脈にカテーテルを留置する．上肢は下肢と比較し，静脈炎のリスクが低いが，自己抜去のリスクが高いなど特別な事情がある場合に下肢に留置することもある．

2 投与方法

PPN は，TPN と同様に 24 時間持続投与を原則とするが，経口摂取（もしくは経管栄養）の補完的に PPN を行う場合は，数時間のみ点滴する．輸液は，糖・電解質液，アミノ酸加総合電解質液，脂肪乳剤を用いる．血清ナトリウムが低く，ナトリウムの補充が必要な場合には，糖・電解質に補正用の 10％塩化ナトリウム注射液を混注した輸液を用いる．

脂肪乳剤は，輸液の脂質が栄養となり感染のリスクが高いため，投与後 24 時間以内に輸液ラインを交換する．ほかの薬剤との配合変化を避けるため，脂肪乳剤単独で点滴する．投与速度は，0.1 g/kg/時以下で投与することが推奨されている．体重 50 kg に投与する場合は 25 mL/時以下で投与することが望ましい．

3 末梢静脈栄養輸液の種類

5～10％のブドウ糖濃度の糖電解質維持液，7.5％糖・アミノ酸加総合電解質液，10～20％の脂肪乳剤などがある（p.273，付表 6 参照）．

脂肪乳剤は，20％脂肪乳剤 200 mL 中に，脂質が 40 g 含まれているので，乳化した脂質が牛乳のように白く見える．

4 合併症

PPN のおもな合併症は，静脈炎，カテーテル関連血流感染がある．

(1) 静脈炎

発赤・腫脹・疼痛などの徴候があれば静脈炎を疑う．静脈炎は，静脈壁内膜の炎症である．PPN では，細い血管に留置するので TPN と比較して静脈炎は起こりやすい．その場合は，カテーテルを入れ替える必要がある．輸液の pH や浸透圧による静脈炎の予防法は，血液の pH7.4 に近い輸液を選ぶ，浸透圧がなるべく低い輸液を選ぶことである．

(2) カテーテル関連血流感染症

カテーテル留置中に発熱，白血球増多，CRP 上昇などの徴候があれば，ほかに感染源がないか原因を検索する．カテーテルから逆流させた血液を培養してカテーテル関連血流感染症であると診断されたら，カテーテルをいったん抜去して抗菌薬で治療する．

カテーテル関連血流感染症の多くは予防可能であり，感染対策マニュアルに沿った適切な管理を実践する．

5 在宅中心静脈栄養法

現在，わが国では急速に高齢化が進んでおり，2025 年には 65 歳以上の高齢人口が 30％を超えることが予想されている．全国の各自治体は 2025 年に向けて地域包括ケアシステムの構築を進めている．

医療の分野では，在宅医療の推進に向けてさまざまな取り組みがなされており，在宅中心静脈栄養法（HPN：home parenteral nutrition）が年々増加している．HPN の目的は，在宅で適切な栄養量を注入して栄養状態を維持・改善し，家庭や社会への復帰を可能にして患者の QOL を維持・向上させることである．

そのためには，院内外を含む管理・連携体制が整備されていることや，患者と家族が HPN の必要性をよく認識して希望し，輸液調製が問題なくできること，注入管理が安全に行えることが必要である．

長期の在宅中心静脈栄養管理では CV ポートといわれる長期留置型中心静脈カテーテルを用いて，高カロリー輸液用キット製剤を点滴することが多い．

2 経腸（経管）栄養法

経管栄養法は，短期間であれば経鼻胃管を選択する．胃切除後など胃が使用できない場合，フィーディング・チューブの先端をトライツ靱帯を越えて留置する．長期間であれば，胃瘻や腸瘻のように消化管に直接アクセスする方法を選択する（**図 4**）．

1 目 的

経口摂取のみで必要な栄養量が摂取できない場合，消化管が使用できるときは経腸栄養が第一選択となる．経腸栄養は静脈栄養に比べて生理的で，消化管本来の機能である消化吸収，腸管免疫系の機能が維持されることから，感染症の減少，胆汁うっ滞の防止などのメリットがある．

2 種 類

栄養剤の種類は，半消化態栄養剤，消化態栄養剤，成分栄養剤がある（**表 2**；p.264，**付表 4** 参照）．また，形状による分類では，液体，半固形化栄養剤（**図 5**），粉末がある

（1）組成による分類

❶半消化態栄養剤

半消化態栄養剤の窒素源はたんぱく質であり，脂質も十分含まれている．消化・吸収機能に異常がない場合は，半消化態栄養剤を選択する．医薬品の半消化態栄養剤は，エンシュア・リキッド®，エンシュア®・H，ラコール® NF，アミノレバン® EN で，アミノレバン® EN は肝不全用の製剤である．食品は

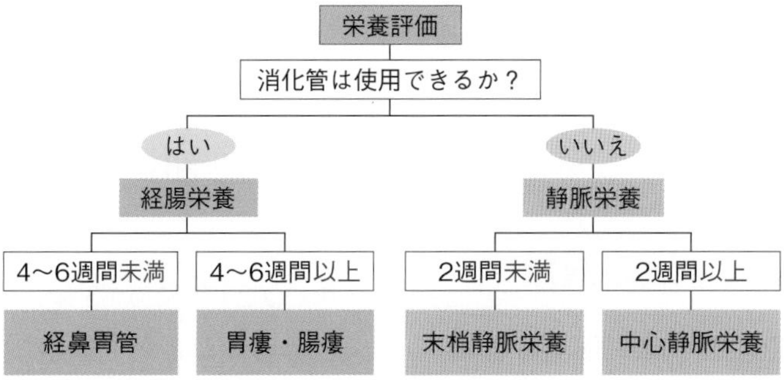

■図 4 投与方法の選択

■表2　組成による分類

	半消化態	消化態	成分
窒素源	たんぱく質	ジペプチド トリペプチド	アミノ酸
脂質量	多め	製品による	きわめて少ない※
消化	多少必要	ほとんど不要	不要
残渣	少ない	きわめて少ない	
味・香り	比較的良好	不良	
チューブ	2～3 mm（8～12）Fr 以上		1 mm（5 Fr）

※経静脈的な脂肪投与が必要.

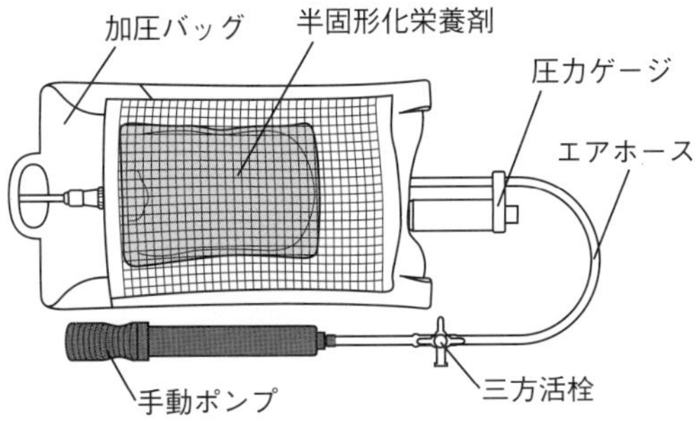

■図5　半固形化栄養剤

粘度があるため逆流・誤嚥しにくく，投与時間が短縮できるといったメリットがある．専用の加圧バッグなどを用いて，胃瘻より注入する．

多数あるが，1 mL あたりのエネルギー量が 1 kcal を超えるもの，すなわち水分量がより少ないものや，水溶性食物繊維を含むものなどがあり目的に応じて選択する．

❷消化態栄養剤

消化態栄養剤の窒素源はアミノ酸，ジペプチド，トリペプチドで，たんぱく質を含まない．医薬品の消化態栄養剤はツインライン® NF のみである．食品の消化態栄養剤は数種類あり，いずれも消化・吸収機能が低下している場合，たとえば長期の絶食後，腸瘻など空腸から経管栄養を行う場合などに選択する．

❸成分栄養剤

成分栄養剤の窒素源はアミノ酸であり，消化を必要としないため，短腸症候群や吸収不良症候群，クローン病の寛解導入など，消化吸収能が障害されているが経腸栄養が可能と判断された場合において選択される．脂質含有量が非常に少ないことから，必須脂肪酸欠乏を防ぐために脂肪乳剤の併用が必要である．

（2）医療制度上の分類

医薬品と食品に分類される（p.264，**付表4**；p.266，**付表5**参照）．医薬品は保険適用となるので，患者の自己負担額が少なくて済む．医薬品として認可されているものは数種類で，食品が圧倒的に数が多い．

（3）病態による分類

①糖尿病や耐糖能異常に対応した，炭水化物含有量が低く食物繊維を強化した栄養剤（食品）がある．

②腎臓病に対応した，たんぱく質量が調整可能でリンやカリウム含有量が少ない栄養剤（食品）がある．

③呼吸不全（人工呼吸器の使用など）のうち，pCO_2（血液ガス中の二酸化炭素分圧）が高いときは，呼吸商の上昇を抑制するため高脂質・低炭水化物の栄養剤（食品）を選択する．

④肝不全に対応した，分岐鎖アミノ酸（BCAA）を強化した栄養剤（一部医薬品）がある．

■表3 経腸栄養の適応疾患

成分栄養剤 クローン病，潰瘍性大腸炎，急性膵炎 消化態経腸栄養剤 上部消化管縫合不全，消化管瘻，短腸症候群，たんぱく漏出性腸症，アレルギー性腸炎 半消化態経腸栄養剤 上部消化管の通過障害，化学療法・放射線治療中の患者，神経性食思不振症，アレルギー性腸炎 天然濃厚流動食 経口摂取障害，嚥下障害

(4) 適 応

経腸栄養の適応疾患について**表3**に示す.

3 投与方法

経腸栄養剤の投与方法は，間欠的投与法（ボーラス投与法）と持続投与法がある．間欠的投与法は，朝，昼，夕，1回2～3時間かけて投与する方法で，胃内に投与する場合に用いる．持続投与法は，腸瘻やチューブの先端をトライツ靭帯を越えて十二指腸水平脚もしくは空腸に留置した場合に用いる（**表4**）.

経腸栄養の開始時は，少量で投与速度を下げて数日間慣らし期間をつくり，消化器症状に問題なければ段階的に投与量・投与速度を上げていく．一般的に，チューブが胃内にあれば300 mL/時を超えない，空腸内にあれば100 mL/時を超えないようにする.

4 合併症

経腸栄養の合併症を**表5**に示す.

(1) 下痢・悪心・嘔吐

経腸栄養による下痢・悪心・嘔吐といった消化器症状を防ぐには，1回の投与量を減量する，投与速度を遅らせる．ただし，投与量を単純に減量するだけでは，摂取エネルギーも減量してしまうので，たとえば1 mLあたり1.5～2 kcalの高エネルギーの栄養剤を選択して投与速度を遅らせて，水分は食間に注入する，もしくは経静脈的に投与する.

下痢の原因について，経腸栄養による下痢なのか，薬剤（とくに抗菌薬）に下痢を起こしやすいものはないか，患者側に乳糖不耐がないかなど探索することが必要である．それらを除外しても下痢が続く場合は，水溶性食物繊維が含まれているものを選択する，もしくは，水溶性食物繊維のサプリメントを付加すると改善することがある.

(2) 電解質異常

経腸栄養による電解質異常でもっとも多いのは，血清ナトリウム値の低下である．それは，多くの栄養剤に含まれるナトリウム量が少ないためであり，注入時に食塩を付加することで改善する.

また，血清カリウム値の低下または上昇もしばしばみられ，とくに腎不全保存期や透析期の患者では，投与前に栄養剤に含まれるカリウム量を確認しておく.

(3) 逆流性食道炎・誤嚥性肺炎

経腸栄養による逆流性食道炎や誤嚥性肺炎は，胃食道逆流が原因となるため，経腸栄養の開始前に胃内容物の確認を行う．胃食道逆流は，チューブから注入用注射器で引くか，容易に引けるような場合に起こりやすく，注入中止を判断できる.

胃食道逆流を防止するには，注入時と注入後の体位を30～45度のファーラー位に保つ．それがむずかしい場合は，チューブの先端をトライツ靭帯を越えて留置して，24時間持続投与を検討することが必要である．循環動

■表 4　経腸栄養の投与方法と特徴

	経鼻胃管	胃瘻	腸瘻
期間	・4 ～ 6 週間未満	・4 ～ 6 週間以上	
対象	・短期間の栄養管理	・長期的に経口摂取できない	・上部消化管・胃瘻が使用可能 ・逆流・誤嚥リスクが高い場合
利点	・チューブ留置が容易 ・生理的に消化液の作用を受ける ・ボーラス投与が可能	・半固形化栄養剤が使用可能 ・在宅管理しやすい	・逆流・誤嚥が起こりにくい ・臥位で投与可能
欠点	・挿入時の苦痛 ・チューブ抜去・誤嚥性肺炎など	・下痢・逆流・抜去バンパー埋没など	・下痢・腹部膨脹・チューブ閉塞など

■表 5　経腸栄養の合併症

もっとも多い	下痢・悪心・嘔吐・便秘・腹部膨満
代謝合併症	高血糖・低血糖
	電解質異常
	必須脂肪酸欠乏
	ビタミン・微量元素欠乏
栄養チューブによる合併症	チューブの閉塞
	皮膚および粘膜のびらん・潰瘍・出血
	消化管穿孔
	逆流性食道炎・誤嚥性肺炎

態が不安定になりやすい重症患者では，後者を選択することが多い．

5 在宅経腸栄養管理

在宅経腸栄養管理は，必要量に満たない患者が家庭・社会復帰をめざすために，経腸栄養管理を行うことである．入院患者数を減らす，在院日数を短縮するという目的でも在宅医療が推進されているが，本来の目的は，患者自身が希望したうえでの家庭・社会復帰である．

原因疾患のいかんにかかわらず在宅成分栄養経管栄養法以外に栄養の維持が困難な者で，当該療法を行うことが必要であると医師が認めた者を対象として保険適用される．

在宅経腸栄養管理は，院内外を含む管理・連携体制が整備されていることや，患者と家族が在宅経腸栄養管理の必要性をよく認識して希望していること，栄養剤や薬剤，水分などの注入を問題なく行えることが条件となる．長期の在宅経腸栄養管理では，原則として胃瘻もしくは腸瘻を用いる．

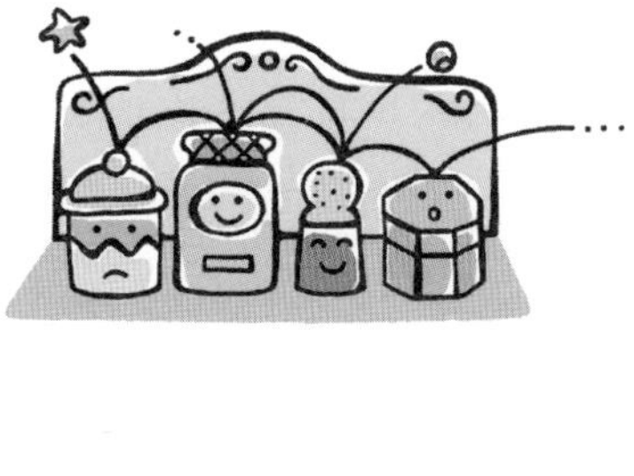

3 経口栄養法

食事計画

栄養スクリーニング，アセスメント，栄養ケアプランにもとづいて実施する栄養補給は個別（**表6**）に，そして経時的（**表7**）に対応することになる．

食事の形態・量・味の調整をし，栄養素成分の適正量補給に対応できなければならない．とくに病態の変化が著しい症例には，迅速な対応が求められる（**図6**）．

1 栄養基準

栄養基準は，各医療機関の診療科・専門医と栄養部門との協議で決定される．各疾患の病態と年齢，性別，体格（身長，体重など），身体活動（運動）量，ストレス（侵襲状況）などから一人ひとりの必要栄養量を算定するのが基本である．しかし，複雑かつ多岐にわたる疾患と多数の患者からなる医療機関での入院時栄養食事療法の実施にあたって，あらかじめ予測される疾患と患者に対応した栄養基準（約束食事箋）を設定している．

栄養基準は，一般治療食と特別治療食に大別して設定されている．

一般治療食の栄養基準は，厚生労働大臣の定める「日本人の食事摂取基準」（p.7，**表1**；p.277，**付表7**参照）を用い，入院患者の年齢・性別ごとに対応する人数を乗じた後，合計人数で除して算定する荷重平均栄養量により設定する（**表8, 9**）．

特別治療食の栄養基準あるいはその表現は，特別治療食の分類の方法により異なる．この分類は，栄養成分別と疾患別（病名別）とがある．

栄養成分別では，エネルギー，炭水化物，たんぱく質，脂質などの栄養素成分と，その栄養素成分のコントロールが必要な疾患を対応させて栄養食事療法を行う（**表10**）．

疾患別（病名別）では，疾患と当該疾患の病態により，その治療や改善に必要な栄養素成分・調理法・食事形態・食事量・食事回数などを対応させて栄養食事療法を行う（**表11**）．

2 約束食事箋

各医療機関内の各診療科と栄養部門によって，個々の患者の各疾患の病態に予測される病状，症状，体格，ADL，身体活動量に対応した栄養基準である．一般的には約束食事箋を基準として食事箋が処方される．

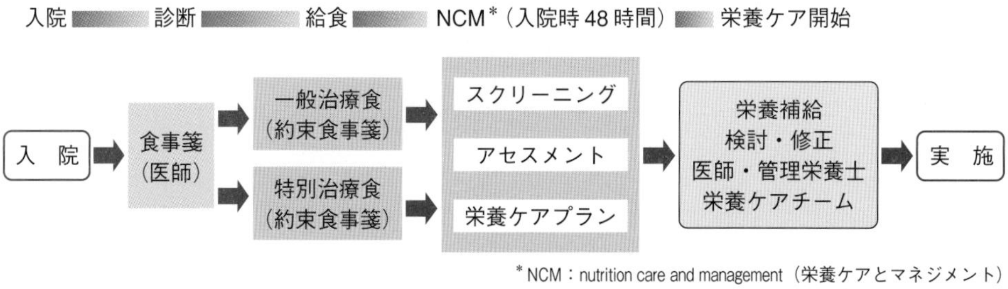

*NCM：nutrition care and management（栄養ケアとマネジメント）

■図6 入院から個々人に適した栄養補給計画と実施まで

■表6　栄養管理計画書

栄養管理計画書

計画作成日 AAAA 年 ZZ 月 YY 日

フリガナ
氏　名　屋久太郎《ヤクタロウ》　殿　(男)・女

病　棟　12 N　病　室　35 号室

生年月日　××××年○○月○○日生（ 78 歳）

診療科　○○内科

入院日：　AAAA　年　ZZ 月　YY 日

担当医師　△△△△

担当管理栄養士　××××

入院時栄養状態に関するリスク

疾患名：胃潰瘍，低アルブミン血症，低たんぱく血症，慢性肝炎
血液生化学など：TP 6.9 g/dL，Alb 2.7 g/dL，Na 131 mmol，Cl 90 mmol，Ca 7.8 mg/dL，CRP 5.9 mg/dL，
体重 61 kg，腹水（−）

栄養状態の評価と課題

評価：低栄養
課題：Alb の定期的な確認と改善

栄養管理計画

目標

CRP の改善，TP の維持に必要な栄養補給，Alb の改善に必要な栄養補給
適正な電解質に補正

栄養補給に関する事項

栄養補給量
・エネルギー　2,000　kcal　・たんぱく質　75　g
・水分　2,000　mL　・脂質　51　g
・炭水化物　540　g　・

栄養補給方法
☑経口　□経腸栄養　☑経静脈栄養

嚥下調整食の必要性
□なし　□あり（学会分類コード：　　）

食事内容

留意事項

栄養食事相談に関する事項

入院時栄養食事指導の必要性　□なし　☑あり（内容 胃潰瘍，慢性肝炎の食事療法に関して　実施予定日：適正電解質に補正後
栄養食事相談の必要性　□なし　☑あり（内容 食事回数，１回量　実施予定日：計画実施２日後
退院時の指導の必要性　□なし　☑あり（内容　実施予定日：退院日決定次第
備考

その他栄養管理上解決すべき課題に関する事項

疾患の治療経過と栄養管理内容の調整

栄養状態の再評価の時期　実施予定日：未定（ただし，適正電解質補正状況を毎日確認）

退院時および終了時の総合的評価

■表 7 栄養管理票（時系列の例）

カルテ NoG ○○○○		入院 No			Disease 胃潰瘍，慢性肝炎	
氏名	屋久太郎	AAAA 年	ZZ 月 YY 日	年齢 78 歳	担当医師△△△△	
	Week・day	入院	3 日目	4 日目		
	Dete	ZZ 月 YY 日	ZZ 月 YY 日	ZZ 月 YY 日		
コメント	BEE 1,200 kcal					
	必要量 2,000 kcal					
身体所見	BW	61	61	61		
	AC/AMC（cm）	27.02				
	TSF/SSF（mm）	11.15				
	FAT%					
	握力 右 / 左（kg）					
	REE/RQ					
	尿量（mL）					
	排便状態					
栄養	食事	1,000 kcal	1,000 kcal,	1,000 kcal		
	経腸栄養剤					
	輸液	ソリタ T1 号 500 mL×1 本	ソリタ T3 号 G 500 mL×2 本	ソリタ T3 号 G 500 mL×2 本		
		ソリタ T4 ミニ 200 mL×2 本				
		生理食塩水 50 mL×4 本	生理食塩水 50 mL×5 本	生理食塩水 50 mL×5 本		
		生理食塩水 100 mL×3 本	生理食塩水 100 mL×2 本	生理食塩水 100 mL×2 本		
		ブドウ糖液 5% 50 mL×5 本	ブドウ糖液 5% 50 mL×6 本	ブドウ糖液 5% 50 mL×6 本		
			○○注射液 10 mL×2 本	○○注射液 10 mL×2 本		
		合計 エネルギー 230 kcal	合計 エネルギー 810 kcal	合計 エネルギー 810 kcal		
	Ene（kcal）	1,230 kcal	1,810 kcal	1,810 kcal		
	Pro（g）					
	Fat（g）					
	CHO（g）					
	Na（mEq）					
	Cl（mEq）					
	K（mEq）					
	Ca（mEq）					
	P（mEq）					
	Mg（mEq）					
	水分（mEq）					
	NPC（mEq）					
薬剤						
臨床検査	Alb	2.7	2.7	2.8		
	リンパ球					
	Hb					
	TP	6.9	6.5	6.4		
	T-Cho					
	PG					
	CRP	5.9	3.3	2.4		
	K		2.8	2.5		
	Na	131	135	138		
	Cl	90	92	93		
	ChE					
	AST	101	101	100		
	ALT	33	33	33		

■表 8　入院患者の荷重平均栄養量

年齢階級（歳）	性別		患者数（人）	エネルギー（kcal）	たんぱく質（g）	総脂質（g）	炭水化物（g）	食物繊維（g）	ビタミンA（μgRAE）	ビタミンB_1（mg）	ビタミンB_2（mg）	ビタミンC（mg）	カルシウム（mg）	鉄（mg）	食塩相当量（g）
40～49	男	基準量		2,300	60	64	331	20	900	1.4	1.6	100	650	7.5	8.0
		合計量	10	23,000	600	639	3,306	200	9,000	14	16	1,000	6,500	75.0	80.0
40～49	女	基準量		1,750	50	49	252	18	700	1.1	1.2	100	650	10.5	7.0
		合計量	18	31,500	900	875	4,528	324	12,600	19.8	21.6	1,800	11,700	189.0	126.0
50～59	男	基準量		2,100	60	58	302	20	850	1.3	1.5	100	700	7.5	8.0
		合計量	38	79,800	2,280	2,217	11,471	760	32,300	49.4	57	3,800	26,600	285.0	304.0
50～59	女	基準量		1,650	50	46	237	18	700	1.0	1.1	100	650	10.5	7.0
		合計量	15	24,750	750	688	3,558	270	10,500	15	16.5	1,500	9,750	157.5	105.0
60～64	男	基準量		2,100	60	58	302	20	850	1.3	1.5	100	700	7.5	8.0
		合計量	35	73,500	2,100	2,042	10,566	700	29,750	45.5	52.5	3,500	24,500	262.5	280.0
60～64	女	基準量		1,650	50	46	237	18	700	1.0	1.1	100	650	6.5	7.0
		合計量	25	41,250	1,250	1,146	5,930	450	17,500	25	27.5	2,500	16,250	162.5	175.0
65～69	男	基準量		2,100	60	58	302	20	850	1.3	1.5	100	700	7.5	8.0
		合計量	38	79,800	2,280	2,217	11,471	760	32,300	49.4	57	3,800	26,600	285.0	304.0
65～69	女	基準量		1,650	50	46	237	18	700	1.0	1.1	100	650	6.5	7.0
		合計量	22	36,300	1,100	1,008	5,218	396	15,400	22	24.2	2,200	14,300	143.0	154.0
70～74	男	基準量		1,850	60	51	266	19	800	1.2	1.3	100	700	7.0	8.0
		合計量	28	51,800	1,680	1,439	7,446	532	22,400	33.6	36.4	2,800	19,600	196.0	224.0
70～74	女	基準量		1,500	50	42	216	17	650	0.9	1.1	100	600	6.0	7.0
		合計量	14	21,000	700	583	3,019	238	9,100	12.6	15.4	1,400	8,400	84.0	98.0
75～79	男	基準量		1,850	60	51	266	19	800	1.2	1.3	100	700	7.0	8.0
		合計量	23	42,550	1,380	1,182	6,117	437	18,400	27.6	29.9	2,300	16,100	161.0	184.0
75～79	女	基準量		1,500	50	42	216	17	650	0.9	1.1	100	600	6.0	7.0
		合計量	16	24,000	800	667	3,450	272	10,400	14.4	17.6	1,600	9,600	96.0	112.0
80 以上	男	基準量		1,850	60	51	266	19	800	1.2	1.3	100	700	7.0	8.0
		合計量	5	9,250	300	257	1,330	95	4,000	6	6.5	500	3,500	35.0	40.0
80 以上	女	基準量		1,500	50	42	216	17	650	0.9	1.1	100	600	6.0	7.0
		合計量	7	10,500	350	292	1,509	119	4,550	6.3	7.7	700	4,200	42.0	49.0
合計			294	549,000	16,470	15,250	78,919	5,553	228,200	340.6	385.8	29,400	197,600	2,173.5	2,235
荷重平均				1,867	56	52	268	19	776	1.2	1.3	100	672	7.4	7.6

■表 9 一般治療食の栄養基準（例）

	食種＼栄養素	エネルギー (kcal)	たんぱく質 (g)	(%)	脂質 (g)	(%)	炭水化物 (g)	(%)	食塩 (g)
A案	常食	2,000	70	14	50	23	320	64	7～8
	軟食	1,800	65	16	40	23	250	61	7～8
	全粥食	1,600	65	16	45	25	230	58	7～8
	五分粥食	1,300	60	18	35	24	190	58	6～7
	流動食	800	30	15	25	28	115	56	4～6
B案	常食	2,000	70	14	45	20	320	65	7～8
	軟食	1,800	65	14	45	23	280	63	7～8
	全粥食	1,600	62	16	40	22	250	62	7～8
	七分粥食	1,400	60	17	35	23	210	60	7～8
	五分粥食	1,200	45	15	35	28	180	57	5～6
	三分粥食	1,000	40	16	35	32	130	52	4～6
	流動食	850	30	14	25	27	125	59	4～5

注）%はエネルギー比率

■表 10 栄養成分別治療食（例）

1．エネルギー（kcal）	
600～1,600	肥満症
1,200～1,800	糖尿病
1,400～1,800	脂質異常症
〃	脂肪肝
1,600～1,800	高尿酸血症
〃	妊娠高血圧症候群
1,400～1,800	心臓病
1,600～1,800	高血圧症
〃	慢性肝炎
〃	代償性肝硬変
2．たんぱく質（g）	
40～60	急性肝炎の急性増悪期
	慢性肝炎 〃
70～80	急性・慢性肝炎の回復期
0～20	肝不全
30～50	肝硬変の非代償期
60～80	肝硬変の代償期
30～60	急性糸球体腎炎
60～70	慢性腎臓病 1
50～60	慢性腎臓病 2
30～70	慢性腎臓病 3
30～60	糖尿病性腎症
80～100	貧血
70～100	栄養失調症，やせ
3．脂質（g）	
20～30	急性肝炎
～30	慢性肝炎の急性増悪期
～30	急性膵炎の回復期
～30	慢性膵炎の 〃
～30	胆嚢炎の 〃
～30	胆石症の 〃
30～40	脂質異常症（表現型Ⅰ，Ⅳ，Ⅴ）

3 食事箋

入院患者個々の食事開始，食止め，食事内容の変更，退院など，医師から栄養部門に発行される食事処方箋である．処方はオーダリング，電子カルテ，伝票などにより行われる．

記載項目は，①患者情報（氏名，年齢，生年月日，性別，病名，身長，体重），②主治医，病棟，病室，③食種名，食形態，栄養素成分，禁止食品などがある．

栄養素成分は，エネルギー，たんぱく質，脂質，炭水化物（糖質），食物繊維，食塩，水分，カルシウム，鉄，リン，カリウムなどである．

4 食品構成表

各栄養基準にもとづき，1日に摂取すべき栄養素を給供するための食品（食品群）重量を示したものである．示された食品(食品群)と重量を献立作成の目安とする．また，食品構成表は，栄養食事指導の際に摂取する食品の目安量としても用いられる．食品構成表の作成にあたっては，①食品群と食品の選択(食形態も含む)，②食品の標準的重量，③食品

■表 11　約束食事基準栄養量一覧

	食種	エネルギー（kcal）	たんぱく質（g）	脂質（g）	食塩（g）	備考
一般治療食	常食 A	1,800〜1,900	70〜75	50	8・7	主食選択・食事回数・食具指定
	常食 B	1,900〜2,100	75〜80	55		
	全粥食	1,500〜1,600	60〜70	45		
	五分粥食	1,200〜1,300	50〜60	40		
	流動食	700	25	20	8・7	
	学童前期食	1,600	60	45		
	学童後期食	2,300	80	65		
	幼児前期食	1,050	40	30		
	幼児後期食	1,400	50	40		
	離乳完了食	1,250	50	45		
	離乳後期食	900	30	36		
	離乳中期食	850	27	40		
	離乳初期食	800	22	42		
	離乳準備食					
特別治療食	糖尿病食 A	1,200〜1,400	45〜55	30〜40	8・7・5	エネルギー 800〜2,400 kcal まで100 kcal 毎指定
	糖尿病食 B	1,500	50〜60	40〜45		
	糖尿病食 C	1,600	60	45		
	糖尿病食 D	1,700	65	50		
	糖尿病食 E	1,800	65〜70	50		
	脂質異常症食 A	1,200〜1,800	50〜70	50〜60	7・5	コレステロール指定
	脂質異常症食 B	1,200〜1,800	50〜70	30〜50		
	脂質異常症食 C	1,200〜1,800	50〜70	15		
	糖腎食 A	1,400〜1,600	30〜50	40〜50	5・3	
	糖腎食 B	1,700〜2,000	40〜60	50〜60		
	腎臓病食Ⅰ	1,800	60	50	5・3	カリウム・水分・リン・カルシウム・コレステロール指定
	腎臓病食Ⅱ	1,800	60	50	5	
	腎臓病食Ⅲ	1,000〜2,400 （100 毎指定）	30〜70 （10 毎指定）		0〜10 （1 毎指定）	
	潰瘍食Ⅰ	1,000	40	40		食事回数Ⅰ：7 回 Ⅱ：5 回 Ⅲ・Ⅳ：4 回
	潰瘍食Ⅱ	1,500	50	55		
	潰瘍食Ⅲ	1,800	80	60		
	潰瘍食Ⅳ	2,000	85	60〜65		
	膵臓食Ⅰ	800	25	10	7・5	
	膵臓食Ⅱ	1,300	50	10		
	膵臓食Ⅲ	1,600	60	20〜30		
	肝臓食Ⅰ	1,800	70	50	8・7・5	
	肝臓食Ⅱ	2,000	80	55		
	肝臓食Ⅲ A	1,000〜1,300	30	30〜40	7・5・3	
	肝臓食Ⅲ B	1,000〜1,300	50	25〜35		
	肝臓食Ⅲ C	1,400〜1,600	40	40〜45		
	肝臓食Ⅲ D	1,400〜1,600	50	40〜45		
	肝臓食Ⅲ E	1,400〜1,600	60〜80	40〜45		
	低残渣食	1,600	80	20	8・7・5	
	術後食 0（消化器一般）	700〜1,600	25〜60	20〜45		食事回数 7 回〜3 回
	術後食Ⅰ（胃手術後）	1,000〜1,600	40〜60	40〜55		
	術後食Ⅱ（食道手術後）	1,000〜1,600	40〜60	40〜55		
	術後食Ⅲ（胆石手術後）	800〜1,600	25〜60	10〜45		
	濃厚流動食	150〜2,000	5〜90	5〜80		
検査食	ヨウ素制限食					
	腎機能検査食					
	注腸検査食					

特別治療食の栄養基準を「虎の門病院食事療養の指針（約束食事箋）」を一部改変し「疾患別の栄養基準」例として示した．

の栄養素成分，④食品の旬，⑤食品価格，⑥食品の流通状況，を考慮し作成する．

5 食品交換表

栄養素成分を一定の制限内にコントロールする目的で，栄養上等価値の食品を互いに交換できるように表示したものである．

（1）食品交換表の種類

現在，国内で用いられている食品交換表には，『糖尿病食事療法のための食品交換表 第7版』（以下，糖尿病食品交換表と略）（日本糖尿病協会・文光堂），『糖尿病腎症の食品交換表 第3版』（日本糖尿病協会・文光堂），『腎臓病食品交換表 第9版』（医歯薬出版）がある（**図7**）．

糖尿病食品交換表と腎臓病食品交換表との違いは，疾患の食事療法の違いから次の点に要約される．

❶糖尿病食品交換表

糖尿病食品交換表は，糖尿病患者の代謝状態を正常に近づけ，合併症の発症・進展を防ぎ，QOLを維持し充実した人生を過ごすための食品選択のあり方を示している．

①食品交換表は，糖尿病の治療を目的に，“一生を通して正しい食事療法を続けること”を基本に組み立てられている．

②1単位を80 kcalとして，おもに含有している栄養素成分により「表1」～「表6」と「調味料」に食品を分類している．これら各表の利用単位数を組み合わせることにより，適正なエネルギーの確保と栄養バランスのとれた食事療法が容易に実践できる．

③食品交換表に示されている栄養価は，日常頻用する食品により，「表1」～「表6」の「表」ごとに1単位の炭水化物，たんぱく質，脂質の含有量の平均値を示している．

④糖尿病の合併症予防を目的に，1単位中に脂質5g以上，食塩1g以上を含有する食品に注意を喚起する黄色・赤色のマークが付記されている．また1単位中に食物繊維2g以上含有している食品に，積極的摂取をすすめる緑色マークが付記されている．

⑤食品を1/2に縮小したカラー写真で1単位に相当する食品量を示し，食品の判別と概量の目測を可能にしている．

⑥活用は，1日の指示エネルギー量を「1単位＝80 kcal」で除して，1日の指示単位数を換算する．

⑦⑥の1日の単位数を治療上適正なエネルギー比バランスとなるよう「表1」～「表6」，「調味料」に配分する．

❷糖尿病腎症の食品交換表

糖尿病に腎症を合併した患者が，従来の食事療法にたんぱく質や食塩の制限が加わってきた場合，献立づくりが難しくなり食事療法の継続が困難になることから，患者が使い慣れている『糖尿病食品交換表』と同じ方式で（1単位＝80 kcal）食事療法が行えるよう示されている．

①たんぱく質の制限に対応できるように，食品交換表の「表1」，「表3」の食品に含まれるたんぱく質の量（グラム数）により区分している．

②「表1」の食品は他の「表」の食品と比

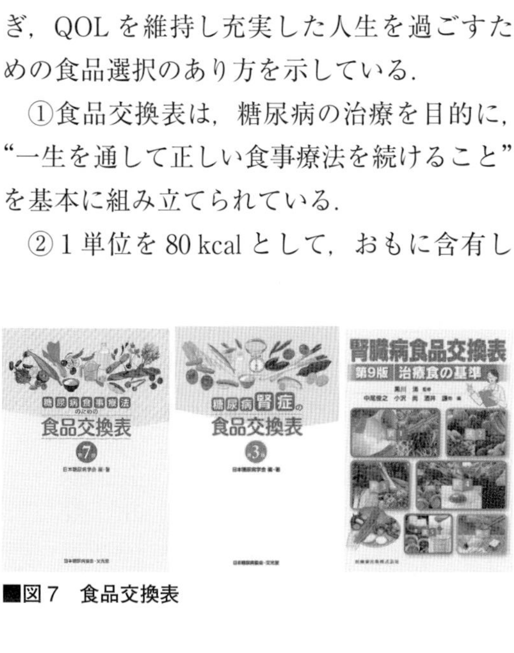

■図7 食品交換表

べ多量に摂取し，たんぱく質の量を左右することから低たんぱく質食品などの治療用特殊食品を掲載している．

③食塩やカリウムの制限に対応するために,「表3」〜「表5」では1単位中の食塩量（グラム数）を示し，1単位中500 mg以上カリウムを含む食品にマークがつけられている．

④摂取たんぱく質制限下における摂取たんぱく質の利用効率を高めるために，エネルギーの充足にあたりたんぱく質を含まないエネルギー調整食品の一覧表を掲載している．

❸腎臓病食品交換表

腎臓病患者のための食事管理の基本となる，たんぱく質のコントロールを可能にする食品交換表である.『日本食品標準成分表』(文部科学省）をデータベースにし，容易に腎臓病の食事療法が行えるよう，医師と管理栄養士が協同して作成されている．

①食品分類は「表1」〜「表6」に分類している．たんぱく質を含有している食品を「表1」〜「表4」とし，たんぱく質を3g含む食品重量を1単位として示している．

②1単位あたりのエネルギー量は,「表1」〜「表2」は150 kcal,「表3」は50 kcal,「表4」は30 kcalとしている.「表5」は砂糖，甘味料などで,「表6」は油脂である．いずれもたんぱく質を含まない食品で，不足しやすいエネルギー量を補充する食品とされる．

③活用は，1日の指示たんぱく質を「1単位＝たんぱく質3g」で除して，1日の指示単位数を換算する．

④②の1日の単位数を「表1」〜「表4」に配分する．

⑤配分した単位数に「表1」〜「表2」は150 kcal,「表3」は50 kcal,「表4」は30 kcalを乗じて，エネルギー量を換算する．

⑥④のエネルギー量の合計と指示エネルギー量との差を,「表5」〜「表6」の食品で補充する．

⑦たんぱく質，エネルギー，食塩，リンなどの調整に治療用特殊食品を掲載している．

（2）食品交換表の活用法

❶糖尿病食品交換表（図8）

①1日の指示総エネルギー量から指示単位を決定する．

1日の指示総エネルギー量を1単位の80 kcalで除して（指示エネルギー量kcal ÷ 80 kcal/単位)，単位数に換算する．

②適正な栄養のバランスに単位配分する．

1日の単位数を「表1」〜「表6」に適宜配分し,「表」ごとの1単位あたりの栄養素の平均含有量（**図9**）を乗じ，炭水化物，たんぱく質，脂質の総量を求める．

1単位(80kcal)あたりの
栄養素の平均含有量

食品の分類	炭水化物（g） 1gあたり 4 kcal	たんぱく質（g） 1gあたり 4 kcal	脂質（g） 1gあたり 9 kcal
表1	18	2	0
表2	19	1	0
表3	1	8	5
表4	7	4	4
表5	0	0	9
表6	14	4	1
調味料	12	3	2

■図8　糖尿病食品交換表の表分類と1単位中の栄養素の平均含有量

（日本糖尿病学会編・著：糖尿病食事療法のための食品交換表．第7版，p.13，文光堂，2013より）

Step 1　指示エネルギー量から指示単位数を換算する

例：指示エネルギー量 1,600kcal

1,600kcal÷80kcal/ 単位＝20 単位

指示単位数は 20 単位となる

Step 2　糖尿病食品交換表の 1 日 20 単位の食事の配分例を用いて食事を指示する

食品分類	表 1	表 2	表 3	表 4	表 5	表 6	調味料
指示単位	10.0	1.0	4.5	1.5	1.0	1.2	0.8

Step 3　糖尿病食品交換表に示されている「表分類の各表ごとの栄養素の平均含有量（g）」により概算する

食品分類	表 1	表 2	表 3	表 4	表 5	表 6	調味料	合計
指示単位	10.0	1.0	4.5	1.5	1.0	1.2	0.8	20単位
炭水化物	18×10.0	19×1.0	1×4.5	7×1.5	0×1.0	14×1.2	12×0.8	240.4 g
たんぱく質	2×10.0	1×1.0	8×4.5	4×1.5	0×1.0	4×1.2	3×0.8	70.2 g
脂質	0×10.0	0×1.0	5×4.5	4×1.5	9×1.0	1×1.2	2×0.8	40.3 g

エネルギー換算係数を炭水化物 4kcal/g，たんぱく質 4kcal/g，脂質 9kcal/g として摂取エネルギー比率を計算すると，エネルギー量比で炭水化物 60.1%，たんぱく質 17.6%，脂質 22.7%程度と推定できる．

Step 4　朝・昼・夕・間食に 20 単位を配分する

食品分類	表 1	表 2	表 3	表 4	表 5	表 6	調味料	合計
朝食	3.0	0.5	1.0		0.3	0.3	0.4	5.5
昼食	4.0		1.5		0.3	0.4	0.1	6.3
間食		0.5		1.5				2.0
夕食	3.0		2.0		0.4	0.5	0.3	6.2

■図 9　糖尿病食品交換表の活用のしかた

次に，たんぱく質には 4 kcal，脂質には 9 kcal を乗じ，総エネルギーで除し，炭水化物のエネルギー比は 100%よりたんぱく質ならびに脂質エネルギー比を引き算する，これにより各エネルギー比率を算出し，算出したエネルギー比が，炭水化物 50〜60%，たんぱく質 15〜20%，脂質 15〜25%以下であればエネルギー比は適正となる．

③朝食，昼食，夕食，間食の配分をする．

各「表」への単位配分の設定の後，朝食，昼食，夕食（または間食）の 3 回の食事にほぼ均等な単位数に分ける．

❷腎臓病食品交換表（図 10）

①1 日の指示総たんぱく質量から指示単位を決定する．

1 日の指示総たんぱく質量（g）を 1 単位の 3 g で除して（指示たんぱく質 g ÷ 3 g/単位），単位数に換算する．

②各「表」の単位配分と指示エネルギー量の確保する．

1 日の単位数を「表 1」〜「表 4」に適宜配分し，「表」ごとの 1 単位あたりの平均エネルギー量を乗じ，「表 1」〜「表 4」のそれぞれのエネルギー量を合計する．この合計したエネルギー量を指示エネルギー量から差し引きし，不足のエネルギー量を「表 5」，「表 6」により補う（**図 10, 11**）．

③朝食，昼食，夕食，間食の配分をする．

各「表」への単位配分の設定の後，朝食，昼食，夕食（または間食）の 3 回の食事にほ

食品の分類	単位	たんぱく質（g）	1単位の平均エネルギー（kcal）
Ⅰ たんぱく質を含む食品			
表1主食	1	3	150
表2副食・デザート	1	3	150
表3副食・付け合せ	1	3	50
表4メインとなる副菜（主菜）	1	3	30
Ⅱ たんぱく質を含まない食品			
表5エネルギー源となる食品	−	−	不足エネルギーを補う
表6エネルギー源となる食品	−	−	

別表1〜5	1　きのこ・海藻・こんにゃく 2　嗜好飲料 3　菓子 4　調味料 5　調理加工食品
治療用特殊食品	エネルギー調整食品 たんぱく質調整食品 食塩調整食品 リン調整食品

■図10　腎臓病食品交換表の表分類
（黒川　清監修・中尾俊之ほか編：腎臓病食品交換表，第9版，p.23，医歯薬出版，2016より）

ぼ均等な単位数に分ける．また，「別表1〜5」を症例の治療方針（カリウム，カルシウム，リン，ナトリウム，水分などの処方）に従って，適宜用いる．

献立の作成

献立は，疾患ならびに病態に応じた食事療法により，疾患の治癒あるいはその栄養状態の保持を図ることを目的に作成する．

1 献立作成のポイント

献立作成にあたっては，患者個々の疾患ならびに病態に適正な栄養量を合理的に供給し，患者の食欲・嗜好，食の安全と調理技術の適応性，経済性を考慮する．

（1）患者個々の疾患ならびに病態に適正な栄養量の合理的な供給

栄養基準を充足した献立により調理・盛り付けし，供した食事を摂取することで，適正な食事療養が実践される．献立作成で栄養基準を充足することは基本であり，栄養素成分は次の基準内とする．

❶一般治療食

①**穀類エネルギー比率**（穀物エネルギー/総熱量×100）：60%以下

②**動物性たんぱく質比率**(動物性たんぱく質/総たんぱく質×100）：40〜45%程度

③**その他**：栄養基準量を充足する．ただし，毎日の献立を正確に栄養基準量にあわせることが難しい場合は，±5%の日差を目安に，週間で調整する．

❷特別治療食

①院内約束食事箋に設定されている各疾患・病態ごとの栄養・食事基準を充足する．

②栄養・食事基準の充足基準

栄養素成分の制限下では当該栄養素成分量を超えないこと．それ以外の栄養素成分は±5%（エネルギーは±10%）以内とする．

（2）患者の食欲・嗜好の考慮

食欲が低下しやすい心身状態を理解し，美しく衛生的な盛り付け，適時・適温・適量での提供が求められる．また，幅広く多彩な食材から選択し，調理法をさまざまに工夫する．

具体的には，朝食・昼食・夕食の献立における料理の組み合わせの調和と変化を図る．調理法，料理の分量，味，香り，色彩，供食温度，1日の食事回数，1食の分量をも考慮する．

Step 1 指示たんぱく量から指示単位数を算定する

例：指示栄養素量エネルギー量 1,800kcal，たんぱく質 40g，食塩 6g

40g÷3g/単位＝13 単位

指示単位数は 13 単位となる

Step 2 13 単位を「表 1」「表 4」へ配分し食事を指示する

食品分類	表 1	表 2	表 3	表 4	表 5	表 6	別表	特殊食品
指示単位	4.0	0.5	1.0	7.5				

Step 3 エネルギー量を算定し，指示エネルギー量に不足する分を「表 5」「表 6」の食品により補う

食品分類	表 1	表 2	表 3	表 4	表 5	表 6	別表	特殊食品	合計
指示単位	4.0	0.5	1.0	7.5					13 単位
エネルギー量	4.0×150	0.5×150	1.0×50	7.5×30	300	450	100		1,800kcal
たんぱく質	4.0×3	0.5×3	1.0×3	7.5×3					39 g

エネルギー量＝表 1+ 表 2+ 表 3+ 表 4＝950kcal

エネルギー量の不足分＝1,800－950＝850kcal

Step 4 朝・昼・夕・間食に 13 単位を配分する

食品分類	表 1	表 2	表 3	表 4	表 5	表 6	別表	特殊食品	合計
朝食	1		0.3	2.0					3.3
昼食	1.5		0.3	2.5					4.3
間食		0.5		0					0.5
夕食	1.5		0.4	3.0					4.9

■図 11 腎臓病食品交換表の活用のしかた

（3）食の安全と調理技術の適応性

食の安全・衛生上問題となる食材の選択を避け，調理作業が安全で衛生的・正確に行える献立を立案する．

調理の目的は，食材を安全にすること，消化・吸収をよくすること，美味しくすること，外観を美しくすることである．また，美しく，衛生的に配慮された盛り付けは，摂食への適正な刺激となり食欲に好影響をもたらす．そのため献立には，調理設備，スタッフの作業能力，作業時間，適温状態で喫食できる配膳システムなど，全体的な調理能力が勘案されていることが必要となる．

食材料の選択にあたっては，多彩な食材とその特徴を理解しておく．食材料の特徴には，安全性，含有栄養素成分量，ポーションサイズ，旬，流通性，保存性（備蓄性），加工・調整レベル，価格などがあげられる．

食材料の安全性は，免疫能の低下，消化・吸収障害がみられる食事療養においてはきわめて重要である．腸管出血性大腸菌 *O-157* の存在，牛海綿状脳症（BSE）感染牛，農薬検出野菜などの食材料は使用しない．そして，常に食材料の安全に関する情報収集と迅速な対応を行う．

腎臓病などに用いられる治療用特殊食品は，治療食のために特別に開発された食品（低たんぱく質小麦粉およびその製品，減塩調味料，その他の特殊調味料など）で，とくに食事制限の厳しい治療食においては効果的である．使用にあたっては，主治医と緊密に連絡し，①入手が容易か，価格は妥当か，②安心

して必要期間使えるか（使用期間中に製造販売が中止されることがある），③他の栄養素あるいは食品成分との相加・相乗・相殺現象を確認し，あらかじめ効果的な利用法を検討しておく．

（4）経済性への対応

日ごろから市場に出回っている食材料の状況，流通状況を常に把握するとともに，種々の食材料価格の情報を得ておく．また，計画的な行事食の実施など，年間を通じた食事計画により合法的に対応する．

2 献立作成のすすめ方

一般治療食，特別治療食の献立作成は，料理のでき上がり，盛り付け，配膳の形式などをイメージしてすすめる．

（1）献立作成の手順

❶主食を決める

おもにエネルギー源となる炭水化物を多く含有する，ご飯・めん類・パン類などから選択する．

❷主菜を決める

たんぱく質源となる魚介類・魚介加工品，肉類・肉加工品，卵類，大豆・大豆加工品などを選択する．

❸副菜を決める

ビタミン，ミネラルを多く含有する，野菜類，いも類，きのこ類，海藻類などを含めて幅広く用いる．

❹汁物を決める

主菜，副菜の料理法と調和するように決める．たとえば，主菜，副菜，汁物を一緒にしたような鍋物料理では，汁物は避ける．治療上，水分制限がある場合には，献立立案の頻度・量を制限する必要がある．また，食塩量の多いスープ類，エネルギー・単糖類が多いフルーツジュース類などは，疾患や病態により選択に考慮を要する．

❺デザートを決める

主食，副菜との兼ね合いのなかで考慮する．たとえば，ヨーグルト，フルーツゼリー，紅茶ゼリー，果物少々，ジュース類，軽い菓子少々など，病気の状態を勘案して与えるデザートの質・量を考える．食卓に豊かさを与えるが，多量の脂質，炭水化物を含むものが多いので，必要に応じて補助的に利用する．

（2）献立表の記載

❶料理を記載する

記載順序は，ⓐ主食，ⓑ汁物，ⓒ主菜，ⓓ副菜，ⓔ漬物，ⓕデザートの順とする．料理名はわかりやすい名称がよい．

❷食材料名を記載する

記載順序は，ⓐ主材料，ⓑ副材料，ⓒ調味料の順とするか，調理の手順に従った記載かのいずれかに統一する．

❸１人分量を記入する

3 献立の展開

治療あるいは療養生活上，食事時刻は一定の時間の範囲内の提供となり，また，調理作業能力を勘案した献立の立案が必要となる．一方，患者に提供する食事は，治療の目的から疾患，病態により個々に異なり，献立は多種類となる．そのため，基本となる献立からそれぞれの治療の目的に合致した献立に展開し，食事療養の合理化が図られる（**図 12**）．

献立の展開は栄養成分別・疾患別により多少異なるが，基本献立（一般治療食）を始点に展開する（**表 12**）．献立の展開は，基本献

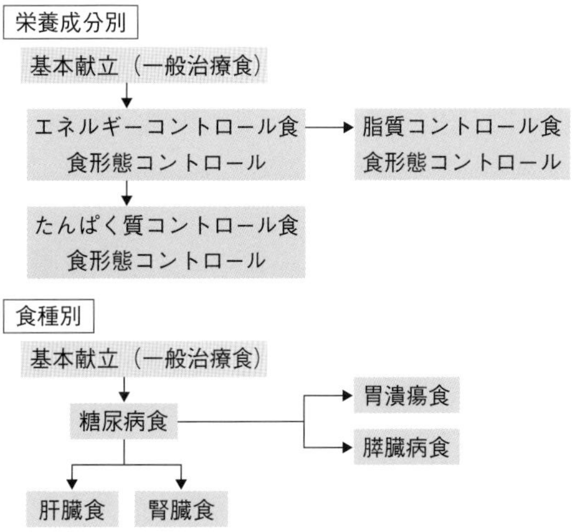

■図 12 献立の展開（例）

立の栄養成分量，主食・汁物・主菜・副菜の食事形式，朝・昼・夕食の 3 食の食事量配分，煮る・炊く・蒸す・焼く・炒る・揚げるなどの料理方法の組み合わせ，主材料，味付けなどが適正であれば，献立の展開を容易にする．

献立の展開の留意点

❶基本献立から糖尿病食（エネルギーコントロール食）（表 13）

①**食品の変更**：同じ食品群のなかでエネルギーの低い食品や部位にする．

②**重量の変更**：エネルギー含有量の多い食品の重量を減らす．これにともなって料理全体の量が減少しないように，低エネルギー食品（野菜・海藻・きのこ・こんにゃくなど）の量を増やし，追加する．

③**調理法の変更**：揚げ物・炒め物料理から煮る・炊く・蒸すなどの料理にする．

❷糖尿病食（エネルギーコントロール食）から胃潰瘍食

①**食品の変更**：同じ食品群のなかで脂質含有量の少ない食品や部位にする．食物繊維を多く含有する食品を避ける．

②**調理法の変更**：調理法は，蒸す・煮る・炊く・焼くを基本とし，炒め物料理では油脂を少量に分散する．下処理で食物繊維を含有する部位を取り除く（トマトの皮・種，豆類の表皮，ほうれんそうの茎の部分，なすの皮など）．

③**味付けの変更**：酸味・辛味は避ける．味付け全体を薄味にする．

❸糖尿病食（エネルギーコントロール食）から肝臓食（肝硬変は除く，たんぱく質コントロール食）

①**食品の変更**：同じ食品群のなかでたんぱく質の多い食品や部位にする．

②**重量の変更**：たんぱく質源食品の重量を増やす．同一食品の重量を漫然と増やすより，異なる食品を数品目で増やしたり（例：ヒレカツ 60 g → 90 g より，ヒレカツ 60 g，エビフライ 30 g など），主菜，副菜，汁物などに分けて増やしたりする．

③**調理法の変更**：たんぱく質源食品の重量の増加にともない，エネルギー量が増加しやすくなるので，エネルギー量を抑える調理法にする．

❹糖尿病食（エネルギーコントロール食）から慢性腎臓病食（たんぱく質コントロール食）（表14）

①**食品の変更**：同じ食品群のなかでたんぱく質の少ない食品や部位にする．たんぱく質源食品以外の穀類，いも類，野菜類のたんぱく質量にも留意する．油脂は乳化した油脂を用い，エネルギーの低下を避ける．加工食品・塩蔵品をナトリウムの少ない食品にする．

②**重量の変更**：たんぱく質源食品の重量を減らす．これにともなって食事全体の重量やかさが減少することのないよう，でんぷんの多い食品で増やす．

③**調理法の変更**：揚げ物・炒め物料理によ

るたんぱく質源食品の減少にともなうエネルギー量の低下を避ける．

④**味付けの変更**：食材料の持ち味を生かす．塩味は料理の表面や食べる直前につけるなど重点的な味付けにする．酸味・辛味・うま味を利用する．

4 献立実施後の留意点

入院時食事療養の実施にあたっては，以下が望まれる．

①献立は入院患者の食事摂取量調査や嗜好調査を反映したものであること．

②医療関係者の意見が十分に反映されていること．

③配膳システム（中央配膳，病棟配膳）に合致した献立の考案．

④投薬効果に関連した食材料に留意した対応．

⑤栄養食事指導の一環として実物教育になる食事内容．

したがって，これらの点を網羅していたかを評価し，必要に応じて改める．

次に，献立の実施後，作成者は計画どおりに進行・実施されたかを確認する義務がある．献立表は，いつ，だれに，なにを，どれくらい供したかの記録簿であり，3～5 年間の保存が必要とされる．

■表 12 基本献立（2,100 kcal，たんぱく質 75 g）

	献立名	食品名	分量(g)
朝食	ご 飯	米	90
	みそ汁	さといも	20
		だいこん	10
		にんじん	5
		米みそ	10
	凍り豆腐の卵とじ	凍り豆腐	15
		たまねぎ	20
		砂糖	6
		しょうゆ	2
		塩	0.3
		鶏卵	60
		糸みつば	5
	かぶの浅漬け	かぶ（根）	40
		かぶ（葉）	15
		塩	0.2
		ゆず（皮）	1
	果 物	バナナ	80
昼食	ご 飯	米	90
	豚肉しょうが焼き	豚（ロース）	75
		しょうが	3
		みりん	2
		しょうゆ	2.5
		植物油	2
	付け合わせ（コールスローサラダ）	キャベツ	40
		にんじん	5
		パセリ	2
		フレンチドレッシング	5
	磯和え	ほうれんそう	50
		焼きのり	1
		しょうゆ	5
		かつお節	0.5
	和野菜のピクルス	切干しだいこん	5
		塩昆布	3
		にんじん	5
		酢	3
		しょうゆ	2.5
	さつまいもとりんごの甘煮	さつまいも	40
		りんご	30
		砂糖	5
		干しぶどう	5
間食	ミルクココア	牛乳	200
		ココア	4
		砂糖	4
夕食	ご 飯	米	90
	野菜スープ	たまねぎ	30
		セロリ	10
		スイートコーン（生）	10
		コンソメ	1
		塩	0.2
		あさつき	1
	まだらのムニエル	まだら	80
		塩	0.2
		小麦粉	5
		バター	8
	付け合わせ	じゃがいも	40
		塩	0.2
		トマト	30
		ブロッコリー	20
		レモン（果汁）	5
	はくさいのクリーム煮	バター	5
		小麦粉	5
		はくさい	50
		ベーコン	5
		かき	30
		牛乳	50
		コンソメ	0.5
		グリンピース	5
	果 物	みかん	80
エネルギー 2,131 kcal		炭水化物 322.0 g	
たんぱく質 73.2 g		食 塩 7.4 g	
脂 質 52.5 g			

■表 13 糖尿病の献立（1,600 kcal，たんぱく質 70 g）

献立表				食品構成（糖尿病食品交換表にもとづく）							献立の展開
	献立名	食品名	分量（g）	表 1 単位	表 2 単位	表 3 単位	表 4 単位	表 5 単位	表 6 重量	調味料 単位	
朝食	ご 飯	米	75	3							
	みそ汁	だいこん	30						30		・みそ汁の具からさといもを除き，代わりにだいこん 10 g から 30 g に重量を変更した
		にんじん	10						10		
		ねぎ	5						5		
		米みそ	10							0.3	
	たまねぎの	たまねぎ	50						50		・凍り豆腐を除き，たまねぎの重量を 20 g から 50 g に変更した
	卵とじ	砂糖	6							0.3	
		しょうゆ	2								
		塩	0.3								
		鶏卵	60			1.2					
		糸みつば	5						5		
	かぶの浅漬け	かぶ（根）	40						40		
		かぶ（葉）	15						15		
		塩	0.2								・バナナは 80 g（約 1 本）から 1/2 本（40 g）として，0.4 単位を間食に配分した
		ゆず（皮）	1		＊						
	果 物	バナナ	40		0.4						
昼食	ご 飯	米	75	3							
	豚肉しょうが	豚（ロース）	80			2.0					
	焼き	しょうが	3						3		
		みりん	2							0.1	
		しょうゆ	5								
		植物油	5					0.5			
	付け合わせ	キャベツ	40						40		
		にんじん	5						5		
		パセリ	2						2		
		フレンチドレッシング	10					0.5			
	磯和え	ほうれんそう	50						50		・献立からさつまいもとりんごの甘煮を除いた
		焼きのり	1						1		
		しょうゆ	2.5								
		かつお節	0.5			＊					
	和野菜の	切干しだいこん	5						5		
	ピクルス	刻み昆布	4						4		
		にんじん	5						5		
		酢	3								
		しょうゆ	2.5								
間食	りんご	ヨーグルト	130				1.1				・食後血糖の急上昇を避け，エネルギーコントロールのために献立を変更．「表 4」の食品を用い，バランスを保った
	ヨーグルト	（脱脂加糖）									
		りんご	30		0.2						
夕食	ご 飯	米	50	2.5							
	野菜スープ	たまねぎ	30						30		
		セロリ	10						10		
		スイートコーン（生）	10	0.1							
		コンソメ	1								
		塩	0.2								
		あさつき	1						1		・「表 3」の朝・昼・夕食の単位配分の調整をし，魚の種類の変更と重量を調整した
	サーモンの	しろさけ	90			1.5					
	ホイル焼き	塩	0.5								
	付け合わせ	ブロッコリー	20						20		・「表 1」の単位数を調整するために，付け合わせからじゃがいもを除いて，盛り付け量の適否を確認した
		レモン（果汁）	5		＊						
	はくさいの	バター	5					0.5			
	クリーム煮	小麦粉	5	0.3							
		はくさい	50						50		
		ベーコン	5			0.1					
		かき	30			0.2					
		牛乳	50				0.4				
		コンソメ	0.5								
		グリンピース	5						5		
	果 物	みかん	80		0.4						
エネルギー 1,590 kcal たんぱく質 66.4 g				8.9	1.0	5.1	1.5	1.5	1.3	0.7	合計 20 単位
脂質 36.8 g 炭水化物 233.1 g 食塩 7.3 g				9.0	1.0	5.0	1.5	1.5	1.2	0.8	目標 20 単位

表 6 は 300 g で 1 単位とする． ＊は微量を示す．

■表 14 慢性腎臓病の献立（2,000 kcal，たんぱく質 50 g）

献立表				食品構成（腎臓病食品交換表にもとづく）							献立の展開
	献立名	食品名	分量（g）	表1 単位	表2 単位	表3 単位	表4 単位	表5 kcal	表6 kcal	調味料 単位	
朝食	ご 飯	米	90	1.8							
	みそ汁（1/2量）	さといも	10		0.1						・みそ汁を全体量を 1/2 量として，分量の調節による減塩の方法を示した
		にんじん	5			*					
		ねぎ	2.5			*					
		みそ	6								
	たまねぎの卵とじ	たまねぎ	50			0.2					・たんぱく質の制限のために凍り豆腐を使用せず，たまねぎの重量を 20 g から 50 g に増量し，卵でとじた
		砂糖	6								
		しょうゆ	2								
		塩	0.3								
		鶏卵	50				2.0				
		糸みつば	5			*					
	かぶの甘酢漬け	かぶ（根）	40			0.1					・かぶは浅漬けから甘酢漬けにかえて食塩を減らした
		かぶ（葉）	15			0.1					
		塩	0.1								
		酢	4								・バナナは 80 g（約 1 本）から 40 g（1/2 本）として，治療食間の食事内容の差が少なくなるよう配慮した
		砂糖	2								
	果 物	バナナ	40		0.1						
昼食	ご 飯	米	90	1.8							
	豚肉しょうが焼き	豚（ロース）	45				3.0				・豚肉を 60 g から 45 g に減らすかわりに，たまねぎを追加した
		たまねぎ	20			0.1					
		しょうが	3			*					
		みりん	2								
		しょうゆ	2.5								
		植物油	4								
	付け合わせ	キャベツ	40			0.2					・総食塩量の調整のため，磯和えをなくした
		にんじん	5			*					
		パセリ	2			*					
		フレンチドレッシング	10								
	和野菜のピクルス	切干しだいこん	5			0.2					
		塩昆布	3								
		にんじん	5			*					
		酢	3								
		砂糖	1								
	さつまいもとりんごの甘煮	さつまいも	40		0.2						・さつまいもとりんごの甘煮に，エネルギーアップのためにバターを加えた
		りんご	30		*						
		砂糖	5								
		干しぶどう	5		*						
		バター	10								
間食	レモンゼリー	寒天	1.5								・エネルギー量を高めるためにはちみつ，砂糖を使い，かつレモンの酸味を利用し，食べやすさを工夫した．またゼリーにゼラチンは使用せず，たんぱく質制限に配慮して寒天を用いた
		砂糖	15								
		レモン（果汁）	30			*					
		はちみつ	10								
夕食	ご 飯	米	90	1.8							
	野菜ソテー	たまねぎ	30			0.1					・食塩量のコントロールのために，野菜スープから野菜ソテーに変えた（野菜ソテーの献立は，主菜の次に表記するのが正しいが，メニュー展開を理解しやすくするために，主食の次に示した）
		セロリ	10			*					
		キャベツ	20			0.1					
		スイートコーン（冷凍）	10			0.1					
		コンソメ	0.2								
		塩	0.4								
		こしょう	少々								・たんぱく質の制限をし，かつエネルギー量を十分に補給するために，魚の種類の変更（たらからぎんざけ）と，食品の重量の変更（60 g から 50 g）で対応した
		バター	2								
	ぎんざけのホイル焼き	ぎんざけ	50				3.3				
		塩	0.5								
		バター	5								
	付け合わせ	じゃがいも	40		0.2						・エネルギー量を高めるために，付け合わせにマヨネーズを添えた
		ブロッコリー	20			0.3					
		マヨネーズ	5								
		トマト	30			0.1					
		レモン（果汁）	5			*					
	はくさいのクリーム煮	バター	5								・はくさいのクリーム煮からベーコンを除き，コンソメを減らし，食塩とたんぱく質の制限を図った
		小麦粉	5	0.1							
		はくさい	50			0.1					
		牛乳	50				0.6				
		コンソメ	0.3								
		グリンピース	5			0.1					
	果 物	みかん	80		0.2						
エネルギー 1,996 kcal たんぱく質 46.6 g 脂質 50.7 g 炭水化物 319.1 g 食塩 5.1 g				5.5	0.8	1.8	8.9				合計 17 単位

＊は微量を示す．

4 栄養ケアの基礎実習

流動食

1 流動食とその種類

流動食の特徴は，流動体で水分が多く，食物残渣や化学的刺激が少なく消化吸収がよい．見かけは固形のシャーベット，アイスクリーム，ゼリーなど口腔内で流動体になる食物や，経管栄養に用いられる流動体も総称して流動食という．

流動食は，普通流動食，ブレンダー食，濃厚流動食，特殊流動食に分類される（**表 15**）．

流動食の給与量は病態・症状で調整するが，普通流動食の場合，1 日 3〜6 回食，1 回に 300〜600 mL，1 日量は 1,500〜1,800 mL を目安とする．流動食の取り扱いは，量・濃度・栄養成分・供与温度と衛生面に十分な注意をする．

■**表 15　流動食の種類と適応疾患**

種　類	対象症状・疾患
普通流動食 ・コンソメタイプ 500〜600 kcal ・ポタージュタイプ 600〜800 kcal ・たんぱく質添加 1,000 kcal	咀嚼不能 嚥下能力低下 消化能力低下 重症消化器疾患 病気の急性期 絶食後 大手術後（開腹手術後） 高熱時 口腔・咽頭疾患 食道疾患 口腔の外傷 咽喉炎，食道炎
ブレンダー食（経口・経管） 1,200 kcal 以上	急性の消化器疾患の回復期
濃厚流動食（経口・経管） 1 kcal / mL 1.5 kcal / mL 2 kcal / mL	食物の通過障害 筋麻痺 意識障害 上部消化管術後 神経性無食欲症など
特殊流動食	栄養成分コントロール

（1）普通流動食

水分補給を主とし，十分な栄養量は補給できない．量は多いが，一般には術後の早期に短期間与えられる．

（2）ブレンダー食

維持流動食として用いられる．

（3）濃厚流動食

1 mL で 1 kcal 以上の栄養補給ができる．経管栄養補給を目的として用いられるが，経口としても用いられる．食品から調理加工された天然濃厚流動食，人工濃厚流動食，天然と人工の混合濃厚流動食に分けられる．

（4）特殊流動食

栄養成分がコントロールされた流動食である．低・高たんぱく質，低脂質，低ナトリウム，低残渣・低脂質などがある．治療乳，特殊栄養剤・特別用途食品などを混合した流動食，成分栄養（ED：elemental diet）なども用いられる〔p.40，経腸（経管）栄養法を参照〕．

2 流動食の適応

流動食は次のような病態や機能障害の場合に用いる．

①**咀嚼機能低下時**：口腔内の炎症や外傷，歯の欠損や障害で，固形食物を噛み砕くことができないとき．

②**嚥下障害時**：咽頭・食道に通過障害があり，固形食物が飲み込みにくいとき．

③**消化吸収能の低下時**：重症の消化器疾患，

■表 16　流動食の栄養基準（例：経口給与の場合）

基準量＼区分	エネルギー (kcal)	たんぱく質 (g)	脂質 (g)	炭水化物 (g)
普通流動食	800	30	25	115

■表 17　流動食の食品構成（例）

食　品		使用量 (g)
おも湯		450
でんぷん		10
じゃがいも		20
砂糖類		15
みそ（淡色辛）		15
野菜類	トマトジュース	50
	かぼちゃ	10
	キャベツ	10
	たまねぎ	10
	にんじん	10
	ほうれんそう	10
果　汁	オレンジジュース	100
	リンゴジュース	100
	レモン果汁	10
卵　類	卵黄（鶏卵）	20
乳　類	普通牛乳	300
	ドリンクヨーグルト	150
	脱脂粉乳	20
バター		5
食　塩		3
だし汁		200
水		200
エネルギー（kcal）		840
たんぱく質（g）		31
脂　質（g）		24
炭水化物（g）		125
エネルギー比率	たんぱく質	14～15%
	脂　質	25～26%
	炭水化物	59～60%

重症火傷，高熱，手術後，疾病の急性期，絶食後の食事開始時，極度の全身衰弱で食欲低下時．

④**水分補給を必要とする場合**：乳幼児や高齢者など．

3　栄養基準と食品構成

表 16，17 参照．

流動食の実習

おも湯

■材料（でき上がり重量 1,500 g）

米…………………… 100 g　塩…………………… 適宜
水……………… 2,000 mL

■調理法

①良質の米を選び，5～6 回水をかえて手早く洗い，ザルにあげて水を切る．

②鍋に分量の水と①を入れて，約 1 時間，吸水させる．夏期でも吸水時間は 30 分以上必要である．

③②を火にかけて沸騰するまでは強火，その後は静かに沸騰を続ける程度に火力を調節し，40～50 分加熱を続ける．加熱中は鍋ぶたを少しずらしておく．かき混ぜると粘りが出るので，途中では絶対にかき混ぜない．

④火を止めたあと，裏ごし器を通す．

⑤好みによって塩味をつける．食塩制限の場合には塩は添加しない．

くず湯

濃度の確認のために**表 18** の各%のくず湯を作る．

■材料

くず粉の代わりに，かたくり粉，コーンスターチでもよい．

■調理法

①鍋に粉と水と砂糖を入れ，木杓子でかき混ぜよく溶く．

②弱火にかけ，かき混ぜ，ぷくぷくと煮立ち，

■表 18　くず湯濃度

	3%	5%	7%
くず粉　(g)	5.4	9	13
水　(mL)	180	180	180
砂　糖　(g)	10	10	10

透明になってきたらでき上がり.

■くず湯のバリエーション

● 卵黄入りくず湯

上記②を火からおろし，卵黄を加えすばやくかき回し，カスタード状態に仕上げる.

● 牛乳くず湯

牛乳だけの場合は水の分量を牛乳に代える．よく混ぜたら同じ手順で作る.

● 抹茶くず湯

抹茶小さじ 1/3 を粒にならないように溶き，上記②に加えよく混ぜる.

● 果汁くず湯

ジュース量を水の分量と交換する.

野菜スープ

● コンソメタイプ

野菜類を煮熟してスープをこしてとる方法.

■材料

とりがらスープ 1,000 mL	キャベツ…………150 g
たまねぎ…………200 g	じゃがいも……… 150 g
にんじん…………150 g	

■調理法

①たまねぎは縦四つ割，にんじん，キャベツ，じゃがいもは乱切りにする.

②シチュー鍋にスープと①を入れ，沸騰するまでは中火，沸騰後は弱火で 50～60 分，煮熟・加熱する．でき上がりは約 600 mL.

③ふきんで静かにこして，食塩 0.4 ～ 0.5％で味をととのえる.

■野菜スープのバリエーション

● ポタージュスープ A

コンソメタイプの野菜スープの野菜類を煮熟し，ミキサーにかけて，食塩で味付ける (裏ごしでもよい).

● ポタージュスープ B

ポタージュスープ A 500 mL と牛乳 500 mL で煮詰めたものをミキサーにかけ，味をととのえる.

● ポタージュスープ C

ミキサーにかけるか裏ごしにした野菜に，ホワイトソース，粥，コーンスターチなどを加え，とろみをつける.

● 色とりどりのスープ

トマト・にんじんなどの赤系野菜，ほうれんそう・グリンピース・そら豆などの緑系野菜，スイートコーン・かぼちゃなどの黄色系野菜を用いて，さまざまなバリエーションができる.

果 汁

■果汁を作るポイント

①果物の選び方：果実はよく熟した鮮度のよいものを選ぶ. 果汁は新鮮さが第一である.

②下ごしらえ：注意深く十分に洗う．変色した部分，傷んだ部分は取り除く.

③冷蔵：下ごしらえした果物は，果汁を絞る直前まで冷やしておき，成分，味の低下を防ぐ.

④衛生的な取り扱い：果物はもちろん，用具，食器は供食まで衛生的な配慮が大切である.

■果汁の取り方

①おろし金でおろし，二重ガーゼでこす（りんご，なし，メロン，マンゴーなどに適する).

②レモンしぼり器を用い，ガーゼでこす（柑橘類のほとんどに適する).

③手押しジューサーを用いる（柑橘類，ぶどう，いちご，すいか，トマトなどに適する).

④電動ジューサーを用いる（バナナ，パパイアのように，つぶすと粘りの出る果物は除く).

⑤ミキサーを用いる（ほとんどの果物，野菜に適する．ただし水を加える必要がある).

■果汁に添加できるもの

①水分：水，氷片，炭酸水．

②甘味料：シロップ，砂糖，はちみつ，水あめ．はちみつや水あめは溶けにくいので，温湯に溶かしておく．低エネルギー甘味料も利用できる．

③風味料：レモン，ライム，ウイスキー，ブランデー，ジン，ラム酒，ワイン，キュラソーなどを少量，果汁本来の味をこわさないように加える．

■果汁とミックスできるもの

①牛乳・液体ヨーグルト：いちご，バナナ，もも，りんご，夏みかん，ネクタリン，ぶどう，アボカドなどに合う．酸味の強い果汁は，牛乳を少量ずつかき混ぜながら加える．

②サワークリーム・クリームチーズ：ほとんどの果汁に合う．

③卵：卵黄は少量の果汁と混ぜ合わせてから全体に混ぜる．卵白は淡泊な味の果汁に合う．

④炭酸水：強い酸味，濃厚な果汁に合わせるとよい．

注）複数の果汁ミックス，果汁と野菜ジュースのミックスもよい．

シャーベット・ゼリー類

❶メロンシャーベット

■材料

メロン……200〜250 g
レモン……1/4 個
砕氷（フリーザー用）…2 kg

砂糖……50 g
水……400 mL

塩（氷の 7〜10%）……140〜200 g

■調理法

①砂糖と水を沸騰させて冷ましておく（シロップ）．

②シロップの中に，適当に薄切りにしたメロンとレモンを浸け，冷蔵庫内で 20 〜 24 時間おき，そのあと，メロンを裏ごしまたはミキサーにかける．

注）メロンは表皮に近い緑色の部分も使うほうが美しい色にできる．いちご，もも，ぶどう，ブルーベリーなども適する．

❷カルピスゼリー

■材料（6〜7 個分）

カルピス……250 mL
砂糖……20 g
水……200 mL
ゼラチン（液体の 3〜4%重量 g）

■調理法

①ゼラチンを分量の水にふり入れて膨潤（10分以上）させてから湯煎にし，ゼラチンが溶けたところで，分量の砂糖を加えて溶かし，常温まで冷ます．

②①にカルピスを加えて，ゼリー型に入れて冷やし固める．

③クリスタルゼリーは，少し硬めのゼリーをバットなどに厚さ 1 cm ぐらいに流し固めたあと，フォークでかき取り盛り合わせる．

❸アイスクリーム

■材料

卵黄（鶏卵）……2 個分
牛乳……200 mL
砂糖……30〜50 g
エッセンス（バニラ，レモン，いちごなど）
氷：塩＝4：1（フリーザー用）

■調理法

①牛乳を温めておく．

②卵黄に砂糖を加えてよく混ぜ，①を少しずつ加えながらのばしてから弱火にかけ，卵黄の臭みをとり，裏ごし器を通してこす．

③エッセンスを入れ，フリーザーにかける．

❹ババロア

■材料

ゼラチン…………15g
水…………………50mL
牛乳……………200mL
砂糖…………20～30g
卵黄（鶏卵）……1個分
エッセンス………適宜
卵白（鶏卵）……1個分
いちごソース
いちご…………50g
シロップ………40mL

■調理法

①ゼラチンに水を加えて十分に膨潤させておく.
②牛乳は温めておく.
③鍋に砂糖，卵黄を入れて混ぜ，①を加えてさらによくかき混ぜ，②を少量ずつ加えてから，卵黄に火が通るまで弱火で加熱し，とろみがつく程度に冷ます.
④卵白を硬く泡立て，砂糖を加えてよく混ぜ合わせ，③を徐々に加え十分に混ぜる.
⑤④を型に流して固める.
⑥いちごソースは，いちごを洗って裏ごしし，シロップを加えて味をととのえる．ババロアを型から抜いてソースをかける.

❺ゼリーサラダ

■材料

野菜ジュース・200mL
ゼラチン………12g
水……………100mL
りんごジュース200mL
ゼラチン………12g
水……………100mL
マヨネーズ……5～10mL
牛乳……………30mL

■調理法

①ゼラチンに水を加えて膨潤させたあと，湯煎にして溶かし，常温に冷ましておく.
②①に野菜ジュースを加えてかき混ぜ，泡立たないように静かにバットに流して固める.
③同様にしてりんごゼリーを作る.
④十分に固まった②③をそれぞれ2cmぐらいの角切りにし，盛り合わせる.
⑤マヨネーズに牛乳を混ぜ合わせて添える.

牛乳・肉・魚・大豆を主とする流動食

❶牛乳・乳製品を使う流動食

●バナナミルク

■材料

牛乳……………200mL
バナナ……………70g
はちみつ……20～25g

■調理法

材料全部をミキサーにかけ，角氷を入れたコップに注ぎ入れる．牛乳の代わりに液体ヨーグルトでもよい．いちご，パパイア，アボカド，びわなどもよい．繊維の多い果物は，必ず裏ごしをしてからミキサーにかける.

❷肉・魚を使う流動食

かつお節，かつお節とこんぶで取るだし汁，煮干から取るスープ，魚類や貝類から取るスープ，肉類，鶏肉のガラから取るスープなどがある.

消化器系疾患では，刺激物（こしょう，しょうが，七味とうがらしなど）は使用しない.

●鶏ささみスープ

■材料

鶏ささみ…………50g
酒…………………5mL
塩…………………少々

■調理法

①鶏ささみは薄くそぎ切りにする.
②大きめの蒸し碗の内側にはりつけるように1枚ずつ入れ，酒をふりかける.
③蒸し碗にふたをして約20分蒸し器で蒸す.
④蒸し上がったら蒸し碗の中にたまっているスープを静かに別の器に取り，0.4%ぐらいの塩で調味する．少量しか取れないが，味のよいスープが得られる.

●白身魚のすり流し汁

■材料

白身魚……………30 g
かつおとこんぶの混合だし汁……400〜500 mL
み　そ……………30 g
しょうが汁……………少々
（くず粉を用いることもある）

■調理法

①白身の魚はすり鉢でよくする．
②みそを加えて，さらによくすり合わせる．
③だし汁を少しずつ加えて，すり合わせながらのばす．
④③を裏ごし器にかける．
⑤次に，かき混ぜながら加熱して器に盛り分ける．しょうが汁をたらして風味をつける．
注）かつお，いわしなどでも作ることができる．すり流し汁は，塩，しょうゆで調理してもよい．

●オイスターポタージュスープ

■材料

オイスター（かき）……100 g
鶏ガラスープ……400 mL
牛乳……………200 mL
生クリーム………60 mL
バター……………20 g
小麦粉……………20 g
塩……………………2.5 g
こしょう……………少々

■調理法

①オイスターはスープで，硬くならないようにゆでてから裏ごしする．ゆで汁はスープとして用いる．
②バターと小麦粉でルウを作り，①のスープでなめらかにのばし，牛乳を加える．
③次に，オイスターをさっとゆでて裏ごしして，塩，こしょうで調味し，最後に生クリームを加える．

❸大豆・大豆製品を使う流動食

●豆　乳

■材料

大豆…………50〜60 g　水…………600〜700 mL
（容量比でおよそ大豆 1：水 5〜6）

■調理法

①大豆はよく洗って，分量の水に浸し，一昼夜おく．
②①を 3〜4 分ミキサーにかけたあと，大きめの鍋にあける．
③次に火力を調節しながら煮こぼさないように十分に加熱する．加熱中は泡立ちが大きいので，ときどきかき混ぜる．
④加熱後，晒木綿の袋で絞って得た汁が豆乳である．袋の中に残ったものがおからである．豆乳を凝固剤で固めたのが，豆腐である．
注）できたての豆乳は，そのままでもおいしいが，豆乳の臭いを嫌がる人には，冷やして果汁，牛乳，ココアなどとミックスして用いるとよい．そのほか，はちみつ，みそ汁などとも混合して用いる．豆乳および豆乳の混合飲料の市販品もあるが，作れば簡単にできて味も新鮮である．

●豆腐のすり流し汁

■材料

豆腐……………200 g
み　そ……………50 g
濃いめの混合だし汁……600 mL

■調理法

①豆腐は 2 回裏ごししておく．
②だし汁にみそを溶いて，みそ汁を作る．
③裏ごしした豆腐に②を徐々に加えて加熱する．

● ささゆき豆腐

■材料

豆乳 …………… 600 mL　吉野くず（液体の
塩 ……………………2 g　12〜15%）……… 80 g
（好みにより砂糖少量を用いる）

■調理法

①豆乳は前述に従い，やや濃いめに取る．
②くずは上質を選び，すり鉢で細かくすり砕き，豆乳を少量ずつ加えながらのばす．
③塩を加えて晒木綿の袋で絞る．
④③の汁を木杓子でかき混ぜながら，粘りが出るまで十分に練る．
⑤水でぬらした流し箱を用意し，手早く④を流し入れ，表面を平らにならして，ぬれぶきんをかけて冷やし固める．練りわさび，練りみそ，しょうが汁などを添える．

■応用

ごま豆腐，落花生豆腐，くるみ豆腐も以上の要領で作る．

軟　食

軟食は消化器の障害，食欲不振や術後，咀嚼困難などに用いられ，胃内停滞時間が短く，消化によい食品と調理された食事である．

1 軟食とその種類

主食の濃度と硬さにより三分粥食，五分粥食，七分粥食，全粥食の食形態に区分され，それに相応の主菜・副菜を組み合わせた食形態をさす．

軟食の区分は

半固形食⟶半固形食（＋ブレンダー食）
三分粥食⟶三分菜食＋半固形食
五分粥食⟶五分菜食＋半固形食
七分粥食⟶五分菜食・全粥菜食
全粥食　⟶全粥菜食・五分菜食

とよばれ，各濃度から総称して「分粥食・分菜食」ともいう．

分粥の区分は，米から炊く場合は**表19**，全粥とおも湯の調合による場合は**表20**のように作る．

■表19　粥の種類：米と水の割合

種類	米 (g)	水 (mL)	でき上がり量 (g)	でき上がり量に対する米の割合 (g)
三分粥	70	1,200	1,000	7%粥
五分粥	100	1,200	1,000	10
七分粥	150	1,200	1,000	15
全　粥	200	1,200	1,000	20

■表20　粥の種類：おも湯と粥の割合

種類	全粥（%）	おも湯（%）
おも湯	0	100
一分粥：おまじり	10	90
三分粥	30	70
五分粥	50	50
七分粥	70	30
全　粥	100	0

2 軟食の適応

軟食は口腔・咽頭・食道・胃腸などの消化器の機能が低下し，各部位にかかる刺激や負担をできるだけ軽減することを目的とした食事である．病態・病状により食形態と期間が異なる．

また，軟食は離乳食，高齢者の食事にも応用できる．消化器系疾患のある場合は，刺激物を禁止する．

長期の軟食の摂取は，食品の選択により無機質，ビタミン類の不足が生じるので，補給方法を選択する．

3 栄養基準と食品構成

表21，22参照．

■表 21　分粥食の栄養基準（例）

区分＼基準量	エネルギー (kcal)	たんぱく質 (g)	脂質 (g)	炭水化物 (g)
三分粥	1,200	50	30	180
五分粥	1,400	60	40	200
全　粥	1,600	70	45	230

■表 22　五分粥食・全粥食の食品構成（例）

食品区分		五分粥	全粥	応用（全食事に使用可）
穀　類	五分粥・全粥 食パン ゆでうどん 小麦粉	600 50 10	250 60 180 20	麩，オートミール カステラ，パン粥 そうめん ポタージュ
魚介類	脂質 10 g 以下 （食品 100 g 中）	80	80	五分粥（例：まぐろ 15 g，かれい 15 g，たい 10 g，たら 10 g，かき 20 g，はんぺん 10 g） 全粥（例：まぐろ 15 g，かれい 15 g，たい 10 g，あじ 15 g，かき 20 g，しじみ 5 g） 煮物・蒸し物料理
肉　類	鶏ささみ 鶏もも（皮なし） ヒレ肉	20 40	 20 40	脂質の少ない肉類，牛・豚・鶏のひき肉料理，煮物・蒸し物料理
卵　類	鶏　卵	50	50	半熟卵，茶碗蒸し，卵豆腐，スクランブルエッグ
乳　類	普通牛乳 ヨーグルト	200 120	200 50	アイス・ホットの飲み物 ホワイトソース，菓子
いも類	じゃがいも類	55	55	やまといも，さつまいも，さといも
豆　類	淡色辛みそ 甘みそ 豆腐	15 5 80	20 100	みそ汁，煮物 ゆば，絹ごし豆腐，きざみ納豆
野菜類	緑黄色野菜 その他の野菜	100 200	100 250	にんじん，ブロッコリー，ほうれんそう，かぼちゃ，トマトなど繊維の少ない野菜 かぶ，カリフラワー，だいこん，なす，キャベツ，たまねぎなど繊維の少ない野菜
果実類	果　汁 果　物	100 150	150	バナナ，りんご，キウイフルーツ，白桃 みかん，オレンジ，ぶどう
種実類		2	2	ペースト可
油脂類	バター マヨネーズ 植物油脂類	5 5 	5 5 5	
調味料	しょうゆ 食　塩	5 3	15 3	
香辛料				禁止
だし汁		300	450	
砂糖類		30	20	調味料，菓子
総エネルギー	(kcal)	1,450	1,650	エネルギー比率
たんぱく質	(g)	68	75	17〜18%
脂　質	(g)	40	45	24〜25%
炭水化物	(g)	210	240	56〜58%

軟食の実習

全粥

■材料

米……………1カップ　塩…… 全粥の0.4〜0.5%
水……………5カップ　（添加しないことが多い）

注）鍋は熱のあたりが軟らかく，表面積が狭く蒸発しにくいものがよい（行平《ゆきひら》，寸胴鍋など）．鍋の大きさは，米と水を入れて6〜7分めになるくらいがよい．

■調理法

①米を手早く洗い，分量の水に約60分浸漬し，十分に吸水させる．

②①を火にかけ沸騰するまでは強火，沸騰後は中央だけが静かに沸騰するくらいに火力を調節して約1時間加熱する．この間はふたを少しずらしておくとよい．加熱中は絶対にかき混ぜない．消火後は約5分蒸らす．

③でき上がり全粥量に対して，塩0.4〜0.5%を加える．食塩制限の場合は注意する．供食適温は60〜70℃．

注）供食時，粥の温度が下った場合は，湯煎にして温める．粥の調理法には，①湯煎で作る方法，②二重鍋で作る方法，③米と分量の水を入れた器を蒸し器の中で蒸す方法などがある．

■粥のバリエーション

●卵黄粥

全粥，五分粥，三分粥に適する．
できたての粥を茶碗に盛り，中央に新鮮な卵黄を落とし入れ，しょうゆか塩で調味する．

●茶粥

全粥，五分粥に適する．
米1カップ分に，番茶10 gを焙烙《ほうろく》で煎り，茶袋に入れる．これを弱火にするときに粥の中に入れ，4〜5分後，よく絞って取り出す．茶袋は二重ガーゼか晒木綿で作る．

●牛乳粥

全粥，五分粥に適する．

■材料

米……………1カップ　塩…でき上がりに対して
水……………5カップ　　0.4〜0.5%
牛乳……………400 mL

■調理法

粥は普通の要領で炊き，沸騰後40分ぐらいのとき，別に温めた牛乳を加え，約10分静かに沸騰を続け，塩を加えて調味する．

穀類料理

❶オートミール

■材料

オートミール…………　1カップ（60 g）　牛乳……………120 mL
水……………2〜5カップ　砂糖…………10〜20 g
塩…………………少々

■調理法

①鍋に分量の水を沸騰させ，オートミールを加えて，ときどきかき混ぜながら5分煮る．

②①の要領で2〜3分加熱してから15分湯煎にしてもよい．

③①または②を器に取り，温めた牛乳をかけ，塩または砂糖で調味して食べる．好みによって冷たくしてもよい．

④ジャム，きざんだ果物，エバミルク，スープを加えてもよい．

❷パン粥

■材料

食パン……………40 g　牛乳……………200 mL

■調理法

①パンはみみを切り取り，1 cm角のさいの目に切る．

②鍋に①と牛乳を入れて，さっと煮る．

③パンの代わりにパン粉40 g（1カップ），牛乳の代わりにスープを用いてもよい．

いも料理

❶マッシュポテト

■材料

じゃがいも………200 g	塩……………………1 g
牛乳 ……………… 40 mL	こしょう …………少々
バター…………… 40 g	

■調理法

①じゃがいもは水からゆで，熱いうちに手早く裏ごしする．

②鍋にバターを溶かし，①を加えて，塩，こしょうをし，温めた牛乳を加えて練り混ぜる．

③じゃがいもは冷めると粘りが出て，裏ごししにくいので注意する．

❷やまのいものすり流し汁（とろろ汁）

■材料

やまのいも………200 g	しょうゆ …………10 mL
だし汁………… 400 mL	ねぎ ………………少々
塩……………………2 g	のり ………………少々

■調理法

①濃いめのだし汁に塩，しょうゆを加え，ひと煮立ちさせて冷ましておく．

②やまのいもは細かい目のおろし金でおろし，さらにすり鉢でよくすっておく．

③ ②に①を少量ずつ加えてのばす．さらしねぎ，もみのりを添える．

豆腐・みそ料理

❶空也蒸し

■材料（3人分）

豆腐 ……………… 200 g

鶏卵 ……………小 2 個

だし汁……… 卵の 3 倍量

塩……………………2 g

薄口しょうゆ………少々

くずあん

- だし汁 ……… 200 mL
- 塩…………………1 g
- しょうゆ…… 2～3 g
- みりん ………… 6 mL
- くず粉…… 大さじ 1
- だし汁…… 大さじ 2

■調理法

①豆腐は蒸し碗に合わせて四角に切り，碗の中央におく．豆腐の高さは六分めまで．

②卵はよくほぐし，だし汁，塩，薄口しょうゆを加えて混ぜ，裏ごしをしておく（卵汁）．

③ ①の中に②を豆腐の高さまで流し入れる．これを弱めの火力で 15 分ぐらい蒸す．

④くずあんは，鍋にだし汁を煮立て，塩，しょうゆ，みりんを加えてひと煮たちさせ，あらかじめだし汁に溶いておいたくず汁を加え，つやが出るまで混ぜながら加熱する．

⑤ ③に④をかけ，練りわさび，もみのりをかけて供する．

❷木の芽みそ

■材料

白みそ…………… 100 g	だし汁……………30 mL
卵黄（鶏卵）……1 個分	木の芽……………20 枚
砂糖 ……………… 20 g	

■調理法

①木の芽は茎を除き，熱湯をかけてから細かくきざむ．

②白みそ，卵黄，砂糖，だし汁を混ぜ，加熱しながらとろりとなるまで練る．

③最後に木の芽を加えて，練りあげる．

④砂糖，木の芽は好みで加減する．

❷鯛みそ

■材料

赤みそ…………… 100 g	みりん……………30 mL
たい（ほぐし身）… 40 g	だし汁……………30 mL
砂糖 ……………… 10 g	

■調理法

①たいはゆでるか焼いて，身をほぐし，すり鉢でする．

②鍋に①とほかの材料を入れて，とろりとするまで練りあげる．

③なめみそには「ゆずみそ」，ふきの葉を使った「ふきみそ」がある．

果物料理

❶フルーツコンポート（シロップ煮）

■材料

りんご(紅玉)････ 中2個
水･･････････････ 400 mL
砂糖･････ 水の 10～15％
レモン薄切り･･･････ 4枚

アングレーズソース
- 牛乳･･････････ 200 mL
- 卵黄（鶏卵）････2個分
- 砂糖･･････････ 20～30 g
- コーンスターチ････8 g
- レモンエッセンス 4～5滴

■調理法

①りんごは縦2つ割りにして芯を除き，皮をむき，1％塩水にくぐらせておく．

②鍋に水，砂糖，レモンを入れて煮立て，この中に①を入れて透明になるまで煮て，そのまま汁ごと冷ます．

③煮るときにりんごの皮を加えると，美しい赤色になる．

④ ②を器に盛り，好みのソースをかける．

アングレーズソース：卵黄をほぐして牛乳でのばし，砂糖，コーンスターチを加えて，かき混ぜながら加熱し，ガーゼでこしてからエッセンスを加える．

赤ワインソース（りんご煮汁 200 mL，コーンスターチ 10 g，赤ワイン 30 mL），クリームシャンテ（生クリーム 100 mL，砂糖 30 g，エッセンス）などもよい．

⑤もも，西洋なし，びわなどはコンポートに適する．

卵料理

❶炒り卵（スクランブルエッグ）

■材料

鶏卵････････････ 2個
バター･･････････ 15 g
牛乳････････････ 30 mL
塩･･････････････ 0.8 g

■調理法

①材料を全部混ぜておく．

②小鍋に①を入れて中火にかけ，木杓子でかき混ぜ，固まりはじめたところで火を止め，余熱で半熟状に仕上げる．

③炒り卵の中に，ゆでたほうれんそうを小さくきざんで加えてもよい．

❷落とし卵（ポーチドエッグ）

■材料

鶏卵････････････ 1個
水･･････････････ 400 mL
塩(水の1％)･･･ 3～4 g
酢(水の3％)･･････12 mL

■調理法

①卵は小さい器に卵黄をこわさないように割っておく．

②小鍋に分量の水を入れ，塩と酢を加えて煮立てる．

③火を止めて①を静かに落とし入れる（90～95℃）．

④卵黄が卵白に包まれて白くなったら，ふたをして2～3分おき，穴杓子で取り出し水気を切る．

❸半熟卵

■調理法

①一定時間，一定温度の熱湯の中に卵を浸して作る方法(温泉卵)：75～80℃で 8～11 分，70～75℃で 15 分ぐらい静かにおく．

②鍋に水を入れて沸騰させ，いったん，火からおろして卵をスプーンで静かに入れ，再度加熱する方法：好みの固さによって再加熱時間を加減する．

③鍋に水と卵を入れて加熱沸騰させて作る方法：好みにより加熱時間を調節する．

摂食嚥下調整食

咀嚼機能低下では，患者の咀嚼能力に合わせて，食品の粉砕・きざみの大きさを調整する．また，食品の軟らかさが適応していること，繊維質の除去・処理がされている点が重要である．

摂食嚥下障害（p.232 参照）では，次のような対応を行う．

①とろみ調整食品および固形化補助剤は，流動態，半流動態（ペースト状）の食材に粘性を高めることを目的として使用する．

②ゼラチン，かんてんなどは，液体を固めることを目的として使用する．

③おいしくみせる方法として固形化補助剤を入れた野菜や果物，魚や肉などのペーストをモールド（型）に入れ，型抜きする．プリン型やゼリー型に流し入れ，固める方法もある（図 13）．

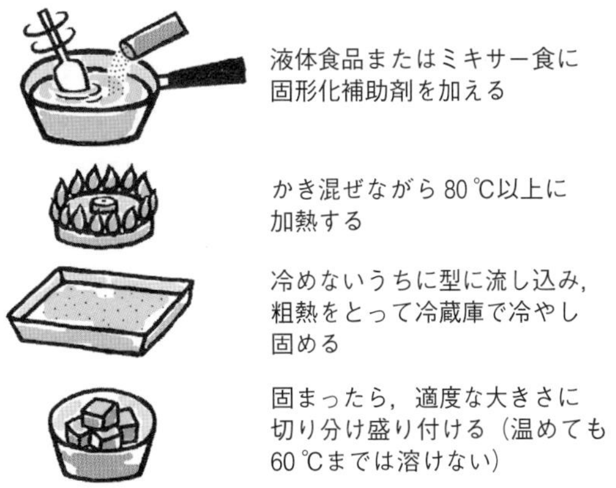

■図 13　固形化補助剤を使った摂食嚥下調整食の作り方

④高齢者に用いられる“ソフト食”は，すべりがよく，舌で押しつぶせば，つぶせる硬さ，食塊となっていることが必要である．

5 術前・術後食

1 術前の栄養管理

術後の ADL 回復遅延のリスクを回避するため，低栄養状態での手術を避ける．術前に栄養評価してリスクありと判断された場合，栄養状態の改善をはかる．

食道癌手術，膵頭十二指腸切除など高度侵襲手術の周術期，中等度侵襲手術の術前に，グルタミンやアルギニン，n-3 系多価不飽和脂肪酸などの免疫系を賦活する栄養素を配合した経腸栄養剤（IED：immune-enhancing diet）を用いることで術後の感染や合併症の低下などの有用性が報告されている．

ERAS® (enhanced recovery after surgery) とよばれる包括的な周術期管理プログラムによる栄養ケアが実施されている．栄養ケアのポイントは，①術前の経口補水療法，②輸液，食塩の過剰投与，摂取の回避，③周術期の経口栄養摂取であり，ERAS®は安全向上，術後合併症減少，回復力強化，入院期間短縮および経費節減をめざすものである．

2 術後の栄養管理

術後はできるだけ早期に食事あるいは経腸栄養を開始する．術後 24 時間以内に経口栄養あるいは経腸栄養を開始することが重要で，その効果として，感染性合併症の減少や在院期間の短縮などの効果がある．

3 消化管術後の栄養管理

（1）食道癌術後

食道と胃の一部を切除し，リンパ節を含む

周囲の組織も切除（リンパ節郭清）するため反回神経麻痺や誤嚥に注意する．嚥下機能評価において問題がない場合は，流動食から開始し，1回の食事量を少なくし，回数を多くした少量頻回食として徐々に食形態・量ともアップしていく．食事のみで栄養量が確保できない場合は，栄養補助食品を併用する．

縫合不全（リーク）がある場合は，改善するまで絶飲食が必要であり，腸瘻があれば経管栄養を行い，なければ高カロリー輸液の適応となる．

（2）胃癌術後

胃切除術には，胃全摘，幽門側胃切除術，幽門側保存胃切除術，噴門側胃切除術などがあり，術後には，小胃症状や体重減少，ダンピング症候群（食べた物が胃にとどまらず小腸に急速に流れ込むことにより起こるさまざまな症状），逆流性食道炎，貧血，下痢などがみられる．

その対策として，残された胃や，腸などに負担をかけないように，口に胃の働きを肩代わりさせるような気持ちでゆっくりよく噛んで食べることが大事である（軟らかいお粥をさらさら食べるより，ゆっくりよく噛んでご飯を食べるほうが，エネルギー量はより多く摂取できる）．胃全摘の場合は，1回量を少なくして，回数を増やしていく．少量しか食べられない場合は，少量で高エネルギーの食品を選ぶよう指導する．

（3）膵頭十二指腸切除術後

膵頭十二指腸切除は，膵頭部付近の腫瘍に対して行われる標準的な根治手術である．膵頭部，十二指腸，胆管，胃など消化にかかわる複数の臓器を同時に切除することから消化吸収障害が起こりやすい．膵液瘻や胃排泄遅延がある場合は，腸瘻があれば経管栄養を行う．膵液の分泌低下，消化機能の低下があるため，消化態栄養剤や成分栄養剤を選択する．腸瘻がなければ高カロリー輸液の適応となる．食事のとり方は，食道癌や胃癌と同様に少量頻回食とするが，下痢や脂肪肝になることがあり，その場合，消化酵素補充剤を服用する．

（4）大腸癌術後

大腸癌術後は，原則として食事の制限はない．しかし，術後まもなくは，腸の蠕動運動が十分に回復していないことがあるため，食べ過ぎに注意し，食物繊維の多い食べ物や消化しにくいものは避ける．術後1カ月くらいで通常の食事に戻してよいが，腹部の膨満感があり，ひどいときには腸閉塞となる場合がある．規則正しい食事，一度にたくさん食べ過ぎないこと，時間をかけてよく咀嚼して食べることを指導する．

4 臓器移植術後

移植後は，ステロイドや免疫抑制剤など薬剤の影響を考慮した栄養管理を行う．また，薬剤と食品の相互作用に注意する．ステロイドによって高血糖をきたしやすく，その場合は糖尿病に準じた栄養管理を行う．また，ステロイドの影響による体蛋白異化亢進を考慮して，たんぱく質量を多めに設定する．

移植後は，①バランスのとれた食事内容にする，②脂質の多い食事を控える，③良質のたんぱく質をとる，④食塩をとりすぎない，⑤感染症予防のための飲食物の衛生管理に注意する．

6 検査食

検査食とは，検査を実施する際に用いられるもので，検査の精度を高める目的で提供される食事である.検査を実施する目的により，摂取する日数に違いがあるが，どの検査食も摂取する期間は，一定である.

検査食には，潜血検査食，注腸検査食（大腸X線・内視鏡検査食），ヨウ素（ヨード）制限食などがある.

次に検査食の目的と特徴を示す.

1 潜血検査食

潜血検査食とは，消化管からの微量な出血の有無を調べることを目的とし，潜血反応が陽性に出るような鉄分含有食品（たとえば，刺身や肉類のような動物性食品など）を除外した食品で構成した，検査食のことである.

検査を行う3日前から摂食するようにする．ヒトヘモグロビン測定法では，潜血食は不要とされている.

2 注腸検査食

注腸検査食は，一般的には，低残渣食といわれている検査食である．大腸X線検査や大腸内視鏡検査にあたっては，腸内の内容物を排出させるため，検査前日より検査食の提供を開始する．検査は午前中に行われることが多いため，前日の昼食は，検査食として五分粥に準じた食事を提供する．夕食は，ほとんど腸内に食事の残渣が残らないように，お も湯，みそ汁もしくはスープ（具なし）を提供する．外来での検査のためには，注腸検査食2食・もしくは3食をセットされた検査食が用いられている.

3 ヨウ素（ヨード）制限食

ヨード制限食とは，ヨウ素を多く含む食品を除外し，甲状腺機能の検査や，バセドウ病などの検査や治療のために，ヨードの摂取量を制限した検査食である.

甲状腺機能の検査や，バセドウ病などの検査や治療では，放射性ヨウ素を用いる.

この検査や治療は，ヨウ素が「体内に取り込まれると，甲状腺に集まる」という性質を利用した検査・治療である．このため，食事から多量にヨウ素をとってしまうと，そのヨウ素が甲状腺に集まってしまい，治療・検査のための放射性ヨウ素が甲状腺に集まらず正確に検査や治療を行うことができない．したがって，食事から摂取するヨウ素を制限する必要がある.

以上が，ヨウ素制限食が必要とされる理由である．ヨウ素制限食は検査の必要性により1～2週間前から開始する.

食品に含まれるヨウ素の量を**表23**に示す.海藻類に多く含まれるが，そのなかでも，とくに，こんぶ，わかめ，ひじきに多く含まれている．こんぶは，こんぶやこんぶのつくだ煮の摂取を避けても，だし汁や合わせ調味料にも含まれているので，注意が必要である.しいたけだし,かつおだしの使用をすすめる.とくに，最近では，手軽に使用できる合成調味料が多く販売されているので，かならず原材料を確認することを指導する必要がある.魚介類のなかでは,「たら」はヨウ素を多く含む.

そのほかゼリー，プリンに増粘剤として使用されているカラギーナンの摂取や，ブレンドされた茶にこんぶが原材料として含まれて

■表 23　食品のヨウ素の含有量（μg）

		1 回の使用目安量	ヨウ素含有量（μg）	100 g に含まれるヨウ素含有量（μg）
こんぶ	こんぶ	5 g（5 cm 角）	10,000	200,000
	こんぶのつくだ煮	15 g（大さじ 1 杯）	1,650	11,000
だし	こんぶだし	100 mL	11,000	11,000
	しいたけ（参考）	100 mL	―	―
	かつおだし（参考）	100 mL	1	1
魚	たら	100 g（1 切れ）	350	350
	かれい	100 g（1 切れ）	21	21
	かつお	100 g（1 切れ）	25	25
海藻類	ひじき（乾）	5 g（1 人分煮物）	2,250	45,000
	わかめ（水戻し）	10 g（1 人分）	190	1,900
	ところてん	100 g（1 人分）	240	240
	寒天	1 g（ゼリー 1 人分）	0.8	81
	おきなわもずく	100 g（1 人分）	140	140
	焼きのり	1 g（1 枚）	21	2,100
卵	鶏卵	50 g（1 個）	17	33
	ヨード卵・光*	50 g（1 個）	650	1,300
乳製品	普通牛乳	180 mL（コップ 1 杯）	29	16

* https://www.yodoran.com 参照.

（文部科学省：日本食品標準成分表 2020 年版〈八訂〉より作成）

いる場合もあるので，上記と合わせて患者へ摂取を控える指導が必要である．

海産物を摂取する食習慣では，ヨウ素不足のリスクは少ない．「日本人の食事摂取基準（2020 年版）」では耐容上限量は成人 3,000μg とされている．検査前のヨードの制限では，ヨードの摂取量は，200μg/日未満とする．

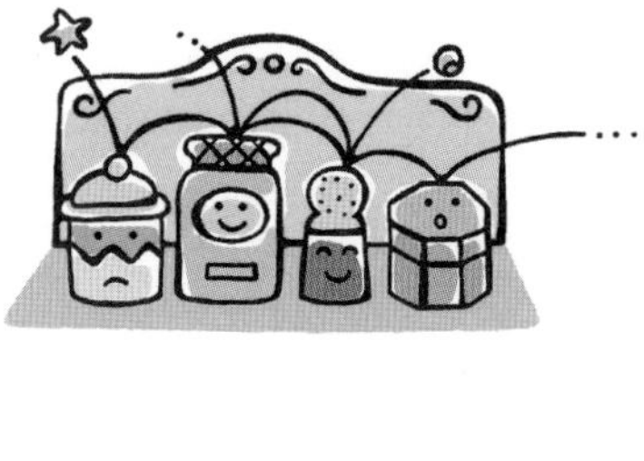

Trainee Guide

A Manual for Nutrition Diet Therapy

Part-3

疾患別の栄養ケア

I 胃・腸疾患

学習のねらい

- 本章では，胃炎，消化性潰瘍，下痢・便秘，潰瘍性大腸炎・クローン病を取り上げた．それぞれの疾患の概要，診断基準または臨床検査項目と栄養ケアを関連づけて理解する．
- 胃炎，消化性潰瘍では，病態に合致し，攻撃因子の軽減を具体化する栄養ケアの技術を身につける．
- 下痢では，とくに水分・電解質異常の是正，便秘では，便秘の種類により異なる栄養ケアプランを理解する．
- 潰瘍性大腸炎・クローン病では，適正な栄養成分量，補給法など，栄養ケアの技術を身につける．

消化器系は口腔, 食道, 胃, 小腸（十二指腸, 空腸, 回腸）, 大腸（盲腸, 上行結腸, 横行結腸, 下行結腸，S字状結腸，直腸），肛門からなる（図Ⅰ-1）．

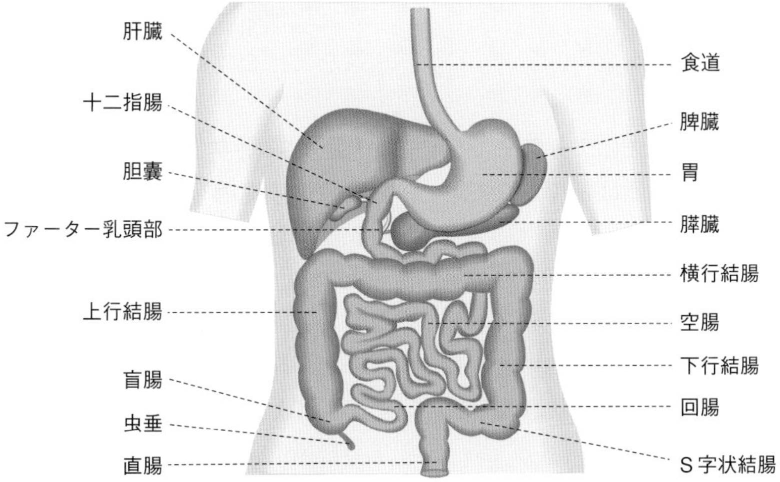

■図Ⅰ-1　消化器各部の位置と名称

1 胃炎

急性胃炎

1 疾患の概要

急性胃炎は，なんらかの原因により胃粘膜に発赤，浮腫，出血，びらんなどの炎症性病変が急激に発症した病態である．

治療としては誘因を除去して安静とし，病状により酸分泌抑制薬や胃酸防御因子増強薬,制吐薬,鎮痛薬などの薬物療法が行われる．

（1）原 因

①**ストレス**：精神的ストレス，身体的ストレス（手術後，外傷など）

②**食事**：暴飲暴食，アルコール大量摂取，香辛料など

③**薬剤**：ステロイド薬，非ステロイド性抗炎症薬，抗癌剤など

④**感染**：寄生虫（アニサキスなど），食中毒菌（サルモネラなど），ヘリコバクター・ピロリなど

⑤**食物アレルギー**

⑥**その他**：薬品や洗剤の誤飲など

（2）一般症状

胃の膨満感，上腹部痛，悪心，嘔吐，下痢など．重症例では吐血，下血の症状を呈することがある．

（3）栄養アセスメント

①急性疾患であり原因除去により数日で症状が改善するので，栄養状態は維持されていることが多い．

②消化器症状が強く水分や食事摂取が不足の場合は脱水，電解質異常に注意する．水分摂取量（経静脈栄養，食事や飲み物）と水分排泄量（尿）のバランス，下痢，嘔吐の状況，血中の電解質濃度を観察する．

2 栄養ケアの実際

（1）栄養ケアプラン

❶エネルギー

食事開始期は 600〜800 kcal/日程度の流動食とする．症状の安定とともに一般成人の必要量に準じ 30〜35 kcal/kg/日程度を目安とする．

■表 I-1　胃炎・消化性潰瘍の食事基準（例）

	エネルギー（kcal）	たんぱく質（g）	脂 質（g）	炭水化物（g）
流動食	800	30	25	115
三分粥食	1,000	50	30	130
五分粥食	1,200	60	35	165
全粥食	1,600	60	40	250
常 食	2,000	75	50	310

❷炭水化物

胃に対する負担が少ない栄養素であり，食事開始期のエネルギー源として適している．

❸たんぱく質

炭水化物よりも胃内停滞時間が長いので，消化吸収しやすい食品を選択し，調理法を工夫する．

❹脂 質

脂質は胃内停滞時間が長いので，消化のよい乳化油脂（バター，生クリーム，マヨネーズなど）を少量使用する．

（2）栄養ケアの実施

発病の原因を除いて心身の安静を保ち，胃粘膜を庇護する．症状が重症の場合には絶食とする．症状が軽快したら水分として白湯，薄い麦茶，経口補水液などを摂取する．

経口摂取が可能になったら流動食から開始し，三分粥食または五分粥食と経過をみながら段階的に食事をすすめる．胃を庇護するために易消化，低脂質，刺激の少ない食事内容とし，よく噛んでゆっくり食事をする．

急性疾患であり短期間に治癒するので庇護療法を優先とし，回復の状態に合わせて徐々に普通の食事に移行する．

食事基準と食品構成の例を**表 I-1，2** に示す．

（3）食品・献立・調理

たんぱく質食品は加熱しすぎると硬くなり

■表Ⅰ-2　胃炎・消化性潰瘍の食品構成（例）　（単位：g）

食品群		流動食	三分粥食	五分粥食	全粥食	常　食	備　考
穀　類	おも湯	600					パン，うどんは全粥食から使用
	粥		750	900	500		
	米　飯					400	
	パ　ン				80	80	
魚介類		—	60	60	60	60	
肉　類		—	50	60	60	60	
卵　類		50	50	50	50	50	流動食は茶碗蒸し，カスタードドリンクなど
乳　類		500	300	300	300	300	牛乳，ヨーグルト，粥食ではチーズも使用可
いも類		30	50	50	100	100	流動食はポタージュ
豆　類	大豆製品	—	50	100	100	100	
	み　そ	10	20	20	20	20	
野菜類	緑黄色野菜	100	100	100	100	100	流動食はポタージュ
	その他の野菜	100	200	200	200	200	流動食はポタージュ
果実類		200	100	100	100	100	流動食はジュース
油脂類		5	10	10	20	20	バター，生クリーム，マヨネーズ（乳化油），植物油
砂糖類		10	10	10	20	20	

消化が悪い．三分粥食，五分粥食では，白身魚のほぐし煮，はんぺんの煮物，茶碗蒸し，湯豆腐（絹ごし）などの軟らかい料理とする．

野菜はにんじん，かぶ，かぼちゃなどを用いて，舌で押しつぶせる程度の軟らか煮とし，ほうれんそう，はくさいなどは葉先を使用する．

果物はジュース，ゼリー，コンポートや熟した軟らかいメロン・ももなど，消化のよい食品を献立に取り入れる（**表Ⅰ-3**）．

全粥食の献立例を**表Ⅰ-4**に示す．

慢性胃炎

1 疾患の概要

慢性胃炎は，胃粘膜表層に炎症がみられる表層性胃炎，胃腺の萎縮がみられる萎縮性胃炎，胃粘膜が肥厚した肥厚性胃炎に分けられる．

萎縮性胃炎では胃酸分泌が低下し，肥厚性胃炎では胃酸分泌が亢進していることが多い．慢性胃炎の多くはヘリコバクター・ピロリ感染による萎縮性胃炎とされている．

長期にわたって消化器症状がある場合には，食事摂取不足により栄養状態不良に陥ることがある．

（1）原因

①**感染**：ヘリコバクター・ピロリ感染

②**薬剤**：非ステロイド性抗炎症薬など

③**食事**：暴飲暴食，香辛料やアルコールなどの食品成分による胃粘膜刺激の繰り返し

④**その他**：自己免疫によるものなど

（2）一般症状

自覚症状には胸やけ，心窩部痛，腹部膨満感，悪心，嘔吐，食欲不振などがあるが無症状のこともある．愁訴のために食事摂取量が減少し，体重減少，貧血などをともなう場合がある．

■表 I-3　胃炎・消化性潰瘍食に使用可能な食品と料理（例）

食品群	流動食	三分粥食	五分粥食	全粥食
穀　類	おも湯	三分粥	五分粥，パン（耳なし），煮込み麺，ソフトビスケット	全粥，パン，オートミール，うどん，マカロニ
魚介類	うしお汁，魚介スープ	すり流し汁，はんぺん煮，白身魚（ほぐし煮，蒸し魚，ホワイトソース煮），でんぶ，さけ缶など	煮魚，蒸し魚，焼き魚，刺身，ムニエル，かき料理，しらす干しなど	※いか，たこ，貝，干物は除く（かきや帆立貝柱は使用可）
肉　類	コンソメスープ	ひき肉団子，クリームシチュー（ささみ）	治部煮風，肉団子，ささみソテー，蒸し鶏，クリームシチュー	※うす切り，ヒレ，ひき肉，脂肪の少ない部位とする
卵　類	カスタードクリーム，茶碗蒸し	卵豆腐，茶碗蒸し，だし巻き卵，オムレツ，炒り卵，プリン	（同左）	※とくに制限しない
乳　類	牛乳，ポタージュ，ヨーグルト，アイスクリーム，乳酸菌飲料	ホワイトソース，チーズ（同左）	（同左）	※とくに制限しない
いも・でんぷん類	くず湯，ポテトスープ	とろろいも，マッシュポテト，煮物	ポテトサラダ　（同左）	※とくに制限しない
豆類（大豆製品）	みそスープ，豆乳	煮豆腐，みそ汁，鯛みそ	豆腐，凍り豆腐	※豆は除く（皮が硬い）
野菜・海藻類	野菜スープ，ポタージュ	軟らか煮（にんじん，だいこん，かぶ，かぼちゃ），煮びたし（葉先），皮むきトマト，アスパラ缶	煮物（皮むきなす，とうがん），お浸し，温野菜サラダ，サラダ菜（同左）	※山菜，たけのこ，こんにゃくなどは控える．海藻，きのこは少量可．なす，かぼちゃなど皮が硬いものはむく
果実類	ジュース，ネクター，ゼリー（ゼラチン）	メロン，もも，バナナ（完熟），フルーツコンポート	グレープフルーツ，ぶどう，パパイア，すいか，いちご，缶詰（もも，りんご，みかん）	※ドライフルーツ，パイナップルは除く
油脂・種実類	バター，生クリーム	バター，生クリーム，ごま豆腐	※とくに制限しない（ナッツ類はペースト）	（同左）

（3）栄養アセスメント

①食欲不振による食事摂取不足，飲酒，不規則な食事時間の影響などで栄養不良となっている場合がある．

②食事摂取量，体重（BMI），血液検査（アルブミン，ヘモグロビン）を評価し栄養状態を判定する．

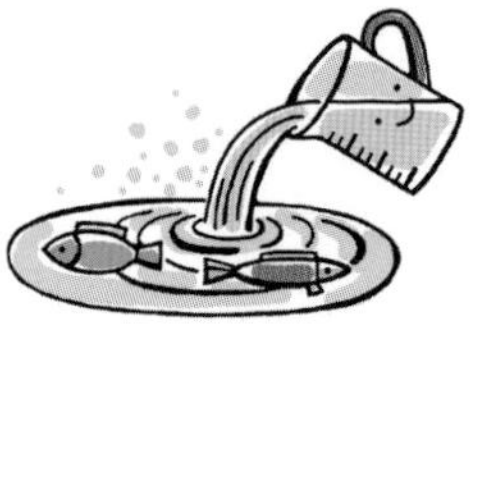

2 栄養ケアの実際

（1）栄養ケアプラン

❶エネルギー

栄養評価にもとづきエネルギー量を設定し，食欲や病状を勘案し 30〜35 kcal/kg/日を目安とする．

❷炭水化物

胃に対する負担が少ない栄養素であり，摂取エネルギーの 55〜60 %程度は炭水化物でとるようにする．

■表Ⅰ-4　胃炎・消化性潰瘍の献立（例）

区分	献立名	食品名	分量(g)
朝食	トースト	食パン	65
		ジャム	15
	スクランブルエッグ	鶏卵	50
		油	3
		塩	0.2
		サラダ菜	5
	温野菜サラダ	カリフラワー	30
		にんじん	20
		マヨネーズ	10
	牛乳	牛乳	200
	焼きりんご	りんご	150
		はちみつ	15
昼食	煮込みうどん	ゆでうどん	180
		鶏胸肉	50
		にんじん	30
		だいこん	30
		ほうれんそう	30
		しょうゆ	12
		みりん	3
		だし汁	180
	さつまいもの オレンジ煮	さつまいも	70
		オレンジジュース	30
	フルーツヨーグルト	黄桃缶	30
		白桃缶	30
		ヨーグルト（加糖）	50
夕食	全粥	全粥	250
	みそ汁	さといも	40
		こねぎ	3
		みそ	7
		だし汁	130
	ひらめのムニエル	ひらめ	70
		塩	0.3
		こしょう	少々
		小麦粉	4
		バター	10
		マカロニ	10
		油	2
		トマトケチャップ	6
		ブロッコリー	30
	煮合せ	かぼちゃ	60
		いんげん	10
		しょうゆ（薄口）	4
		みりん	2
		だし汁	50
	梅肉和え	キャベツ	40
		梅肉	4
		みりん	2

エネルギー	1,588 kcal	カルシウム	519 mg
たんぱく質	58.0 g	鉄	5.8 mg
脂　質	38.8 g	食　塩	7.0 g
炭水化物	236.1 g		

❸たんぱく質

炭水化物よりも胃内停滞時間が長いので，消化吸収しやすい食品や調理法を工夫する．

たんぱく質の給与量は1 g/kg/日程度を目安とし，栄養状態を評価して個別に設定する．

❹脂 質

消化のよい乳化油脂（バター，マヨネーズなど）や植物油を用いる．

脂質の多い食事は胃内停滞時間が長く胃の負担になるので，天ぷらや炒め物などの油料理は控える．脂質エネルギー比率は20～25％程度を目安とする．

（2）栄養ケアの実施

症状に合わせた食事内容として，消化しやすい食品や調理法を工夫する．悪心，嘔吐，食欲不振など少量しか食べられないときには，嗜好を考慮したメニューとし間食を工夫する．経腸栄養剤や栄養補助デザートなども取り入れて栄養が確保できるようにする．

また，胃炎による食物の消化吸収障害を考慮した栄養バランスのよい食事とし，炭水化物の補給源となる主食，たんぱく質源となる肉，魚，卵，大豆製品，乳製品，ビタミン・ミネラルの補給源となる野菜，果物などを組み合わせた献立とする．

とくに症状がない場合には，食事をよく噛んでゆっくり食べ，食事量や時間が一定になるようにする．過度の食事注意は食欲減退，心理的ストレスの原因となるので食事は気にし過ぎないようにする．

食事基準・食品構成例を表Ⅰ-1，2に示す．

（3）食品・献立・調理

味の濃い料理や香辛料の強い料理は，胃粘膜の刺激になるので避ける．

ただし，しょうが，こしょう，料理酒など，味をととのえる程度のごく少量であれば使用して差し支えない．

使用可能な食品を**表 I-3** に示す．

❶過酸性胃炎

①空腹時は胃酸が粘膜の刺激となるので，長時間の空腹は避ける．

②肉は脂肪が少ない薄切りやひき肉を用い，煮る，蒸すなど消化のよい調理法とする．

③胃液分泌を亢進する香辛料の強い料理や濃い味付け，アルコール飲料などは避ける．

❷低（無）酸性胃炎

①胃酸分泌低下によりたんぱく質の消化不良を起こしやすい．肉や魚などたんぱく質食品は 1 食あたりの使用量を 60～70 g 程度とし，とりすぎないようにする．

②食べ物をよく咀嚼し，胃に負担をかけないようにゆっくりと食事をする．

全粥食の献立例を**表 I-4** に示す．

2 消化性潰瘍

1 疾患の概要

消化性潰瘍とは胃・十二指腸潰瘍の総称であり，胃液中の酸やペプシンの作用により胃・十二指腸の粘膜組織に欠損が生じる疾患である．

（1）原 因

ヘリコバクター・ピロリ感染や薬剤の刺激，胃粘膜の攻撃因子と防御因子のバランスのくずれなどがおもな原因と考えられている．

❶ヘリコバクター・ピロリ感染

ヘリコバクター・ピロリ感染により胃粘膜は萎縮し，胃粘膜の防御因子が障害され潰瘍が発症する．また，ヘリコバクター・ピロリが産生するアンモニアや炎症性サイトカインの刺激により胃酸分泌が亢進し，攻撃因子が優位となり潰瘍が発症する．

❷薬の副作用

非ステロイド系抗炎症薬は，消化管粘膜の抵抗性や粘液の保護作用を低下させる．胃酸やペプシンの作用を受けて粘膜に潰瘍が発生する．

❸攻撃因子と防御因子のバランス

消化管内では胃酸やペプシンなどの粘膜障害作用のある攻撃因子と，粘液・血流などの防御因子が存在するが，このバランスが攻撃因子側に傾くことにより粘膜に潰瘍が発症しやすい環境となる．

（2）一般症状

おもな症状には，心窩部痛，腹部膨満感，悪心，胸やけ，食欲不振，吐血，下血などがある．

食事と痛みには関連があり，胃潰瘍では胃内容物が排出される食後に疼痛をきたし，十二指腸潰瘍では空腹時痛が多いとされている．

腹部膨満感については，胃酸分泌低下による腸管内ガスの産生亢進，および腸運動の低下によるものとされている．胃潰瘍からの出血では吐血，十二指腸潰瘍からの出血では下血が多く，いずれも貧血の原因となる．

（3）栄養アセスメント

①食欲不振による栄養不足や食事の不安感

により食べる内容に偏りのある栄養状態不良例が見受けられるので，食事状況を把握する．

②消化機能低下による栄養素の吸収障害が考えられるので，消化吸収率の低下も考慮して摂取栄養量を評価する．

③身体計測によりBMIを算出し，必要に応じて上腕三頭筋部皮下脂肪厚，上腕筋周囲長を測定し，体格，筋肉による体蛋白量を評価する．

④血液検査としてアルブミン，ヘモグロビン，ヘマトクリットを検査し，体蛋白や貧血について評価する．栄養消耗状態では中性脂肪やコレステロールなどの血中脂質が低下していることがあるので，体格がやせている場合にはこれについても評価する．

2 栄養ケアの実際

（1）栄養ケアプラン

❶エネルギー

栄養評価にもとづきエネルギー量を設定し，食欲や病状を勘案し30～35 kcal/kg/日を目安とする．

❷炭水化物

炭水化物は胃に対する負担が少ない栄養素であり，エネルギー源の主体となるもので，摂取エネルギーの55～60 %程度は炭水化物でとるようにする．

❸たんぱく質

傷害された粘膜の修復にはたんぱく質の補給が必要であるので十分量摂取したい．しかし，たんぱく質は胃内停滞時間が長く，胃酸の分泌を促進する栄養素であるので，消化しやすい食品や調理法を工夫する．

たんぱく質の投与量は，消化吸収率の低下を考慮して体重あたり1.2～1.3 g/kg/日程度とし，栄養状態を評価して個別に設定する．

❹脂 質

脂質エネルギー比率は20～25 %程度を目安とし，消化されやすい乳化油脂（バター，マヨネーズなど）や植物油を使用する．高脂質食は胃内停滞時間が長いので，脂質の多い食品や揚げ物，炒め物など油脂料理は控える．

（2）栄養ケアの実施

食事療法は出血のある急性期と，出血のない治癒期に分けて考える．吐血，下血などがみられる急性期には絶食とし，止血後食事開始になったら水分摂取，流動食，軟食と病態に合わせた食事内容とする．

治癒期には創部の庇護を考慮しながら，体力回復のため十分に栄養を摂取する．

食事による消化管粘膜への刺激については，以下に注意する．

①**食品の刺激**：食物繊維の多い食品（ごぼう，たけのこ，こんにゃくなど），炭酸飲料，咀嚼不十分な食事など．

②**化学的刺激**：香辛料，アルコールなど．

食生活全体の注意点

①胃酸分泌を促進しない刺激の少ない食事にする．

②食事量は腹八分目として，食事時間はなるべく規則正しくする．

③潰瘍創部保護のため，軟らかい食事とし，熱いもの，冷たいものを避ける（アイスクリームなどは，口で溶かしてゆっくり食べるのであれば摂取できる）．

④ゆっくりよく噛み消化を助ける．

⑤栄養バランスのよい食事とする．

『胃潰瘍診療ガイドライン』では食事や飲酒，喫煙といった生活指導による消化性潰瘍治癒促進効果は低いとされているが，正しい生活習慣は健康増進のうえから適切なものと考えられている．

食事基準と食品構成の例を**表Ⅰ-1，2**に示す．

(3) 食品・献立・調理

①傷害された粘膜を修復させるために炭水化物，たんぱく質，ビタミン・ミネラル，適量の脂質など栄養バランスのよい食事とする．食事中のアミノ酸組成を考慮して肉，魚，卵，大豆製品，乳製品など種類の異なるたんぱく質食品を組み合わせて献立を工夫する．

②貧血の場合にはたんぱく質，鉄分，葉酸など造血に必要な栄養素を補給する．鉄分の多い食品としては，かつおなど身の赤い魚，かき，卵黄，レバーなどがある．

③症状や食欲に合わせておも湯，三分粥，五分粥，全粥など主食を選択する．たんぱく質食品である魚は白身魚やさけ，すり身など脂質の少ない種類とし，煮魚，蒸魚，ホイル焼き，あんかけなどとする．肉はでんぷんをまぶして煮る，ささみを卵でとじる，うす切りをさっとソテーするなど軟らかく調理する．野菜はポタージュや軟らか煮とし，ほうれんそうなどは葉先を使用する．炭水化物を多く含むいも類や麩《ふ》は消化がよい．

④濃い味付けや香辛料は粘膜の刺激となるので避ける．臭み消しなど，料理をおいしくするためのこしょう，しょうがや料理酒は，ごく少量であれば差し支えない．

⑤食事療法を厳守すると食材や調理法が限定され食欲がなくなる，ストレスを感じるなどの悪影響があるので過度に神経質にならないようにする．

使用可能な食品を**表Ⅰ-3**に，献立例を**表Ⅰ-4**に示す．

3 下痢・便秘

腸管は，生命維持に必要な栄養素を体内に取り入れる機能をもつ重要な臓器である．

腸は小腸と大腸に区分される．

小腸は十二指腸，空腸，回腸に分けられ，腹腔内を蛇行し大腸に続く．栄養素を最終的に消化する器官であり，大部分の栄養素は小腸で吸収される（p.77，**図Ⅰ-1** 参照）．

大腸は消化管の終末部にあり，その機能は水分と電解質の吸収，便の貯留である．また大腸内では，消化酵素で分解されなかった成分の一部を大腸細菌で分解し，その一部を吸収する．

腸管に病変が生じると吸収機能が低下し，栄養状態も低下するので，できるだけ早く改善の方法をとることが大切である．その対策の一つとして食事療法は重要である．

下　痢

1 疾患の概要

通常の便の水分量は70～80％といわれている．下痢は，便中の水分が80％以上になった状態であり，水分量の増加にともなって便量と排便回数も増える．

（1）原 因

下痢には，急性の感染性下痢，非感染性下痢，消化不良性下痢，慢性下痢などがある．

下痢の原因は，①腸管の蠕動運動の亢進，②腸管からの水分，粘液分泌増加，③腸粘膜の吸収能力の低下があげられる．

（2）一般症状

急性下痢のおもな症状は，下痢，腹痛，発熱，ときに血便などの症状が現れる．胃疾患より移行することも多く，悪心，嘔吐，食欲不振をともなうこともある．

慢性下痢の場合は，一般に急性下痢よりも症状が軽いが，長期に及ぶことがある．急性下痢から移行する場合と，はじめから慢性的に起こる場合とがある．

2 栄養ケアの実際

下痢の場合は，腸管の安静，保温が大切である．

急性下痢の場合は，短期間に軽快することが多いため，栄養補給より水分補給を心がけ，脱水症状を起こさないように，白湯，薄い番茶，スポーツ飲料を体温程度の温度で少量ずつ頻回に与える．症状が激しい初期の1～2日は，水分以外は絶食とするほうがよいが，できるだけ早期に流動食，軟食，常食へと移行する．

慢性下痢では，経過が長引くところから低栄養状態になりやすいので，エネルギーやたんぱく質の確保，ビタミン，ミネラルの十分な摂取を心がける．

（1）栄養ケアプラン

急性・慢性下痢ともに腸に負担をかけないように，次の点に留意する．

①腸を刺激しない消化のよい食事とする．

②少量ずつ頻回に与える．

③脂質が少なく，低残渣の食事内容とする．

④よく噛んで，ゆったりした気分で食べる．

（2）栄養ケアの実施

食事摂取基準の推奨量や目安量を目標にエネルギー，たんぱく質，ビタミン，ミネラルの摂取に努める．ただし，脂質の摂取量はエネルギー比率として15～20 %とする．栄養基準と食品構成の例を**表Ⅰ-5, 6**に示す．

（3）食品・献立・調理

①**穀類**：主食として軟飯，うどん，パンを使用する．そば，オートミールは繊維が多く，マカロニ，スパゲティ，そうめんは脂質が多いので控える．

②**魚介類**：脂質の少ない白身の魚を用いる．うなぎ，さんまなど脂質の多い魚，たこ，いか，貝類（かきを除く）などの消化の悪いもの，魚卵や塩蔵品は避ける．

③**肉類**：鶏のささみ，若鶏，レバー，赤身の牛肉を使用する．ベーコン，ハムは避ける．

④**卵類**：半熟程度に加熱した卵料理とする．とくに卵白は加熱しすぎると消化が悪いので，半熟程度にする．

⑤**乳類**：牛乳，生クリームは下痢を起こしやすいので気をつけて使用する．チーズ，低脂肪牛乳，脱脂粉乳，ヨーグルトがよい．

⑥**いも類**：じゃがいも，さといも，やまのいもはよい．さつまいもは腸内で発酵しやすく，繊維も多いので控える．こんにゃくも避ける．

⑦**豆類（大豆製品）**：豆腐，豆乳，凍り豆腐，きな粉，湯葉，納豆を使用する．皮付きの豆

■**表Ⅰ-5　下痢の栄養基準（例）**

	エネルギー（kcal）	たんぱく質（g）	脂　質（g）	炭水化物（g）
流動食	600	25	10	100
三分粥食	1,000	40	20	165
五分粥食	1,300	55	25	215
七分粥食	1,400	60	30	225
全　粥食	1,600	60	35	260
軟　食	1,900	70	40	315

■**表Ⅰ-6　下痢の食品構成（例）**　（単位：g）

食品群		流動食	三分粥食	五分粥食	七分粥食	全粥食	軟　食
穀　類	おも湯	450					
	三分粥		900				
	五分粥			900			
	七分粥				900		
	全　粥					900	
	米　飯						540
魚介類		—	40	50	60	60	60
肉　類		—	40	40	40	40	50
卵　類		30	40	40	40	40	50
乳　類		300	200	200	200	200	200
いも類		40	80	80	80	80	80
豆　類	大豆製品	30	50	100	100	100	100
	み　そ	10	10	15	15	15	15
野菜類	緑黄色野菜	180	100	100	100	120	120
	その他の野菜	（野菜スープ）	230	230	230	230	230
果実類		120	150	150	150	150	150
海藻類		—	—	—	3	5	5
油脂類		—	5	5	10	10	15
砂糖類		15	15	20	25	25	25

類は消化が悪いので裏ごしにして用いる．

⑧**野菜類**：ほうれんそう，こまつな，はくさいなどの葉菜類は，軟らかく煮るか，煮浸しにして用いる．にんじん，だいこん，かぶなどの根菜類は煮る，蒸すなどにして軟らかくする．漬物，海藻類は繊維が多いので避ける．

⑨**果実類**：軟らかい果実，バナナ，もも，メロン，りんごがよい．なしは絞りたてのジュースを用いる．干しあんず，プルーンなどは軟らかく煮て用いる．酸味の強いものや，かきなどの消化の悪いものは避ける．

⑩**香辛料・嗜好品**：香辛料は避ける．アルコール飲料，炭酸飲料，冷たい飲み物，カフェインを多く含有する飲み物は避ける．

調理に際しては，次の点に注意する．

①十分加熱し，生食は避ける．
②軟らかく調理する．
③食物繊維の多い食品は避ける．
④薄味にする．
⑤発酵を起こしやすい食品は避ける．

便　秘

便秘とは，医学的には「本来体外に排出すべき糞便を十分量かつ快適に排出できない状態」と定義される．また，便秘によって症状が現れ，検査や治療を必要とする場合を便秘症といい，排便回数減少によるもの，硬便によるもの，便排出障害によるものがある．

1 疾患の概要

便秘は，大腸の形態的変化をともなう器質性便秘と形態的変化をともなわない機能性便秘に分けられる．また，機能性便秘は，症状から排便回数減少型，排便困難型に，病態から大腸通過正常型，大腸通過遅延型，便排出障害型に分類される．便秘の分類と成因について**表Ⅰ-7**に示す．

（1）原 因

便秘はおもに次のような原因で起こる．

①食物繊維の不足．
②水分の不足．
③結腸の通過障害．
④直腸肛門機能の障害．
⑤消化管を侵す多くの全身性疾患．

（2）一般症状

❶機能性便秘，排便回数減少型，大腸通過正常型

大腸の糞便を輸送する能力が正常にもかかわらず，糞便のもとになる食事摂取量が少ない，または，食物繊維量が少ない食事内容であるために糞便量が減って排便回数が減少し，大腸で水分が過剰に吸収され硬便化した状態である．便が大腸に過剰に長く貯留するため，腹部膨満感や腹痛などの症状を示す．

❷機能性便秘，排便困難型，大腸通過正常型

排便回数や排便量が減少していないにもかかわらず，硬便のために排便困難や過度の怒責（いきみ）を生じる．原因として便秘型過敏性腸症候群などがある．

（3）栄養アセスメント

便秘の原因を明確にするためには，排便回数，便性，腹部症状のほか，生活習慣，服薬，既往歴などの問診が行われる．その後，腹部視診，触診，肛門，直腸の指診，血液検査，腹部X線検査，大腸内視鏡検査，大腸通過時間検査，排便造影検査などが行われる．便秘が直接的に栄養状態を悪化させることはないが，食事量の不足が便秘の要因になること

■表Ⅰ-7　便秘の分類と成因

<table>
<tr><th></th><th>原因分類</th><th>症状分類</th><th>病態分類</th><th colspan="2">原因となる病態・疾患</th></tr>
<tr><td rowspan="7">慢性便秘</td><td rowspan="6">機能性</td><td rowspan="4">排便回数減少型</td><td rowspan="3">大腸通過遅延型</td><td colspan="2">特発性</td></tr>
<tr><td>症候性</td><td>全身疾患（糖尿病，甲状腺機能低下症，強皮症，アミロイドーシス，慢性腎不全など），神経疾患（パーキンソン病，脳血管疾患，多発性硬化症など），精神疾患（うつ病，心気症など）など</td></tr>
<tr><td>薬剤性</td><td>向精神薬，抗コリン薬，オピオイド系薬など</td></tr>
<tr><td rowspan="2">大腸通過正常型</td><td colspan="2">経口摂取不足（食物繊維摂取不足を含む）</td></tr>
<tr><td rowspan="2">排便困難型</td><td colspan="2">便秘型過敏性腸症候群など硬便による排便困難・残便感</td></tr>
<tr><td>便排出障害型</td><td colspan="2">骨盤底筋協調運動障害，腹圧低下，直腸感覚低下，直腸収縮力低下など</td></tr>
<tr><td>器質性</td><td colspan="4">大腸癌等の大腸腫瘍や慢性炎症性腸疾患，虚血性大腸炎，巨大結腸，直腸瘤，直腸重積，巨大直腸，小腸瘤，S 状結腸瘤など</td></tr>
</table>

（日本消化器病学会関連研究会　慢性便秘の診断・治療研究会編：慢性便秘症診療ガイドライン 2017，南江堂，2017 をもとに作成）

もあるので，食事の摂取量，体重変化などを観察する．

2 栄養ケアの実際

便秘の場合は，規則正しく生活リズムを整え，適度な運動を心がけ，日常生活のなかで自然排便のリズムをつくることが大切である．若者の朝食抜きやダイエットのための少食，高齢者では消化機能の低下による食事内容の変化，運動不足など，便秘の原因となっている生活習慣を改善し，食生活に対する意識を高めることが必要である．

（1）栄養ケアプラン

①摂取量不足にならないこと．とくに朝食は十分にとる．

②食物繊維を十分にとる．

③水分を適量とる．朝，起き抜けに冷たい水や牛乳を飲むことはよい．1 日の水分量は 1,500 ～ 1,600 mL の摂取を心がける．

④香辛料や脂質を適度にとる．

⑤ヨーグルトなどの乳酸菌食品をとる．

⑥納豆や漬物などの発酵食品をとる．

■表Ⅰ-8　便秘の栄養基準（例）

	エネルギー (kcal)	たんぱく質 (g)	脂質 (g)	炭水化物 (g)
慢性便秘	2,000	75	55	300

■表Ⅰ-9　慢性便秘の食品構成（例）

食品群		使用量（g）
穀　類	米　飯	440
	パ　ン	120
いも類		100
砂糖類		20
豆　類	み　そ	15
	大豆製品	90
野菜類	緑黄色野菜	120
	その他の野菜	230
果実類		200
海藻類		5
魚介類		70
肉　類		50
卵　類		50
乳　類		200
油脂類		20

（2）栄養ケアの実施

栄養量は食事摂取基準に準じる．栄養基準と食品構成の例を**表Ⅰ-8，9** に示す．

（3）食品・献立・調理

適量の食事をとって腸を刺激し，便量を増

■表 I-10　食物繊維含有量

（可食部 100 g あたり）

	多い食品			少ない食品		
	食品名	水溶性（g）	不溶性（g）	食品名	水溶性（g）	不溶性（g）
穀類	えんばく（オートミール）	3.2	6.2	うどん（ゆで）	1.0	0.3
	大麦（押麦）	6.7	5.5	米（めし精白米）	0.9	0.6
	フランスパン	1.2	1.5	（全粥精白米）	0.0	0.1
	食パン	1.9	2.3			
	マカロニ，スパゲティ（ゆで）	1.4	1.7			
	米（玄米）	0.7	2.3			
	そば粉	0.8	3.5			
いも類	こんにゃく（板）	0.1	2.1	ながいも	0.2	0.8
	さつまいも	0.9	1.8			
	さといも	0.8	1.5			
	じゃがいも	5.4	4.4			
種実類	くり	0.3	3.9			
	いりごま	2.5	10.1			
豆類	あずき（全粒乾）	7.7	17.1	豆腐（木綿）	0.7	0.3
	大豆（国産乾）	6.1	15.4	豆腐（絹ごし）	0.7	0.3
	大豆（きな粉）	2.7	15.4	凍り豆腐	0.5	1.9
	おから	0.4	11.1	ゆば（干し）	0.6	2.4
	糸引き納豆	2.3	4.4			
野菜類	オクラ（生）	1.4	3.6	だいこん	0.5	0.8
	ごぼう	2.3	3.4	トマト	0.3	0.7
	たけのこ	0.3	2.5	なす	0.3	1.9
	わらび	0.8	2.8	にんじん	0.6	1.8
	かんぴょう（乾）	6.8	23.3	かぶ	0.3	1.1
	ずいき（乾）	4.8	21.0	はくさい	0.3	1.0
	ぜんまい	0.7	3.1			
	切干しだいこん	5.2	16.1			
果実類	キウイフルーツ（緑肉種）	0.6	2.0	いちご	0.5	0.9
	干しがき	1.3	12.7	グレープフルーツ	0.2	0.4
	干しぶどう	1.2	2.9	なし	0.2	0.7
	りんご	0.5	1.4	メロン	0.2	0.3
				もも	0.6	0.7
きのこ類	えのきたけ	0.4	3.5			
	生しいたけ	0.8	4.2			
	ぶなしめじ	0.5	2.5			
海藻類	あおのり	35.2				
	まこんぶ	32.1				
	角寒天	74.1				
	カットわかめ	39.2				
	干しひじき	51.8				

（文部科学省：日本食品標準成分表 2021 年版〈八訂〉より）

やし便意を促すことを心がける．食物繊維が便秘改善に有効であるとする報告は少なくない．また，日本人においては小麦由来の食物繊維より，米やおからを含む豆類由来の食物繊維が便秘予防に有効であるという報告がある．

摂取量としては日本人の食事摂取基準に基づいて 1 日あたり成人男性 21 g 以上，成人女性 18 g 以上が望ましい．ただし，高齢者の低栄養患者には食物繊維がたんぱく質，脂質，ビタミン，ミネラルの吸収阻害を招く可能性がある．また，便秘の種類によっては食物繊維の過剰摂取が症状を悪化させることもあるため，注意が必要である．食物繊維の多い食品，少ない食品を**表Ⅰ-10**に示す．

ヨーグルトなどの乳酸菌食品や納豆，漬物などの発酵食品は，腸内細菌叢の改善に役立つとの報告が多数あり，腸内環境を改善することで便秘の治療に有効であると考えられている．そのため適宜摂取することが望まれる．

あくまでも一つひとつの食品にこだわらず，全体のバランスを念頭においた食事をとる．腸での水分吸収を少なくするために，合併症がない場合は調理の際の味付けを少し濃いめにし，香辛料を上手に使う．

4 潰瘍性大腸炎・クローン病

潰瘍性大腸炎

1 疾患の概要

潰瘍性大腸炎（UC：ulcerative colitis）は大腸の粘膜に慢性の炎症，またはびらん（ただれ）ができる原因不明の炎症性腸疾患（IBD：inflammatory bowel disease）である．活動期の病変部には多くの白血球（顆粒球やリンパ球）が集まり，炎症が持続している．さらには好中球，好酸球，マクロファージなどが著明に浸潤し，長期にわたり寛解と再燃を繰り返す．

病変は直腸からはじまり，口側に連続性に進展することが多い．病変の範囲によって全大腸炎型，左側大腸炎型，直腸炎型に分けられ，病変範囲が広いほど重症となりやすい．

本疾患は15～35歳までの若年者に多く発症し，発病率に男女差はない．

診断は大腸内視鏡または注腸造影にて，直腸やS字状結腸から連続性に広がるびらんや潰瘍が示されれば診断可能である．また，臨床的重症度によっても**表Ⅰ-11**のように診断できる．

（1）原 因

原因は不明．免疫病理学的機序や心理学的要因の関与，肉類中心の西欧型食生活，細菌やウイルスによる感染説が考えられている．

（2）一般症状

持続性または反復性の粘血便，血便が主で，下痢，腹痛，発熱，体重減少，悪心・嘔吐，貧血をともなうこともある．

（3）栄養アセスメント

潰瘍性大腸炎に特異的な評価方法はない．一般に用いられている栄養評価を行う．

栄養障害では体重減少，低たんぱく血症，貧血，鉄，ビタミンB_{12}，葉酸，亜鉛などの欠乏がみられる．

乳糖不耐症の存在によるカルシウムの摂取不足やステロイド薬の多用による吸収不良が原因で，骨量減少をきたしている場合がある．

2 栄養ケアの実際

病変部が大腸に限局されているため，食事との関連性は低く，栄養食事療法は栄養状態を改善・維持する目的で行われるが，疾患自体の治療効果は示さないと考えられている．治療は薬物療法が第一選択とされる．

重症および劇症では絶食下で中心静脈栄養法（TPN：total parenteral nutrition）を行い，抗生物質投与，必要に応じて輸血，血漿蛋白製剤を投与することが厚生労働省研究班

■表Ⅰ-11　潰瘍性大腸炎の臨床的重症度による分類

	重症	中等症	軽症
1. 排便回数	6回以上	重症と軽症との中間	4回以下
2. 顕血便	(＋＋＋)		(＋)～(－)
3. 発熱	37.5℃以上		(－)
4. 頻脈	90/分以上		(－)
5. 貧血	Hb10 g/dL以下		(－)
6. 赤沈	30 mm/h以上		正常

注　重症とは1. および2. の他に全身症状である3. または4. のいずれかを満たし，かつ6項目のうち4項目以上を満たすものとする．軽症は6項目すべてを満たすものとする．
(平成30年度改訂版潰瘍性大腸炎・クローン病診断基準・治療指針，2019より)

の治療指針としてあげられている．経腸栄養法は活動期に腸管を安静に保ち，十分なエネルギーを補給する目的や食事の補助として使用されることがある．

(1) 栄養ケアプラン

炎症反応，消化器症状の改善が認められたら，TPN投与カロリーを暫時減らし，経口摂取を開始する．食上げ（食事形態を徐々に流動形から固形物へと変更していくこと）しても炎症反応が亢進しなければ，食事の比率を上げTPNを減量する．

❶エネルギー

消耗性疾患であること，また創傷治癒促進にはエネルギーが必要なため，活動期では30～35 kcal/kg標準体重/日の高エネルギーとする．

❷たんぱく質

潰瘍性大腸炎ではたんぱく質に対して抗原性を示すことは認められていない．活動期では1.2～1.5 g/kg標準体重/日，寛解期では1.0 g/kg標準体重/日とする．

❸脂質および脂肪酸組成

腸管の蠕動運動を刺激しないように脂質エネルギー比20～25％程度を目標とする．脂肪酸では，n-6系多価不飽和脂肪酸がロイコトリエンB_4（LTB_4）を産生し炎症を促進し，

■表Ⅰ-12　n-3系多価不飽和脂肪酸（EPA，DHA）の多い食品　（食品100 gあたり）

EPA（イコサペンタエン酸）	含有量（mg）	DHA（ドコサヘキサエン酸）	含有量（mg）
いくら	1,600	みなみまぐろ(とろ)	4,000
大西洋さば（水煮）	1,600	大西洋さば（水煮）	2,300
みなみまぐろ(とろ)	1,600	さんま	2,200
さんま	1,500	いくら	2,000
きんき	1,300	ぶり	1,700
かたくちいわし	1,100	きんき	1,500
たちうお	970	たちうお	1,400
ぶり	940	うなぎかば焼き	1,300
にしん	880	さわら	1,100
まいわし	780	かつお（秋獲り）	970
うなぎかば焼き	750	さば	970
このしろ	730	かます	940
さば	690	たかべ	920
さけ（養殖）	330	さけ（養殖）	510

(文部科学省：日本食品標準成分表2020年版〈八訂〉より作成)

一方，魚油などに含まれるn-3系多価不飽和脂肪酸は，LTB_4の産生に拮抗し炎症の抑制作用を有することが期待される．

n-3/n-6比は，現在のところ0.4以上を目標にすべきと考えられている．

n-3系多価不飽和脂肪酸の多い食品一覧を表Ⅰ-12に示す．

❹食物繊維

食物繊維を補うことで再燃予防効果および排便の改善が認められ，寛解期では以前のような低残渣食ではなく，水溶性・不溶性食物繊維やオリゴ糖などを取り入れた高食物繊維食（20 g/日）が望ましい．

食物繊維は腸内細菌の発酵を受け，短鎖脂肪酸を産生することが知られている．とくに酪酸は大腸粘膜の生理的エネルギー源となり，大腸粘膜上皮に対し抗炎症効果を有していることが明らかにされた．

❺ビタミン，ミネラル

頻回の下痢や，ストーマからの排出が多い場合には，脱水や電解質（とくにナトリウム，カリウム，マグネシウム，カルシウム）の不

■表 I-13 炎症性腸疾患の栄養基準（例）

疾患	エネルギー（kcal）	たんぱく質（g/kg）	脂質（g）	食物繊維（g）	ビタミン・ミネラル
クローン病	30～35*（成分栄養剤含む）	活動期：1.2～1.5 寛解期：1.0	～30	10～15	目標量または推奨量を下回らないように
潰瘍性大腸炎	30～35*		40～50	10～20	目標量または推奨量を下回らないように

*理想体重あたりのエネルギー量となる

■表 I-14 炎症性腸疾患の食品構成（例）（単位：g）

食品群		1度	2度	3度	4度	5度	6度
穀類		おも湯450	三分粥450	五分粥450	全粥450	米飯220	米飯220
魚介類		—	40	60	60	70	80
肉類		—	—	ささみ40	鶏皮なし60	60	60
卵類		—	25	50	50	50	75
乳類（ヨーグルト）		—	—	—	100	100	100 チーズ20
いも類		でんぷん3	50	50	50	50	50
豆類	みそ	15	15	15	15	15	15
	豆腐		50	60	75	75	75
野菜類	緑黄色野菜	— ジュース150	— ジュース150	30 ジュース150	40 ジュース150	60 ジュース150	100 ジュース150
	その他の野菜	スープ150	スープ150	50	100	100	100
果実類		—	缶詰50	果実80	果実80	果実80	果実80
		果汁200	果汁200	果汁120	果汁120	果汁120	果汁120
油脂類（MCT）		—	—	—	5	8	10
砂糖類		20	20	20	20	20	20

足がみられることがあるので，モニタリングが必要である．微量元素では鉄，亜鉛の欠乏がみられることがある．炎症性腸疾患の治療薬剤であるサラゾピリン®の服用による葉酸欠乏症が認められたときは十分に補う．

❻その他

乳糖不耐症が存在する場合では，乳製品は避けるべきであるが，それ以外では厳しい制限は必要ない．ビフィズス菌発酵乳の摂取により，腸内細菌叢が改善し，再燃を予防することができたとの報告もある．

（2）栄養ケアの実施

食事療法の治療効果または寛解維持効果についての十分なエビデンスがあるとはいえない．しかし慢性の消耗性疾患であること，腸管を刺激する食事の摂取は病態を悪化させる可能性があることなどからも，食事の管理は大切である．

しかし，食事療法の実行は，患者本人が病気を受け止めていないとむずかしい．そのためには，カウンセリングテクニックを用いた栄養食事指導が効果的である．

また病気についての十分な情報を提供することも大切である．

クローン病のように厳しい食事制限は必要なく，食事に対する認識の改善，正しい食習慣を身に付けるように指導するとよい．

またストレス，風邪，服薬の自己中断，自己減量なども再燃の大きな理由であるので，生活上の指導も必要と考える．

栄養基準例を**表I－13**に，食品構成例を**表I－14**に示す．潰瘍性大腸炎は6度まで用いる．

クローン病

1 疾患の概要

クローン病（CD：Crohn's disease）は，10～20歳代の若年者に好発し，再燃と寛解を繰り返し慢性的に経過する難治性の炎症性腸疾患である．

クローン病の病変は，口唇から肛門までの消化管のあらゆる部位に起こりうるが，おもに小腸と大腸に多く，特徴的な縦に長い潰瘍や敷石状潰瘍を生じる．罹患部位により小腸型，小腸・大腸型，大腸型に分類される．好発する部位は回盲部である．

症状は腹痛，下痢，発熱，下血，栄養障害，体重減少，貧血，肛門病変などで，狭窄，裂溝，瘻孔の形成がみられることもある．合併症として，関節痛，関節炎，尿路結石，胆石などが生じることがある．

（1）原因

病因は不明であるが遺伝，感染，免疫異常が考えられている．食事を遮断し絶食下にすると炎症・病勢が軽減することから，食事性抗原や腸内細菌叢が何らかの作用をしている可能性が高いと考えられている．

（2）一般症状

クローン病では次のような症状がある．

①**体格**：やせ，皮下脂肪・筋肉の減少

■表I－15　IOIBDアセスメントスコア

以下の項目を評価し，「あり」の場合を1点として算出する． 1. 腹痛 2. 1日6回以上の下痢，または粘血便 3. 肛門部病変 4. 瘻孔 5. その他の合併症 6. 腹部腫瘤 7. 体重減少 8. 38℃以上の発熱 9. 腹部圧痛 10. ヘモグロビン10 g/L以下
〈判定基準〉 寛解期：IOIBDアセスメントスコアが0または1であり，かつ，赤沈値（もしくはCRP）が基準範囲の場合 活動期：IOIBDアセスメントスコアが2点以上であり，かつ，赤沈値（もしくはCRP）が異常値の場合

②**頭髪**：著しい低栄養状態，亜鉛欠乏症では脱毛

③**顔貌**：血色（蒼白），浮腫，アトピー状皮膚炎，皮疹

④**結膜**：白色，ぶどう膜炎，虹彩炎

⑤**口唇**：口角炎，口唇炎，脱水によるかさつき

⑥**舌・口腔内**：舌炎，口内炎，アフタ性口内炎

⑦**爪**：スプーンネイル，ばち状指，横溝

⑧**皮膚**：結節性紅斑，壊死性膿皮症，皮疹，魚鱗状変化，皮膚乾燥

⑨**関節**：関節炎

慢性的に経過する疾患であるため，無症状でも寛解が維持できていないことがあり，症状発現時には合併症をきたしていることもある．

また，痛みや熱に慣れてしまっている場合も多く，客観的な疾患活動の臨床評価には，IOIBD（index of inflammatory bowel disease）アセスメントスコアを用いることが多い（**表I－15**）．

(3) 栄養アセスメント

身体計測では，身長，体重，上腕筋周囲長，上腕三頭筋部皮下脂肪厚などを計測する．若年発症では，成長障害，第二次性徴の遅延をきたすことがあり，身長・体重の推移だけでなく，定期的に骨のX線写真を撮り，骨端線を経時的に評価する必要がある．

血液検査では，栄養状態を反映するマーカーとして総たんぱく，アルブミン，総コレステロール，中性脂肪，コリンエステラーゼ，鉄，ヘモグロビン，ヘマトクリット，平均赤血球容積，平均赤血球ヘモグロビン濃度などを，炎症状態はC反応性蛋白，血小板，赤沈，白血球などを評価する．また微量栄養素（亜鉛，セレン，ビタミンD）の測定も欠かせない．

2 栄養ケアの実際

(1) 栄養ケアプラン

病勢が重篤（著しい低栄養状態，頻回の下痢，広範な小腸病変など）と判断される場合や高度な合併症（腸管の高度な狭窄，瘻孔・膿瘍形成，高度の肛門病変など）を有する場合には絶食とし，中心静脈栄養法で経過観察する．基本的には消化管に食物を入れないのが，もっとも有効である．絶食下では腸管安静が保たれ，食物中の悪化因子を減らすことができる．

腸管を利用できる場合には成分栄養剤を用いた経腸栄養を行うことが望ましい．

食事療法は腸管の安静保持のため，低脂質，低刺激食とする．また消耗性疾患であるため，十分なエネルギーを確保する．

食事療法の基本は，腸管の安静を図りつつ，効率よくPEM（protein energy malnutrition：たんぱく質・エネルギー低栄養状態）を改善すべく，高エネルギー，高ビタミン・ミネラル，低脂質，低刺激食を原則とする．原則的に，摂取すればクローン病がよくなる食事というのは存在しない．あくまでも，食事による病態悪化を避けることがもっとも重要である．

❶糖 質

消化吸収に優れ消化管に負担をかけず，効率のよいエネルギー源である．多糖類（主食）を必要エネルギー量の60％程度は確保するようにする．

❷たんぱく質

クローン病では粘膜透過性の亢進，免疫反応の異常（たんぱく質に対して抗原反応を示す）がいわれており，食事中のたんぱく質は1.2～1.5 g/kg標準体重/日程度とし，経腸栄養剤と組み合わせる．

❸脂質の量および脂肪酸組成

1日の脂質摂取量が30 gを超えると再燃率が高いことが明らかになっている．脂質の過剰摂取では，脂質の消化吸収に必要な胆汁酸が，回腸末端部や上行結腸で吸収されずに腸管に刺激を与え，下痢や腹痛の原因となりやすくなる．これらの理由から，腸管の安静を保つには脂質の量を制限することが大切である．n-3系多価不飽和脂肪酸とn-6系多価不飽和脂肪酸の比は，明確な指標はないが，0.4以上とするとよいといわれている．

❹食物繊維

活動性の病変を有する場合や狭窄や痙攣による一時的な通過障害のあるときは，不溶性食物繊維を多く含む食品や消化の悪い食品を避けるが，それ以外では厳しい制限は必要ないとされている．狭窄がある場合は，加熱し軟らかくする，皮をむく，小さく刻む，裏ごすなど調理に工夫するとよい．

一方，水溶性食物繊維は腸管に与える刺激

も少なく，水分吸収能，ゲル化，胆汁酸吸着能があるため，下痢を軽減する作用がある．イサゴール®，サンファイバーなどの補助食品で5〜10 g/日程度食物繊維を補うと便性が改善し，患者のQOLが向上する．

❺ビタミン

脂質の吸収障害の存在により脂溶性ビタミン（A，D，E，K）や回腸末端部で吸収されるビタミンB_{12}の欠乏がみられる．とくにビタミンKは，他の脂溶性ビタミン同様，胆汁酸の再吸収障害により吸収不良となる．また腸内細菌の減少により，細菌の産生するビタミンKが減少し欠乏症となりやすいので注意が必要である．

❻微量栄養素

亜鉛が重要である．たんぱく質の吸収と相関し，低栄養状態では低下する．亜鉛の低下は味覚障害や食欲低下を起こすので，食事摂取量が低下する原因ともなる．また，蛋白質合成にも関与し，不足状態では創傷治癒が遅延する．

ブイ・クレスやブイ・アクセルなどでの十分な補給が望ましい．そのほか，頻回の下痢がある場合には，ナトリウム，カリウム，マグネシウム，カルシウムなどの電解質の低下がみられる．経口補水液（ORS：oral rehydration solution）などで電解質を補給する．

セレンは通常の食事を摂取している場合では不足することのない栄養素である．しかし，中心静脈栄養剤の基本液や微量元素製剤，成分栄養剤にはほとんど含まれていないため，中心静脈栄養や成分栄養剤のみで長期管理が必要な場合には注意が必要である．欠乏症状は，爪の白色化，筋肉痛，筋力低下，不整脈・頻脈などの心筋症などが報告されている．

❼その他

ビフィズス菌や乳酸菌を摂取することにより，便性の改善，ガスの減少，腹部膨満感の改善などが期待できる．

栄養基準例を**表Ⅰ-13**に，食品構成例を**表Ⅰ-14**に示す．クローン病は4〜5度までを用いる．

食事上で適した食品，控えたい食品を**表Ⅰ-16**に示す．

（2）栄養ケアの実施

活動期では30〜35 kcal/kgとし，TPNにより補給する．

炎症反応，消化器症状の改善が認められたら，TPN投与カロリーを暫時減らし，経口摂取もしくは経腸栄養剤をスタートする．食事摂取により炎症反応が亢進しなければ，食事の比率を上げTPNを抜去する．

経腸栄養剤は，成分栄養剤（エレンタール®）が望ましい．厚生労働省研究班より，成分栄養剤は，栄養状態だけでなく腸管病変を改善し，寛解導入・寛解維持できることが明らかになっているが，最近では，消化態栄養剤，半消化態栄養剤でも差を認めないとの報告もある．

成分栄養剤の投与量は寛解導入時は1日20〜30 kcal/kg以上とし，寛解期では10〜15 kcal/kgとする．食事のみで必要エネルギーを確保すると腸管への負担が大きくなり再燃率が高くなるので，成分栄養剤と組み合わせたスライド方式が望ましい．寛解期においても成分栄養剤を継続して必要量の50％程度摂取すると寛解期維持効果があるとされている．

経腸栄養剤は経口摂取でもよいが，再発・再燃した場合には患者が在宅にて全エネルギーを補給できるように，経鼻チューブの自

■表 I-16 クローン病の食事上の注意点

食品群	適した食品	狭窄や炎症がある時に控えたい食品
穀 類	米，粥，餅，脂質の少ないパン，うどん，そうめん，冷や麦，そば	玄米，赤飯，クロワッサン，デニッシュ類，中華麺，インスタントラーメン，とうもろこし，ファストフード
魚介類	魚一般，練り製品，かき	いか，たこ，するめ，かき以外の貝類，塩辛，燻製
肉 類	脂肪の少ない部位（ささみ，もも肉，ヒレ肉）	脂肪の多い部位，ベーコン，サラミソーセージ
卵 類	鶏卵，うずら卵	
乳 類	ヨーグルト，低脂肪牛乳，乳酸菌・ビフィズス菌飲料	高脂肪牛乳，生クリーム
いも類	じゃがいも，さといも，ながいも，やまといも，さつまいも	こんにゃく類
豆 類	豆腐，豆乳，みそ，ひきわり納豆，きな粉	皮のある豆類（大豆，おから，納豆，あずき）
野菜類	だいこん，にんじん，かぶ，ブロッコリー，カリフラワー，かぼちゃ	たけのこ，山菜，ごぼう，れんこん，セロリ，にら，もやし
果物類	りんご，バナナ，もも，洋なし	パイナップル，なし，かき，グレープフルーツ
きのこ類		しいたけ，しめじ，えのき
海藻類	のり，のり佃煮少量	ひじき，こんぶ，わかめ
油脂類	中鎖脂肪酸（マクトンオイル），しそ油，えごま油，オリーブ油，キャノーラ油	バター，マーガリン，リノール酸系調合油
菓子類	和菓子，せんべい，あめ	洋菓子類，揚げ菓子，豆菓子，チョコレート，スナック菓子
嗜好飲料類		アルコール，コーヒー，炭酸飲料
調味料類	トマトケチャップ，ソース，辛くない香辛料	マヨネーズ，ドレッシング，辛い香辛料，カレールー

己挿入の技術を取得することが望ましい．その技術の具体的な指導は看護師が行う．

（3）モニタリング・再評価

食事摂取により炎症反応が上がるか，また下痢は腹痛，腹部膨満感などの腹部症状が出現するか否かを注意深く観察する．個々の患者によって体調を悪化させる食品は異なるので，症状と食事の記録をつけるよう指導する．

絶食がもっとも効果的な治療であるため，人間にとって自然な欲求である“食べる”という行為が抑えつけられていたり，再燃の恐怖になったりしている．若年者では，食事の厳しい制限が人格にも影響を及ぼすことがあるので，患者の性格やライフステージに合わせた柔軟なアドバイスが必要である．

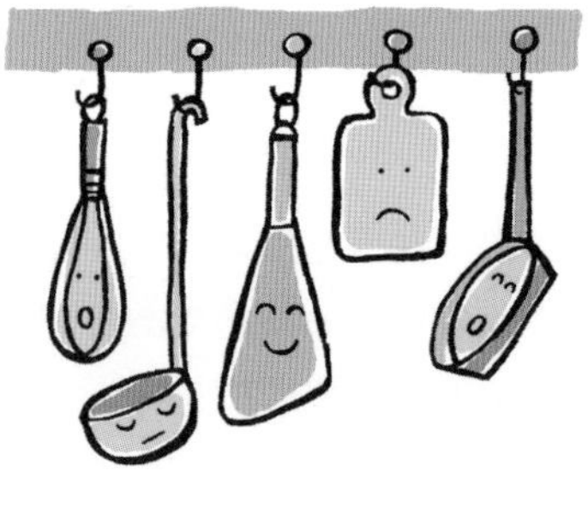

Ⅱ 肝・胆・膵疾患

学習のねらい

- 本章では，肝炎，肝硬変・肝不全，脂肪肝，胆石症，膵炎を取り上げた．それぞれの疾患の概要，診断基準または臨床検査項目と栄養ケアを関連づけて理解する．
- 肝硬変・肝不全では栄養アセスメントの重要性を理解し，適正な栄養成分量，摂取(投与)回数による栄養ケアの技術を身につける．
- 脂肪肝では，栄養アセスメントによる具体的な栄養ケアプランを理解する．
- 胆石症，膵炎では，とくに脂質コントロールの栄養ケアの技術を身につける．

本章で述べる肝臓，胆嚢，膵臓の位置関係を図Ⅱ-1 に示す．

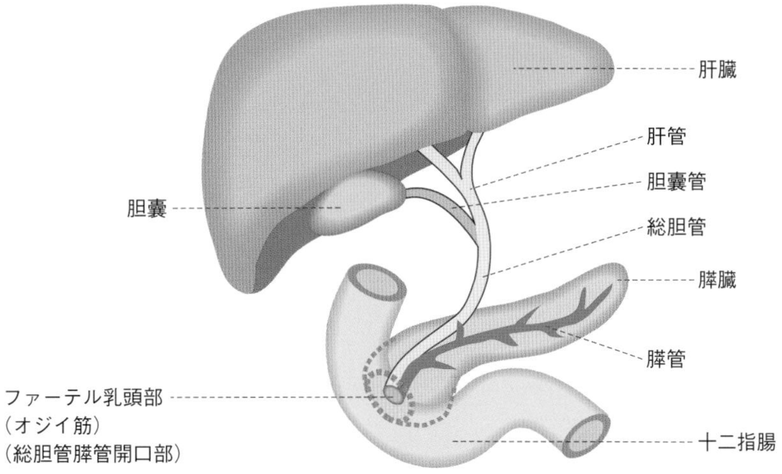

■図Ⅱ-1　肝臓・胆嚢・膵臓の位置関係

1 肝 炎

急性肝炎

1 疾患の概要

(1) 原 因

何らかの原因によって，急性に起こる肝障害を急性肝炎という．

原因を分類すれば，以下に分けられる．

①**肝炎ウイルスに起因するもの**：A 型肝炎ウイルス，B 型肝炎ウイルス，C 型肝炎ウイルス，D 型肝炎ウイルス，E 型肝炎ウイルス．

②**肝炎ウイルス以外のウイルスに起因するもの**：エプスタインバールウイルス，サイトメガロウイルス，単純ヘルペスウイルス，インフルエンザウイルス，流行性耳下腺炎ウイルスなど．

③**薬物によるもの**：抗生物質，サルファ剤，

■表 II-1 肝炎の臨床検査（血液検査）

<table>
<tr><th>検査項目</th><th>基準値</th><th>急性肝炎</th><th>慢性肝炎</th></tr>
<tr><td>AST（アスパラギン酸アミノトランスフェラーゼ）（U/L）</td><td>10 ～ 34</td><td>300 ～ 1,000
著しく↑</td><td>30 ～ 300
中等度↑</td></tr>
<tr><td>ALT（アラニンアミノトランスフェラーゼ）（U/L）</td><td>5 ～ 46</td><td>300 ～ 1,000
著しく↑
ALT ＞ AST</td><td>30 ～ 350
中等度↑
ALT ＞ AST</td></tr>
<tr><td>総ビリルビン（mg/dL）</td><td>0.3 ～ 1.2</td><td>急性期 3 ～ 15
回復期 1 ～ 5</td><td>0.5 ～ 1.5</td></tr>
<tr><td>ALP（アルカリホスファターゼ）（U/L）</td><td>男 102 ～ 249
女 82 ～ 211</td><td>50 ～ 200</td><td>50 ～ 200</td></tr>
<tr><td>γ-GTP（γグルタミルトランスペプチダーゼ）（U/L）</td><td>男 7 ～ 60
女 7 ～ 38</td><td>50 ～ 100</td><td>50 ～ 100</td></tr>
<tr><td>ChE（コリンエステラーゼ）（U/L）</td><td>172 ～ 457</td><td>250 ～ 400
やや低下</td><td>250 ～ 400
やや低下</td></tr>
<tr><td>TTT（チモール混濁試験）（単位）</td><td>0.5 ～ 5</td><td>A 型肝炎で↑</td><td>↑</td></tr>
<tr><td>ZTT（硫酸亜鉛混濁試験）（単位）</td><td>4 ～ 12</td><td>正常</td><td>↑</td></tr>
<tr><td>Alb（アルブミン）（g/dL）</td><td>4.1 ～ 4.9</td><td></td><td></td></tr>
<tr><td>TP（総たんぱく）（g/dL）</td><td>6.6 ～ 8.1</td><td></td><td></td></tr>
<tr><td>フェリチン（ng/mL）</td><td>男 37 ～ 420
女 6 ～ 140</td><td></td><td>上昇傾向にある症例では鉄の蓄積が考えられる</td></tr>
<tr><td>凝固因子
プロトロンビン時間（秒）
ヘパプラスチンテスト（%）</td><td>
10 ～ 12
70 ～ 120</td><td>
13 ～ 18</td><td>
非代償性肝硬変 18 以上
肝硬変 30 ～ 70
代償性肝硬変 30 以下</td></tr>
<tr><td>肝炎ウイルス
IgM 型 HA 抗体
IgM 型 HBc 抗体</td><td>
（－）
（－）</td><td>
A 型肝炎で（＋）
B 型肝炎で（＋）</td><td>
慢性急性増悪期（－）
慢性急性増悪期（－）</td></tr>
<tr><td>HCV 抗体</td><td>（－）</td><td colspan="2">C 型肝炎で（＋）</td></tr>
</table>

消炎鎮痛剤，向精神薬，男性・女性ホルモン，そのほか貝毒，毒草などの自然毒．

なお，感染経路による分類では，経口感染型と血液伝播型（輸血，血液汚染を介するものなど）に分けることができる．

（2）一般症状

急性期の前駆症状としては，軽度の発熱，悪心，全身倦怠感，食欲不振，嘔吐などいわゆる感冒様症状を呈する．また，心窩部の圧迫感または疼痛がある．

肝細胞が炎症によって障害されると黄疸が現れるが，この黄疸発現時期を過ぎれば軽快に向かうというのが，一般的な臨床経過である．黄疸発現後も全身倦怠感，食欲不振が強い場合は，重症化が疑われる．

（3）栄養アセスメント

臨床検査項目と基準値を**表 II-1** に示す．

肝機能検査は複雑な肝臓の機能のごく一面を表すにすぎない．むしろこれらの検査結果を経時的にとらえること（臨床経過の追跡）で，病態や原因の概要を把握することに意義がある．代償機能の盛んな肝臓では，障害の程度が軽度または小範囲の場合，異常値を示さないこともある．

急性肝炎の臨床経過からみて，身体計測と食事調査にもとづくアセスメントを行う．急

■表Ⅱ-2　肝炎の栄養基準

	基準の区分		
	Ⅰ	Ⅱ	Ⅲ
給与栄養量 /日 エネルギー（kcal/kg） たんぱく質（g/kg） 脂質エネルギー比率（%） 食　塩（g）	 25 ～ 30 1.0 ～ 1.2 20 7	 30 ～ 35 1.3 20 ～ 25 7 以下	 30 ～ 35 0.6 ～ 1.0 （－） 5 以下
適　応	急性肝炎発病期～極期 慢性肝炎急性増悪期	急性肝炎回復期 慢性肝炎安定期 代償性肝硬変 アルコール性肝障害	肝不全 非代償性肝硬変
体重 60 kg の場合 エネルギー（kcal） たんぱく質（g）	 1,600 ～ 1,700 60 ～ 70	 1,800 ～ 2,000 70 ～ 80	 1,800 ～ 2,000 40 ～ 60

■表Ⅱ-3　肝炎の栄養基準（例）

	Ⅰ		Ⅱ	Ⅲ
標準体重 1 kg あたり エネルギー（kcal） たんぱく質（g）	 25 1.0	 30 1.2	 30 ～ 35 1.3	 30 0.7
体重 60 kg の場合 エネルギー（kcal） たんぱく質（g）	 1,500 60	 1,800 70	 1,800 ～ 2,000 80	 1,800 45

性期での食事摂取量の低下の影響をみながら回復期から栄養療法を実施する.

2 栄養ケアの実際

急性肝炎の栄養食事療法は，障害された肝細胞の修復を目的とし，それに必要な適正栄養量を補給することにある.

しかし，典型的な急性肝炎の症例では，数日～1週間程度の軽度発熱，食欲不振，嘔吐，下痢などの症状をともなうことが特徴である．この時期はこれらの症状に対応した食事の提供が大切であり，回復期を待って栄養アセスメントにもとづく栄養補給量を確保することになる.

（1）栄養ケアプラン

表Ⅱ-2, 3 に肝炎の栄養基準とその適応，**表Ⅱ-4** に食品構成を示す.

■表Ⅱ-4　肝炎の食品構成（例）　（単位：g）

食品群	Ⅰ		Ⅱ	Ⅲ
穀類 米　飯	400	400	400	400
穀類 食パン	80	80	80	40
魚介類[*1]	50	60	90	〈50〉
肉　類[*1]	50	50	70	〈50〉
卵　類[*1]	25	50	50	(50)
乳類（牛乳）[*1]	200	200	200	—
いも類	80	80	80	80
豆類（大豆製品）	100	150	150	(200)
野菜類 緑黄色野菜	100	100	100	100
野菜類 その他の野菜（海藻・きのこ類含む）	200	200	200	200
果実類	100	200	200	300
油脂類	10	25	35	35
砂糖類[*2]	35	45	60	85
	(36)[*1]	(45)[*1]	(54)[*1]	20

[*1] たんぱく質給源食品由来のたんぱく質量の目安．〈〉または ( ) を摂取.

[*2] 粉あめ，はるさめ，くずきり，でんぷん，ジャムなどを含む.

急性肝炎では入院期間がある程度限定され，栄養ケアの内容が確認できる.

❶急性期（発病期～極期）

多くの場合，感冒様症状に消化器症状がともなう．著しい食欲不振に陥れば，積極的な栄養補給は困難となるので，非経口的補給（400 kcal/日程度の補液）をすることもある．経口的には 20 kcal/kg/日程度を目安に補給する．

黄疸のあるときは消化管への胆汁酸流入が減少しているので，脂質は制限し，炭水化物中心のエネルギー補給となる．

❷回復期

回復期では，その患者の栄養状態に応じた栄養補給をし，過剰摂取とならないように注意する．

肥満がなければ，エネルギー 30～35 kcal/kg/日，たんぱく質 1.0～1.3 g/kg/日の設定とする．脂質はエネルギー比率で 20～25% とし，脂質制限は解除する．

（2）栄養ケアの実施

❶急性期（発病期～極期）

食欲不振に対応した食事とする．食欲不振に対しては，各患者の嗜好と摂食可能な食事の形態，料理，食品などについて十分聞き取り実施することが重要である．

①固形食摂取に無理がある場合，流動食から半固形食，軟食で対応する．

②胃停滞時間の短い食品，いわゆる消化吸収の良好な食品を用いて調理にも配慮する．

③味付けはめりはりをつけ，中途半端な味付けは避ける．

④ときに温食のにおいが原因で悪心を誘発する場合がある．このようなときは，食事は保温せず，冷まして供食する．

⑤脂質は制限し，揚げ物は避ける．調理に使用する油脂類は分散して使うようにする．

⑥アルコール飲料は禁止する．

献立例を**表Ⅱ-5** に示す．

❷回復期

設定した栄養補給量，バランスを満たすために食品構成（**表Ⅱ-4**）にもとづき献立を作る．

①食欲が回復しても，過剰摂取とならないように注意する．

②消化器症状の改善が認められたら，急性期の易消化食から食物繊維を増やした食事に移行する．

③香辛料を厳しく制限する必要はとくにないので，積極的に利用する．

④脂質は制限を解除し，n-6系/n-3系多価不飽和脂肪酸比を 4 以下にする．

⑤アルコール飲料は禁止する．

献立例を**表Ⅱ-6** に示す．

（3）食品・献立・調理

①**魚介類**：とくに鮮度のよいものを選ぶ．焼き魚，ホイル包み焼き，スープ煮，煮魚，蒸し魚，すり身，そぼろ，はんぺん

②**肉類**：そぼろ，肉団子，スープ煮，煮物，蒸し物

③**卵類**：半熟卵，温泉卵，ポーチドエッグ，軟らか炒り卵，卵とじ

④**乳類**：ローファットミルク，脱脂粉乳，ヨーグルト，ヨーグルトゼリー，フルーツのヨーグルト和え

⑤**豆類（大豆製品）**：湯豆腐，煮奴，冷奴，生湯葉

⑥**いも類**：マッシュポテト，粉吹きいも，煮物，蒸しいも，おろしやまいも

⑦**野菜類**：繊維が多く硬い野菜は控える．煮物，お浸し，煮浸し，和え物，酢の物

⑧**果実類**：果汁，果汁・果実のシャーベット，おろし，コンポート，フルーツソース，ゼリー

■表Ⅱ-5　急性肝炎（発病期～極期）の献立（例）
（1,600 kcal，たんぱく質 60 g）

	献立名	食品名	分量(g)
朝食	パン	食パン	80
		いちごジャム	25
	野菜ソテー	キャベツ	60
		たまねぎ	30
		にんじん	10
		油	3
		塩	0.4
	豆腐の卵とじ	木綿豆腐	100
		鶏卵	25
		みりん	1
		しょうゆ	5
	果汁	グレープフルーツジュース	100
昼食	ご飯	米飯	150
	白身魚のホイル焼き	ひらめ	80
		しめじ	10
		えのきたけ	10
		生しいたけ	10
		たまねぎ	20
		レモン	7
		バター	6
		塩	0.5
	付け合わせ	グリーンアスパラガス	30
		にんじん	15
	だいこんの炒め煮	だいこん	50
		にんじん	10
		塩	0.5
		油	3
	お浸し	ほうれんそう	60
		糸削り節	1
		しょうゆ	3
	果物	りんご	100
夕食	ご飯	米飯	180
	すまし汁	きす	15
		ねぎ	10
		塩	1
		かつお・昆布だし	150
	鶏肉の照り焼き	鶏肉	70
		砂糖	1
		しょうゆ	3
		みりん	1
		おろしだいこん	40
		しょうゆ	3
	ポテトバターソテー	じゃがいも	80
		にんじん	10
		たまねぎ	30
		ピーマン	10
		バター	1
		油	2
		塩	0.6
	酢の物	きゅうり	40
		カリフラワー	30
		えび	15
		酢	8
		砂糖	2
		塩	0.3

エネルギー　1,626 kcal　　脂　質　33.7 g
たんぱく質　61.0 g　　食　塩　6.1 g

■表Ⅱ-6　急性肝炎（回復期）の献立（例）
（1,800 kcal，たんぱく質 70 g）

	献立名	食品名	分量(g)
朝食	パン	食パン	80
		いちごジャム	25
	野菜ソテー	キャベツ	60
		たまねぎ	30
		にんじん	10
		油	3
		塩	0.4
	豆腐の卵とじ	木綿豆腐	100
		鶏卵	60
		みりん	1
		しょうゆ	5
	牛乳	牛乳	200
	果物	グレープフルーツ	100
昼食	ご飯	米飯	200
	白身魚のホイル焼き	ひらめ	80
		しめじ	10
		えのきたけ	10
		生しいたけ	10
		たまねぎ	20
		レモン	7
		バター	6
		塩	0.5
	付け合わせ	グリーンアスパラガス	30
		にんじん	15
	刻みこんぶの炒め煮	刻みこんぶ	7
		にんじん	10
		塩	0.5
		油	3
	お浸し	ほうれんそう	60
		糸削り節	1
		しょうゆ	3
	果物	りんご	100
夕食	ご飯	米飯	200
	鶏肉の照り焼き	鶏肉	70
		砂糖	1
		しょうゆ	3
		みりん	1
		おろしだいこん	40
		しょうゆ	3
	ポテトカレーソテー	じゃがいも	80
		にんじん	10
		たまねぎ	30
		ピーマン	10
		カレー粉	少々
		塩	0.6
		油	2
	酢の物	きゅうり	40
		えび	15
		生わかめ	10
		はるさめ	5
		砂糖	2
		酢	8
		塩	0.3

エネルギー　1,831 kcal　　脂　質　49.0 g
たんぱく質　71.0 g　　食　塩　7.0 g

慢性肝炎

1 疾患の概要

(1) 原因

肝細胞がウイルス（C型，B型肝炎ウイルスなど）感染による細胞免疫反応によってダメージを受けることが，慢性の炎症を引き起こす一因になっていると考えられている.

長期間（6カ月以上を目安）にわたって炎症が持続する疾患である.

(2) 一般症状

肝炎の再燃時には全身倦怠感，食欲不振，疲れやすいなどの症状を訴える．その他の時期には，不定期の上腹部不快感などの症状がある以外は無症状のことが多い.多くの場合，他覚的症状として肝臓の腫大を触知する.

慢性肝炎の診断を確定するには6カ月以上の肝の炎症持続という時間的経過に加え，肝生検による組織学的所見が不可欠である.

(3) 栄養アセスメント

長期間にわたって炎症が持続することから，栄養アセスメントは重要である．食事摂取量の継続的調査および身体計測は外来受診時に定期的に実施する.

また,病態把握のための臨床検査データ（血液・尿の生化学検査）のうち，栄養パラメータとなりうる項目を用いて栄養アセスメントを実施する（**表Ⅱ-1**）.

2 栄養ケアの実際

多くの慢性肝炎症例では自覚症状がないため，食事摂取は十分にできる状態にあることが多く,食事内容も健常者の食事摂取基準（推奨量）程度でよいとされる．しかし自覚症状が強く現れないために，日々の食事摂取が無計画であったり，むらや偏った食事が長期間続く場合は，低たんぱく質栄養状態などの悪影響が出やすいので注意が必要である.

急性増悪期には急性肝炎に似た症状を訴えるので，このときの食事の対応は急性肝炎の急性期に準じる.

(1) 栄養ケアプラン

慢性肝炎の栄養ケアは長期間継続する必要がある．また退院後は，在宅で栄養管理を行うために，患者本人を含め食事を作る家族の栄養食事療法の実施能力を見極めた栄養教育を行うとともに，外来受診時のフォローアップ体制を整え，長期対応のプランを立てる.

急性肝炎の回復期と同じ栄養基準を用いる（**表Ⅱ-2, 3**）．食品構成は**表Ⅱ-4**を参照.

(2) 栄養ケアの実施

慢性肝炎の安定期には献立が単調にならないように工夫する．とくに消化器症状がないかぎりは易消化食を避け，食物繊維の補給に心がける.

C型肝炎で鉄の蓄積が病態に関与している症例では，1日7 mg以下の鉄制限を行う.

ビタミン，ミネラルの需要が高まるので，野菜類，海藻類を積極的にとり入れる．メインディッシュの付け合わせや，お浸し，和え物，煮物などの小鉢，中鉢料理を献立にうまく組み込むようにする．生野菜やサラダ類だけではビタミンの補給はあまり期待できない（p.100，急性肝炎の栄養ケアの実施を参照）.

(3) 食品・献立・調理

慢性肝炎の急性増悪期・安定期は，それぞれ急性肝炎の急性期・回復期に準じる.

2 肝硬変・肝不全

1 疾患の概要

（1）原 因

肝硬変は肝炎や薬物中毒などによって肝臓が侵され，これが数年から数十年を経て，肝細胞の壊死，肝臓全体にびまん性の線維化が起こってくる．その結果，肝小葉（肝臓組織の最小単位）の構造破壊（偽小葉の形成），肝血流経路の変化（門脈－大循環短絡，シャント形成），肝血流量低下が起こり，肝機能が著しく低下する疾患である．

肝硬変であっても，肝機能がかろうじて代償維持されているものを代償期にある肝硬変（または代償性肝硬変）といい，もはや肝機能の代償維持ができなくなった状態に陥ったものを，非代償期の肝硬変（または非代償性肝硬変）として分けている．

肝不全とは，非代償期の肝硬変がさらに進行した重篤な状態をいう．

（2）一般症状

肝硬変の自覚症状は主として非代償期例でみられ，全身倦怠感，食欲不振，手足の浮腫，皮膚掻痒感，黄疸，腹部膨満感，便通異常，尿の色が濃くなる，などがあげられる．また肝細胞壊死にともなう肝臓の線維化，肝血流量の低下（肝臓内の血液循環障害）は肝臓での合成能，解毒能の低下や門脈圧の亢進を招き，これが原因で，黄疸，肝・脾腫大，食道静脈瘤，腹壁静脈怒張，腹水，出血傾向，クモ状血管腫，女性化乳房，手掌紅斑などが他覚的症状として現れる．

肝不全徴候として，黄疸，腹水，精神神経症状（肝性脳症：意識障害，興奮，異常行動など），血液凝固障害などがあげられる．

肝硬変の診断基準は，①肝臓全体が侵されるびまん性の病変，②疾患のある時期に肝細胞壊死が存在，③再生結節の形成，④びまん性の肝線維化，⑤肝小葉構造破壊がみられることである．確定診断は肝生検および腹腔鏡下で肝表面を観察して行われる．

（3）栄養アセスメント

肝硬変，肝不全の多くの症例で低アルブミン血症（3.5 g/dL 以下）となり低栄養状態にある．また，血漿アミノ酸の異常が認められる．肝硬変の代償期ではアミノ酸濃度の全体的上昇がみられる．そして，非代償期の肝硬変，肝不全では芳香族アミノ酸（AAA：aromatic amino acids）およびメチオニン，トリプトファンが上昇し，分岐鎖アミノ酸（BCAA：branched chain amino acids）が低下を示す．いわゆるアミノ酸インバランス（不均衡）が特徴として現れる．BCAA と AAA のモル比をフィッシャー比（以下，F 比と略す）というが，健常者の F 比は 3.5 程度であるのに対し，非代償期の肝硬変，肝不全患者では F 比が 1.0（同モル比）から 1.0 以下（BCAA ＜ AAA，F 比の逆転）を示すようになる．

肝臓は栄養素代謝の中心となる臓器である．肝細胞の壊死，線維化は処理されるべき血流量の低下と血流経路の変化を引き起こし，全身の栄養状態への影響が大きい．

また代謝的な理由に加え，日常生活における身体活動量が極度に低下することで筋肉量が落ちる例も少なくない．身体計測では健常者に比べ，体脂肪より筋肉量が有意に低下する傾向があるといわれている．日々の食事記録と定期受診時の身体計測によるモニタリングが必要である．

2 栄養ケアの実際

食事により供給された糖質とアミノ酸は，肝臓を通過し調節を受けることで末梢の細胞にとって利用されやすい栄養素バランスに整えられている．これが組織液，代謝プールを介して，全身の細胞で利用され栄養効率が維持されている．肝硬変，肝不全などは，このシステムが著しく障害されている病態である．

このような理由から，肝細胞と全身栄養状態との代謝上の悪循環を軽減させることが，食事栄養療法の最大の目的となる．栄養ケアの実際では，これらのポイントを日常の食生活のなかで実行していくことが重要となる．

（1）栄養ケアプラン

❶栄養摂取条件

患者個別に設定（性別，年齢，労作，体格を考慮）した栄養基準量レベルを確実に保証し，3食の配分を考慮して日々コンスタントに補給することが重要である．

とくに肝硬変，肝不全のように肝臓での代謝機能が大きく低下している病態では，栄養素の量・質・バランスのみにとどまらず，栄養素摂取の時間的因子，1日・1食の配分などの“摂取条件”も食事療法の要素として，配慮すべきである．

❷脂 質

従来の慢性肝疾患の食事療法では，胆汁分泌，消化管への負担軽減，酸化脂質の摂取を避けるなどの理由から，脂質エネルギー比率は20%以下に制限する傾向にあった．

しかし，脂質を制限すると肝硬変症例ではエネルギー基質として内因性脂肪が利用されるとともに，必須脂肪酸欠乏状態にも陥っていることが指摘されている．また長鎖の脂肪酸は門脈，肝臓を通らずに，リンパ管を通って循環系に入ること（脂質代謝面では肝臓には負担とならない），脂溶性ビタミン（A，E，D，Kなど）の多くが代謝上，肝臓で重要な役割を担っていること，これらの不足は消化管粘膜・上皮組織の正常化，正常状態維持を障害することなどを考え合わせれば，脂質制限はすべきではない．むしろ，エネルギー補給，便秘予防，脂溶性ビタミンの消化管粘膜保護効果などの意味から，脂質エネルギー比率は20～25%にする．

❸炭水化物

ゆっくり時間をかけて，消化・吸収するように食物繊維の摂取もあわせて考慮する．

肝細胞をはじめすべての細胞では，多くの代謝系がブドウ糖の消費エネルギーによって制御されていること，健常例では食事摂取の時間が遅れても肝グリコーゲンが分解することによって，肝臓でブドウ糖の不足が起こらないように調節されている．このことから推測して，肝グリコーゲン量が著しく減少している肝硬変では，食事の回数，食間の間隔設定，食物繊維量の補強が肝臓でのアミノ酸処理，蛋白質合成の影響面で重要な意味をもっている．

❹たんぱく質

たんぱく質量の設定は，病態によって幅がある．代償性肝硬変では補強，非代償性肝硬変では食事摂取基準の推奨量程度から軽度の制限とし，肝不全では制限する．

（2）栄養ケアの実施

血漿アミノ酸インバランス[*1]は，肝機能の著しい低下の反映であると同時に，全身の栄養状態低下(末梢細胞での栄養効率の低下)をも意味し，肝性脳症の大きな原因の一つでもある．食事中のアミノ酸調整のみでは血漿アミノ酸インバランス是正は不可能であり，脳症の予防や脳症からの覚醒には特殊なアミノ酸製剤を食事に併用することとなる．

特殊アミノ酸製剤はBCAA量が多く，アミノレバン®EN（F比＝39），ヘパンED®(F比＝61)，リーバクト®(アミノ酸組成はBCAAのみ）などがある．通常，一般の食事のＦ比は3.0程度であり，これらの特殊アミノ酸製剤の併用で7.5～8.5程度に上昇させることができる．

このような肝不全・肝性脳症に対する対応を除けば,食事中のたんぱく質量を一定にし,食事アミノ酸組成パターンが大きく変動することのないような食品構成上の配慮が必要となる．同時にアミノ酸と同じ門脈輸送系がつかわれる糖質（ブドウ糖）の補給方法をあわせて検討することが大切である．１日のうちで食間の時間がもっとも長くなる夜間睡眠時時間帯では，糖質不足に陥りやすい．これを防ぐ対策としてLES[*2]が有効とされる．

栄養基準は**表Ⅱ-7**のようにステージ(病態・病期）区分に沿って，①代償性肝硬変，②非代償性肝硬変Ⅰ(栄養状態維持型)，Ⅱ(BCAA補給型・肝性脳症予防)，③肝不全（BCAA補給型・肝性脳症時）の３タイプの目的別栄養補給に分けることが実際的である．

■表Ⅱ-7　肝硬変・肝不全の栄養基準（例）

基　準	食事療法の目的・方針・ポイント
①代償性肝硬変 エネルギー 35 kcal/kg たんぱく質 1.3 g/kg [1.1 g/kg] 脂質エネルギー比率 20 ～ 25%	・基準栄養量の継続的確保 ・栄養アセスメントによる給与エネルギー，たんぱく質量の補正 ・食物繊維の補給 ・できれば簡単な分食
②非代償性肝硬変 Ⅰ 栄養状態維持型 エネルギー 30 kcal/kg たんぱく質 1.2 g/kg [1.1 g/kg]	・基準栄養量の継続的確保，とくに喫食量のチェックにより不足栄養量に対する対応 ・食物繊維の補給 ・1日5～6回程度の分食 ・動物性たんぱく質に偏らない
Ⅱ BCAA 補給型 肝性脳症予防 エネルギー 25 kcal/kg たんぱく質 1.0 g/kg [1.9 g/kg]	・分食・食物繊維補強食による門脈血中の栄養素濃度のコントロール ・肝細胞の栄養効率を高める
③肝不全 BCAA 補給型 肝性脳症時 エネルギー 25 kcal/kg たんぱく質 0.5～0.8 g/kg [0.4～0.7 g/kg]	・BCAA 補給による血漿アミノ酸インバランス是正 ・食品中アンモニア，酸化脂質，食品添加物などの影響面を配慮 ・浮腫，腹水のある場合は減塩（食塩 5 g 以下 / 日）

[ ] 内はアミノ酸組成によるたんぱく質量．

■表Ⅱ-8　肝不全・肝性脳症の栄養基準（例）

	標準体重 1 kg あたり		体重 60 kg の場合
エネルギー（kcal） たんぱく質（g）	25 0.5 ～ 0.8 [0.4 ～ 0.7]	→ →	1,200 ～ 1,500 30 ～ 50
	Ⅰ	Ⅱ	Ⅲ
エネルギー（kcal） たんぱく質（g）	1,500 30 [26]	1,500 40 [35]	1,500 50 [44]

[ ] 内はアミノ酸組成によるたんぱく質量．

*1 **血漿アミノ酸インバランス**：慢性肝疾患では，肝臓におけるアミノ酸処理能低下を反映して血漿アミノ酸の多くが上昇している．さらに非代償性肝硬変，肝不全のように肝機能低下が著しい場合は，AAA上昇とBCAA低下が特徴的に現れ，血漿アミノ酸インバランスを呈することが知られている．

*2 **LES（late evening snack：就寝前軽食）**：肝硬変では肝細胞減少，グリコーゲン合成能低下などの理由から肝臓に蓄積されているグリコーゲン量が低下している．通常，健常者例では肝グリコーゲンは睡眠時間10時間程度で消費され枯渇するが，肝硬変症例では６～７時間で肝グリコーゲンの枯渇が起こり，覚醒時間前・早朝時には糖質不足状態となっている（これらは呼気ガス分析などで明らかにされている）．この対応策として，就寝前に糖質中心の200kcal程度の軽食摂取または肝不全用経腸栄養食品の投与を指示されることがある．

■表Ⅱ-9 ヘパンED®に併用する場合の栄養基準（例）
（②非代償性肝硬変BCAA補給型）

		Ⅰ	Ⅱ	Ⅲ	Ⅳ
トータル基準					
	エネルギー（kcal）	1,500	1,700	1,900	2,000
	たんぱく質（g）	60	70	80	80
		[53]	[62]	[70]	[70]
内訳	ヘパンED投与基準(g)	80	120	160	160
	〈パック数〉	〈1〉	〈1.5〉	〈2〉	〈2〉
	エネルギー（kcal）	310	465	620	620
	たんぱく質（g）	[11.2]	[16.8]	[22.4]	[22.4]
	栄養基準例				
	エネルギー（kcal）	1,200	1,250	1,300	1,400
	たんぱく質（g）	49	53	58	58
		[43]	[47]	[51]	[51]

［ ］内はアミノ酸組成によるたんぱく質量.

■表Ⅱ-10 ヘパンED®を併用する場合の栄養基準（例）
（③肝不全BCAA補給型）

		Ⅰ	Ⅱ	Ⅲ
トータル基準				
	エネルギー（kcal）	1,500	1,500	1,500
	たんぱく質（g）	30	40	50
		[26]	[35]	[44]
内訳	ヘパンED投与基準（g）	120	160	160
	〈パック数〉	〈1.5〉	〈2〉	〈2〉
	エネルギー（kcal）	465	620	620
	たんぱく質（g）	[16.8]	[22.4]	[22.4]
	栄養基準例			
	エネルギー（kcal）	1,000	900	900
	たんぱく質（g）	15	20	30
		[13]	[18]	[26]

［ ］内はアミノ酸組成によるたんぱく質量.

■表Ⅱ-11 ヘパンED®を併用する場合の食品構成（例）

食品分類		②非代償性肝硬変BCAA補給型				③肝不全BCAA補給型		
		Ⅰ	Ⅱ	Ⅲ	Ⅳ	Ⅰ	Ⅱ	Ⅲ
穀 類	米 飯	300	300	300	300	—	—	—
	低たんぱく質米飯	—	—	—	—	450	450	300
	食パン	40	60	80	80	0	0	40
魚介類*		50	50	50	50	0	0	15
肉 類*		40	50	50	50	0	15	20
卵 類*		25	25	25	25	25	25	25
牛 乳*		100	100	200	200	50	50	100
いも類		50	50	80	80	50	50	50
豆 類（大豆製品）*		100	100	100	100	50	50	50
野菜類	緑黄色野菜	100	100	100	100	50	50	80
	その他の野菜（海藻・きのこ類含む）	200	200	200	200	100	100	150
果実類		100	100	100	100	50	50	50
油脂類		18	15	10	15	10	8	8
砂糖類		15	20	8	25	10	10	10
		(30.5)*	(32.5)*	(35.5)*	(34.5)*	(8.0)*	(11.7)*	(17.6)*

*たんぱく質給源食品由来のたんぱく質量の目安. 低たんぱく質米飯はたんぱく質1/5のものを使用.

血清フェリチン値が基準以上の場合，鉄の摂取を1日7mg以下に制限する.

肝不全・肝性脳症の栄養基準例を**表Ⅱ-8**に，BCAA補給のための特殊アミノ酸製剤併用時の栄養基準・食品構成例を**表Ⅱ-9〜11**に示す．非代償性肝硬変や肝不全では栄養基準，給与栄養量，食品構成に大きな制約があり，献立が単調になったり，ビタミン，ミネラルの不足などを生じやすい．あらかじめ給与栄養量のシミュレーションを行い，献立上の問題点を明らかにしておくことが大切であり，場合によってはサプリメントによって不足を補うことも検討する.

肝硬変の非代償期や肝不全時の食事およびアミノ酸製剤の摂取は，栄養士が確実な方法でチェックを行う．食後なるべく早く患者の

■表 Ⅱ-12　慢性肝炎・代償性肝硬変の献立（例）
（2,000 kcal，たんぱく質 70 g）

	献立名	食品名	分量（g）
朝食	パン	食パン	80
		いちごジャム	25
		バター	10
	野菜ソテー	キャベツ	60
		たまねぎ	30
		にんじん	10
		油	3
		塩	0.4
	豆腐の卵とじ	木綿豆腐	100
		鶏卵	60
		みりん	1
		しょうゆ	5
	牛乳	牛乳	200
	果物	グレープフルーツ	100
昼食	ご飯	米飯	200
	白身魚のホイル焼き	ひらめ	80
		しめじ	10
		えのきたけ	10
		生しいたけ	10
		たまねぎ	20
		レモン	7
		バター	6
		塩	0.5
	付け合わせ	グリーンアスパラガス	30
		にんじん	15
	刻みこんぶ炒め煮	刻みこんぶ	7
		にんじん	10
		塩	0.5
		油	3
	ほうれんそうのお浸し	ほうれんそう	60
		糸削り節	1
		しょうゆ	3
	りんごのコンポート	りんご	100
		砂糖	10
夕食	ご飯	米飯	200
	鶏肉の照り焼き	鶏肉	80
		しょうゆ	3
		砂糖	1
		みりん	1
		おろしだいこん	40
		しょうゆ	3
	ポテトのカレーソテー	じゃがいも	80
		にんじん	10
		たまねぎ	30
		ピーマン	10
		カレー粉	少々
		塩	0.5
		油	2
	はるさめのマヨネーズ和え	はるさめ	5
		生わかめ	10
		きゅうり	40
		マヨネーズ	8
	ゼリー	ワインゼリー	50
エネルギー　2,004 kcal たんぱく質　70.9 g		脂質　60.2 g 食塩　7.0 g	

■表 Ⅱ-13　肝不全の献立（例）
（1,800 kcal，たんぱく質 40 g，食塩制限）

	献立名	食品名	分量（g）
朝食	パン	食パン	60
		いちごジャム	25
		バター	10
	野菜ソテー	キャベツ	60
		たまねぎ	30
		にんじん	10
		油	3
		塩	0.4
	粉あめジュース	粉あめ	20
		りんごジュース	30
	果物	グレープフルーツ	100
10時	ゼリー	ワインゼリー	50
昼食	ご飯	米飯	180
	白身魚のホイル焼き	ひらめ	50
		しめじ	10
		えのきたけ	10
		生しいたけ	10
		たまねぎ	20
		レモン	7
		バター	10
		塩	0.5
	付け合わせ	グリーンアスパラガス	30
		にんじん	15
		しょうゆ	3
	ほうれんそうのお浸し	ほうれんそう	60
		糸削り節	1
		しょうゆ	3
	りんごのコンポート	りんご	100
		砂糖	10
15時	くずきり黒みつかけ	くずきり（乾燥）	20
		黒砂糖	10
		粉あめ	10
夕食	ご飯	米飯	200
	鶏肉の照り焼き	鶏肉	60
		しょうゆ	3
		砂糖	1
		みりん	1
		おろしだいこん	40
		しょうゆ	3
	ポテトのカレーソテー	じゃがいも	80
		にんじん	10
		たまねぎ	30
		ピーマン	10
		カレー粉	少々
		塩	0.8
		油	2
	はるさめのマヨネーズ和え	はるさめ	5
		生わかめ	10
		きゅうり	40
		マヨネーズ	8
		塩	0.2
エネルギー　1,794 kcal たんぱく質　40.2 g		脂質　38.8 g 食塩　4.9 g	

食膳を確認，患者面接により喫食状況を把握することが望ましい．肝性脳症の場合は患者本人からの聞き取りは不確実となるので直接，残食量の確認を行わなければならない．

(3) 食品・献立・調理

肝硬変ではインスリン抵抗性を示す例も多く，加えて細胞レベルでの栄養利用効率が低下し，飢餓代謝を起こしやすい傾向にある．一方，大量の栄養素（ブドウ糖などの糖質）の吸収は代謝（消費）が追いつかず，ブドウ糖過剰負荷による症候群（glucose over loading syndrome）が高血糖や脂肪肝の原因となるケースもある．また，食欲低下が摂取量のむらや食事量・食物繊維の減量につながり，便秘（腸内での有害アミン類生成→血液データの増悪）の原因となって，ふたたび食欲不振を招くという悪循環に陥りやすい．

このような理由から，料理の外観，味やテクスチャー（食味・触感）のめりはり，少量多品目化，分食・食間の設定，生野菜・温野菜料理のバランスなどの面を考慮して，献立調理を行う．味覚異常がみられる場合には，個々のケースで味付けの工夫が必要となる．

消化器症状がない場合は香辛料の制限の必要はないので，むしろ積極的に使用する．脂質の摂取面での注意としては，酸化脂質摂取を避けるため，高温加熱油による炒め煮や揚げ物料理は禁止または控える．

非代償性肝硬変では調味酒，酒粕などの使用は必要最小限にとどめ，加熱してアルコールを十分にとばす必要がある．発酵性の強い漬物（古漬け），嗜好品も控える．

食事形態は，食道静脈瘤，胃潰瘍のある場合は軟菜とする．前述の理由から，肝臓にとって消化吸収が良好であることが，必ずしもよいことではなく，代謝的にはむしろ負担をかける可能性が大きい．とくに胃部不快感，胃潰瘍，食道静脈瘤がなければ，固形食，常菜をよく噛んで摂取することが望ましい．

献立例を**表Ⅱ-12, 13**に示す．

3 脂肪肝，NAFLD・NASH

1 疾患の概要

脂肪肝は，トリグリセリド（TG）が肝細胞内に過剰に蓄積した状態で，病理学的には肝生検で5%以上の肝細胞に脂肪滴を認める場合に診断される．軽度の脂肪化は画像では検出困難であり注意を要する．

脂肪肝は近年，増加傾向にあり，動脈硬化の危険因子としてだけでなく，肥満，糖尿病，脂質異常症，高血圧とも関連し，それぞれの病態を悪化させる．脂肪肝はアルコール性肝障害（ALD）と過食や肥満を原因とする非アルコール性脂肪性肝疾患（NAFLD）に大別される（**図Ⅱ-2**）．

NAFLDは，肝生検により非アルコール性脂肪肝（NAFL）と非アルコール性脂肪肝炎（NASH）に分類される（**図Ⅱ-3**）．NAFL,

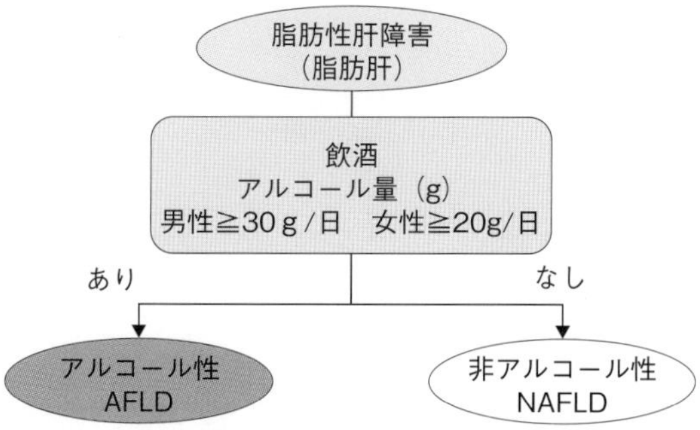

■図Ⅱ-2　脂肪性肝障害の分類

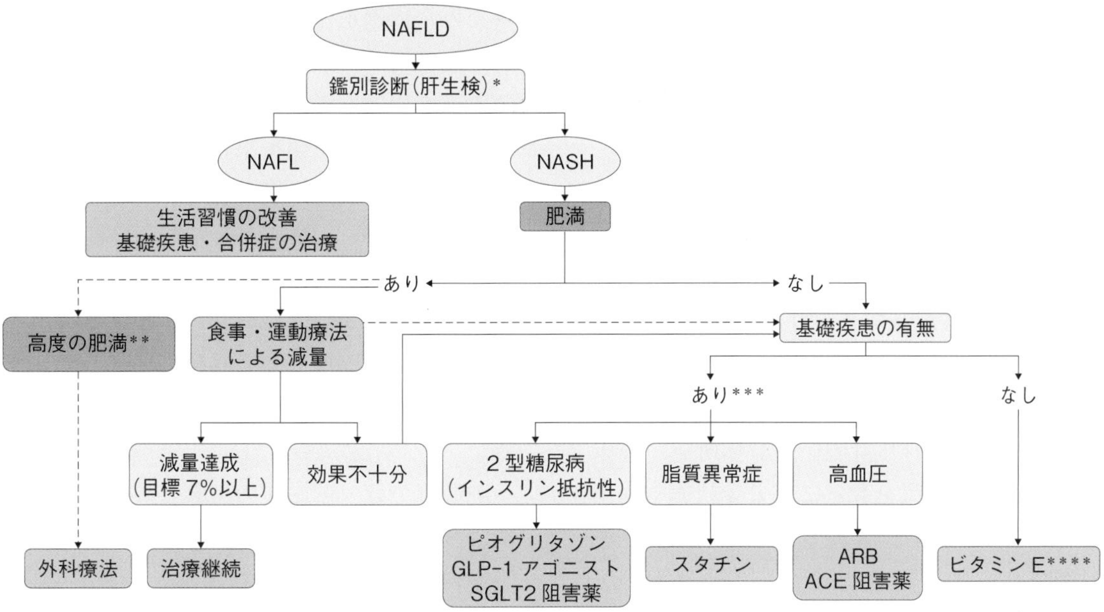

■図Ⅱ-3　NAFLD/NASH 治療フローチャート

*　：肝生検を施行していないが線維化が疑われる NAFLD は NASH の可能性を検討し治療する．
**　：保険適用は，①6 カ月以上の内科的治療が行われているにもかかわらず BMI 35 kg/m^2 以上であること，②糖尿病，高血圧，脂質異常症，睡眠時無呼吸症候群のうち 1 つ以上を有していることと定められている．
***：基礎疾患それぞれに適応の薬剤にビタミン E を適宜追加する．
****：本邦では NAFLD/NASH 治療として保険適用になっていない．
注：各段階において各々の基礎疾患に準じた治療を適宜追加する．

（日本消化器病学会編：NAFLD/NASH 診療ガイドライン 2020（改訂第 2 版），p.xviii，2020，南江堂より）

NASH にかかわらず，肝線維化の進行をともなった場合，肝不全や肝細胞癌に至るリスクが上昇する．

（1）原 因

肝細胞への TG 蓄積量は，増加要因（肝細胞への脂肪酸流入や肝細胞内での TG 合成）と減少要因（肝細胞内での酸化的分解や VLDL としての血中への放出）により規定される．成因は，過剰飲酒，インスリン抵抗性，生活習慣病，脂質代謝異常，内分泌疾患，極度の低栄養，長期の非経口栄養，ステロイドなどの薬物投与など多様である．

（2）一般症状

肝硬変に進行するまで症状や身体所見はほとんどみられない．

（3）栄養アセスメント

血液検査では AST，ALT の軽度上昇（正常値の 2 ～ 4 倍以下）を認めることが多いが，正常な場合もある．インスリン抵抗性や脂質異常症など生活習慣病に関する検査項目を確認する．

NASH では，血清フェリチンや血清鉄の高値を認めることが多い．身長，体重に加えて体内成分分析装置により体脂肪率，脂肪量を測定し，栄養処方の決定やモニタリングに用いる．

NAFLD・NASH とサルコペニアとの関連が報告されているので，筋肉量も評価する．

腹部超音波などの画像検査が施行できない場合や健診受診者を対象として，BMI，腹囲，TG，γGTP より算出する Fatty Liver Index（FLI）は脂肪肝の予測に有用である．

また，年齢，血小板数，AST，ALT から算出する FIB-4 index は，一般診療において肝線維化を予測するツールとして推奨されている．

2 栄養ケアの実際

治療の目標は，肝障害（肝線維化や脂肪化，炎症）の進展予防，併発している肥満，糖尿病，脂質異常症，高血圧症のコントロールである．食事歴，身体計測値，身体所見，臨床検査値などの情報をもとに，栄養状態や病態を総合的に評価し，優先させるリスク因子を見極める．

多くは自覚症状がないため，治療に対する動機づけを行い，栄養食事・運動療法を継続させる．

（1）栄養ケアプラン

NAFLD・NASH の改善にはエネルギー摂取量の適正化を優先する．標準体重あたりエネルギー 30 kcal/kg 程度の低エネルギー食とし，超低エネルギー食は推奨しない．栄養素摂取比率では，炭水化物もしくは脂質が過剰な場合は適正化を図る．炭水化物のエネルギー比率は 50 ～ 60% が妥当であるが，病態に応じて増減を考慮し，極端な炭水化物制限は避ける．精製糖類や果物は少なくし，穀類からの炭水化物の摂取を勧める．脂質はエネルギー比率 20 ～ 25% とし，飽和脂肪酸を控える．NAFLD・NASH に最適なたんぱく質摂取量は明らかではないため，現状維持あるいは病態や併存疾患の栄養管理に応じて，標準体重あたり 0.8 ～ 1.5 g/kg の範囲で調整する．

肥満例では，肥満症の栄養食事・運動療法により，7%の減量達成と維持をめざす．非肥満例は，基礎疾患（糖尿病，脂質異常症，高血圧）に対する治療薬の投与とそれに応じた栄養食事療法を行う（図Ⅱ-3）．

（2）栄養ケアの実施

肥満症（p.125），糖尿病（p.134），脂質異常症（p.157）に準じる．

（3）食品・献立・調理

肥満症（p.125），糖尿病（p.135），脂質異常症（p.158）に準じる．

4 胆石症

1 疾患の概要

胆石症は胆石によって引き起こされる疾患の総称である．体内の成分が結晶化して石のように凝固した物質のうち，脂質の消化液である胆汁の中に生じるものを胆石という．胆汁は肝臓で生成され，胆嚢に一時貯蔵・凝縮される．食事(脂質)を摂取すると，胆嚢が収縮して胆汁が十二指腸に送り出され脂質の消化・吸収に働く．胆石は，胆汁が生成されてから排泄されるまでの経路のいずれにも生じるため，胆石ができた場所により肝内結石，胆嚢結石，総胆管結石に分類される（図Ⅱ-4）．

世界的には，胆石症のリスク因子に年齢，女性，肥満，白人，出産があげられている．日本人の胆石保有率は 5%程度で胆嚢結石が 7 割強，総胆管結石が 1 ～ 2 割，肝内結石が 1 割未満とみられている．

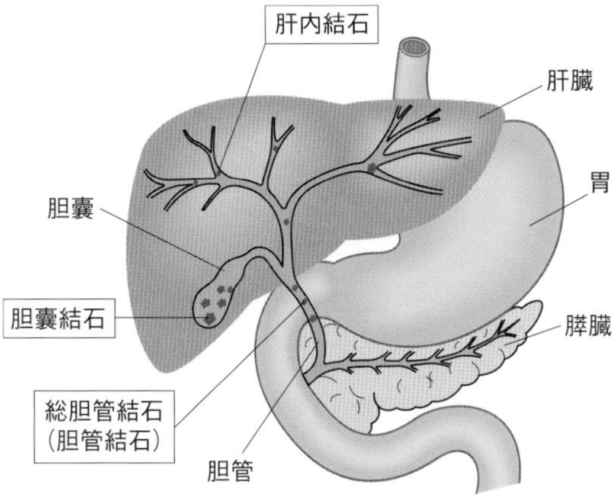

■図Ⅱ-4　胆石の分類

（1）原 因

胆石症の発症原因は，胆石の成因により異なる．

❶コレステロール胆石

コレステロール石は胆嚢で形成される．通常ミセルを形成して胆汁中に溶解しているコレステロールが増加し，飽和状態を超えると結晶化することにより生じる．また，妊娠，肥満，急激な体重減少，糖尿病，完全静脈栄養などにより胆嚢の収縮する機能が低下し，微細な結晶が腸管へ排泄されにくくなることも結石生成の原因となる．

日本人の食習慣が欧米化し，コレステロールや脂質の摂取量が増えたことにより，コレステロール胆石の発症が増加している

❷ビリルビンカルシウム石

ビリルビンカルシウム石の多くは，肝内や胆管内で形成される．胆道が大腸菌などに感染すると，胆汁中のビリルビンがカルシウムと結合して水不溶性のビリルビンカルシウムとなり，胆汁うっ滞により凝結されることで結石になる．

細菌感染が関連するため，発生率にはその国の衛生状態が反映される．一般的には先進国では少なく，日本においては衛生環境の改善にともない発症率は低下してきた．

❸黒色石

黒色石はほとんどが胆嚢で形成され，ビリルビンの重合体を主成分として，無機カルシウム塩や銅をはじめとする金属元素を多く含む．黒色石生成の誘因として，溶血性黄疸，肝硬変症，心弁置換術などとの関連があげられているものの，いまだ明らかになっていない．

（2）一般症状

胆石症の特徴的な症状は腹痛であり，初発症状にはこのほか背部痛，右肩痛，発熱，悪心・嘔吐，黄疸などがあるが，無症状の場合もある．

胆石が胆嚢内にとどまっていたり，小さいまま小腸に排泄されたりする間は無症状であるが，胆石が胆管を塞ぐと激しい痛みを生じる（**図Ⅱ-5**）．通常は，食事摂取により胆嚢が収縮する食後30分後くらいから症状が現れやすい．胆管が完全に閉塞され感染をともなうと，発熱や黄疸を認める．

（3）栄養アセスメント

腹痛などの症状により食事摂取量が減ったり，絶食となったりした場合は，体重や体蛋白の減少を観察する．感染をともなう場合はC反応性蛋白（CRP）が上昇するため，血清アルブミン値による栄養評価には注意が必要である．

胆石症のリスクである肥満，脂質異常症の有無を確認し，体重と体重歴，総コレステロール，中性脂肪の経過を評価する．

胆嚢摘出術を行う場合は，術後に軟便・下痢や排便回数の増加を認めることがあるが，これは消化吸収障害によるものではなく，糞便中の水分量増加によるものであり，術後の経過とともに通常に戻る．

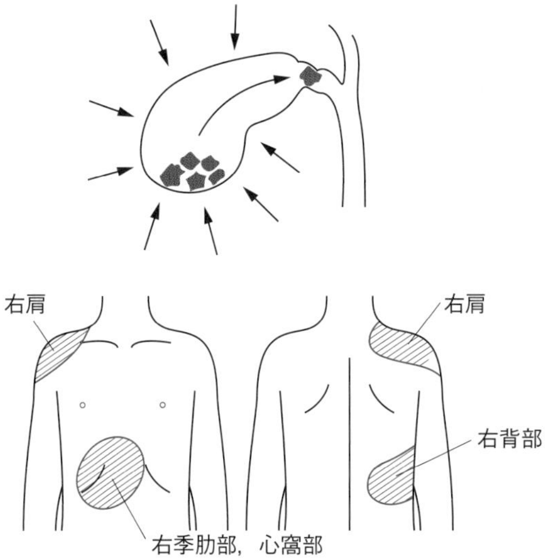

食事（脂肪）
↓
胆囊収縮
↓
胆石の移動
↓
胆石が胆囊の出口に
はまり込んで動かない
↓
胆汁が胆囊から出られない
↓
胆囊が収縮しようとすることによる
痙攣に似たような痛み

■図Ⅱ-5 胆石発作（腹痛など）の理由と痛みを感じる箇所

2 栄養ケアの実際

（1）栄養ケアプラン

胆石の生成や胆石発作のリスクとなる肥満，脂質異常症があれば，適正体重（あるいはその症例なりの目標体重）への減量を目標とした食事・運動療法を行う．急激な減量経験を有する症例では，減量のペースと方法に十分注意する．

無症状で経過を観察する場合は，（結石があるかぎりは）おもに脂質の多量摂取を控え，結石が動いて胆管を塞ぐことで生じる痛みを避ける．胆囊の切除後に，胆汁の貯蔵・濃縮が行われないことによる消化吸収障害はなく，脂質制限は不要である．

（2）栄養ケアの実施

体重歴や身体活動状況を確認し，適正体重と適正な脂質代謝を維持するエネルギーおよび栄養素量を設定する．胆石症に特化した基準はないため，併存疾患がなければ「日本人の食事摂取基準」に準じる．コレステロール胆石による胆囊結石に対しては，その予防や胆石発作回避のため脂質異常症（高LDL血症）の食事療法に準じる．

（3）食品・献立・調理

肥満症（p.125），脂質異常症（p.158）に準じる．

5 膵炎

急性膵炎

1 疾患の概要

急性膵炎とは膵臓の急性炎症で，ほかの臓器にも影響を及ぼすことがある．病態生理学的な分類（間質性浮腫性，壊死性）と，成因による分類（アルコール，胆石，内視鏡検査）があり，さらに感染性か非感染性かに区別される．急性膵炎の発生頻度は，年間10万人

■表Ⅱ-14　急性膵炎発症リスクを 2.5 倍にする酒量の目安

酒種	アルコール度数（度）	エタノール 48 g 相当量（mL）	目安量
ビール	5	1,200	中ジョッキ 2 杯強
日本酒	15	400	2 合強
焼酎	25	240	水割り 3 杯弱
ウイスキー	43	140	ダブル 2 杯
ワイン	14	430	グラス 3 杯
缶チューハイ	5	1200	3 缶強

に 49 人で，男性が女性の約 2 倍であり，重症膵炎の割合は 20％前後を推移している．

（1）原 因

日本国内における急性膵炎の原因としてもっとも多いのは，アルコールと胆石である．飲酒量が増えるほど発症リスクは高くなる．エタノールとしての摂取量が 1 日 48 g 以上の飲酒（**表Ⅱ-14**）でリスクが 2.5 倍になるといわれている．胆石性膵炎は女性と高齢者に多くみられ，5 mm 以下の小さな胆石や胆砂によっても引き起こされる．

そのほか，高中性脂肪（TG）血症，薬剤性，human immunodeficiency virus（HIV），腫瘍性病変などが急性膵炎のリスクにあげられる．

（2）一般症状

急性膵炎のもっとも特徴的な臨床症状・徴候は上腹部の急性腹痛発作と圧痛である．腹痛では心窩部痛が多く（**図Ⅱ-6**），そのほか嘔吐，背部痛，発熱の頻度が高い．

（3）栄養アセスメント

急性膵炎では強い腹痛があり，血中のリパーゼやアミラーゼとともに CRP も上昇する．

急性膵炎の重症化には BMI ≧ 30 kg/m^2

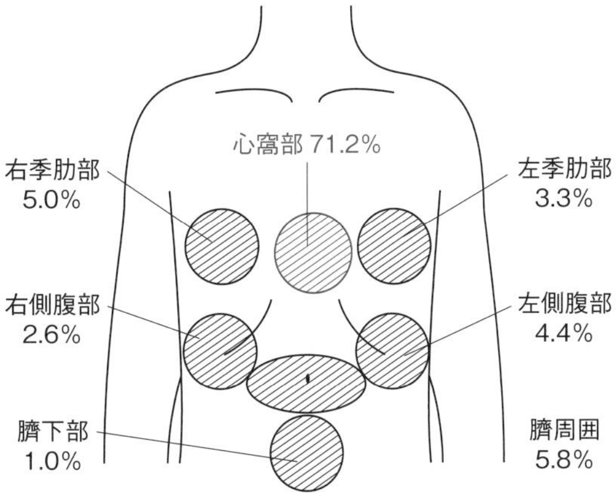

■図Ⅱ-6　急性膵炎初発腹痛の部位別出現頻度

（研究代表者 下瀬川　徹：厚生労働科学研究費補助金難治性疾患等克服研究事業 難治性膵疾患に関する調査研究 平成 23 年度～ 25 年度総合研究報告書，2014．より作成）

の肥満や TG ＞ 1,000 mg/dL の高 TG 血症が影響し，長期的予後には約 40％に糖尿病や耐糖能障害の発症があるため，体重，脂質代謝，糖代謝を評価する．

2 栄養ケアの実際

軽症の膵炎では，早期からの経腸（経口）摂取が可能である．重症膵炎ではエネルギー必要量が増加するため経静脈栄養法により十分なエネルギーおよび栄養素を投与する．

食事開始時期は，腹痛の消失と血中膵酵素（とくにリパーゼ）により決定される．

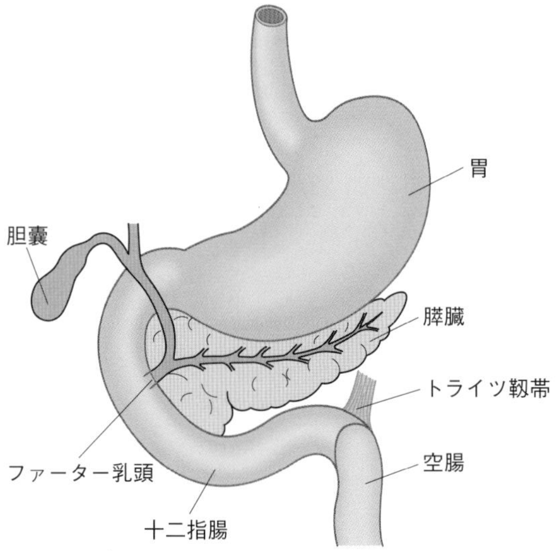

■図Ⅱ-7　トライツ靭帯

（1）栄養ケアプラン

❶必要エネルギー量の設定

「日本人の食事摂取基準」を参考に，患者の適正体重に対応しエネルギー摂取量を設定する．

❷栄養素量の設定

膵臓の安静を保つため，脂質やたんぱく質量を抑え，糖質主体の配分から開始する．統一された基準はないが，約束食事箋における脂質エネルギー比率は数％程度から開始し，段階的に15％程度まで増量している．

❸投与経路の決定

腸管合併症がないかぎりは，経腸（経口）栄養法とする．経腸栄養チューブは，十二指腸と空腸の境目であるトライツ靱帯を越えて空腸まで挿入（**図Ⅱ-7**）することが望ましい．

経口摂取の開始時期は，腹痛が消失していること，CRP が低下していること，食事開始前の血中アミラーゼや血中リパーゼの値が基準範囲上限の 2 倍を下回っていることなどを合わせて評価し，検討する．

❹組成や形態の決定

膵液（消化酵素）の必要性が低いのは成分栄養剤や消化態栄養剤であるが，半消化態栄養剤も含めて，いずれの栄養剤を用いてもさしつかえないことが確認されている．

経口摂取においては，食形態を流動状から固形状に段階的に移行させる．

（2）栄養ケアの実施

患者の病態，病期の評価に基づき，必要なエネルギーおよび各栄養素量を，適正な経路と内容で投与する．また定期的に必要量を充足しているか確認し，不足があれば補充法を検討する．

長期的に脂質制限が継続される場合は，脂溶性ビタミンの不足に留意する．

（3）食品・献立・調理

膵臓を主とした消化管の安静を保つため，脂質量を制限し，易消化に配慮した食品・調理方法とする．献立は，主食である穀類や，いも類，果物類の量に対して，主菜である肉類，魚類，卵類の量が少なくなり，味付けや調理法が単調になりやすい．料理ごとに塩味の濃淡をつけたり，香草や柑橘系の香りを効かせたりして，食べやすいよう工夫を凝らす必要がある．

食品の選択としては，肉，魚の脂質含有量の少ない部位を選び，大豆製品の脂質量にも注意し，卵黄は避ける．乳・乳製品は，使用量を少なくするか低脂肪タイプとする．

調理方法は，蒸す，焼く，煮るを主とする．炎症後で十分な免疫能を備えていない回復期には，生食は控える．

少量のアルコール摂取で膵炎の再発があるため，料理にアルコールを使用する場合は加熱し揮発させる．

経口摂取開始後の安定期の食品選択例は，慢性膵炎の項（p.117，**表Ⅱ-16**）を参照．

■表Ⅱ-15　慢性膵炎診断基準

慢性膵炎の診断項目
①特徴的な画像所見
②特徴的な組織所見
③反復する上腹部痛または背部痛
④血中または尿中膵酵素値の異常
⑤膵外分泌障害
⑥1日60g以上（純エタノール換算）の持続する飲酒歴または膵炎関連遺伝子異常
⑦急性膵炎の既往

慢性膵炎確診：a，bのいずれかが認められる．
a．①または②の確診所見．
b．①または②の準確診所見と，③④⑤のうち2項目以上．
慢性膵炎準確診：
①または②の準確診所見が認められる．
早期慢性膵炎：
③～⑦のいずれか3項目以上と早期慢性膵炎の画像所見が認められる．

注1．他の膵疾患．特に膵癌，膵管内乳頭粘液性腫瘍（IPMN）との鑑別が重要である．
注2．①，②のいずれも認めず，③～⑦のいずれかのみ3項目以上有する症例のうち，早期慢性膵炎に合致する画像所見が確認されず，他の疾患が否定されるものを慢性膵炎疑診例とする．疑診例にはEUSを含む画像診断を行うことが望ましい．
注3．③～⑦のいずれか2項目のみ有し早期慢性膵炎の画像所見を示す症例のうち，他の疾患が否定されるものは早期慢性膵炎疑診例として，注意深い経過観察が必要である．
付記．早期慢性膵炎の実態については，長期予後を追跡する必要がある．
（日本膵臓学会：慢性膵炎臨床診断基準2019．膵臓34：279-281，2019より）

慢性膵炎

1 疾患の概要

慢性膵炎は，膵臓が繰り返し広範囲に炎症を起こし，膵臓内部で実質脱落や線維化（結合組織の異常な増殖）などの変化が生じることで，膵外分泌機能と膵内分泌機能の低下に至る非可逆性の病態である．

表Ⅱ-15に診断基準を示す．

患者数は増加傾向であり，長期生命予後は悪く，平均寿命より10歳以上短命である．

（1）原　因

慢性膵炎の成因は，大きくアルコール性と非アルコール性に分類され，その比率は2：1である．非アルコール性としては特発性膵炎や遺伝性膵炎がある．

（2）一般症状

慢性膵炎の症状は病期により変化し，発症後数年から10年前後の間（代償期）は腹痛が強く，血中膵酵素の上昇をともなうことがある（**図Ⅱ-8**）．

膵外分泌能が障害される非代償期では，自身の膵臓を傷める消化酵素が分泌されないため，腹痛は出現しなくなり，消化吸収障害や下痢などの消化吸収不良症候群と，糖尿病などの膵内分泌障害（糖質代謝障害）が主となる．

（3）栄養アセスメント

慢性膵炎では病期により臨床症状が変化することに留意し，栄養状態の低下を招かないよう定期的に評価する．

代償期には，食事（脂質）による腹痛を避けるため患者が自ら摂取を控えることがある．食事摂取状況（回数，時間など）や食品・

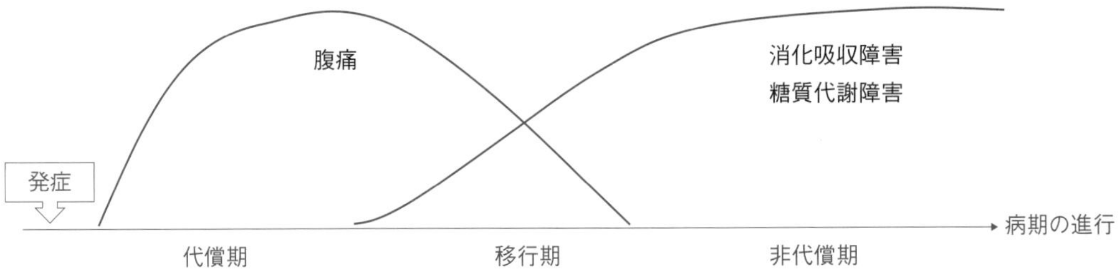

■図Ⅱ-8 慢性膵炎の病期と臨床症状

調理法の選択や摂取量，体重や体脂肪率，除脂肪量や筋肉量などを定期的に評価する．

非代償期には，代償期の評価に加え脂肪便の有無を確認し，血液生化学検査（ヘモグロビン，総コレステロール，アルブミン，脂溶性ビタミンなど）を評価する．

2 栄養ケアの実際

慢性膵炎では，病期により栄養ケアのポイントが変わる．代償期では腹痛の有無により脂質摂取量を調整し，非代償期では消化酵素薬を内服しながら脂質を適正に摂取し，栄養状態の低下を回避する．また，インスリンやグルカゴンの分泌障害による糖代謝障害に配慮する．膵炎の増悪や膵癌予防のために断酒と禁煙をする．

（1）栄養ケアプラン

❶代償期

腹痛がある場合は脂質制限（1 日 30 ～ 35 g）を行う．膵外分泌を刺激するコレシストキニンが分泌されないよう，脂質を 10 g 未満に抑えるか，中鎖脂肪酸を用いると食後の疼痛を軽減できる．脂質制限が長期化する場合は，脂溶性ビタミンの不足のないようにし，ビタミンD不足による骨形成不全の予防のため，易消化の乳製品を摂取する．また，糖質主体の食事で必要エネルギー量を十分摂取できない場合は，消化態栄養剤や成分栄養剤で補充する．

❷非代償期

消化吸収障害による便中へのエネルギーや脂質の喪失，膵性糖尿病による尿中へのエネルギー喪失があるため，消化酵素薬の投与などの薬物療法と併せて適正な脂質（1 日 40 ～ 60 g）を摂取する．

膵性糖尿病に対しては，血糖管理に配慮した食事量，栄養素バランス，食事回数とし，消化酵素薬の内服と併せて脂質も適宜摂取する．

❸アルコール

アルコールはセクレチンの分泌を刺激する．セクレチンは膵液量を増加させることで膵管内圧を上昇させ，上腹部痛を誘発する．また，飲酒による膵炎発作（急性増悪）の繰り返しは慢性膵炎を進展させる．

慢性膵炎の進行抑制には一定期間の禁酒ではなく，断酒が必要である．

❹喫 煙

禁煙の指導が重要である．たばこに含まれるニコチンは，カテコールアミンの分泌を刺激し，膵外分泌を阻害して膵細胞を障害する．また，膵の自己消化に対する保護作用を減弱させ，慢性膵炎の進行を早め，膵癌発症のリスクとなる．

■表Ⅱ-16　食品選択の例

料理区分	食品群	摂取しやすい食品の例	控えたほうがよい食品の例 （食物繊維，脂質が多い）
主　食	穀　類	精白米，うどん，食パン	玄米，中華めん，デニッシュ
主　菜	肉　類	皮を除いた鶏肉，赤身肉	ばら肉，ひき肉，ベーコン
	魚　類	白身：かれい，たら，あじ，たい	まぐろ（とろ），うなぎ， 青背：いわし，さば，さんま
	卵　類	卵白，希釈した全卵（茶碗蒸し，だし巻き卵）	卵黄
	豆　類	豆腐，ひきわり納豆	がんもどき，厚揚げ
副　菜	いも類	さといも、じゃがいも	こんにゃく
	野菜類	だいこん，にんじん，はくさい， きゃべつ，葉物野菜の葉先	ごぼう，たけのこ，もやし，にら
	きのこ		しいたけ，しめじ，えのき，
	海藻類		こんぶ，わかめ，ひじき
デザート等	果物類	バナナ，りんご，もも	パインアップル，ドライマンゴー，レーズン
	乳製品	低脂肪牛乳，脱脂粉乳，ヨーグルト	生クリーム，特濃牛乳，アイスクリーム
嗜好品	菓子類	まんじゅう，カステラ，あめ，ゼリー	ケーキ，クッキー，チョコレート， スナック菓子
	飲料類	野菜ジュース，果汁のジュース， 麦茶，ほうじ茶	コーヒー，紅茶， サイダー，コーラ

（2）栄養ケアの実施

いずれの病期にも共通する食事療法の基本は，①断酒，②脂質制限～調整，③易消化の食事内容，④規則的で栄養素バランスのよい食事摂取である．

アルコール性慢性膵炎では断酒を支援する．

（3）食品・献立・調理

厳格な脂質制限が必要な時期は，急性膵炎発症後の食事に準じる（p.114 参照）．

❶食事に使用する食品

主食，主菜，副菜を整え，各食品群より脂質，食物繊維が多くない食品を選択する（**表Ⅱ-16**）．食物繊維が多い食品は腸粘膜を刺激し，腸内細菌による発酵を受けて下痢を誘発するため，過度な摂取を避ける．また，香辛料，炭酸飲料，コーヒーや紅茶などのカフェインを含む飲料は，膵外分泌を促すため控える．

❷栄養補助食品

食事で十分なエネルギー・栄養素を摂取できていない場合は，成分栄養剤や消化態栄養剤を併用する．

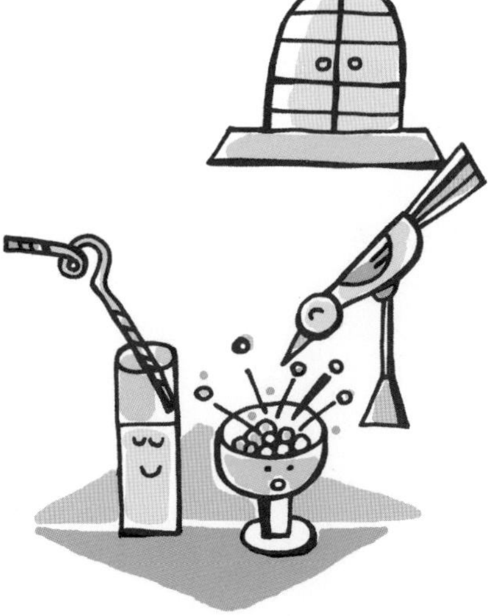

Ⅲ 内分泌・代謝疾患

学習のねらい

- 本章では，肥満症，糖尿病，高尿酸血症，甲状腺機能低下症・亢進症，先天性代謝異常症を取り上げた．各疾患の概要，診断基準や臨床検査項目と栄養ケアを関連づけて理解する．
- 肥満症，糖尿病，高尿酸血症では，とくにエネルギーコントロールへの具体的な栄養ケアの技術を身につける．
- 甲状腺機能低下症・亢進症では，代謝状態と関連して栄養アセスメントを理解する．
- 先天性代謝異常症では，栄養ケアプランにあたってのスクリーニングの重要性を理解し，代謝異常の診断による具体的な栄養ケアの技能を身につける．

1 肥満症

1 疾患の概要

肥満とは，医学的に「体内における脂肪細胞が過剰に蓄積した状態」と表現される．日本肥満学会による診断基準では，BMI（body mass index）が「25 kg/m^2」を超えた場合に肥満と診断し，さらに「肥満に起因する健康障害があるか，臨床的にその発症が予測され，医学的に減量を必要とする病態」と定義して，「肥満症」としての疾患概念を確立している．診断基準は（**図Ⅲ-1**）に示す．

肥満の合併症は，内臓脂肪の蓄積と強く関連するとされ，とくにメタボリックシンドロームが冠動脈疾患の高リスク群として，重要視されている．

メタボリックシンドロームは，肥満（内臓脂肪蓄積）とインスリン抵抗性という共通の病態を基盤として，高血圧，脂質異常，高血糖が重積し，虚血性心疾患や脳血管疾患の発症が増大する疾患群である．**表Ⅲ-1** に診断基準を示す．

すなわち，肥満は過剰な体脂肪蓄積を表す“状態”であるのに対して，内臓脂肪型肥満では健康障害の有無にかかわらず，肥満症と診断し，とくに，糖尿病，脂質代謝異常，高血圧などを含む疾病群を集積しやすく，動脈硬化性疾患が頻発するとされている．

肥満症の治療は脂肪細胞の質的異常ないし量的異常に分類され，当面の実行可能な目標体重を設定し，これを評価基準として行動療法を活用し，食事と運動療法，場合によっては薬物療法が処方され，３カ月を目安に各治療成果を評価する．

（1）原 因

肥満は，おもに環境因子と遺伝因子の相互作用によって発症するとされている．また，肥満には病態不明の単純性肥満と，肥満をもたらす基礎疾患がある症候性肥満の２つがあるが，大部分（90〜95％）は単純性肥満とされている．

単純性肥満の原因とされているものには，①過食と運動不足，②摂食パターン，③体質（熱産生の低下），④遺伝因子，⑤精神的因子などがある．

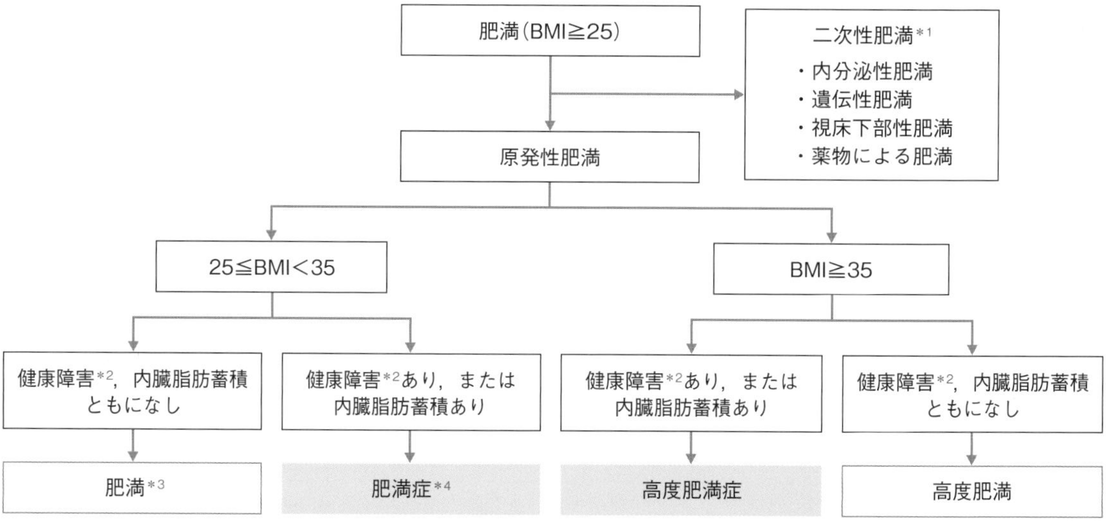

■図Ⅲ-1 肥満症診断のフローチャート

*1 常に念頭において診療する，*2 耐糖能障害（2 型糖尿病・耐糖能異常など），脂質異常症，高血圧，高尿酸血症・痛風，冠動脈疾患，脳梗塞・一過性脳虚血発作，非アルコール性脂肪性肝疾患，月経異常・女性不妊，閉塞性睡眠時無呼吸症候群・肥満低換気症候群，運動器疾患（変形性関節症：膝関節・股関節・手指関節，変形性脊椎症），肥満関連腎臓病，*3 BMI ≧ 25 の肥満のうち，高度ではない肥満，*4 BMI ≧ 25 の肥満のうち，高度ではない肥満症.

（日本肥満学会：肥満症診療ガイドライン 2022．ライフサイエンス出版，2022 より）

■表Ⅲ-1 メタボリックシンドロームの診断基準

腹腔内脂肪蓄積	ウエスト周囲長	男性≧ 85 cm 女性≧ 90 cm
（内臓脂肪面積 男女とも≧ 100 cm^2 に相当）		
上記に加え以下のいずれか２項目以上（男女とも）		
高中性脂肪血症 低 HDL コレステロール血症	かつ / または	≧ 150 mg/dL ＜ 40 mg/dL
収縮期血圧 拡張期血圧	かつ / または	≧ 130 mmHg ≧ 85 mmHg
空腹時高血糖		≧ 110 mg/dL

・CT スキャンなどで内臓脂肪量測定を行うことが望ましい.
・ウエスト周囲長は立位，軽呼気時，臍レベルで測定する．脂肪蓄積が著明で臍が下方に偏位している場合は，肋骨弓下縁と前腸骨稜上線の中点の高さで測定する.
・メタボリックシンドロームと診断された場合，糖負荷試験がすすめられるが，診断には必須ではない.
・高中性脂肪血症，低 HDL コレステロール血症，高血圧，糖尿病に対する薬剤治療を受けている場合は，それぞれの項目に含める.

（メタボリックシンドローム診断基準検討委員会：日本内科学会誌 2005；94：188 より一部改変）

❶過食と運動不足

過食の原因としては，視床下部満腹中枢の障害や高インスリン血症による摂食中枢の刺激などが考えられている．とくに運動不足は，消費エネルギー量の低下によって体脂肪率が増加し，インスリン抵抗性とともにインスリンの過剰分泌となり肥満が促進されると考えられている.

❷摂食パターン

1日の食事量は同じであっても，少量頻回食に比べて，1回で多量摂取を行う摂食パターンのほうが肥満しやすいとされ，とくに夜間の集中的な食事摂取が脂肪蓄積につながるとされている.

さらに，よく噛むことにより熱産生（DIT: dietary-induced theromogenesis，食事誘導性熱産生）が亢進するとの報告もあり，高糖質食に比べて，高脂質食ではDITが低下するとされている．すなわち，摂食パターンの管理が重要である．

❸体質（熱産生の低下）

食直後に起こるDITにより，エネルギー消費が増大することがわかっているが，肥満者ではDITが低く，やせた者では高いとの報告がある．

❹遺伝因子

両親が肥満の場合，子どもの60～80％に肥満がみられるといわれており，遺伝因子として，単一遺伝子異常（レプチンなど）によるものと，肥満関連遺伝子（β_3アドレナリン受容体のTrp64 Arg多型など）によるものがあるとされ，注目されている．

ただし，遺伝因子は重要ではあるが，環境因子や生活習慣の影響のほうが強いとも考えられている．

❺精神的因子

欲求不満，悩み，悲しみ，ストレスなど逃避手段としての過食が肥満の原因とされている．

（2）一般症状

肥満にともなう症状は，体脂肪の蓄積に起因するものであるが，脂肪細胞の量的異常によるものと，脂肪細胞の質的異常によるものに大別され対応も異なる．

（3）栄養アセスメント

❶体重歴

最高体重，最低体重，20歳ごろの体重を確認．いつごろから肥満となり，ここ数年の体重変動，これまでに行った減量法とその効果なども確認する．

❷肥満の程度

身長，体重，体脂肪率（量），骨格筋量，体水分量，ウエスト周囲長，基礎代謝量などを測定する．必要に応じて呼気ガス分析なども実施し，おもな代謝栄養成分の分析結果から減量効果を予測・判定することが必要となる．

❸合併症の有無

肥満では，前述したように循環器系疾患，とくに冠動脈疾患の危険因子の最大要因とされ，2型糖尿病・耐糖能障害，高血圧，脂質代謝異常，高尿酸血症・痛風，肝機能障害・脂肪肝，脳梗塞，骨・関節疾患，肥満関連腎臓病，睡眠時無呼吸症候群，月経異常などを高頻度に合併する．しかし，エネルギーコントロールを中心とした食事療法により比較的すみやかに改善することを経験する．

❹生活歴

運動習慣の有無・程度，睡眠時間やパターン，余暇の過ごし方などを確認し，たとえば禁煙などによる口さびしさからの摂食行動の変化などについても確認を行う．

❺食習慣

3食の摂取状況（朝食抜きなど），間食・アルコール（飲料）摂取の有無・量などの確認を行い，早食い，帰宅時間が遅いことによる夜食傾向など多くの問題行動についても確認を行う．

❻社会関係

職業，家族関係，家計など食事に影響のある項目を確認し，治療上必要となる栄養補助食品などが活用できる状態にあるかも確認する．一方的で押しつけ的な提案にならないように注意する必要がある．

❼心理，認知

本人のボディイメージに誤認はないか，空腹感・満腹感の認知ができるか，心因性摂食行動異常の有無，自己決定能力，自己効力感などの確認がきわめて重要となる．

（4）肥満の判定

●体脂肪量による判定

①**体密度法**（水中体重法）：水中で計測した体重比から体脂肪量を測定するものであるが，一般的でなく，極度肥満症の患者には使用できないことが多い．

②**超音波検査法**

③**生体インピーダンス法**（BIA 法：bioelectrical impedance analysis）：もっとも簡便で DEXA 法との整合性が評価されている機種もあり，機種によっては骨格筋量や体水分量なども評価できるものもある．

④**皮脂厚計による方法**：上腕背側中央部および肩甲骨下内縁の 2 点の加算値が男性では 35 mm 以上，女性では 45 mm 以上を肥満と判断しているが，測定者による誤差も大きく継時的な観察が必要となる．

（5）肥満症の治療（行動療法）

肥満症治療において，種々知識の情報提供を行うことは治療手段として重要な項目となるが，なかなか問題行動の改善に至らないことが多いのも事実である．頭ではその必要性が理解できても，実行に移すことができなかったり，修復行動を長続きさせることができないなど，行動変容がともなわない患者が多い．また，肥満症の治療成績を悪化させる最大の原因は，減量後に頻発するリバウンドであり，行動療法はこの対策として優れた効果を発揮するとされている（**図Ⅲ-2**）．

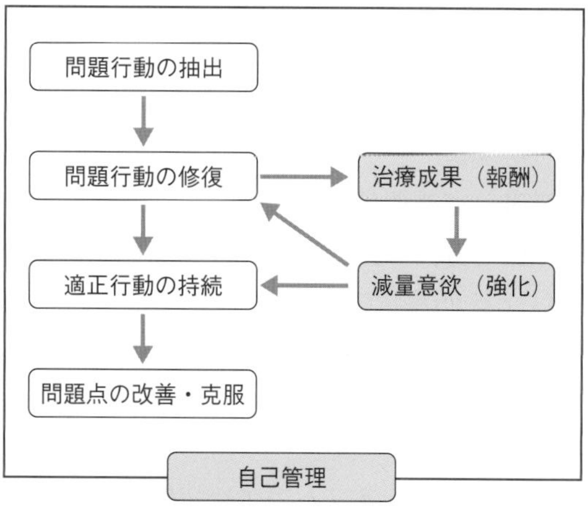

■図Ⅲ-2　行動療法の概要（日本肥満学会，編：肥満症診療ガイドライン 2016，ライフサイエンス出版，2016 より）

行動療法は，問診などによる「問題行動の気づき」からはじまり，「問題行動の修復」により患者への報酬が発生し，減量意欲が高まることにより「適正行動の持続」から「問題点の克服」が行われる．この段階を踏むことにより，リバウンドを回避することができる．

行動療法としてのグラフ化体重日記（例）を**図Ⅲ-3** に示す．

また，身体計測により，体脂肪量や骨格筋量，体水分量を把握し，患者へ客観的データとして提示し，経時的変化を示すことは，非常に有効な治療手段となる．

運動療法は，メディカルチェック後に実施する．運動は有酸素運動とし，強度，頻度を具体的に処方する（3〜4 メッツ）（**表Ⅲ-2**）．

2 栄養ケアの実際

「肥満症診療ガイドライン 2022」では，肥満症の治療目的は体重減少にある．この減量によって，疾病の発症を防止，病態の改善ないしは再発を防止できる治療を対象とし，内臓脂肪を標的とした治療に重点を置くこととしている．栄養ケアにおいてもこの点に配慮する必要がある．

栄養ケアは肥満症の治療において，もっとも重要な管理ポイントとなる．実際的な栄養ケア指針は，肥満のレベルに応じて管理レベ

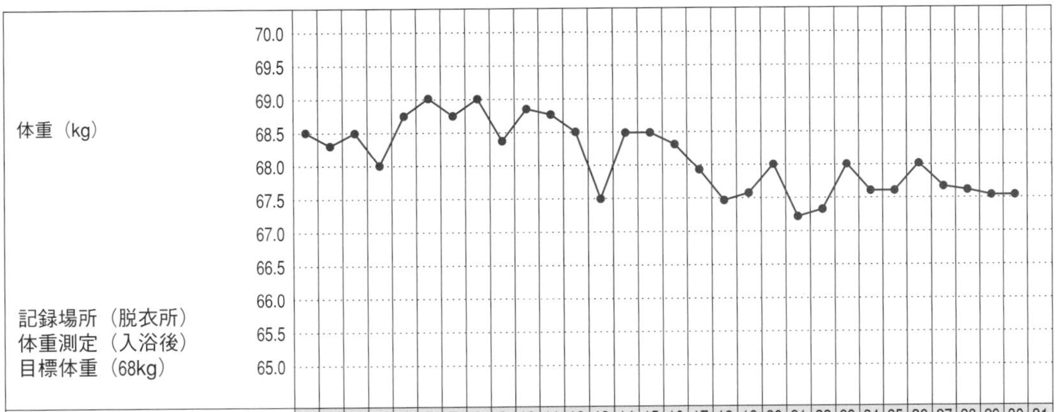

目標　自分の休日に○印→	1水	2木	3金	4土	5㊐	6月	7火	8水	9木	10金	11㊏	12㊐	13月	14火	15水	16木
規則的に食べる	○	○	○	○	×	○	△	○	×	△	△	○	△	○	○	○
タバコを吸わない	×	○	○	○	○	×	×	×	○	○	○	×	○	○	×	△
麺類の汁は残す	△	○	○	○	○	○	○	○	○	○	○	○	○	○	○	○
よく噛んで食べる	○	○	○	○	△	○	○	○	○	○	○	○	○	○	○	○
アルコールは控えめに	×	○	△	△	△	×	△	×	△	×	○	×	○	○	×	○
朝に運動をする	○	×	○	○	○	×	×	×	×	×	×	◎	×	○	○	×
会社では階段を利用する	○	○	×	×	×	×	×	×	×	×	×	×	×	×	×	×
生活メモ	夜の外食で飲み過ぎる	二日酔いのため朝の運動は×		仕事は午後、朝一時間散歩	朝、ゴルフの練習	仕事で上京、夜マージャン	睡眠不足	食べ方がゆっくりになったと実感できる	二日酔い	会社の帰りに飲む。休日前は気がゆるむ	同窓会で会食	朝ウォーキングとゴルフ練習		誘いを断わって飲まずに帰る		二日酔い

目標　自分の休日に○印→	17金	18土	19㊐	20月	21火	22水	23木	24金	25㊏	26㊐	27月	28火	29水	30木	31金
規則的に食べる	○	○	○	○	○	△	×	○	○	△	○	○	○	△	
タバコを吸わない	○	△	○	○	△	○	○	○	○	○	△	○	×	○	
麺類の汁は残す	○	○	○	○	○	○	○	○	○	○	○	○	○	○	
よく噛んで食べる	○	○	○	○	○	○	○	○	○	○	○	○	○	○	
アルコールは控えめに	○	△	○	○	△	○	△	○	○	○	×	○	×	○	
朝に運動をする	△	△	○	○	○	×	×	○	○	○	×	○	○	×	
会社では階段を利用する	×	×	×	○	○	×	×	◎	×	×	×	○	○	×	
生活メモ	会社ではエレベーターを使ってしまう	親睦ゴルフ、疲れる	朝のウォーキングが気持ちよい	目標がすべて実行できた一日		一泊で佐渡へ	やはり食事が不規則に	会社で十階まで歩いて往復	家族で買い物に出かける	朝寝坊する。起きてから散歩		夜、外食、少し食べ過ぎる	朝ウォーキング、夜飲み過ぎる	二日酔い。かぜ気味	

ストレスメモ・その他　　＊今月の達成感（率）＿＿＿％

■図Ⅲ-3　グラフ化体重日記（例）

（足達淑子：臨床栄養別冊・栄養指導のための行動療法入門，p.93，1998 より）

■表Ⅲ-2　3〜4 メッツの運動と生活活動

メッツ	運動内容	1 エクササイズに相当する時間	メッツ	生活活動内容	1 エクササイズに相当する時間
3.0	自転車エルゴメーター（50 ワット），ウェイトトレーニング（軽・中等度）	20 分	3.0	普通歩行，釣り，屋内の掃除，階段を下りる，子どもの世話（立位）	20 分
3.5	体操（家で，軽・中等度），ゴルフ	18 分	3.3	通勤時などの歩行，カーペット掃き，フロア掃き	18 分
3.8	やや速歩	16 分	3.5	モップ，掃除機，軽い荷物運び	17 分
4.0	速歩，水中運動，太極拳	15 分	3.8	やや速歩，床磨き，風呂掃除	16 分

■表Ⅲ-3 肥満の食事療法の種類

	食事制限療法	低エネルギー療法	超低エネルギー療法
エネルギー量 (kg IBW/日)	20～30 kcal	10～20 kcal	10 kcal 以下
1日あたり	1,200～1,800 kcal	600～1,200 kcal	600 kcal 以下
体重減少効果	小さい，緩徐		大きい，急速
長期的治療	可能	可能	困難
治療方法	外来	おもに外来	おもに入院
栄養素バランス	容易	やや困難	困難，たんぱく質確保
副作用	なし	ほとんどなし	多い
リバウンド	比較的少ない	しやすい	多い

ルは異なるが，摂取エネルギー量の適正化は，全例において共通に実施されるものである．

（1）栄養ケアプラン

❶エネルギー

エネルギーバランスが負になるように管理することにより，ホルモン感受性リパーゼが活性化され，脂肪細胞での脂肪分解が促進し減量に寄与する．目安として，3～6カ月間に体重を3%以上減少させるには，少なくとも1日200 kcal以上，消費エネルギーよりも摂取エネルギーが少ない指示量を設定する必要がある．また，各種栄養素については，不足することのないように注意が必要である．

一般的な食事療法の基本には3種類あり，食事制限療法，低エネルギー療法（LCD：low calorie diet）と超低エネルギー療法（VLCD：very low calorie diet）に分類され，患者の状態に応じて選択される（**表Ⅲ-3**）．

❷炭水化物

炭水化物は，中性脂肪に合成される点と食後高血糖となる点において，重要な管理ポイントとなる．とくに低炭水化物食において，血糖値の低下作用，インスリン分泌低下，中性脂肪の低下，HDL-Cの上昇傾向がみられ，内臓脂肪の減少もより高度であったとの報告もあるが，日本肥満学会では，維持食として，たんぱく質15～20%，脂質20～25%，炭水化物50～60%を推奨している．

❸たんぱく質

たんぱく質摂取量は，標準体重1 kgあたり1.0～1.2 g/日が必要であり，とくに，たんぱく質量の不足は体蛋白崩壊を招き，貧血，無月経，骨粗鬆症などが生じる．

❹脂 質

脂質摂取量は，摂取エネルギー量の20～25%程度に管理し，とくに過剰摂取には注意が必要であるが，脂溶性ビタミン（A・D・E）の吸収を考慮して，動物性，植物性，魚介類からの摂取割合を適正に維持する．また，EPAなどのn-3系多価不飽和脂肪酸はインスリン抵抗性を改善させるとの報告もあり，脂肪酸組成にも注意を払う必要がある．

❺ビタミン・ミネラル

エネルギー摂取量を制限した場合，ビタミン・ミネラルの摂取不足が危惧されている．とくに，カルシウム，鉄，銅，マンガン，マグネシウムなどが大切とされ，緑黄色野菜からの摂取が推奨されている．

❻食 塩

食塩は食欲を亢進するため，6～8 g/日程度の管理が必要となる．とくに，脂質管理を目的とした和食をすすめた場合，食塩摂取量が多くなることにも注意が必要である．

■表Ⅲ-4 肥満症の食品構成（例） （単位：g）

食品群	肥満 600 kcal ①	肥満 600 kcal ②	肥満 1,000 kcal
穀 類	100	100	230
魚介類	60	60	80
肉 類	50	50	70
卵 類	15	15	20
乳 類	100	100	低脂肪 200
いも類	10	10	10
豆 類	30	30	35
野菜類 緑黄色野菜類	100	100	100
その他の野菜類	230	230	230
果実類	50	2	50
海藻類	2	2	2
油脂類	0.5	0.5	0.5
砂糖類	8	8	8
その他の調味料	50	50	50
治療用食品	0	60	0
エネルギー（kcal）	600	600	1,000
たんぱく質（g）	40	40	60
脂質（g）	15	15	20
炭水化物（g）	75	85	150

（2）栄養ケアの実施

食習慣の改善ポイントを以下に示す．

①3食規則正しく，夕食は少なめにする．

②早食いの習慣を改善し，ゆっくりよく噛んで食事を行う．

③長期間，継続して実施できるような内容を考える．

④リバウンドを視野に入れ，極端に厳しい制限には注意が必要である．

低エネルギー療法の食品構成の3例を**表Ⅲ-4**に示す．600 kcal ②には微量栄養素を補うため，メイバランス® ビタミンゼリーを使用している．

（3）食品・献立・調理

❶食品選択の要点

①空腹感を訴える患者が多いことから，野菜類，海藻類，きのこ類，こんにゃくなどを積極的に摂取する（見た目のボリューム感と低エネルギー食品としての位置づけを考慮）．

②炭水化物や脂質の多い食品は，血糖値の急激な変動に起因するため，使用を控える．

③献立に使用する食材は種類を多くし，皿数を増やすことにより満足感を確保する．

④食塩含有量の多い食品は控える．

❷献立の要点

①献立は3食の配分を均等にすることを検討し，とくに夕食にエネルギーなどが偏らないように注意する．

②各食品の使用量については，できるだけ計量を心がけ，外食時などでの目分量を養う努力は，将来的に重要なポイントとなる．

❸調理の要点

エネルギーコントロールを考えた場合，調理方法とエネルギー量の関係を理解することが重要なポイントとなる．

①油を使用する献立を控え，焼き物（焼きなす，ホイル焼きなど），和え物（わさび和え，梅肉和えなど），お浸し，蒸し物，煮物を活用して摂取エネルギーのコントロールを行う

(表Ⅲ-5).

②汁物を多くして，満足感を出す工夫が必要である．スープ煮，雑炊，鍋物などの水分の量を多くみせる工夫を行う．生野菜では切り方を大きくすることにより，量を多くみせる工夫が必要．

③味付けのポイントとしては，薄味を基本に，だしを活用した味付けにする．

❹治療用食品の活用

エネルギーコントロールを目的とした治療用食品が数多く販売されており，必要に応じて活用する．

①**低エネルギー甘味料**：現在市販されている甘味料は，糖質甘味料（砂糖，でんぷん糖，オリゴ糖，糖アルコール，はちみつ）と非糖質甘味料（合成甘味料と天然甘味料）に分類される．低エネルギーなものとしてオリゴ糖やソルビトール，マルチトール，キシリトール，エリスリトールなどの糖アルコールが有名である．

②**食物繊維由来の食品**：こんにゃくマンナンやペクチンなどの食物繊維を活用した食品が有名である．

③**低エネルギー食品**：エネルギーを控えたマヨネーズ，ドレッシング，マーガリンなどがある．低エネルギー商品・食品一覧を**表Ⅲ-6**に示す．

治療用食品はあくまでも食事療法の補助として活用することを指導すべきである．

低エネルギー療法の献立例を**表Ⅲ-7～9**に示す．600 kcal ②の献立には，12種類のビタミンと鉄，亜鉛などのミネラルを摂取できる微量栄養素補食を用いている．

■表Ⅲ-5　調理法とエネルギーの関係

調理法	肉料理	魚料理	野菜	エネルギー	脂質
生		刺し身	生野菜	低	少
ゆでる（蒸す）	しゃぶしゃぶ			↓	↓
焼く	ステーキ	ホイル焼き			
煮る	シチュー	煮魚	煮物		
炒める	肉炒め	ソテー	野菜炒め		
揚げる	とんかつ	フライ	天ぷら	高	多

・油を使わない，ゆでる，蒸す調理法を優先する．
・焼き方は網焼きやホイル焼きがよい．
・炒めにはフッ素樹脂加工のフライパンを用い，油は最小限に用いる．
・揚げ物の衣は薄くする．

（4）行動療法による栄養ケア

肥満症患者への行動療法は，治療のコンプライアンスの向上や減量の長期維持に不可欠と考えられている．

行動療法では，言語や運動をともなう「行為」だけではなく，不安や怒り，悲しみや憂鬱などの「感情」や，状況や物事の受け止め方や考え方などの「認知・思考」も「行動」とみなす．とくに，減量を目的とした場合には，①問診や面接によって行動分析と評価を行い，②具体的な目標行動を選択し，③目標行動と食事，体重などのセルフモニタリングを行いながら，④目標が実行しやすいようにさまざまな行動技法を用いることになる．さらに，行動変容においては，肥満症患者のパーソナリティーを理解する必要もある．

行動技法には以下の方法がある．

ⅰ目標設定（goal setting）

ⅱセルフモニタリング（self-monitoring）

ⅲ刺激統制法（stimulus control）

ⅳ随伴性の管理（contingency management）

ⅴ反応妨害（response prevention）

肥満症治療における行動療法は，コンプライアンスの向上や減量効果の長期維持には不可欠と考えられており，糖尿病や高血圧，脂質異常症などの生活習慣の改善にも共通して活用できる．

■表Ⅲ-6　低エネルギー商品・食品一覧表

	商品・食品名		エネルギー（kcal）	たんぱく質（g）	脂質（g）	炭水化物（g）	食塩（g）	特徴
マヨネーズ	キユーピーハーフ	15gあたり	49	0.4	5.1	0.3	0.4	エネルギーはマヨネーズの1/2．マヨネーズの脂質含量を半分以下にした
	キユーピーライト	15gあたり	20	0.4	1.5	0.9	0.5	エネルギーはマヨネーズの1/5．食用油の量を従来のマヨネーズ20%未満に抑えることにより，エネルギーを80%低減
	キユーピーゼロノンコレステロール	15gあたり	50	0.3	5.2	0.4	0.4	コレステロールが0．エネルギーはマヨネーズの1/2，独自の製法により卵黄からコレステロールをカットした
	キユーピーディフェ	15gあたり	48	0.3	5.0	0.5	0.4	植物ステロールを配合．エネルギー50%オフ
	ピュアセレクトコクうま65%カロリーカット	15gあたり	36	0.5	3.5	0.5	0.7	エネルギー65%カット．マヨネーズの脂質含量をおよそ1/3にした
	マヨネーズ・卵黄型*	15gあたり	100	0.3	10.9	0.1	0.3	
	マヨネーズ・全卵型*	15gあたり	100	0.2	10.9	0.3	0.3	
ジャム	マービー低カロリージャム（いちご）	13gあたり	20	0	0	8.6	0	砂糖無添加．砂糖使用商品と比べてエネルギーが15～40%低減
	ジャネフ低カロリージャム（いちご）	14gあたり	16	0	0	6.9	0	砂糖無添加
	アヲハタカロリーハーフ（いちご）	20gあたり	15	0.1	0	8.2	0	砂糖無添加
	いちごジャム（高糖度）*	10gあたり	25	0	0	6.2	0	
カレールウ	プライムジャワカレー中辛（カロリー50%オフ）	1皿分 14gあたり	51	1.0	1.7	8.7	2.1	既存ジャワカレーと比べてエネルギーは50%低減
	プライムバーモントカレー中辛（カロリー50%オフ）	1皿分 12.9gあたり	47	0.8	1.7	7.9	2.0	既存バーモントカレーと比べてエネルギーは50%低減
	カレールウ*	1皿分 18gあたり	85	1.0	5.9	6.3	1.9	
マーガリン	雪印　ネオソフトハーフ	10gあたり	36	0.2	3.9	0	0.1	脂質はマーガリンの1/2
	明治オフスタイル	10gあたり	27	0	2.4	2.7	0.2	水溶性食物繊維を使用し，1食分10g食物繊維2.3g摂取，脂質は70%低減
	ソフトタイプマーガリン*	10gあたり	72	0	7.9	0.1	0.1	
ドレッシング	ジャネフノンオイルドレッシング減塩ごま	10.5gあたり	4	0.1	0.2	0.6	0.3	エネルギーと塩分50%減
	ジャネフノンオイルドレッシング減塩フレンチ	10.3gあたり	2	0	0	0.5	0.3	低エネルギー，塩分50%減
	ジャネフノンオイルドレッシング減塩サウザン	10.6gあたり	3	0.1	0	0.8	0.3	低エネルギー，塩分50%減
	サウザンアイランドドレッシング*	10gあたり	39	0	3.8	1.2	0.3	

（*文部科学省：日本食品標準成分表2020年版〈八訂〉より）

■表Ⅲ-7 肥満症（600 kcal）の献立（例）①

	献立名	食品名	分量（g）
朝食	パン	食パン	30
	ツナサラダ	キャベツ（ゆで）	60
		きゅうり	10
		まぐろフレーク缶（油漬，ライト）	20
		リーフレタス	10
	牛乳	低脂肪牛乳	150
昼食	ちらしずし	米飯	50
		酢	7
		砂糖	3
		塩	0.3
		凍り豆腐	0.7
		にんじん	2
		しいたけ（乾）	0.2
		しょうゆ（薄口）	2.5
		みりん	1
		えび	30
		鶏卵	15
		油	0.1
		グリンピース	5
		しょうが（甘酢漬）	10
	すまし汁	たい（ちだい）	20
		かつお・昆布だし	100
		しょうゆ（薄口）	2
		塩	0.2
		酒	2
		根みつば	3
	ほうれんそうの和えもの	ほうれんそう	60
		湯葉（干）	2
		しょうゆ	3
		みりん	1
	ひじきと大豆のサラダ	ひじき	2
		大豆水煮	20
		ノンオイル減塩青じそドレッシング	10
夕食	ご飯	米飯	50
	豚肉しょうが焼き	豚赤身スライス	50
		しょうゆ	3
		酒	1
		みりん	1
		土しょうが	1
		油	0.5
	野菜の蒸炒め	たまねぎ	30
		赤パプリカ	10
		さやいんげん	30
		塩	0.6
		こしょう	少々
	ゆずはくさい	はくさい	60
		ゆず果皮	1
		塩	0.3

エネルギー 613 kcal　炭水化物 74.9 g
たんぱく質 35.1 g　食　塩 4.8 g
脂　質 15.1 g

■表Ⅲ-8 肥満症（600 kcal）の献立（例）②

	献立名	食品名	分量（g）
朝食	ツナサラダ	キャベツ（ゆで）	60
		きゅうり	10
		まぐろフレーク缶（油漬，ライト）	20
		リーフレタス	10
	牛乳	低脂肪牛乳	150
	微量栄養素補食	メイバランスビタミンゼリー	58
昼食	ちらしずし	米飯	50
		酢	7
		砂糖	3
		塩	0.3
		凍り豆腐	0.7
		にんじん	2
		しいたけ（乾）	0.2
		しょうゆ（薄口）	2.5
		みりん	1
		えび	30
		鶏卵	15
		油	0.1
		グリンピース	5
		しょうが（甘酢漬）	10
	すまし汁	たい（ちだい）	20
		かつお・昆布だし	100
		しょうゆ（薄口）	2
		塩	0.2
		酒	2
		根みつば	3
	ほうれんそうの和えもの	ほうれんそう	60
		湯葉（干）	2
		しょうゆ	3
		みりん	1
	ひじきと大豆のサラダ	ひじき	2
		大豆水煮	20
		ノンオイル減塩青じそドレッシング	10
夕食	ご飯	米飯	50
	豚肉しょうが焼き	豚赤身スライス	50
		しょうゆ	3
		酒	1
		みりん	1
		土しょうが	1
		油	0.5
	野菜の蒸炒め	たまねぎ	30
		赤パプリカ	10
		さやいんげん	30
		塩	0.6
		こしょう	少々
	ゆずはくさい	はくさい	60
		ゆず果皮	1
		塩	0.3

エネルギー 623 kcal　炭水化物 72.7 g
たんぱく質 35.7 g　食　塩 4.4 g
脂　質 17.5 g

■表Ⅲ-9　肥満症（1,000 kcal）の献立（例）

	献立名	食品名	分量（g）
朝食	パン	ロールパン	30
	ツナサラダ	キャベツ	60
		きゅうり	10
		まぐろフレーク缶（油漬，ライト）	10
		リーフレタス	10
		ノンオイルドレッシング減塩フレンチ	15
	低脂肪牛乳	加工乳・低脂肪	200
	果物	すいか	50
昼食	ちらしずし	米飯	100
		酢	14
		砂糖	6
		塩	0.6
		凍り豆腐	1.4
		にんじん	4
		しいたけ（乾）	0.4
		しょうゆ（薄口）	5
		みりん	2
		しょうゆ	1.5
		みりん	1.5
		えび	30
		鶏卵	25
		油	0.3
		グリンピース	5
		しょうが（甘酢漬）	10
	たいの湯引き	たい（ちだい）	40
		大葉	0.5
		減塩うめびしお	1.5
		酒	2
	ほうれんそうの和えもの	ほうれんそう	60
		湯葉（干）	2
		しょうゆ	3
		みりん	1
	ひじきと大豆のサラダ	ひじき	2
		大豆水煮	20
		ノンオイル減塩青じそドレッシング	10
夕食	ご飯	米飯	100
	豚肉しょうが焼き	豚赤身スライス	70
		しょうゆ	5.5
		酒	1.5
		みりん	1.5
		土しょうが	1.5
		油	0.75
	野菜の蒸炒め	たまねぎ	30
		赤パプリカ	10
		さやいんげん	30
		塩	0.6
		こしょう	少々
	焼きながいも	ながいも	10
	とうがんの煮物	しょうゆ	1
		とうがん	60
		しょうゆ（薄口）	4
		みりん	2
		酒	2
		かつお・昆布だし	30
		油揚げ	5
		きぬさや	2
	ゆずはくさい	はくさい	60
		ゆず果皮	1
		塩	0.3

エネルギー 959 kcal　　炭水化物 130.0 g
たんぱく質 51.1 g　　食　塩 6.8 g
脂　質 20.1 g

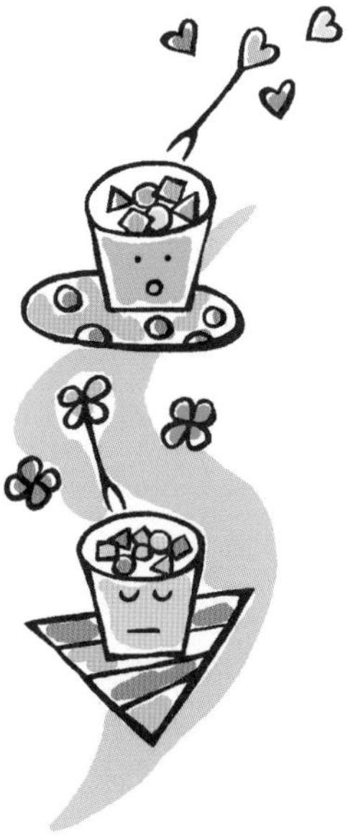

2 糖尿病

1 疾患の概要

糖尿病は，インスリンの作用不足による慢性の高血糖状態を主徴とする代謝疾患群である．

1 型糖尿病の主要な発症原因はインスリンを合成・分泌する膵ランゲルハンス島 β 細胞の破壊・消失で，通常は絶対的なインスリンの欠乏状態に至る．

2 型糖尿病は，インスリン分泌低下やインスリン抵抗性をきたす素因を含む複数の遺伝因子に，環境因子および加齢が加わり発症する．

糖尿病は治癒する疾患ではない．そのため継続した治療が必須となる．治療の目標は，血糖，体重，血圧，血清脂質の良好なコントロール状態の維持により，細小血管症および大血管症の合併・進展を阻止し，健康な人と変わらない QOL の維持と寿命の確保することにある．

（1）原因

発症の病因は病型により異なる．

❶ 1 型糖尿病

おもに自己免疫を基礎にした膵 β 細胞破壊，HLA（human leukocyte antigen）やインスリン関連遺伝子多型などの遺伝因子に何らかの誘因・環境因子が加わって起こる．他の自己免疫疾患（甲状腺疾患など）の合併が少なくない．

①膵 β 細胞がウイルス感染，化学物質などの環境因子により障害され，それに対する自己免疫反応が作用する，②人体の免疫反応を規制する遺伝因子として，HLA 抗原とよばれる主要組織適合遺伝子複合体が関与する．以上の原因で膵 β 細胞が破壊され，インスリンの絶対的な不足をきたし．1 型糖尿病を発症する．なお，自己免疫の関与がないと考えられる場合もある〔特発性（type 1 B）〕．

❷ 2 型糖尿病

インスリン分泌の低下やインスリン抵抗性をきたす複数の遺伝因子に過食，運動不足などの環境因子が加わって，インスリン作用不足を生じて発症する．家系内血縁者にしばしば糖尿病がある．発症頻度は 40 歳以上が高いが，近年では若年発症が増加している．

遺伝因子によるインスリン分泌の低下，肝臓，筋肉，皮下脂肪の組織でのインスリン感受性の低下などで発症する．環境因子である運動量の低下はインスリン感受性を低下させる．また，飽和脂肪酸を多く摂取する食習慣や肥満はインスリン抵抗性の増大を招く．インスリン抵抗性が増すと，膵 β 細胞からのインスリン産生能力が減少する．

❸その他の特定の機序・疾患による糖尿病

膵 β 細胞にかかわる遺伝子異常，インスリン作用の伝達機構にかかわる遺伝子異常など，遺伝子異常によるものと，ほかの疾患や条件にともなうものがある．該当する疾患，条件としては，膵外分泌疾患，内分泌疾患，肝疾患，薬剤や化学物質，感染症などがある．

❹妊娠糖尿病（GDM）

GDM（gestational diabetes mellitus）の危険因子は，尿糖陽性，糖尿病家族歴，肥満，過度の体重増加，巨大児出産の既往，加齢などである．

■表Ⅲ-10　空腹時血糖値および 75 g OGTT による判定区分と判定基準

	血糖測定時間			判定区分
	空腹時		負荷後２時間	
血糖値（静脈血漿値）[注1)]	126 mg/dL 以上	または	200 mg/dL 以上	糖尿病型
	糖尿病型にも正常型にも属さないもの			境界型
	110 mg/dL 未満	および	140 mg/dL 未満	正常型[注2)]

注 1）血糖値は，とくに記載のない場合には静脈血漿値を示す．

注 2）正常型であっても１時間値が 180 mg/dL 以上の場合は，180 mg/dL 未満のものに比べて糖尿病に悪化する危険が高いので，境界型に準じた取り扱い（経過観察など）が必要である．また，空腹時血糖が 100 〜 109 mg/dL は正常域ではあるが，「正常高値」とする．この集団は糖尿病への移行やブドウ糖負荷試験時の耐糖能障害の程度からみて多様な集団であるため，75 gOGTT がすすめられる．

（日本糖尿病学会：糖尿病 55：492，2012 より一部改変）

（2）症 状

❶一般症状

慢性の高血糖にともなう，口渇，多飲，多尿，全身倦怠感，体重減少，視力の障害，足のしびれ感などである．

❷合併症

①**急性の合併症**：糖尿病ケトアシドーシス（DKA：インスリンの高度な欠乏によって起こる），高浸透圧高血糖症候群（HHS：インスリンの欠乏，抗インスリンホルモンの増加，肝臓での脂肪酸からケトン体を合成する経路の障害によって起こる，脱水と高浸透圧状態），治療にともなう低血糖，感染症など．

②**慢性の合併症**：細小血管症（網膜症，腎症，神経障害），大血管症（冠動脈疾患，脳血管障害，末梢動脈疾患），足病変，骨病変，歯周病，認知症など．

（3）栄養アセスメント

コントロール指標を定期的に確認する．

❶血液生化学検査

①**血糖（BS，PG）**：代謝状態の評価や血中の糖の濃度の評価に用いられ，血糖の日内変動を総合的に評価する（**表Ⅲ-10**）．合併症予防の目安：空腹時 130 mg/dL 未満，食後２時間値 180 mg/dL 未満．

②**ヘモグロビン A1c（HbA1c）**：ヘモグロビンがグルコースと結合したもので，1〜2カ月の平均血糖コントロールを反映する．基準範囲：HbA1c 4.6〜6.2％．

③**フルクトサミン（FRA）**：血清蛋白（アルブミン）にグルコースが結合したもので，過去２週間の血糖コントロールを反映する．基準範囲：205〜285 μmol/L．

④**LDL コレステロール（LDL-C），HDL コレステロール（HDL-C），中性脂肪（TG），non HDL コレステロール（non HDL-C）**：動脈硬化の合併症の進展状態の指標である．基準範囲：LDL-C 65〜139 mg/dL，HDL-C ≧ 40 mg/dL，TG 50〜149 mg/dL．

❷尿検査

①**尿糖（US）**：血糖値が 160〜180 mg/dL 以上になると尿糖陽性となる．糖尿病患者では尿排泄の閾値が高まる．

②**尿中アルブミン排泄量（UAE）**：随時尿による尿中アルブミン漏出程度で，腎症合併を判断する．アルブミン尿：正常＜ 30 mg/g クレアチニン，微量　30 〜299 mg/g クレアチニン，顕性　300 mg/g クレアチニン．

③**ケトン体**：糖尿病ケトアシドーシスでは，尿ケトン体が陽性（+〜+++）となる．

❸身体計測（体重）

①**体重**：朝の空腹時排尿排便後の体重を計測する．あるいは一定の状況下で計測する．

②**四肢筋肉量**：二重エネルギー X 線吸収測定法（DXA）や生体インピーダンス解

■表Ⅲ-11 血糖コントロール目標（成人 65 歳未満）

目 標	血糖正常化を目指す際の目標[注1)]	合併症予防のための目標[注2)]	治療強化が困難な際の目標[注3)]
HbA1 c（%）[注4)]	6.0 未満	7.0 未満	8.0 未満
治療目標は年齢，罹病期間，臓器障害，低血糖の危険性，サポート体制などを考慮して個別に設定する			

注 1）適切な食事療法や運動療法だけで達成可能な場合，または薬物療法中でも低血糖などの副作用なく達成可能な場合の目標とする．
注 2）合併症予防の観点から HbA1 c の目標値を 7% 未満とする．対応する血糖値としては，空腹時血糖値 130 mg/dL 未満，食後 2 時間血糖値 180 mg/dL 未満をおおよその目安とする．
注 3）低血糖などの副作用，その他の理由で治療の強化が難しい場合の目標とする．
注 4）いずれも成人に対しての目標値であり，また妊娠例は除くものとする．

（日本糖尿病学会編・著：糖尿病治療ガイド 2022-2023，p.34，文光堂，2022 より）

		カテゴリーⅠ		カテゴリーⅡ	カテゴリーⅢ
患者の特徴・健康状態		①認知機能正常 かつ ②ADL 自立		①軽度認知障害～軽度認知症 または ②手段的 ADL 低下，基本的 ADL 自立	①中等度以上の認知症 または ②基本的 ADL 低下 または ③多くの併存疾患や機能障害
重症低血糖が危惧される薬剤（インスリン製剤，SU 薬，グリニド薬など）の使用	なし	7.0% 未満		7.0% 未満	8.0% 未満
	あり	65 歳以上 75 歳未満 7.5% 未満（下限 6.5%）	75 歳以上 8.0% 未満（下限 7.0%）	8.0% 未満（下限 7.0%）	8.5% 未満（下限 7.5%）

■図Ⅲ-4 高齢者糖尿病の血糖コントロール目標（HbA1c 値）

治療目標は，年齢，罹病期間，低血糖の危険性，サポート体制などに加え，高齢者では認知機能や基本的 ADL，手段的 ADL，併存疾患なども考慮して個別に設定する．ただし，加齢に伴って重症低血糖の危険性が高くなることを十分に注意する．

（日本糖尿病学会・日本老年医学会編著：高齢者糖尿病治療ガイド 2021，文光堂，2021 より）

析（BIA）法を使用し，四肢筋肉量 /[身長(m)]^2 と歩行速度または握力によりサルコペニア（p.229 参照）を判定する．

（4）管理目標

❶血糖コントロール目標

表Ⅲ-11（65 歳未満），**図Ⅲ-4**（65 歳以上）に示す．成人においては年齢を問わず，合併症の発症予防から HbA1c 7.0% 未満を目標とする．65 歳以上では患者の認知機能や ADL，併存疾患などにより血糖コントロール目標を設定する．

❷体 重

BMI 25 kg/m^2 以上を肥満とし，肥満の場合は現体重の 5% 減をめざす．血中脂質レベル，血圧などの変化は体重の減少率に依存し，各パラメータの改善には，5% 以上の体重減少をめざす．ただし，80 歳以上の肥満者での減量の効果は明らかでない．

総死亡がもっとも低い BMI は年齢によって異なることから，目標体重を設定する．また，フレイル予防には実際の身体活動レベルにかかわらず，目標体重をより大きく設定する．肥満では，身体活動レベルより小さい係数を用いる．しかし，現体重と目標体重の乖離が大きい場合は，実効性，患者のアドヒアランスを考慮して設定する．

65 歳未満：[身長(m)]^2 × 22

前期高齢者（65 歳～74 歳）：[身長(m)]^2 × 22～25

■表Ⅲ-12　身体活動レベルと病態によるエネルギー係数

身体活動レベル	エネルギー係数（kcal/kg）
軽い労作（大部分が座位の静的活動）	25 ～ 30
普通の労作（座位中心だが通勤・家事，軽い運動を含む）	30 ～ 35
重い労作（力仕事，活発な運動習慣がある）	35 ～

後期高齢者（75 歳以上）：［身長（m）］^{2} × 22～25

❸血 圧

降圧目標は収縮期血圧 130/拡張期血圧 80 mmHg 未満とする．

腎症合併患者で尿蛋白 1 g/日以上であれば，収縮期血圧 125/拡張期血圧 75 mmHg 未満とする．

❹血清脂質

① LDL-C：120 mg/dL 未満（冠動脈疾患がある場合には 100 mg/dL 未満，冠動脈疾患の再発リスクが高いと考えられる場合には 70 mg/dL 未満）

② TG：150 mg/dL 未満（早朝空腹時）

③ HDL-C：40 mg/dL 以上

④ non HDL-C：150 mg/dL 未満（冠動脈疾患がある場合には 130 mg/dL 未満）

2 栄養ケアの実際

2 型糖尿病における食事療法の目的は，総エネルギー摂取量の適正化によってインスリン分泌不全を補完し，肥満のある場合にはこれを解消して，インスリン作用からみた需要と供給のバランスをとり，高血糖のみならず糖尿病の種々の病態を是正することである．

栄養ケアの原則は，適正なエネルギーの摂取，各栄養素のバランスよい摂取，規則正しい食事時刻，ゆっくりよく噛んでの食事摂取となる．

（1）栄養ケアプラン

❶エネルギー

総エネルギー摂取量は血糖コントロール，血圧管理のうえで重要である．総エネルギー摂取量は，目標体重と身体活動レベルにより決まる．目標体重は，患者の年齢，病態などを考慮し，個別に設定する．さらに，治療開始時に定めた総エネルギー摂取量は，病態，年齢や体組成，患者のアドヒアランスや代謝状態の変化から，適宜変更となる．

とくに 75 歳以上の後期高齢者では現体重に基づき，フレイルの有無，（基本的）ADL 低下，併発症，体組成，身長の短縮，摂食状況や代謝状態の評価を踏まえ，適宜判断する．

身体活動レベルと病態によるエネルギー係数を表Ⅲ-12 に示す．

❷たんぱく質

エネルギー比率では 13 ～ 20％とし，目標体重 1 kg 当たり 1.0 ～ 1.2 g/ 日を基準とする．65 歳以上ではサルコペニアやフレイルに留意し，低栄養または低栄養のリスクがある場合は現体重 1 kg 当たり 1.2～1.5 g/日とする．

❸炭水化物

炭水化物エネルギー比率は 50～60％とする．食後血糖上昇の安定化には，食事ごとの炭水化物の摂取量を一定にする．炭水化物のみを極端に制限し，エネルギー摂取量のコントロールのないままの体重の減少の効果は明らかでなく，長期的な食事療法としての遵守性や安全性などから，推奨はできない．

❹脂 質

脂質エネルギー比率は20～30%とするが，脂質25%エネルギーを上回る場合は，飽和脂肪酸を減らし多価不飽和脂肪酸を増やし，脂肪酸の構成に留意する．多価不飽和脂肪酸のうちn-3系多価不飽和脂肪酸のα-リノレン酸，エイコサペンタエン酸（EPA），ドコサヘキサエン酸（DHA）の割合を多くする．

❺ビタミン，ミネラル

総エネルギー摂取量のコントロールにとらわれ，偏った食品の選択をすることによって，摂取食品の種類が少なくなり，ビタミン，ミネラルの不足をきたすことがあるので，食品の種類は多彩であるように留意する．

❻食物繊維

20～25 g/日を目標量とする．食物繊維の摂取量が多いほどHbA1cのレベルが低いことや心血管疾患の発症率が低下するため，食物繊維摂取量を増加させる．食物繊維は胃の中で食物の停滞時間を長くし，消化管でのブドウ糖の吸収を遅延させ，血糖の急激な上昇を抑える．また，水溶性食物繊維（ペクチン，グルコマンナン，アルギン酸，グアーガム）には，コレステロールの腸管吸収を抑え血清脂質を低下させる作用がある．非水溶性食物繊維（セルロース，リグニンなど）は，保水性があり便秘を防ぐ作用がある．食物繊維を多く含む野菜料理から先に摂取すると，食後の血糖上昇を抑える効果がある．

❼食 塩

男性7.5 g/日，女性6.5 g/日未満とする．糖尿病性腎症の予防には血圧のコントロールが重要であり，高血圧を合併している場合は6.0 g/日未満，顕性腎症を合併する場合には高血圧の有無にかかわらず6.0 g/日未満が推奨される．

❽インスリン使用時の食事療法

①総エネルギー摂取量，エネルギー産生栄養素の適正化を基本とする．食事時刻を規則正しくし，各食事での均等な炭水化物摂取量となるようにする．

②インスリン作用と，食事に含まれる炭水化物や糖質の量との関係を把握する．

③低血糖に気がつき，経口摂取が可能な場合は，速やかにブドウ糖（10 g）またはブドウ糖を含む飲料（150～200 mL）を摂取させる．ショ糖を摂取させる場合には，ブドウ糖の倍量（砂糖20 g）とする．

④シックデー（発熱，下痢，嘔吐または食欲不振で食事がとれないとき）は，十分な水分摂取により脱水を防ぐ．食事は，口当たりがよく消化のよい料理を提供し，炭水化物と水分を含有する食物の摂取を優先させる．

（2）栄養ケアの実施

適正な摂取エネルギーの範囲内で，炭水化物，たんぱく質，脂質のバランスをとり，ビタミン，ミネラルのいずれも過不足ない状態にする．そのための食品選択に際しては，『糖尿病食事療法のための食品交換表』（日本糖尿病学会編）を適正に使用して実施する．

●食品交換表とその使い方

食品交換表では，おもに含まれている栄養素により食品を4群6表に分類している（**表Ⅲ-13**）．食品に含有するエネルギー量80 kcalを1単位とし，同一表内の食品を同一単位で交換し，糖尿病の食事療法が実践できる．食品交換表（p.50参照）による献立作成は次の手順ですすめる．

①1日の総エネルギー摂取量から1日の摂取単位を換算する．

（例）指示エネルギー量1,600 kcalの場合

1,600（kcal）÷ 80（kcal）= 20.0（単位）

■表Ⅲ-13　食品分類表

群	食品の分類		食品の種類	1単位(80kcal)あたりの栄養素の平均含有量		
				炭水化物(g)	たんぱく質(g)	脂質(g)
Ⅰ群	炭水化物を多く含む食品	表1	穀物（ご飯，パン，めん） いも（じゃがいも，さといも） 炭水化物の多い野菜（かぼちゃ，とうもろこし） 炭水化物の多い種実（くり，ぎんなん） 豆（大豆を除く）（あずき，グリンピース）	18	2	0
		表2	果物（いちご，みかん，バナナ，りんご）	19	1	0
Ⅱ群	たんぱく質を多く含む食品	表3	魚介（たい，さけ，さば，あさり，えび，いか） 肉（牛，豚，鶏） 卵，チーズ 大豆とその製品（大豆，豆腐，納豆）	1	8	5
		表4	牛乳と乳製品（チーズを除く）（牛乳，ヨーグルト，脱脂粉乳）	7	4	4
Ⅲ群	脂質を多く含む食品	表5	油脂（植物油，バター，ラード，マヨネーズ） 脂質の多い種実（アーモンド，ごま） 多脂性食品（豚ばら肉，ベーコン，鶏皮）	0	0	9
Ⅳ群	ビタミン，ミネラルを多く含む食品	表6	野菜（炭水化物の多い一部の野菜を除く）（だいこん，きゅうり，キャベツ，たまねぎ，にんじん） 海藻（わかめ，ひじき，こんぶ，のり） きのこ（えのきたけ，しめじ，しいたけ） こんにゃく（こんにゃく，しらたき）	14	4	1
	調味料		みそ，みりん，砂糖など	12	3	2

（日本糖尿病学会編・著：糖尿病食事療法のための食品交換表，第7版．文光堂，2013をもとに作成）

②1日の単位配分は栄養基準と食品構成表に従い，食品の選択は同一「表」内で偏りのないようにする（**表Ⅲ-14, 15**）．また，同一「表」内以外の「表」との交換は原則できない．

③単位計算は小数点以下第2位まで行い，四捨五入して小数点以下第1位の数値で単位を表す．

（3）食品・献立・調理

❶献立の要点

①食品構成表にもとづき，各「表」の単位に応じて食品を選択する．

②各「表」の単位を，朝食，昼食，夕食の3回に均等に分配する（必要に応じ間食を設ける）．食後の血糖上昇の抑制には，1食の食事量の偏りを避ける．

■表Ⅲ-14　糖尿病食の栄養基準（例）―炭水化物エネルギー比率55%の場合

単位	総エネルギー(kcal)	炭水化物(g)	たんぱく質(g)	脂　質(g)
15	1,200	167	54	35
18	1,440	204	66	40
20	1,600	223	72	47
23	1,840	260	84	52

③焼く，炊く（煮る），炒める，揚げるなどの調理の形態は，脂質や炭水化物量に影響を与える．同一の調理形態でなく，いろいろな調理方法を取り入れる．

④果物や牛乳は間食で摂取してもよい．果物は0.5単位を1食の上限量とする．

⑤規則正しい食事時刻での摂取とし，家族とできるだけ同一の献立内容とし食事の楽しみを大切にする．

■表Ⅲ-15 糖尿病食の食品構成（例）—炭水化物エネルギー比率55%の場合

群	表	食品	総エネルギー			
			1,200（kcal） 15単位（単位）	1,440（kcal） 18単位（単位）	1,600（kcal） 20単位（単位）	1,840（kcal） 23単位（単位）
Ⅰ群	表1	穀物 いも 豆など	6	8	9	11
	表2	果物	1	1	1	1
Ⅱ群	表3	魚介 肉 卵 大豆	3.5	4.5	5	6
	表4	牛乳など	1.5	1.5	1.5	1.5
Ⅲ群	表5	油脂 多脂性食品など	1	1	1.5	1.5
Ⅳ群	表6	野菜 海藻 きのこ こんにゃく	1.2	1.2	1.2	1.2
調味料		みそ 砂糖など	0.5 0.3	0.5 0.3	0.5 0.3	0.5 0.3

（日本糖尿病学会編・著：糖尿病食事療法のための食品交換表，第7版．文光堂，2013をもとに作成）

❷食品の選択と注意

①**糖質食品**：複合糖質食品（でんぷんなど）に比して単純糖質食品（ショ糖，果糖）は，摂取後の血糖の上昇が速いので，一度に大量摂取することは避ける．ショ糖（砂糖）は1日10g（0.5単位）を，果物は1食に0.5単位を上限とする．

グリセミック・インデックス*（GI：各糖質食品の食後血糖上昇率を指数化したもの）とグリセミック・ロード（GL）の低い食品は，食後血糖の上昇抑制と速やかな血糖下降に有効であるため，GIとGLは食品を選択するうえでの指標となる．しかし，食品単品での指数であり（**表Ⅲ-16**），実際の調理上での有効性の確認は不十分で，間食などの単一の食品の選択に留める．

②**砂糖および低エネルギー甘味料**：低エネルギー甘味料は原則として用いない．砂糖は1日10g（0.5単位）使用が可能であり，これにより患者の嗜好を満たすことができる．低エネルギー甘味料の使用は，家族と一緒の食事での料理に留め，常用は避ける．低エネルギー甘味料には，還元麦芽糖水あめ（主成分マルチトール，市販品：マービー®），アスパルテーム・L-フェニルアラニン化合物，（市販品：パルスイート®）などがある．

③**脂質食品**：脂質エネルギー比率20～30%，飽和脂肪酸は10%以下とする．飽和脂肪酸は，油脂のラード，ショートニングなど，多脂性食品のばら肉，生クリーム，ベーコンなどを多く含有し，これらの食品の使用を控える．n-3系多価不飽和脂肪酸を含む魚

*グリセミック・インデックス(GI：glycemic index)＝ $\dfrac{\text{糖質 50 g を含有する食品の摂取後 120 分間までの血糖曲線下面積}}{\text{50 g のブドウ糖を摂取後 120 分間までの血糖曲線下面積}} \times 100$

■表Ⅲ-16　おもな食品のグリセミック・インデックス
（グルコースを標準とした場合）

食　品	GI	食　品	GI
白パン	71	バナナ	55
米飯（白）	66	オレンジ	42
米飯（褐色）	55	ぶどう	64
もち	82	りんご	39
スパゲティ（20分ゆで）	58	洋なし	38
とうもろこし	59	パインアップル	58
コーンフレーク	79	ヨーグルト	36
じゃがいも（ゆで）	82	牛　乳	34
さつまいも	48	ピーナッツ	18

類，えごま油や，一価不飽和脂肪酸のオレイン酸のオリーブ油などを適宜献立に取り入れる．高中性脂肪血症の場合，飽和脂肪酸のとりすぎに注意する．高 LDL-C 血症の場合，コレステロールを多く含む食品を控え摂取量は 200 mg/日未満とする．

④**たんぱく質食品**：高 LDL-C 血症の場合，肉類より魚介類，植物性たんぱく質食品の摂取をすすめる．糖尿病性腎症の合併症の予防には，「表 3」の食品であってもたんぱく質含有量が異なることを確認し，食品の選択を考慮する．尿中アルブミン排泄量 300 mg/gCr 以上，あるいは持続性蛋白尿（0.5 g/gCr）があれば，たんぱく質を 0.8～1.0 g/kg 標準体重にする．

⑤**野菜類**：ビタミン，ミネラルの供給源の野菜は毎食の献立に組み入れ一日合計 1.2 単位（360 g）は取り入れる．さらに，食物繊維の増量，料理のかさにより視覚から満腹感を与える，きのこ，海藻類，こんにゃくは，積極的に料理に取り入れる．

⑥**アルコール飲料**：1 日 25 g のエタノール換算量に相当する 2 単位（160 kcal）の範囲内とする．ただし，血糖のコントロールが悪い場合や，肥満，脂質異常症，肝臓病，膵臓病などを併発している場合，薬物療法（低血糖を起こしやすいスルホニル尿素薬）を行っている場合にはアルコールの摂取を禁止する．アルコール（エタノール）は栄養素を含まないので，他の食品との交換はできない．そのため最低週 2 日は禁酒日とする．

❸調理の要点

①正確な分量を把握するために，食品を計量して調理を行う．食品の重量に対応した目安量を覚えると，エネルギー量（単位数）の概算が容易にできる．

②味付けは薄味とする．鮮度のよい食品を料理に用いる．だし汁のうま味を活用し，食塩を控えて調理する．

③使用できる油の量（1～2 単位 /日）を有効に使い料理に変化をつける．調理法の違いによって油の吸収率が異なる．フライ，天ぷらの吸油率は材料の 15%，から揚げ 10%，素揚げ 5～10% である（**表Ⅲ-17～19**）．

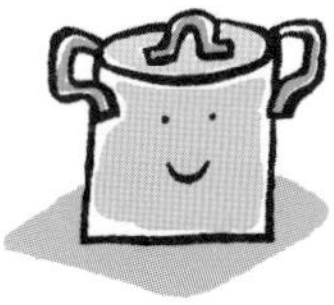

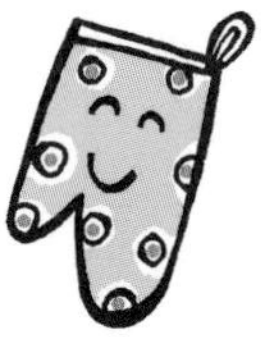

■表Ⅲ-17 糖尿病の献立（例）：炭水化物 60%，18 単位，1,440 kcal の食事

	献立名	食品名	分量 (g)	表1	表2	表3	表4	表5	表6	調味料
朝食	ご飯	米飯	125	2.5						
	しじみのみそ汁	しじみ	30			0.2				
		葉ねぎ	5						＊	
		だし汁	150							
		みそ	10							0.3
	厚揚げのおろし煮	生揚げ	80			1.3				
		だいこん	60						＊	
		しょうゆ	5							
		みりん	2							0.1
	付け合わせ（針しょうが）	根しょうが	2						＊	
	ほうれんそうときのこのソテー	ほうれんそう	50						＊	
		しめじ	20						＊	
		しいたけ	10							
		ベーコン	4					0.2		
		しょうゆ	2							
		塩	0.1							
		植物油	1					0.1		
昼食	もりそば	そば（ゆで）	150	2.5						
	薬味	わさび	少々							
		のり	少々						＊	
		ながねぎ	10						＊	
		だし汁	60							
		しょうゆ	5							
		みりん	2							0.1
		砂糖	1							0.1
		塩	0.2							
	えびの鬼瓦焼き	くるまえび	120			1.5				
		みりん	5							0.1
		しょうゆ	3							
		植物油	2					0.2		
	付け合わせ（焼き野菜）	うど	30						＊	
		アスパラガス	30						＊	
		ミニトマト	30						＊	
		植物油	1					0.1		
	果物	りんご	75		0.5					
間食	バナナ	バナナ	50		0.5					
	ホットココアミルク	牛乳	180				1.5			
		ココア	1							
夕食	麦ご飯	米飯	75	1.5						
		押麦（めし）	65	1.0						
	牛肉のソテー	牛もも肉	60			1.5				
		塩	0.5							
		こしょう	少々							
		植物油	1					0.1		
	付け合わせ（蒸し野菜のオイスターソース和え）	キャベツ	50						＊	
		ピーマン	20						＊	
		オイスターソース	10							0.1
	マセドニアンサラダ	じゃがいも	50	0.5						
		きゅうり	30						＊	
		にんじん	10						＊	
		レタス	10						＊	
		酢	3							
		しょうゆ	2							
		ドレッシング	2					0.1		
合計（単位）				8.0	1.0	4.5	1.5	1.1	1.2	0.8

18.1 単位（エネルギー 1,440 kcal，炭水化物 204.4 g，たんぱく質 66.2 g，脂質 41.2 g）
＊は微量を示す．

（日本糖尿病学会編・著「糖尿病食事療法のための食品交換表」にもとづく）

■表Ⅲ-18　糖尿病の献立（例）：炭水化物 60%，20 単位，1,600 kcal の食事

	献立名	食品名	分量 (g)	表1	表2	表3	表4	表5	表6	調味料
朝食	ライ麦パン	ライ麦パン	75	2.5						
	コーンポタージュ	スイートコーン（缶詰）	30	0.3						
		牛乳	100				0.8			
		バター	3					0.3		
		薄力粉	2	0.1						
		固形ブイヨン	0.6							
		こしょう	少々							
		パセリ	少々						*	
	チキンと野菜の盛り合わせ	鶏もも肉（皮なし）	60			1.0				
		こしょう	少々							
		レタス	30						*	
		ブロッコリー	40						*	
		トマト	40						*	
		ドレッシング	10					0.5		
昼食	玄米ご飯	玄米（めし）	50	1.0						
		米飯	100	2.0						
	豆腐となめこのみそ汁	木綿豆腐	50			0.5			*	
		なめこ	20						*	
		葉ねぎ	5						*	
		だし汁	150							
		みそ	8							0.2
	う巻き卵	うなぎかば焼き	10			0.3				
		鶏卵	50			1.0				
		みりん	6							0.2
		塩	0.2							
		だし汁	20							
	付け合わせ	オクラ	20						*	
	きんぴら	ごぼう	40						*	
		にんじん	5						*	
		しょうゆ	2.5							
		砂糖	3							0.2
		植物油	1					0.1		
	ほうれんそうのからし和え	ほうれんそう	50						*	
		しばえび	20			0.2				
		しょうゆ	2							
		だし汁	3							
		洋がらし	1							
	果物	グレープフルーツ	80		0.4					
間食	果物	いちご	125		0.5					
	ヨーグルト	ヨーグルト（脱脂加糖）	80				0.7			
夕食	ご飯	米飯	150	3.0						
	さけのムニエル	さけ	80			1.3				
		小麦粉	2	0.1						
		塩	0.3							
		こしょう	少々							
		バター	5					0.5		
		レモン	15		0.1					
	付け合わせ	グリーンアスパラガス	30						*	
		バター	1					0.1		
	かぶとキャベツのしその実和え	かぶ	30						*	
		キャベツ	30						*	
		しその実漬け	5						*	
		塩	0.5							
	たまねぎのスープ煮	たまねぎ	30						*	
		豚ひき肉	30			0.8			*	
		パセリ	1						*	
		固形ブイヨン	0.5							
合計（単位）				9.0	1.0	5.0	1.5	1.5	1.2	0.6

19.8 単位（エネルギー 1,584 kcal，炭水化物 220.5 g，たんぱく質 71.6 g，脂質 46.9 g）
＊は微量を示す．
（日本糖尿病学会編・著「糖尿病食事療法のための食品交換表」にもとづく）

■表Ⅲ-19 糖尿病の献立（例）：炭水化物 60%，23 単位，1,840 kcal の食事

	献立名	食品名	分量（g）	表1	表2	表3	表4	表5	表6	調味料
朝食	ご飯	米飯	150	3.0						
	みそ汁	油揚げ	4			0.2				
		だいこん	30						*	
		だし汁	150							
		みそ	12							0.3
	目玉焼き	鶏卵	50			1.0				
		バター	1					0.1		
	付け合わせ	チンゲンサイ	40						*	
		塩	0.1							
		植物油	1					0.1		
	筑前煮	鶏もも肉（皮つき）	30			0.8				
		ごぼう	30						*	
		れんこん	20	0.2						
		にんじん	20						*	
		しいたけ	10						*	
		しょうゆ	5							0.1
		みりん	4							0.1
		植物油	2					0.2	*	
昼食	ご飯	米飯	150	3.0						
	オニオンスープ	たまねぎ	45						*	
		固形ブイヨン	0.8							
		パセリ	少々						*	
	ハンバーグステーキ	牛豚ももひき肉（1：1）	80			1.7				
		たまねぎ	5						*	
		牛乳	6				0.1			
		鶏卵	5			0.1				
		食パン	3	0.1						
		塩	0.5							
		こしょう，ナツメグ	少々							
		植物油	1					0.1		
		トマトケチャップ	20							0.3
	付け合わせ	トマト	30						*	
		さやいんげん	20						*	
		塩	0.2							
		植物油	1					0.1		
	ポテトサラダ	じゃがいも	40	0.4						
		きゅうり	15						*	
		にんじん	5						*	
		レタス	5						*	
		マヨネーズ	8					0.8		
		塩	0.2							
	果物	アメリカンチェリー	50		0.5					
間食	牛乳	牛乳	170				1.4			
	果物	ぶどう	75		0.5					
夕食	むかごご飯	米飯	150	3.0						
		むかご	40	0.5						
		酒	5							
		塩	0.3							
	さんまの素焼き	さんま	60			2.0				
		すだち	15		0.1					
	付け合わせ	だいこん	50						*	
		しょうゆ	4							
	かぼちゃの炊き合わせ	かぼちゃ	60	0.7						
		しょうゆ	4							
		砂糖	2							0.1
		さやえんどう	20						*	
	たたききゅうり	きゅうり	50						*	
		塩	0.5							
		しばえび	20			0.2				
		しそ	1						*	
		ごま	1					0.1		
合計（単位）				10.9	1.1	6.0	1.5	1.5	1.2	0.9

23.1 単位（エネルギー 1,848 kcal，炭水化物 261.2 g，たんぱく質 84.4 g，脂質 52.5 g）
＊は微量を示す．
（日本糖尿病学会編・著「糖尿病食事療法のための食品交換表」にもとづく）

3 高尿酸血症

1 疾患の概要

高尿酸血症は，性別・年齢を問わず，血清尿酸値が7.0 mg/dLを超えた状態をいう．高尿酸血症の患者数は1,000万人以上と推定されており，その約80％が高血圧，肥満，耐糖能異常，脂質異常を合併している．高尿酸血症はその成因から，腎臓からの尿酸排泄動態により腎負荷型（尿酸産生過剰型と腎外排泄低下型），尿酸排泄低下型，混合型に大別される．高尿酸血症に特有な痛風関節炎の発症リスクは，血清尿酸値が高くなるに従って，より高まる．

（1）原因

核酸代謝，エネルギー代謝によって体内のプリン体が分解して尿酸を産生し，産生量に見合った量が主として腎臓から排泄されて，尿酸の体内量は一定に保持されている．この均衡が崩れて体内に尿酸が異常に貯留した状態である．病型の形式には，遺伝要因と環境要因の両方が関与している．

尿酸の生成の増加は，筋肉運動，アルコール摂取，フルクトース摂取により，ATP（アデノシン三リン酸）消費の上昇に由来し，内因性プリン体分解の亢進による．また，プリン体を多く含む食品を摂取すると食品中のプリン体が腸管内でプリンヌクレオシドやプリン塩基に分解される．それがさらに尿酸に分解され血清尿酸値が上昇する．さらにインスリン抵抗性では，尿酸の腎臓からの排泄を抑制し，内臓脂肪蓄積は肝臓での脂質（VLDL）合成にリンクして尿酸の合成を高める．

（2）一般症状

全身性代謝疾患であり，尿酸沈着が関係する痛風関節炎，腎結石，腎機能障害に加えて高血圧，耐糖能異常，脂質異常症を合併する．痛風関節炎（痛風発作）は，第1中足趾節関節などに多く発症し，疼痛や腫脹，発赤が強くなり歩行困難になる．痛風関節炎は7〜10日で軽快するが，血清尿酸値のコントロールをせずに放置すると慢性関節炎に移行する．

（3）栄養アセスメント

高尿酸血症の腎負荷型，尿酸排泄低下型，混合型の病型分類は，高プリン体食制限下絶食飲水負荷時の尿中尿酸排泄量，尿酸クリアランス，および腎機能評価に関する補正にクレアチニン・クリアランスを測定して行う（**表Ⅲ-20**）．

尿中尿酸排泄量＞0.51 mg/kg/時なら腎負荷型，尿酸クリアランス＜7.3 mL/分なら尿酸排泄低下型と考えられる．

次に，脂質代謝，糖代謝，さらにはインスリン抵抗性や内臓脂肪蓄積の状態を評価する．具体的な評価項目は，血清尿酸値，尿中尿酸排泄量，尿pH，血清脂質値，血糖値，インスリン分泌能，内臓蓄積脂肪面積などがあげられる．

■表Ⅲ-20　尿中尿酸排泄量と尿酸クリアランスによる病型分類

病　型	尿中尿酸排泄量[*1]（mg/kg/時）		尿酸クリアランス[*2]（mL/分）
腎負荷型	＞0.51	および	≧7.3
尿酸排泄低下型	＜0.48	あるいは	＜7.3
混合型	＞0.51	および	＜7.3

基準値：[*1]0.496，[*2]9.4

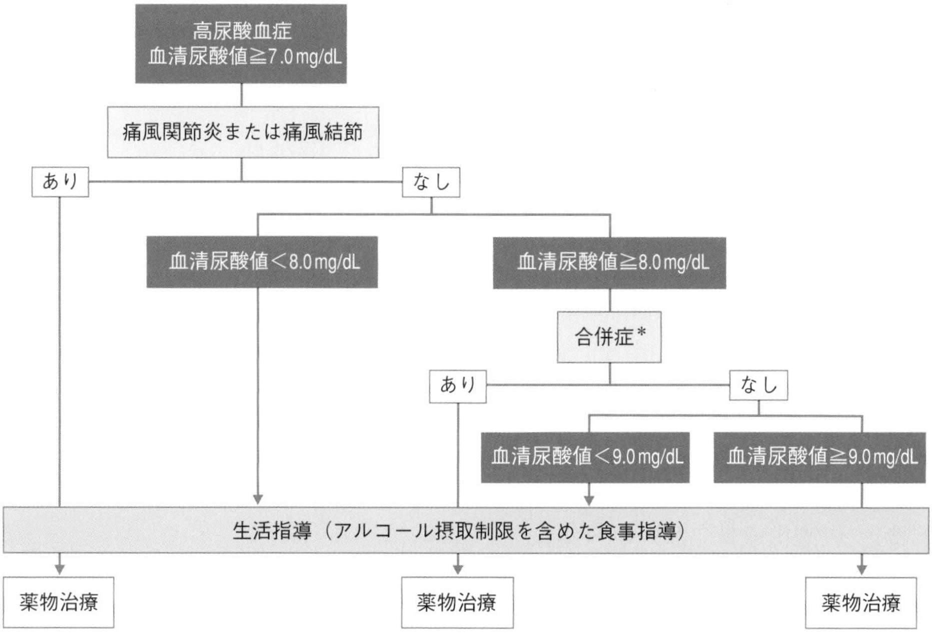

■図Ⅲ-5 高尿酸血症の治療アルゴリズム（一部抜粋）

*腎障害，尿路結石，高血圧，脂質異常症，虚血性心疾患，糖尿病，メタボリックシンドロームなど．

（日本痛風・核酸代謝学会ガイドライン改訂委員会編：高尿酸血症・痛風の治療ガイドライン，第3版，2019より）

■表Ⅲ-21 高尿酸血症の生活指導

1．肥満の解消
2．食事療法
摂取エネルギー量の適正化
プリン体の過剰摂取制限
果糖の過剰摂取制限
アルカリ性食品の摂取
十分な水分摂取（尿量 2,000 mL/日以上確保）
3．アルコール飲料の摂取制限
4．適度な有酸素運動
5．ストレス解消

（高尿酸血症・痛風の治療ガイドライン，第2版，2010より）

■表Ⅲ-22 高尿酸血症の栄養ケア

・長期予後への対応にインスリン抵抗性の改善
肥満の解消
・尿中尿酸の排泄の低下の抑制
脂質エネルギー比率：25%以下
アルコール：エタノール換算 25 g/日以下
・尿酸の産生抑制
プリン体：400 mg/日未満
アルコール：エタノール換算 25 g/日以下，連日飲酒の是正
・尿酸の尿中の溶解度を高める
アルカリ性食品：尿の中性化に有効な食品（野菜・海藻）の摂取
・尿酸の尿中飽和度を減少
水分：尿量 2,000 mL/日以上確保

（高尿酸血症・痛風の治療ガイドライン，第2版，2010より）

治療の目的は痛風関節炎の発症を防ぐことであり，治療目標は血清尿酸値 6.0 mg/dL 以下とする．

2 栄養ケアの実際

血清尿酸値 8.0 mg/dL 未満では食事療法が主体となる．血清尿酸値 8.0 mg/dL 以上では病態によって薬物療法が導入され，血清尿酸値 6.0 mg/dL 前後に維持するよう尿酸低下薬の投与量を調節する（**図Ⅲ-5**）．

いずれの場合であっても，過食，高プリン体・高脂質・高たんぱく食嗜好，常習飲酒，運動不足などの生活習慣を正す指導を行う（**表Ⅲ-21, 22**）．

尿をアルカリ化する食品		尿を酸性化する食品
ひじき，わかめ	高い	卵，豚肉，さば
こんぶ，干ししいたけ，大豆	↑	牛肉，あおやぎ
ほうれんそう		かつお，ほたて
ごぼう，さつまいも	アルカリ度　酸度	精白米，ぶり
にんじん		まぐろ，さんま
バナナ，さといも		あじ，かます
キャベツ，メロン		いわし，かれい
だいこん，かぶ，なす	↓	あなご，しばえび
じゃがいも，グレープフルーツ	低い	大正えび

■図Ⅲ-6　尿をアルカリ化する食品

（高尿酸血症・痛風の治療ガイドライン，2002 より）

（1）栄養ケアプラン

❶エネルギーおよび脂質エネルギー比率

適正なエネルギー摂取量とし，肥満および過体重の者は肥満を是正する．摂取エネルギー量は標準体重 1 kg あたり軽い労作では 25 ～ 30 kcal/日，普通の労作では 30 ～ 35 kcal/日とする．

脂質は，酸性代謝物質の生成により尿中への尿酸排泄を阻害するので，エネルギー比率で 25％程度にとどめる．

❷たんぱく質・プリン体

たんぱく質の摂取は 1.0～1.5 g/kg 標準体重/日とし，上限を超える過剰摂取を避ける．また，尿酸生産過剰となるプリン体は，400 mg/日未満の摂取量とする．具体的には，鶏・豚・牛や魚介類の内臓などプリン体を多く含有する食品の摂取を控える．また，プリン体は水に易溶性で食品中のプリン体はだし汁に移行するので，煮干しや鶏がらなどのだし汁やスープにも留意する．

❸アルカリ性食品

尿細管尿中の尿酸の溶解度を高めるために，腎臓，心臓に障害がなければ有機酸塩系のカリウムなどの多い食品，野菜，海藻などの積極的な摂取をすすめる（**図Ⅲ-6**）．

❹水 分

水分を十分にとることは，尿量の増加をはかり，腎臓から排泄の尿酸量を増やす．尿酸溶解量の増加のために 1 日 2,000 mL 以上の尿量を保つよう水分の摂取をすすめる．また，痛風発作予防に就寝前や夜間の水分補給をすすめる．ただし，CKD を合併した場合は慎重に対応する．

❺アルコール飲料

アルコール飲料は，酒類の種類を問わず過剰摂取を禁止する．アルコールの代謝は，ATP を消費し尿酸を産生するだけではなく，ニコチンアミドジヌクレオチドを消費し，乳酸が過剰産生され，腎尿細管からの尿酸分泌を抑制する．また，隔日より連日飲酒は，同じアルコール量でも尿酸上昇作用が高いことから，2 日/週以上の禁酒日をすすめる．飲酒量は尿中尿酸濃度の影響が現れるので，1 日に日本酒 1 合，ビール 350 ～ 500 mL，ウイスキー 60 mL を目安にとどめる．

（2）栄養ケアの実施

肥満者では摂取エネルギー量を制限し，体

重を是正しインスリン抵抗性を改善する．次に，尿 pH は尿中の尿酸溶解度に大きく影響し，尿が酸性に傾くと低下するので，尿 pH 6.0～7.0 に保つよう，尿を中性化するアルカリ性食品（**図Ⅲ-6**）の摂取と尿量を 2,000 mL/日以上を確保する飲水をすすめる．

高尿酸血症の栄養基準例を**表Ⅲ-23**，食品構成例を**表Ⅲ-24** に示す．

■表Ⅲ-23　高尿酸血症の栄養基準（例）

	エネルギー (kcal)	たんぱく質 (g)	脂質 (g)	プリン体 (mg)	飲水 (mL)
Ⅰ	1,600	60～65	～40	400	2,000
Ⅱ	1,700	65～70	～45	400	2,000
Ⅲ	1,800	70～75	～50	400	2,000
Ⅳ	2,000	75～80	～55	400	2,000

■表Ⅲ-24　高尿酸血症の食品構成（例）

食品群	分量（g）
穀　類（米飯）	480
魚介類	70
肉　類	60
卵　類	30
乳　類	200
いも類	80
豆　類　大豆製品	150
みそ	12
野菜類　緑黄色野菜	100
その他の野菜	250
果実類	150
海藻類	7
油脂類	10
砂糖類	10

（3）食品・献立・調理

プリン体含有量の多い食品（**表Ⅲ-25**）は控える．また，食品中のプリン体は水に易溶性であるので，“ゆでる”などの料理により食品中の含有量を減少させた後に用いる．

脂質エネルギー比率を 25％以下にするために，脂質エネルギー比率を高める揚げ物料理，炒め物料理は控える．また，食品選択では脂質含有量の多い食品の頻度・量ともに控える．

飲水量 2,000 mL の確保には，水，番茶，麦茶を頻回にて十分に飲む．

■表Ⅲ-25　プリン体の多い食品，少ない食品

（100 g あたり）

プリン体	食　品
きわめて多い（300 mg～）	鶏レバー，まいわし干物，いさき白子，あんこう肝酒蒸し
多い（200～300 mg）	豚レバー，牛レバー，かつお，まいわし，大正えび，まあじ干物，さんま干物
中程度（100～200 mg）	肉（牛・豚・鶏）類の多くの部位や魚類など，ほうれんそう（芽），ブロッコリースプラウト
少ない（50～100 mg）	うなぎ，わかさぎ，豚ロース，豚バラ，牛肩ロース，牛タン，マトン，ボンレスハム，プレスハム，ベーコン，つみれ，ほうれんそう（葉），カリフラワー
きわめて少ない（～50 mg）	コンビーフ，魚肉ソーセージ，かまぼこ，焼ちくわ，さつま揚げ，かずのこ，すじこ，ウインナーソーセージ，豆腐，牛乳，チーズ，バター，鶏卵，とうもろこし，じゃがいも，さつまいも，米飯，パン，うどん，そば，果物，キャベツ，トマト，にんじん，だいこん，はくさい，海藻類

（高尿酸血症・痛風の治療ガイドライン，第３版，2019 をもとに作成）

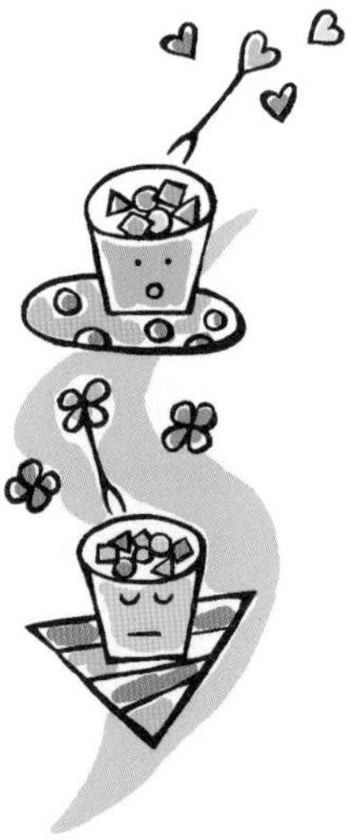

4 甲状腺機能低下症・亢進症

甲状腺機能低下症

1 疾患の概要

甲状腺機能低下症は甲状腺ホルモンの作用不足により，易疲労感，低体温，皮膚の乾燥などの症状がみられる疾患の総称である．甲状腺の疾患に起因するものを原発性甲状腺機能低下症，視床下部または下垂体の疾患に起因するものを二次性甲状腺機能低下症，甲状腺刺激ホルモン放出ホルモン（TRH）分泌不足が原因で生じる甲状腺刺激ホルモン（TSH）分泌障害は三次性甲状腺機能低下症とよばれる．

甲状腺機能低下症は年齢を問わず生じるが，とくに高齢者でよくみられ，その場合，症状が軽微で認識しにくい可能性がある．小児の甲状腺機能低下症には，先天性と後天性があり，重要なのは先天性甲状腺機能低下症である．先天的な甲状腺ホルモンの欠乏によって不可逆的な知能障害や成長障害をきたしうることから，早期発見・早期治療が必要である．

甲状腺ホルモンは，エネルギー産生やさまざまな代謝，循環器系の調節などをつかさどっており，血中コレステロールを低下させる作用がある．甲状腺機能低下症は甲状腺ホルモンの不足により血中コレステロールが上昇，二次性脂質異常症をきたすため，動脈硬化症，虚血性心疾患のリスクファクターとなる．

（1）原 因

原発性甲状腺機能低下症でもっとも頻度の高い原因は自己免疫であり，通常は橋本病に起因する．女性に数倍多く発生し，発生率は年齢とともに上昇する．2番目に頻度の高い原因は治療後，とくに甲状腺機能亢進症または甲状腺腫に対する放射性ヨード療法や外科手術に続発する甲状腺機能低下症である．

ヨウ素欠乏症は，先天性甲状腺機能低下症を引き起こす可能性がある．世界における重度のヨウ素欠乏地域では，先天性甲状腺機能低下症が知的障害の主要な原因である．

（2）一般症状

①**全身症状**：易疲労感，耐寒性低下，低体温，発汗低下，体液貯留および代謝低下による体重増加．

②**消化器症状**：食欲低下，便秘．

③**循環器系症状**：徐脈，心拡大，動脈硬化．

④**皮膚症状**：皮膚の乾燥・鱗屑，顔面の腫れ，頭髪の乾燥・脱毛．

⑤**神経症状**：思考力低下，言語緩慢，深部腱反射の弛緩相の遅延．

⑥**精神症状**：感情鈍麻，認知症，うつ．

⑦**婦人科系症状**：月経過多．

（3）栄養アセスメント

経口摂取状況，体重変化など一般的なアセスメントを行い，高コレステロール血症や心不全の有無を評価する．

ヨウ素の摂取不足だけでなく，過剰摂取することで甲状腺ホルモンの合成が抑制されるため，ヨウ素の摂取量を評価する．「日本人の食事摂取基準（2020年版）」で，成人のヨウ素の推奨量は130 μg/日，耐容上限量は3.0 mg/日とされている．海藻を食べる日本

■表Ⅲ-26　ヨウ素制限時の食品の選択

食べてはいけない食品	こんぶ，こんぶの加工品(とろろこんぶ，おぼろこんぶ，こんぶつくだ煮，こんぶ茶など) こんぶだし，こんぶだしを含む風味調味料，こんぶエキスを含む食品（インスタントみそ汁，だししょうゆ，和風顆粒だしなど），わかめ，もずく，ヨウ素強化卵 ※そのほか，清涼飲料水や，調味料，加工品にこんぶエキスが添加されているものもあるため成分表示を確認する
避けたほうがよい食品	寒天，ところてん，ようかん，黒こんにゃく(色づけにひじきを添加していることが多い)，魚介類（たら，たらを使った練り製品，たらこ，さば，いわし，ぶり，まぐろ，ツナ缶，ししゃも，うなぎ，あんきも，貝類，なまこ，かになど)，肉の内臓(レバー，もつ，ホルモンなど)，ひじきが入ったがんも，食塩の多い輸入食品（ポテトチップス，ナッツ，ベーコン，ハムなど)，カラギーナンを使用した食品(ゼリー，プリン，アイス，ドレッシングなど)，こんぶ粉末の入ったプレミックス粉（お好み焼き粉，たこ焼き粉など)

人ではヨウ素が不足することはまれで，むしろ過剰摂取が原因となることがある．日常的に大量の海藻類，とくにこんぶをよく食べる習慣がないかを確認する．

2 栄養ケアの実際

ヨウ素の摂取量が甲状腺機能に影響を与えるが，ヨウ素を含む食品の摂取不足や過剰摂取だけでなく，ヨウ素を含む薬剤やうがい薬の常用が原因となる場合もあり，一律に栄養指導や栄養管理を行うことはむずかしい．そのため，代謝低下による体重増加や患者の病態に合わせて考えていく必要がある．

（1）栄養ケアプラン

❶エネルギー

標準体重の維持を目標とし，標準体重1 kgあたり25～30 kcalの範囲で体重変動により調整する．

❷ヨウ素（ヨード）

摂取量が少ない場合は，含有量の多い食品を摂取する．過剰摂取が原因と思われる場合は，ヨウ素制限食とする．

❸その他の栄養素

基本的には食事摂取基準に準ずるが，高コレステロール血症があるときはコレステロール制限，心不全が疑われるときは食塩制限をする．

（2）栄養ケアの実施

食事の摂取状況と体重変化をみながら，必要に応じてエネルギー量を調整する．

ヨウ素不足の場合は摂取量を増加させるが，ヨウ素過剰が原因の場合は制限する．ヨウ素は海藻類（とくにこんぶ）に多く含まれるが，魚介類にも含有量が多いものがある．デザート類に含まれる増粘剤は海藻由来であることや，輸入食品のポテトチップスやナッツなどではヨウ素添加食塩を使用していることもあるため，嗜好品にも注意が必要である．(表Ⅲ-26)．

（3）食品・献立・調理

献立は常食を基本とする．ヨウ素制限が必要な場合，こんぶだしの使用は避け，かつおだしやしいたけの戻し汁を使用する．洋風料理の鳥がらスープやコンソメの使用は問題ない．こんぶの煮物やつくだ煮など，こんぶそのものを食べる料理は献立から外す．魚介類にもヨウ素が多く含まれるものがあるが，すべてを制限する必要はない．内臓以外の肉類は通常量を使用できる．牛乳・ヨーグルトの使用量は合わせて1日200 g，鶏卵はヨウ素強化ではないものを1個にとどめるようにする．

自宅でヨウ素制限食の調理が困難な場合はレトルトのヨウ素制限食品が市販されているため，利用するのもよい．

甲状腺機能亢進症

1 疾患の概要

血中の甲状腺ホルモンが高値となり，甲状腺ホルモンの作用が過剰に出現した病態を甲状腺中毒症という．このなかで甲状腺の機能が亢進することによって甲状腺ホルモンが過剰に分泌され，甲状腺中毒症を呈する病態を甲状腺機能亢進症という．甲状腺ホルモンの増加により，全身の代謝や各臓器の働きが亢進する．

代表的な疾患にはバセドウ（Basedow）病〔グレーブス（Graves）病ともよばれる〕とプランマー（Plummer）病がある．もっとも頻度が高いバセドウ病は20～50代の女性に多く，そのリスクは遺伝するが，関与する遺伝子は不明である．

甲状腺に機能亢進がなく甲状腺中毒症を呈する病態に亜急性甲状腺炎と無痛性甲状腺炎があり，一過性の甲状腺中毒症状を呈するため，甲状腺機能亢進症との鑑別が必要となる．

（1）原因

甲状腺機能亢進症は，血中の甲状腺刺激物質または自律的な甲状腺機能亢進が原因で，甲状腺での甲状腺ホルモンの合成と分泌が亢進した結果，発症．バセドウ病は，抗TSH受容体抗体がTSH受容体を刺激するためホルモンの産生能が亢進し，甲状腺機能亢進症状を呈する．プランマー病は甲状腺ホルモンを分泌する良性の機能性甲状腺腫により，甲状腺機能亢進症をきたす．

（2）一般症状

大半の症状は原因にかかわらず同じであるが，バセドウ病では眼球突出，びまん性甲状腺腫，頻脈が主な症状であり，メルゼブルグ（Merseburg）三徴候とよばれる．高齢患者は，抑うつまたは認知症により近い症状を呈することがある．

①**全身症状**：全身倦怠感，体重減少，多汗，暑がり，不眠症

②**眼症状**：眼球突出，凝視，眼瞼遅滞，眼瞼後退，結膜の軽度充血，流涙，復視，瞬目減少

③**消化器症状**：食欲亢進，下痢，腹痛

④**循環器系症状**：頻脈，脈圧増大，心房細動

⑤**皮膚症状**：皮膚湿潤，限局性粘液水腫

⑥**筋肉・神経症状**：手指振戦，筋力低下，周期性四肢麻痺

⑦**婦人科系症状**：過少月経，無月経

（3）栄養アセスメント

経口摂取状況，体重変化など一般的なアセスメントを行い，多汗による脱水の有無，下痢や腹痛といった消化器症状の有無を評価する．また，極端なヨウ素過剰摂取は甲状腺ホルモンのコントロールに影響するため，海藻（とくにこんぶ）の摂取習慣を確認する．

バセドウ病ではコレステロール低値，ALP上昇が特徴的にみられる．

2 栄養ケアの実際

甲状腺機能亢進状態の間は代謝が亢進しているためエネルギーは高めに設定し，たんぱく質やビタミン，ミネラルも十分に摂取する．また，多汗となるため，水分を十分に摂取する．

（1）栄養ケアプラン

❶エネルギー

代謝亢進を考慮し，標準体重 1 kg あたり 35 ～ 40 kcal とし，体重変動により調整する．

❷たんぱく質

標準体重 1 kg あたり 1.2 ～ 1.5 g を摂取する．

❸ヨウ素（ヨード）

放射性ヨウ素を用いた検査・治療を行う場合を除いてヨウ素制限は不要であるが，極端に含有量が多いこんぶやその加工品は避ける．

❹ビタミン

水溶性のビタミン（B 群，C）やビタミン A の需要が増えるため，不足のないようにする．

❺カルシウム

尿中排泄量が増加するため，骨粗鬆症予防においては 1 日 800 ～ 1,000 mg を摂取する．

❻水 分

代謝亢進にともない不感蒸泄，発汗が増しているため，脱水にならないように十分に水分を摂取する．

（2）栄養ケアの実施

食事の摂取状況と体重変化をみながら，必要に応じてエネルギー量を調整する．治療にともない基礎代謝も低下することを考慮する．

炭水化物やアルコールを一度に過剰摂取すると，とくに男性で四肢麻痺が誘発されることがあるので注意が必要である．食後に一過性の高血糖を生じるが，甲状腺機能の正常化にともない正常化する．

基本的にヨウ素制限は不要だが，検査や抗甲状腺薬で副作用が出た場合，難治例などにおける放射性ヨウ素を用いた治療時は制限が必要となる．

（3）食品・献立・調理

献立は基本的に常食とする．ヨウ素制限が必要な場合は甲状腺機能低下症に準ずる．

5 先天性代謝異常症

先天性代謝異常症は，遺伝子異常により先天的にアミノ酸代謝，炭水化物代謝，脂質代謝等にかかわる特定の酵素が欠損または機能が障害されていることにより代謝が障害され，毒性物質の蓄積，あるいは必要な栄養素の欠乏を引き起こし種々の臓器障害をきたす疾患である．

わが国では，1977 年から早期発見・早期治療を目的とした新生児マススクリーニングが開始され，生後 5 ～ 7 日のすべての新生児に対して実施している．2014 年からは，新しい検査法（タンデムマス法）の導入により複数の疾患を同時に検査することが可能となり，対象疾患が拡大している．

対象となる疾患は，診断や治療法が確立しているアミノ酸代謝異常症（フェニルケトン尿症・メープルシロップ尿症・ホモシスチン尿症・シトルリン血症 I 型・アルギノコハク酸尿症など），炭水化物代謝異常症（ガラクトース血症），脂肪酸代謝異常症，有機酸代謝異常症に加え，先天性甲状腺機能低下症（クレチン症），先天性副腎皮質過形成の内分泌異常の疾患がある．

食事療法の基本は，障害されている酵素の基質となっている物質を制限し，成長・発達，健康維持に必要とされるエネルギー，ビタミン，ミネラルなどを確保することである．必要栄養量を確保するためには各疾患の治療のために調合した特殊ミルクの摂取が必要であり，乳幼児だけではなく，成人になっても継続摂取が必要となる場合もある．

フェニルケトン尿症

1 疾患の概要

フェニルケトン尿症（PKU）は必須アミノ酸のフェニルアラニン（Phe）をチロシンに代謝（触媒）するフェニルアラニン水酸化酵素（PAH）の先天的欠損またはPAHの補酵素であるテトラヒドロビオプテリン（BH_4）の欠乏により，血中にPheが蓄積する疾患である．新生児・乳児期では脳構築障害による精神発達遅滞，成人では精神症状や酸化ストレスの成因となる疾患である．また，尿中にPheのほか，代謝産物のフェニルピルビン酸が大量に排泄されることからPKUとよばれている．

BH_4の低下はドパミン，ノルアドレナリン，アドレナリンの低下を引き起こし，トリプトファン水酸化酵素の異常によりセロトニン低下が起こる．このため，高Phe血症による中枢神経障害だけでなく，神経伝達物質の低下による重篤な中枢神経症状が出現する．新生児マススクリーニングで高Phe血症が発見された場合，血液・尿プテリジン分析と乾燥濾紙血ジヒドロプテリジン還元酵素（DHPR）活性の測定により補酵素BH_4の鑑別診断を行う．診断時の血中Phe値により古典的PKU（20 mg/dL以上），軽症PKU（10 mg/dL以上20 mg/dL未満），軽症高Phe血症（10 mg/dL未満）に分類される．古典的PKUはPhe制限食，BH_4反応性PKUはBH_4の投与により，血中Phe値を**表Ⅲ-27**に示す維持範囲にコントロールすることが基本となる．

（1）原 因

PKUは，Pheをチロシンに変換するPAH遺伝子の変異に基づく遺伝性疾患であり，常染色体劣性遺伝形式をとる先天性代謝異常である．

（2）一般症状

PKUは，新生児マススクリーニングにより早期発見，早期治療が可能である．早期に治療を開始し，血中Phe値をコントロールすることで正常に発達し，予後は良好であるが，未治療の場合は次のような症状が認められ，治療開始が遅れると精神発達遅滞を生じる．

出生時は正常であるが，赤毛，湿疹，色白の皮膚などの特徴が現れ，生後4～5カ月頃から精神発達遅滞やけいれん発作などを生じる．尿や汗はフェニルピルビン酸排泄により，ねずみ尿臭やかび様のにおいがある．血中Phe値は高値となる．

（3）栄養アセスメント

血中Phe値を目標維持範囲に保つことが原則である（**表Ⅲ-27**）．年齢別Phe摂取量の目安（**表Ⅲ-28**）を参考にPhe摂取量を制限する．

2 栄養ケアの実際

食事療法の目的は，Pheの摂取量を制限し，血中Phe値とその代謝産物の蓄積量を改善させることである．高Phe血症の新生児に対してはPhe投与量を制限し，数日のうち

■表Ⅲ-27 血中 Phe 値の維持範囲

乳幼児期〜幼児期前半	2 〜 4 mg/dL（120 〜 240 μmol/L）
幼児期後半〜小学生前半	2 〜 6 mg/dL（120 〜 360 μmol/L）
小学生後半	2 〜 8 mg/dL（120 〜 480 μmol/L）
中学生以後	2 〜 10 mg/dL（120 〜 600 μmol/L）

〔特殊ミルク共同安全開発委員会ほか：フェニルケトン尿症（高フェニルアラニン血症の一部を含む）治療指針の第 2 次改定の経緯と改定勧告治療指針（平成 24 年度）について，特殊ミルク情報　第 48 号，2012 より〕

■表Ⅲ-28 PKU における年齢別 Phe 摂取量の目安

月年齢	摂取 Phe 量（mg/kg/日）
0 〜 3 カ月	70 〜 50
3 〜 6 カ月	60 〜 40
6 〜 12 カ月	50 〜 30
1 〜 2 歳	40 〜 20
2 〜 3 歳	35 〜 20
3 歳以後	35 〜 15

註：PKU ではない 3 カ月乳児で，一日のたんぱく質摂取目安量を 15 g/日とすると，それに含まれる Phe は約 750 mg となり，体重を 6 kg とすると Phe 摂取量は 125 mg/kg/日となる．PKU 児ではこれを 70 〜 50 mg/kg/日まで制限する必要がある．

〔特殊ミルク共同安全開発委員会ほか：フェニルケトン尿症（高フェニルアラニン血症の一部を含む）治療指針の第 2 次改定の経緯と改定勧告治療指針（平成 24 年度）について，特殊ミルク情報　第 48 号，2012 より〕

■表Ⅲ-29 治療乳摂取量の目安（g/日）

乳児期	60 〜 100
幼児期前半（1 〜 2 歳）	100 〜 200
幼児期後半（3 〜 5 歳）	120 〜 150
学童期前半（6 〜 9 歳）	150 〜 200
学童期後半およびそれ以後	200 〜 250

〔特殊ミルク共同安全開発委員会ほか：フェニルケトン尿症（高フェニルアラニン血症の一部を含む）治療指針の第 2 次改定の経緯と改定勧告治療指針（平成 24 年度）について，特殊ミルク情報　第 48 号，2012 より〕

に血中 Phe 値を 10 mg/dL 以下になるようにし，血中 Phe 値が 2 〜 4 mg/dL まで低下するようにする．発症の初期は入院治療とし，年齢別 Phe 摂取量の目安（**表Ⅲ-28**）を参考に Phe を除去した治療用特殊ミルクを用いる（**表Ⅲ-29, 30**）．

（1）栄養ケアプラン

1 日に必要なエネルギー量は同年齢の健康小児と同様とする．たんぱく質の摂取が少なくなる可能性が高いことから，十分なエネルギー量を確保する．

たんぱく質，すなわち窒素源の大部分は Phe 量を減らした特殊ミルクから摂取し，血中 Phe 値の維持範囲内で Phe を自然たんぱく質として摂取する（普通の食品に含まれる Phe 含有量はたんぱく質の約 5%）．たんぱく質摂取量が 0.5 g/kg/日以下になると，Phe 制限下でも血中 Phe 値が上昇することがあるため，乳児期は 2 g/kg/日，幼児期は 1.5 〜 1.8 g/kg/日，学童期以降は 1.0 〜 1.2 g/kg/日以下にならないように注意する．

（2）栄養ケアの実施

新生児・乳児期では，Phe を除去した治療用特殊ミルクを中心に自然たんぱく質摂取を調整する（**表Ⅲ-27** に示す血中 Phe 値の維持範囲を保つように Phe を与える）．離乳期以降は，治療用特殊ミルクに野菜など低たんぱく質食品を組み合わせた食事療法を行っていく．

学童期は，食事に Phe 除去ミルクと低 Phe ペプチド粉末（MP-11，森永）または Phe 無添加総合アミノ酸粉末（A-1，雪印）を混合し，アミノ酸を補給する．給食は野菜，果物のみを摂取し，主食と特殊ミルクを持参するなどの配慮が望ましい．また，治療用特殊食品の低たんぱく質食品を適宜活用する．

成長にともない許容 Phe 摂取量は増加するが個人差がある．成人期は，低たんぱく質

■表Ⅲ-30　Phe 除去ミルク配合散および低 Phe 治療食品の組成

製品（100 g 中）	Phe 除去ミルク配合散（雪印）	低 Phe ペプチド粉末（MP-11，森永）	Phe 無添加総合アミノ酸粉末（A-1，雪印）
たんぱく質（g）	15.8	75.0	93.7
脂質（g）	17.1	0	0
炭水化物（g）	60.4	7.2	0
エネルギー（kcal）	458	329	375
Phe（mg）	0	280	0
チロシン（mg）	1,569	4,720	9,300

〔特殊ミルク共同安全開発委員会ほか：フェニルケトン尿症（高フェニルアラニン血症の一部を含む）治療指針の第 2 次改定の経緯と改定勧告治療指針（平成 24 年度）について，特殊ミルク情報　第 48 号，2012 より〕

食品を中心とした食事療法は必須アミノ酸，ビタミン，ミネラル類が不足しやすいため，特殊ミルクの併用が望ましい．食事療法は生涯必要である．

女性では，妊娠中の高 Phe 血症は胎児に小頭症や心奇形などの重篤な影響を与えるため，受胎前より Phe 制限食を開始し，全妊娠期間を通じて血中 Phe 値をコントロールすることが必要である．治療用特殊ミルクの摂取量の目安および組成を表に示す（**表Ⅲ-29, 30**）．

メープルシロップ尿症

1 疾患の概要

メープルシロップ尿症（MSUD）は，分岐鎖アミノ酸（ロイシン，イソロイシン，バリン）の代謝に由来するα-ケト酸の酸化的脱炭酸反応を行う分岐鎖α-ケト酸脱水素酵素（BCKDH）の欠損によって発症する，常染色体劣性遺伝形式を示すアミノ酸代謝異常症である．

新生児マススクリーニングの対象疾患であり，スクリーニングでは分岐鎖アミノ酸の増加を指標とする．タンデムマス法では，血中ロイシン＋イソロイシンの上昇を測定する．新生児期に発症し，生後 1 週間程度で嘔吐，けいれん，昏睡などの症状をきたす古典型や，新生児期は正常であり，その後に急性増悪を起こす間欠型，血中分岐鎖アミノ酸の上昇が中等度であるが知的障害をともなう中間型，チアミン投与により血中分岐鎖アミノ酸量が正常化し，臨床症状の改善がみられるチアミン反応型がある．

治療の基本となるのは食事療法で，分岐鎖アミノ酸の摂取制限，とくにロイシンを基準とした制限を行う．

（1）原因

分岐鎖アミノ酸（ロイシン，イソロイシン，バリン）は第 1 段階でアミノ基が転移され，α-ケト酸（有機酸）になるが，MSUD では第 2 段階のα-ケト酸にα-ケト酸脱水素酵素複合体の遺伝的欠損により分岐鎖アシル CoA の代謝障害が生じる．その結果，血中に分岐鎖アミノ酸およびα-ケト酸，α-ヒドロキシ酸が蓄積し，アシドーシスとなる．尿中のロイシン，イソロイシン，バリンも高値となる．

（2）一般症状

生後 1 週間程度のおもな症状は，不活発，哺乳不良，嘔吐，筋緊張低下，運動失調，けいれん，昏睡，特有の尿臭（メープルシロップ様の甘いにおい）である．血中ロイシン値が 10 ～ 20 mg/dL では哺乳力が低下し，嘔吐が出現する．20 mg/dL 以上では意識障害，筋緊張低下，けいれん，呼吸困難，後弓反張などが出現する．さらに，分岐鎖アミノ酸および分岐鎖ケト酸の血中濃度が上昇するとミエリン合成障害をきたし，中枢神経の障害により精神運動発達の遅れが認められる．

治療しない場合は数カ月以内に死亡し，ほかのマススクリーニング対象疾患に比べ死亡率が高く，神経学的予後も不良である．

（3）栄養アセスメント

空腹時の血中ロイシン値が 2 ～ 5 mg/dL の間で維持されているかを評価する．分岐鎖アミノ酸の摂取制限を行うため，体重増加不良をきたさないように注意する．

2 栄養ケアの実際

（1）栄養ケアプラン

急性期の治療は，分岐鎖アミノ酸および分岐鎖ケト酸の蓄積と体蛋白の異化を抑えながら，同化を促進することを目標にする．慢性期の治療の目標は急性増悪の発症を防止しながら十分な発育，発達を得ることであり，とくに血中ロイシン値 2 ～ 5 mg/dL を維持目標とする．新生児，乳幼児期の古典型であれば，分岐鎖アミノ酸摂取量はロイシン 60 ～ 90 mg/日，イソロイシン，バリンは 40 ～ 50 mg/日が目安となる．チアミン依存性の可能性のある場合は発症時から大量のチアミン（10 ～ 1,000 mg/日）投与を試みる．

（2）栄養ケアの実施

急性期に急性増悪が疑われれば，特殊ミルク（分岐鎖アミノ酸除去ミルク）の投与や，脂肪投与，高エネルギー輸液，アシドーシスの補正を行う．慢性期は血中ロイシン値 2 ～ 5 mg/dL を維持するように分岐鎖アミノ酸除去ミルク（ロイシン・イソロイシン・バリン除去ミルク）に普通ミルクを混合し使用する．混合比は患者の残存酵素活性に依存するため血中ロイシン値を 2 ～ 5 mg/dL に維持することを目標として調整する．新生児，乳幼児期の古典型では分岐鎖アミノ酸摂取量はロイシン 60 ～ 90 mg/日，イソロイシン，バリンは 40 ～ 50 mg/日を目安とする．ほかの必須アミノ酸の濃度も発育発達に重要であり，低ければミルクあるいはアミノ酸製剤で補充する．離乳後期以降は三つのアミノ酸含有量の少ない食品を選んで献立を作成し，不足分は治療用特殊ミルク，アミノ酸粉末を用いて補充する．また，分岐鎖アミノ酸の制限にたんぱく質調整食品などの利用も考慮する．

ガラクトース血症

1 疾患の概要

ガラクトース血症は，ガラクトース代謝に関与する酵素の先天的異常であり，血中ガラクトース，ガラクトース -1- リン酸（Gal-1-P）が上昇する疾患である．常染色体劣性遺伝形質であり，新生児マススクリーニングの対象疾患となっている．小腸粘膜上皮の刷子縁にある乳糖分解酵素によってガラクトースとグルコースに分解，吸収されるが，ガラクトースは門脈を経由して肝臓に取り込まれ代謝される．おもな症状の一つの白内障は，蓄積したガラクトースが水晶体内でアルドース還元酵素によってガラクチトールに転換され，浸透圧の上昇により水晶体が混濁し生じる．また，Gal-1-P の蓄積は肝細胞などに強い臓器障害をもたらす．

治療は食事療法が中心となり，ガラクトースおよび乳糖除去が必要となる．

（1）原因

ガラクトース代謝に関与する酵素の先天的異常であり，血中ガラクトース，ガラクトース-1-リン酸（Gal-1-P）が上昇する疾患である．Ⅰ型のガラクトース-1-リン酸ウリジルトランスフェラーゼ（GALT）欠損症，Ⅱ型のガラクトキナーゼ（GALK）欠損症，Ⅲ型のウリジン二リン酸ガラクトース-4′-エピメラーゼ（GALE）欠損症など，常染色体劣性遺伝形質である．

（2）一般症状

ガラクトース-1-リン酸の肝毒性などから，新生児早期から不機嫌，食欲不振，下痢，嘔吐などの消化器症状，体重増加不良，採血後の止血困難などがみられる．低血糖，尿細管障害，白内障，肝障害（黄疸，肝脾腫，肝逸脱酵素上昇など）をきたし，凝固系異常，溶血性貧血などを示すこともある．さらにガラクトース高値が大腸菌発育を促進するため敗血症，髄膜炎などの感染症を併発しやすい．乳糖除去を行わなければ致死的疾患である．早期診断され治療が開始されても慢性期に知能障害などの精神症状，筋緊張低下，振戦，失調性歩行などの神経症状，卵巣機能不全などを呈することが知られており，定期的な経過観察が必要である．

（3）栄養アセスメント

診断後すぐに乳糖制限を開始し定期的に血液検査を行い，ガラクトース-1-リン酸（Gal-1-P）がろ紙血 5 mg/dL 以下となっているかを確認する．また，尿中ガラクチトールの測定や白内障診断，骨密度の検査を行う．また，定期的に身体発育値や発達指数，知能指数，脳波所見を観察する．

2 栄養ケアの実際

食事療法の目的は，肝毒性の軽減を図り，症状の発現を回避することである．乳糖，ガラクトースの摂取制限を行い，そのほかの栄養素などは同年齢の健常児の食事摂取基準に準ずる．

（1）栄養ケアプラン

ガラクトース，ガラクトース-1-リン酸の上昇とともにボイトラー法による GALT 酵素活性低下を確認した場合，ただちにガラクトース摂取制限を開始する．母乳，通常の人工乳は禁止とし，乳糖除去乳または大豆乳を摂取する．すでに症状を呈している場合は，並行して対症療法を行う．離乳期以降，成人に至るまで，乳製品，乳糖の除去が必要である．

（2）栄養ケアの実施

新生児期，乳児期では，疑いの段階より母乳や一般調製粉乳は中止し，乳糖除去や大豆乳に変更する．離乳期は，乳糖除去ミルクを併用しながら離乳食を開始する．ベビーフードや加工食品は，乳糖が含まれていることが多いため避ける．乳糖除去により乳製品を制限することになるため，カルシウム不足になりやすいことも注意する．食事療法は生涯継続が必要である．

❶ガラクトース血症Ⅰ型

ボイトラー法による GALT の酵素活性低下と，ガラクトース，ガラクトース-1-リン酸高値が確認されたと同時にガラクトース制限を開始する．新生児期，乳児期では大豆乳か乳糖除去ミルク（ガラクトース除去フォーミュラなど）を使用する．離乳期以降では乳製品，乳糖の除去を行う．発酵食品やすいか，トマトなど一部の野菜にも比較的多くの乳糖を含むため注意が必要である．

❷ガラクトース血症Ⅱ型

白内障予防のため，Ⅰ型に準じガラクトース制限を行う．

❸ガラクトース血症Ⅲ型

末梢型であれば治療は不要である．全身型ではⅠ型と同様に乳糖除去を行う．

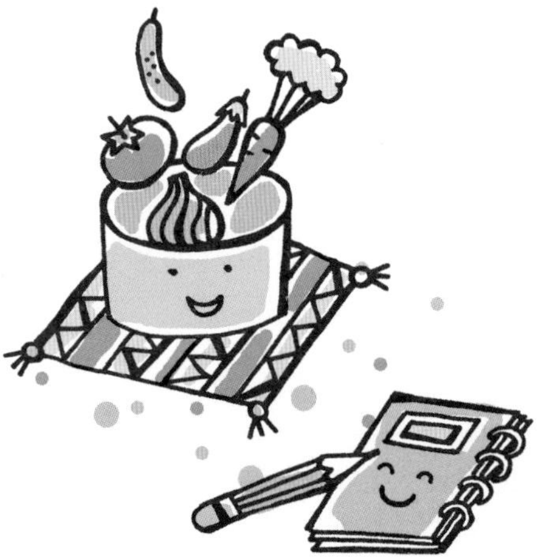

Ⅳ 循環器疾患

学習のねらい

- 本章では，脂質異常症，高血圧症，虚血性心疾患，心不全を取り上げた．それぞれの疾患の概要，診断基準または臨床検査項目と栄養ケアを関連づけて理解する．
- 脂質異常症の管理目標値を理解し，脂質異常の状態を含めた栄養アセスメント・栄養ケアをプランし，具体的な栄養ケアの技能を身につける．
- 高血圧症の生活習慣修正項目に対応した具体的な栄養ケアの技能を身につける．
- 虚血性心疾患の一次・二次予防の重要性と，栄養基準を理解する．
- 心不全の心臓の負担を軽減する栄養ケアの技能を身につける．

1 脂質異常症（高脂血症）

1 疾患の概要

脂質異常症は，血清LDLコレステロール（LDL-C），中性脂肪（トリグリセリド；TG）が異常に高値あるいはHDLコレステロール（HDL-C）が異常に低値となった病態であり，粥状動脈硬化の重要な危険因子として位置づけられ，放置しておくと動脈硬化は進行し，心筋梗塞や脳卒中の発症に至る．

（1）原因

原発性（一次性）のものと，疾患に付随したり，薬剤や食習慣などが原因となり発症する続発性（二次性）のものとがある．

原発性のものには，遺伝的素因があり家族性に発症が認められるアポ-CⅡ欠損，リポ蛋白リパーゼ（LPL）欠損，アポ-E構造異常または欠損，低比重リポ蛋白（LDL）受容体の欠損または不足および機能障害，家族性高中性脂肪血症，家族性複合性高脂血症などがある．

続発性のものは，種々の病気や状態に続発し，その原因として甲状腺機能低下，クッシング症候群，下垂体機能低下症，末端肥大症，糖尿病，肥満症，ネフローゼ症候群，慢性腎不全，SLE（全身性エリテマトーデスなどの免疫異常），骨髄腫などの基礎疾患や，ステロイドホルモン，サイアザイド系利尿薬，経口避妊薬などの薬剤，過食，高脂質食，高コレステロール食，長期の飲酒，運動不足などの生活習慣などがある．

（2）一般症状

自覚症状は一般的には乏しく，脂質異常症の病型で発現性は異なるが，皮膚や腱などの組織への脂肪の沈着（腱の黄色腫または皮膚結節性黄色腫など）や若年性角膜輪，若年性虚血性心疾患などがみられる場合がある．さらに，TGが1,000 mg/dLを超えると急性膵炎をともなう場合が多い．

血清脂質は，アポ蛋白と結合し，リポ蛋白となり血漿中に存在している．リポ蛋白にはVLDL，ILD，LDL，HDL，カイロミクロンなどがある．また，特異なリポ蛋白にLp(a)，LpX，β-VLDLなどがある．

■表Ⅳ-1 リスク区分別脂質管理目標値

治療方針の原則	管理区分	脂質管理目標値（mg/dL）			
		LDL-C	non HDL-C	TG	HDL-C
一次予防 まず生活習慣の改善を行った後，薬物治療の適応を考慮する	低リスク	＜160	＜190	＜150[*3] （空腹時） ＜175 （随時）	≧40
	中リスク	＜140	＜170		
	高リスク	＜120 ＜100[*1]	＜150 ＜130[*1]		
二次予防 生活習慣の改善とともに薬物治療を考慮する	冠動脈疾患またはアテローム血栓性脳梗塞（明らかなアテローム[*4]をともなうその他の脳梗塞を含む）の既往	＜100 ＜ 70[*2]	＜130 ＜100[*2]		

*1 糖尿病において，PAD，細小血管症（網膜症，腎症，神経障害）合併時，または喫煙ありの場合に考慮する．
*2「急性冠症候群」，「家族性高コレステロール血症」，「糖尿病」，「冠動脈疾患とアテローム血栓性脳梗塞（明らかなアテロームを伴うその他の脳梗塞を含む）」の4病態のいずれかを合併する場合に考慮する．
*3 10時間以上の絶食を「空腹時」とする．ただし水やお茶などカロリーのない水分の摂取は可とする．それ以外の条件を「随時」とする．
*4 頭蓋内外動脈の50%以上の狭窄，または弓部大動脈粥腫（最大肥厚4 mm以上）．

（日本動脈硬化学会：動脈硬化性疾患予防ガイドライン2022年版より）

（3）栄養アセスメント

日本動脈硬化学会では，以下の血清脂質レベルを脂質異常症の診断基準値としている．

LDL-C：140 mg/dL以上（120〜139 mg/dLは境界域高コレステロール血症）

TG：空腹時150 mg/dL（随時175 mg/dL）以上

HDL-C：40 mg/dL未満

Non-HDL-C：170 mg/dL以上（150〜169 mg/dLは境界域高non-HDL-C血症）

診断は，10〜12時間絶食後の空腹時総コレステロール（TC）値，TG値，HDL-C値を測定し，Friedewald（フリードワルド）の式（LDL-C＝TC－TG/5－HDL-C）によりLDL-C値を算出する．

血清混濁が認められたら一昼夜冷蔵庫で放置し，上層にクリーム状の層が浮上すればカイロミクロンの存在を，下層に一様に混濁していればVLDLの増加を確認できる．

カイロミクロンが存在せず，TGが150 mg/dL以上であれば，高VLDL血症である．

高LDL-C血症はLDL-C値が140 mg/dL以上の場合をいう．

LDL-CはFriedewaldの式で求められるが，TG値が400 mg/dL未満の場合にのみ適応できる．TG値が400 mg/dL以上や食後採血の場合にはnon-HDL-C（TC－HDL-C）により評価する．また，冠動脈疾患の発症を予測するnon-HDL-CはLDL-C＋30 mg/dLを基準とする．

栄養素成分のリスクの評価には，総エネルギー，脂質エネルギー比率，コレステロール，食物繊維，アルコールなどの1日摂取量を推定する．

治療にあたって，冠動脈疾患の既往の有無，他の危険因子の数などにより，**表Ⅳ-1**のように血清脂質値の管理目標値が異なる．また，LDL-C低下率20〜30%を治療目標として考慮できる．non-HDL-Cの管理目標は，高TG血症の場合にLDL-Cの管理目標を達成した後の目標とする．

また，食事療法の効果は，LDL-C濃度は1〜2カ月後，TG濃度は1〜2週間後に評価できる．

2 栄養ケアの実際

栄養ケアは脂質異常症の治療の基本である．続発性高脂血症の場合は，原疾患の治療を優先する．実際的な栄養ケアは脂質異常症の病型および危険因子により異なるが，摂取エネルギー量の適正化は共通である．とくに過食や肥満者では，腸，肝臓でのリポ蛋白合成が亢進しているため，適正なエネルギー摂取の効果は大きい．

（1）栄養ケアプラン

❶エネルギー

摂取エネルギー量は年齢，性別，運動量(合併症により運動の質・量は制限される）を考慮して決定し，一般的には標準体重 1 kg あたり軽い労作で 25～30 kcal/日，普通の労作で 30～35 kcal/日とする．

標準体重は BMI（body mass index）22 とする．標準体重 (kg) の算定式は身長 (m)^2 × 22 である．肥満者は現状から 250 kcal/日程度を減じ，3～6 カ月で 3％以上の体重減少を目標とする．

❷炭水化物

果糖，グルコース，ショ糖，乳糖を減らす．また，単糖類，二糖類より，複合糖質摂取をすすめる．

❸たんぱく質

高コレステロール血症患者において動物性たんぱく質を，イソフラボン含有の大豆たんぱくで置換し，TC，LDL-C を低下させる．

❹脂質の量および脂肪酸組成

脂質は総エネルギーの 20～25％程度にする．高カイロミクロン血症では 20 g/日以下あるいは総エネルギーの 15％以下にする．

食事中の脂肪酸は，二重結合のない飽和脂肪酸（SFA：saturated fatty acid）と，二重結合を一つ有する一価不飽和脂肪酸（MUFA：monounsaturated fatty acid），それに，二重結合を二つ以上有する多価不飽和脂肪酸（PUFA：polyunsaturated fatty acid）に大きく分類される．

脂肪酸組成は，適正なエネルギー摂取量のもと SFA を制限し，PUFA あるいは MUFA の増量摂取をすすめる．PUFA のうち n-3 系の摂取の増加は TG の低下に有効となる．また，トランス脂肪酸の摂取を控え冠動脈疾患を予防する．

❺コレステロール

食事性コレステロールに対する感受性は個人差が著しいが，概して高 LDL-C 血症の患者は感受性が高いので摂取コレステロール量を制限する．高 LDL-C 血症の場合には，摂取量を 1 日 200 mg 未満に制限する．

❻食物繊維

食物繊維は，栄養成分の消化吸収を低下させ胆汁酸の排泄を促進し，TC，LDL-C を低下させる．また水溶性食物繊維は，胃内で水分を含み膨張し胃の容量を満たすため，摂取エネルギー制限時に満腹感を得るのに効果的である．食物繊維は 25 g 以上とする．

❼ビタミン，抗酸化物

生体内のおもな抗酸化物に，脂溶性のビタミン E および β カロテンがある．また，フラボノイド，ビタミン C も抗酸化作用を有する．

❽アルコール飲料

アルコール飲料は，適量（ビール中瓶 1 本程度）であればリポ蛋白リパーゼ，HDL-C を上昇させる効果があるが，過剰になると，肝臓における VLDL 合成を促進し，血清 TG の増加と HDL-C の低下をもたらす．よって，エタノール換算で 25 g/日（ビール中瓶 1本，または日本酒 1合に相当）以下の節酒とし，高 TG 血症では禁酒とする．

❾食 塩

1 日の食塩摂取量は 6 g 未満にする．

（2）栄養ケアの実施

摂取エネルギー，栄養素配分およびコレステロール摂取の適正化を行う．栄養配分では，

■表Ⅳ-2 危険因子を改善する食事

1．高 LDL 血症
- 飽和脂肪酸の摂取をエネルギー比率 4.5％以上 7％未満とする
- コレステロール摂取量を1日 200 mg 未満に制限する
- 水溶性食物繊維，植物ステロールの摂取を増やす

2．高 TG 血症
- 炭水化物エネルギー比率をやや低めとする
- アルコールの過剰飲酒を制限する
- n-3 系多価不飽和脂肪酸の摂取を増加する
- 高カイロミクロン血症では脂質エネルギー比率を15％以下にする

3．メタボリックシンドローム
- 標準体重を目標に摂取エネルギー量を制限する
- 栄養バランスの適正化を図る

4．高血圧症
- 食塩を１日６g 未満とする
- 野菜を多く摂取する
- 過度のアルコール摂取を制限する

5．糖尿病
- 肥満を是正する
- 摂取エネルギー量を朝・昼・夕の３食に均等に配分する

（1 型糖尿病：適正体重を維持する摂取エネルギー量，栄養素バランスの適正化）

（日本動脈硬化学会：動脈硬化性疾患予防ガイドライン 2022 年版，p. 96 より作成）

脂質エネルギー比率 20～25％，炭水化物エネルギー比率 50～60％とする．次いで，危険因子に対応した栄養ケアをすすめ，その改善を図る（**表Ⅳ-2**）．

動脈硬化性疾患の危険因子である高 LDL-C 血症および高 TG 血症，それぞれの食品構成例を示す（**表Ⅳ-3, 4**）．

■表Ⅳ-3 高 LDL コレステロール血症の食品構成（例）
（エネルギー 1,600 kcal）

食品群	分量（g）	食品群	分量（g）
穀類（米飯）	390	野菜類 緑黄色	150
魚介類	80	野菜類 その他	250
肉類（脂身を除く）	60	きのこ類	50
乳類（低脂肪乳）	200	果実類	200
いも類	80	海藻類	5
豆類 みそ	12	油脂類（植物油）	15
豆類 大豆製品	100	種実類	3
		砂糖類	10

■表Ⅳ-4 高中性脂肪血症の食品構成（例）
（エネルギー 1,600 kcal）

食品群	分量（g）	食品群	分量（g）
穀類（米飯）	390	野菜類 緑黄色	150
魚介類	70	野菜類 その他	250
肉 類	60	きのこ類	50
卵 類	50	果実類	150
乳 類	200	海藻類	5
いも類	80	油脂類	15
豆類 み そ	12	種実類	1
豆類 大豆製品	80	砂糖類	10

■表Ⅳ-5 コレステロールの多い食品

食品名	コレステロール（mg/100 g）	食品名	コレステロール（mg/100 g）
するめ	980	豚レバー	250
うなぎのかば焼き	230	わかさぎ	210
鶏レバー	370	からふとししゃも	290
鶏卵（全卵）	370	牛レバー	240
鶏卵（卵黄）	1,200	カスタードプリン	120
シュークリーム	200	スポンジケーキ	170
いか	250	カステラ	160
たらこ	350	かずのこ	370
あんこう きも	560	さきいか	370
すじこ	510	くるまえび	170

（文部科学省：日本食品標準成分表 2020 年版〈八訂〉より）

（3）食品・献立・調理

穀類は精製度の低い食品を選択し，GI・GL を低くする．脂質のうち脂質酸の SFA は獣脂，乳脂肪などの動物脂肪やヤシ油，カカオ脂などの一部の植物油脂に多く含まれるため，牛肉や豚肉の脂肪部分は取り除き，牛乳は低脂肪牛乳もしくは無脂肪牛乳に替え，バターやラードの油脂類を避ける．

また，MUFA はオリーブ油，なたね油に多い．一般的に市販されているサラダ油（調合油）のほとんどは，なたね油である．また，リノール酸の多いべにばな油やコーン油に脂肪酸のバランスを考慮してオレイン酸添加や，酸化を受けにくくしている．

n-6 系 PUFA は植物の種子に，n-3 系 PUFA は魚介類などに多く含まれているので，ごま，落花生などを適正なエネルギーの枠内で摂取する．さらに，肉類摂取を魚介類に替えての摂取をすすめ，大豆・大豆製品を十分に摂る．このような食品を取り合わせ，食塩量を６g 未満で調理した食事をすすめる．

■表Ⅳ-6　高 LDL コレステロール血症の献立（例）

区分	献立名	食品名	分量（g）
朝食	ご飯	米飯	130
	みそ汁	みそ（淡色辛）	10
		じゃがいも	20
		さやいんげん	15
		だし汁	150
	納豆	糸引き納豆	50
		ねぎ	10
		あおのり	0.2
		洋からし	1
		しょうゆ	2.5
	ほうれんそうのお浸し	ほうれんそう	50
		しょうゆ	2.5
		だし汁	5
		かつおぶし	1
	ひじきの炒り煮	ひじき（乾）	5
		にんじん	5
		グリンピース	3
		調合油	2
		砂糖	2
		しょうゆ	2.5
		だし汁	30
昼食	ご飯	米飯	130
	きくらげスープ	きくらげ（乾）	2
		にら	5
		もやし	10
		中華スープ	150
		白ごま	0.5
	肉団子の野菜あんかけ	鶏（ひき肉）もも皮なし	70
		ねぎ	10
		しょうが	2
		塩	0.1
		でんぷん	2
		鶏卵	5
		調合油	6
		たまねぎ	30
		ピーマン	15
		にんじん	10
		たけのこ	30
		しいたけ（生）	10
		ごま油	2
		しょうゆ	2.5
		酒	2
		中華スープ	50
		みりん	2
		でんぷん	2
	拌黄瓜	きゅうり	50
		塩	0.1
		たかのつめ	少々
		砂糖	1
		しょうゆ	2.5
		酢	3
		にんにく	0.5
		レタス	10

区分	献立名	食品名	分量（g）
間食	ミルクティー	紅茶浸出液	50
		低脂肪牛乳	150
	にんじんゼリーフルーツ添え	にんじん	40
		ゼラチン	2
		水	17
		砂糖	3
		ヨーグルト（脱脂加糖）	30
		キウイフルーツ	30
		いちご	30
		レモン（果汁）	10
夕食	ご飯	米飯	130
	さばの塩焼き　ししとう，ねぎ，レモン添え	さば	70
		塩	0.1
		しょうゆ	1
		ししとうがらし	15
		ねぎ	40
		レモン（果汁）	3
	だいこんサラダ	だいこん	40
		にんじん	5
		かいわれ菜	3
		ごま油	1
		調合油	2
		しょうゆ	2.5
		砂糖	1
		酢	3
		サラダ菜	10
	さつまいものレモン煮	さつまいも	50
		レモン	20
		干しぶどう	8
		砂糖	5
	こんにゃくとしいたけのピリ辛炒り	こんにゃく	50
		しいたけ（生）	20
		とうがらし	0.5
		ごま油	2
		だし汁	30
		しょうゆ	2.5
		みりん	3
	たたきごぼう	ごぼう	50
		塩	0.2
		酢	4
		白ごま	1

エネルギー	1,583 kcal
たんぱく質	60.2 g
脂質	36.4 g
食物繊維	33.8 g
食塩	6.0 g
コレステロール	136 mg

摂取コレステロールの制限は，コレステロール含有量の多い食品（**表Ⅳ-5**）の摂取頻度および量を控えることである．

食物繊維はいも類や海藻類，大豆，野菜類，果実類などに多く含有し，これらの食品を積極的に摂取する．

抗酸化作用を有するフラボノイドは，野菜，果物，茶，ワインなどに含まれ，ビタミンC

は野菜や果物類に多く含有する．

コーヒーに含まれるカフェストールは，LDL-C 上昇作用を有する脂質成分が含まれ，多量に飲むと TG が増加する．しかし，これにはボイルドコーヒーなどコーヒーの抽出法が関係し，フィルターコーヒー，インスタントコーヒーでは血清脂質には悪影響を及ぼさないとされている．

果糖の多い果物の過剰摂取は，TG の生成を高めるため 1 日 150〜300 g 程度におさえる．さらに TG の素材となるショ糖の大量摂取をもたらす和菓子，ケーキやジュース，コーラなどは極力控える．

献立例を**表Ⅳ-6** に示す．

2 高血圧症

1 疾患の概要

高血圧（hypertension）とは，血管の内圧が基準値以上の状態をいう．発症早期では自覚症状はほとんど認めないが，高血圧が持続し進行すると，動脈硬化や脳血管障害，心不全，腎不全などの合併症をもたらす．

収縮期血圧が 140 mmHg 以上かつ / または拡張期血圧が 90 mmHg 以上を示すと高血圧と診断される（**表Ⅳ-7**）．

日本における高血圧患者数は約 4,300 万人と推定されており，国民の 3 人に 1 人が罹患している生活習慣病である．その発症には日本人特有の生活習慣が大きく関与し，加齢により増加する傾向がある．

高血圧治療の目的は，適切に血圧を下げることによって，脳心血管病の発症，進展，再発を抑制して死亡を減少させ，QOL の維持・向上を促すことである．

（1）原 因

高血圧症は，原因が明らかでない本態性高血圧と原因疾患が明らかな二次性高血圧に分けられる．高血圧症の 90％は本態性高血圧であり，遺伝的因子と生活習慣をはじめとした環境的因子が関与して発症する．二次性高血圧の原因疾患としては腎性高血圧（腎実質性高血圧，腎血管性高血圧），内分泌性高血圧（原発性アルドステロン症，褐色細胞腫など），中枢神経系（脳出血，脳腫瘍など）などがある（**表Ⅳ-8**）．

■**表Ⅳ-7　成人における血圧値の分類**

分類	診察室血圧（mmHg）			家庭血圧（mmHg）		
	収縮期血圧		拡張期血圧	収縮期血圧		拡張期血圧
正常血圧	＜ 120	かつ	＜ 80	＜ 115	かつ	＜ 75
正常高値血圧	120〜129	かつ	＜ 80	115〜124	かつ	＜ 75
高値血圧	130〜139	かつ/または	80〜89	125〜134	かつ/または	75〜84
Ⅰ度高血圧	140〜159	かつ/または	90〜99	135〜144	かつ/または	85〜89
Ⅱ度高血圧	160〜179	かつ/または	100〜109	145〜159	かつ/または	90〜99
Ⅲ度高血圧	≧ 180	かつ/または	≧ 110	≧ 160	かつ/または	≧ 100
（孤立性）収縮期高血圧	≧ 140	かつ	＜ 90	≧ 135	かつ	＜ 85

（日本高血圧学会：高血圧治療ガイドライン 2019 より）

■表Ⅳ-8 二次性高血圧症

腎性	腎実質性高血圧	糸球体腎炎，慢性腎盂腎炎，糖尿病性腎症 水腎症，痛風腎，腎腫瘍など
	腎血管性	動脈硬化症，大動脈炎症候群，血栓・塞栓など
内分泌性	原発性アルドステロン症，クッシング症候群，褐色細胞腫，先端巨大症，甲状腺機能亢進症など	
中枢神経系	脳出血，脳腫瘍，脳炎，脳圧亢進など	
その他	妊娠高血圧症候群，薬物（ピル，ステロイド，天草など）	

■表Ⅳ-9 降圧目標

	診察室血圧 (mmHg)	家庭血圧 (mmHg)
75歳未満の成人[*1] 脳血管障害患者 （両側頸動脈狭窄や脳主幹動脈閉塞なし） 冠動脈疾患患者 CKD患者（蛋白尿陽性）[*2] 糖尿病患者 抗血栓薬服用中	＜130/80	＜125/75
75歳以上の高齢者[*3] 脳血管障害患者 （両側頸動脈狭窄や脳主幹動脈閉塞あり，または未評価） CKD患者（蛋白尿陰性）[*2]	＜140/90	＜135/85

*1 未治療で診察室高血圧130〜139/80〜89 mmHgの場合は，低・中等リスク患者では生活習慣の修正を開始または強化し，高リスク患者ではおおむね1カ月以上の生活習慣修正にて降圧しなければ，降圧薬治療の開始を含めて，最終的に130/80 mmHg未満をめざす．すでに降圧治療中で130〜139/80〜89 mmHgの場合は，低・中等リスク患者では生活習慣の修正を強化し，高リスク患者では降圧薬治療の強化を含めて，最終的に130/80 mmHg未満をめざす．

*2 随時尿で0.15 g/gCr以上の蛋白尿陽性とする．

*3 併存疾患などによって一般に降圧目標が130/80 mmHg未満とされる場合，75歳以上でも忍容性があれば個別に判断して130/80 mmHgをめざす．

（日本高血圧学会：高血圧治療ガイドライン2019より）

（2）一般症状

自覚症状はほとんど認めない．おもな症状には頭痛，頭重感，肩こり，めまい，耳鳴り，動悸，息切れなどがあり，症状の感じ方には個人差がある．高血圧が進行すると，脳や心臓，腎臓などに重篤な障害をもたらす．

二次性高血圧では，原因疾患による症状をともなう．

（3）栄養アセスメント

日本高血圧学会では，成人における血圧値を**表Ⅳ-7**のように分類している．高血圧の治療にあたっては，血圧分類，主要な危険因子（糖尿病およびその他の危険因子），高血圧臓器障害，脳心血管病の有無を総合的に評価する．脳心血管病に対する予後影響因子には，高齢（65歳以上），男性，喫煙，脂質異常症，肥満，若年（50歳未満）発症の心血管病の家族歴，糖尿病がある．

年齢や合併症などにより，降圧目標を設定し（**表Ⅳ-9**），その患者の個別性を考慮して治療計画を決定する．

血圧は日内変動があるため，1回の血圧測定だけでは判断しない．診察室血圧が高い場合は，日を改めての外来での血圧測定，健診の血圧データの利用，家庭血圧測定により確認する．家庭血圧測定により白衣高血圧，仮面高血圧の有無を確認し，白衣高血圧，仮面高血圧の存在が疑わしい場合や血圧変動が大きいことが予測される場合は，24時間自由

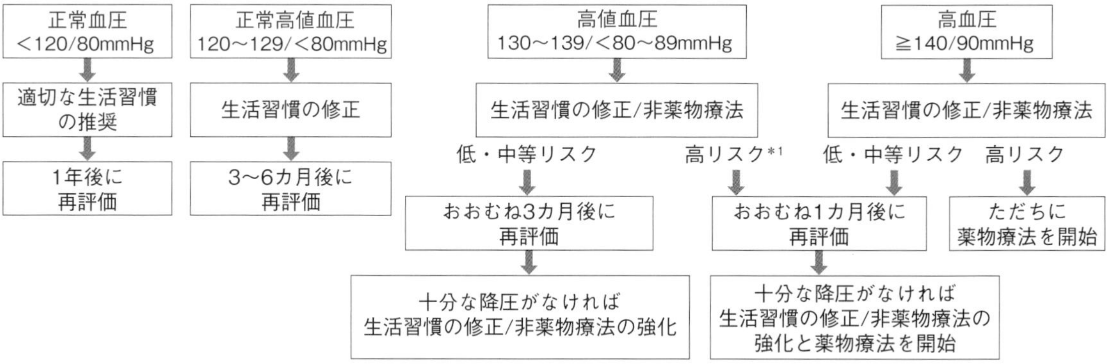

■図Ⅳ-1　初診時の血圧レベル別の高血圧管理計画

*1　高値血圧レベルでは，後期高齢者（75歳以上），両側頸動脈狭窄や脳主幹動脈閉塞がある，または未評価の脳血管障害，蛋白尿のないCKD，非弁膜症性心房細動の場合は，高リスクであっても中等リスクを同様に対応する．その後の経過で症例ごとに薬物療法の必要性を検討する．

（日本高血圧学会：高血圧治療ガイドライン2019より）

行動下血圧測定（ABPM：ambulatory blood pressure monitoring）による評価も考慮する．また，血圧日内変動パターンや早朝血圧，夜間血圧，職場血圧にも留意する．

2 栄養ケアの実際

治療の対象はすべての高血圧患者であり，高血圧のレベルと心血管病に対する危険因子の評価，および心血管合併症を総合的に評価して，リスクの層別化に応じた治療計画を決定する（**図Ⅳ-1**）．

治療は，食塩制限をはじめとした生活習慣の修正と降圧薬治療により行う．肥満者の場合はまずは体重を是正する．生活習慣の修正により降圧効果が得られるだけでなく，降圧薬服用患者においては降圧作用の増強や投与量の減量が期待できるため，生活習慣の修正はすべての患者に推奨される．

（1）栄養ケアプラン

食事摂取状況から食塩摂取量を評価し，過剰摂取の要因を改善する．食事内容をはじめとした生活習慣の修正を治療効果につなげるため，血圧や体重の測定，食事記録などのセルフモニタリングが実践できるように促す．肥満の場合は，減量指導も併せて行う．

JSH 2019では，高血圧に対する生活習慣の修正項目として，①食塩制限6 g/日未満，②野菜・果物の積極的摂取，飽和脂肪酸，コレステロールの摂取制限，多価不飽和脂肪酸，低脂肪乳製品の積極的摂取，③適正体重の維持，④運動療法，⑤節酒，⑥禁煙の6項目をあげている（**表Ⅳ-10**）．食事や運動といった生活習慣の修正は，複合的な実施がより効果的である．

❶食 塩

食塩の過剰摂取は血漿量を増加させるとともに，交感神経の緊張を高め，血圧上昇につながる．高血圧は心血管病や予後のリスク要因となるため，心血管病抑制の点から食塩制限は重要である．本態性高血圧の約50％は食塩感受性高血圧症であり，食塩摂取量が多くなると血圧が上昇しやすく，また食塩制限による降圧効果は現れやすい．

食塩摂取量は6 g/日未満に制限する．正常血圧では7〜8 g/日未満に抑えることを目標にする．高血圧患者において食塩制限は重要であるが，フレイル高齢者や腎臓病患者で

■表Ⅳ-10 生活習慣の修正項目

1. 食塩制限 6 g/日未満
2. 野菜・果物の積極的摂取*
   飽和脂肪酸，コレステロールの摂取を控える
   多価不飽和脂肪酸，低脂肪乳製品の積極的摂取
3. 適正体重の維持：BMI（体重〔kg〕÷身長〔m〕^{2}）25 未満
4. 運動療法：軽強度の有酸素運動（動的および静的筋肉負荷運動）を毎日 30 分，または 180 分 / 週以上行う
5. 節酒：エタノールとして男性 20〜30 mL/日以下，女性 10〜20 mL/日以下に制限する
6. 禁煙

生活習慣の複合的な修正はより効果的である
*カリウム制限が必要な腎障害患者では，野菜・果物の積極的摂取は推奨しない
肥満や糖尿病患者などエネルギー制限が必要な患者における果物の摂取は 80 kcal/日程度にとどめる
（日本高血圧学会：高血圧治療ガイドライン 2019 より）

は過度な食塩制限が食欲不振や QOL の低下につながらないよう，食事摂取量バランスを考慮して無理のない程度で実施する．

食品の栄養成分表示では，食塩よりナトリウム（Na）での表示が普及している．食塩相当量は次の計算式を用いて計算する．

食塩相当量（g）＝ Na（mg）× 2.54 ÷ 1,000

2020 年 4 月より食品表示法に基づき栄養成分表示が義務化されるが，ナトリウムは食塩相当量に概算して表示されることになった．

❷エネルギー

摂取エネルギー量は年齢，性別，活動量を考慮して決定する．一般的には，エネルギーは標準体重 1 kg 当たり 25〜30 kcal/日とする．BMI 25 kg/m^2 以上の肥満をともなう場合は，適正体重への減量をすすめる．肥満のない場合は，適正体重の維持を目標とする．

❸野菜・果物の積極的摂取

カリウムはナトリウムによる血圧上昇作用に対して拮抗的に作用することから，野菜・果物などのカリウムを多く含む食品の摂取により降圧作用が期待できる．

単独の食事成分ではなく，有効な降圧効果をもたらす食事パターンとして，野菜・果物・低脂肪乳製品が豊富で飽和脂肪酸とコレステロールが少ない DASH（Dietary Approach to Stop Hypertension）食や，それに減塩を組み合わせた DASH-sodium 食がある．

重篤な腎障害では，野菜・果物の積極的摂取は高カリウム血症をきたす可能性があるため推奨されない．また，果物の積極的摂取は摂取エネルギー量の増加につながるため，肥満者や糖尿病患者では推奨されない．糖尿病患者では，果物の摂取は 1 日 80 kcal 程度にとどめる．

❹適正体重の維持

BMI は 25 kg/m^2 未満の適正体重を維持する．体重が増加すると体液量が増えて血圧上昇につながる（体重が 1 kg 増加すると血圧は 1〜2 mmHg 増加する）．さらに，体重増加にともなう高インスリン血症により血圧を上昇させる．またインスリンは腎臓からのナトリウム排泄を抑制し，交感神経機能の亢進，細胞増殖の促進により，高血圧，動脈硬化に関連する可能性がある．

❺運 動

心血管合併症のない高血圧患者が対象となり，有酸素運動による降圧効果が期待できる．

軽強度の有酸素運動（動的および静的筋肉負荷運動）を毎日 30 分以上，または週 180 分以上を行う．できるだけ毎日定期的な実施が有効である．

■表Ⅳ-11　高血圧症の栄養基準（例）

エネルギー (kcal)	たんぱく質 (g)	脂質エネルギー比率（%）	食塩 (g)	食物繊維 (g/1,000 kcal)	カリウム (mg)	カルシウム (mg)	マグネシウム (mg)
25〜30	1.0〜1.2	20〜25	6 未満	10	3,500	600	300

■表Ⅳ-12　高血圧症の食品構成（例）

食品群		分量 (g)
穀　類（米飯）		450
魚介類		70
肉　類		60
卵　類		50
乳　類		200
いも類		80
豆　類	大豆製品	100
	みそ（減塩）	12
野菜類	緑黄色野菜	100
	その他の野菜	250
きのこ類		50
果実類		200
海藻類		5
油脂類		15
砂糖類		10

❻アルコール

エタノールとして男性 20〜30 mL/日以下，女性 10〜20 mL/日以下に制限する．

❼禁 煙

喫煙は血管収縮，交感神経活動の亢進，酸化ストレス増大により，脳心血管病のリスクとなるため禁煙する．

❽その他の日常生活

冬季はトイレや浴室を暖かくし，室内との温度差を少なくする．便秘を防ぎ，強くいきむことを避ける．入浴時は湯温の設定を40℃前後とし，長風呂や冷水浴は避ける．

❾特定保健用食品

特定保健用食品のなかで血圧に有効とされる食品の降圧機序としてアンギオテンシン変換酵素（ACE）阻害活性に基づくものが多い．しかし，摂取が降圧薬の代替となるものではないことを説明する．すでに降圧薬を服用している患者がこれらの食品の摂取を希望する場合には，医師に相談するよう注意喚起する．

（2）栄養ケアの実施

摂取エネルギーや食塩摂取量の適正化を行う．食事療法は食塩制限を基本とし，体重の適正化を図り，至適血圧を維持し，脂質異常症やインスリン抵抗性の改善を図り，腎機能低下を阻止する．高血圧症の栄養基準（**表Ⅳ-11**），食品構成例（**表Ⅳ-12**）を示す．

（3）食品・献立・調理

❶推奨される食品

①**カリウムを多く含む食品**（野菜類，豆類，穀類，いも類，海藻類，果物類）：カリウムには血圧を下げる働きがある．ただし，重篤な腎障害をともなう場合は高カリウム血症をきたすリスクがあるため，野菜・果物の積極的摂取は推奨しない．カリウムは加熱調理により流出し減少することを考慮する．

②**不飽和脂肪を多く含む食品**（青魚，大豆・大豆製品）：高血圧患者によっては，n-3 系多価不飽和脂肪酸の摂取増加による降圧効果を認めることが報告されている．

③**カルシウムを多く含む食品**（牛乳・乳製品，小魚，大豆製品）：低脂肪乳製品が豊富で飽和脂肪酸とコレステロールが少ない DASH 食は，降圧作用が確認されている．

❷控えたほうがよい食品

①**食塩を多く含む食品**（調味料，塩蔵品，加工食品など）：食塩摂取量を 6 g/日未満にするため，食塩を多く含む食品や料理（塩蔵品，加工食品，汁物やめん類のスープ，煮物

など）を控える．食塩を多く含む調味料の使用量を減らし，だしをきかせる．酢やゆず，かぼす，すだちなどの酸味の利用や，にら，ねぎ，しそ，などの香味野菜や，こしょう，さんしょうなどの香辛料をうまく利用することで，食塩を減らす．

②**コレステロールを多く含む食品**（卵類，肉類など）

③**飽和脂肪酸を多く含む食品**（獣肉類の脂身，バターなどの動物性脂肪）：脂質異常症は心血管病の危険因子となるため，コレステロールや飽和脂肪酸の摂取を控える．

❸注意が必要な食品

カルシウム拮抗薬を服用している場合は，作用を増強させるグレープフルーツ，あるいはグレープフルーツジュースを禁止する．

3 虚血性心疾患（狭心症・心筋梗塞）

1 疾患の概要

虚血性心疾患は，冠動脈の動脈硬化が進行し，血管が狭くなることで，心臓の酸素および栄養不足の状態によりもたらされる疾患である．狭心症と心筋梗塞に代表され，その違いは，心筋の回復の状態である．狭心症では，心筋の回復が期待できるのに反し，心筋梗塞は回復が望めない．

（1）原 因

狭心症の発症には，冠動脈の粥状動脈硬化（アテローム硬化）による器質的狭窄と攣縮（痙攣）が関与している．「循環器病の診断と治療に関するガイドライン」で虚血性心疾患の一次予防ガイドライン（2011年度合同研究班，2012年改定版）に冠危険因子の評価として以下の9項目があげられている．

①脂質異常症
②高血圧
③糖尿病
④肥満
⑤メタボリックシンドローム
⑥慢性腎臓病（CKD）
⑦家族歴
⑧喫煙
⑨精神保健

それぞれの項目は冠危険因子の重症度に従って各専門学会のガイドラインによって評価が示され，目標値が推奨されている．

（2）一般症状

❶狭心症

痛みを感じる部位は，胸部，前胸部胸骨裏側であるが，そこから部位が放散することもある．痛みは，不快感や圧迫感，胸焼けや肩こり様の症状が多い．発作のタイプとしては，動作やストレスで誘発される労作狭心症と睡眠中や安静時に生じる安静狭心症がある．

❷心筋梗塞

主症状は，激しい胸痛，呼吸困難，悪心・嘔吐，冷汗などであり，持続時間は長く，狭心症が数分から15分程度なのに対して，20分以上，数時間単位で続く．

心筋梗塞のタイプは壊死を起こす部位により，前壁梗塞（左冠動脈の前下行枝の梗塞），側壁梗塞（左冠動脈の回旋枝の梗塞），下壁梗塞（右冠動脈の梗塞）に分類される．

またニトログリセリンの効果は，狭心症ではおおむね著効だが，心筋梗塞では効果がみられない．

■表Ⅳ-13 虚血性心疾患の栄養基準（例）

区分（形態）	エネルギー（kcal）	たんぱく質（g）	脂質（g）	炭水化物（g）	食塩（g）
急性期（流動食）	650	20	15	120	2
急性期（三分粥食）	900	40	20	140	3
回復期（全粥食～常食）	1,500	65	30	260	5
安定期（全粥食～常食）	1,800	75	40	300	6

（3）臨床検査

①**心電図検査**：虚血の有無や心筋梗塞の有無を確認する．狭心症では，心電図変化は，発作時のみに現れる．そのため，運動中の発作を診断する運動負荷心電図や，24時間形態を記録し，自然の発作や不整脈の診断をするホルター心電図が有効である．

②**血液生化学検査**：心筋障害マーカーとして，たんぱく（H-FABP），トロポニン-T，CK，CK-MBの測定と炎症反応，栄養指標の測定を行う．

③**冠動脈造影検査**：直接冠動脈の中へ造影剤を注入し，X線撮影を行う．冠動脈狭窄の有無，部位，程度について検査し，診断する．

④**その他**：心エコー（心臓超音波）法，心臓アイソトープ検査．

（4）栄養アセスメント

❶体位，身体構成成分の測定

年齢，性別，身長，体重，BMI，腹部断面積，骨格筋量，体脂肪量，ミネラル量，水分量，浮腫の程度など全身のアセスメントの実施と評価

❷危険因子のアセスメント

血圧，脂質異常症の程度，糖尿病の有無およびコントロールの状況（空腹時血糖，随時血糖，HbA1c）

❸栄養状態の評価

総たんぱく，アルブミン，ヘモグロビン，ヘマトクリット，白血球数，赤血球数，リンパ球数，体重の増減

❹生活習慣のアセスメント

①**食生活習慣の傾向**：日々の摂取栄養量の傾向（総エネルギー，たんぱく質，脂質，炭水化物の比率，ビタミン，ミネラル類の過不足），食塩摂取量，食事の日内分布（朝食の欠食，夕食の多食，嗜好食品の利用程度など）

②**喫煙歴，飲酒歴，精神的ストレス**

2 栄養ケアの実際

外科治療や薬物療法の治療ステージに合わせて，心臓への負荷を軽減し，必要な栄養素を効率よく供給できるように，個々に計画する．指標については，虚血性心疾患の一次予防ガイドラインおよび二次予防ガイドラインを基準に決定する．

（1）栄養ケアプラン

虚血性心疾患の栄養基準を**表Ⅳ-13**に示す．

狭心症

❶エネルギー

エネルギーは標準体重×25～30 kcal/kg日とする．肥満を避けBMI 18.5～24.9の範囲にコントロールし，心筋への負荷を軽減する．

❷たんぱく質

標準体重×1～1.2 g/kg日あるいは総エネルギーの15～20%とし，不足のないようにする．高たんぱく食が高脂質食を誘因することがあるため注意する．

❸脂 質

総エネルギーの25%以下とする．多価不

飽和脂肪酸，とくにn-3系多価不飽和脂肪酸の摂取量を増やすことが推奨されている．さらに，EPAとDHAを合わせて1g/日以上摂取することが望ましい．また，総コレステロール量は300mg/日以内とする．

❹炭水化物

総エネルギーの50%以上（60%以下）とする．とくに穀類としての摂取はビタミン，ミネラル，食物繊維の観点からも重要である．

❺食 塩

状況に応じて2〜6g/日とする．心臓への負荷軽減と血圧の安定を目標とし減塩する．

❻ビタミン・ミネラル

心筋が円滑に機能できるよう，摂取基準の推奨量あるいは目安量とする．とくに，カルシウム，カリウム，葉酸，ビタミンB_6，B_{12}，Eについては，不足のないように注意する．総食品摂取重量が過剰にならないよう，機能食品の利用も視野に入れるとよい．

❼食物繊維

便秘や下痢の予防など消化器のコントロールも心臓への負荷を軽減するために重要である．とくに便秘は強くいきむことで排泄時の血圧を上昇させるため，便通に効果的な食物繊維の不足がないよう注意する．

食物繊維の摂取目安は，回復期〜安定期では，男性20g/日以上，女性18g/日以上とされる（「日本人の食事摂取基準（2020年版）」に準じる）．疾病の特性上，水溶性の食物繊維の摂取効果が期待される．

❽その他

禁酒，禁煙とする．日常生活での二重負荷（食事，排便，入浴，運動）を重ねて行わない．各動作の間には休息をとる．

心筋梗塞

❶心筋梗塞急性期

心筋梗塞急性期は胸痛が消失するまで，またはクレアチンキナーゼが最高値に達するまで，絶食と経静脈栄養が優先する．

■表Ⅳ-14 虚血性心疾患の食品構成（例）

回復期		安定期	
食品群	量（g）	食品群	量（g）
穀類 米飯	495	穀類 米飯	660
その他		その他	
魚介類（低脂）	65	魚介類	65
肉類（低脂）	40	肉類（低脂）	40
卵類	50	卵類	50
乳類 牛乳	200	乳類 牛乳	200
乳製品	100	乳製品	100
いも類	60	いも類	60
豆類 豆腐	50	豆類 豆腐	100
みそ	5	みそ	8
野菜類	300	野菜類	350
果実類	250*	果実類	250*
海藻類	5	海藻類	7
油脂類	5	油脂類	10
砂糖類	10	砂糖類	10

*果汁125gを含む.

食事を開始することは，心拍，血圧の上昇を起こし，心筋の酸素必要量が増して負荷をかけるため，量，形態とも病態に合わせてステップアップする．

炭水化物を中心とした流動食から三分粥食，五分粥食，全粥食とすすめる．

❷心筋梗塞安定期

狭心症に準じて計画する．心筋梗塞二次予防ガイドラインをポイントとする．

（2）栄養ケアの実施

虚血性心疾患回復期と安定期の食品構成を表Ⅳ-14に示す．

（3）食品・献立・調理

①心筋梗塞急性期は，流動食，三分粥食から開始し，全粥食，常食と段階的にステップアップする．病状により，全粥食のまま継続する場合や，三分粥食から常食へアップが可能な状況も存在する．

②成分コントロール食（エネルギー，脂質，

食塩）として基準を作成する．

③食事構成は栄養ケアプランの項目の実践が可能な内容とする．

④肉類，魚介類は，脂質含量５％以下の食品を選択する．

⑤３食規則正しく，各食事のボリュームに偏りが生じないよう計画する．

⑥狭心症の場合は，安定期の食品構成を基準とする．

4 心不全

1 疾患の概要

心不全とは，心臓のポンプとしての機能が衰え，その働きが不十分な結果，起こる状態をさす．

心不全は急性心不全（心筋梗塞などに起因し急激に悪化する場合）と，うっ血性心不全（高血圧症や心臓弁膜症により徐々に起こる場合）に区別され，左心室の機能低下により起こる心不全を左心不全，右心室の機能低下により起こる心不全を右心不全という（図Ⅳ-2）．

（1）原 因

心臓弁膜症，心筋疾患，虚血性心疾患（狭心症，心筋梗塞，冠状動脈硬化症），不整脈などに起因する．不整脈とは，正常な洞調律が妨げられた状態である．脈が１分間に50以下の場合を徐脈，100以上の場合を頻脈という．脈が40以下の徐脈では，息切れやめまいなどの症状がともなう．

以上のほか高血圧疾患，糖尿病，腎臓病，薬の副作用などが原因となる場合もある．

（2）一般症状

左心不全では心筋梗塞や冠状動脈硬化症に起因し，大動脈へ血液を送り出す機能が低下し，肺にうっ血が生じ呼吸困難（座位呼吸）をきたす．低酸素状態から頻脈（100／分）

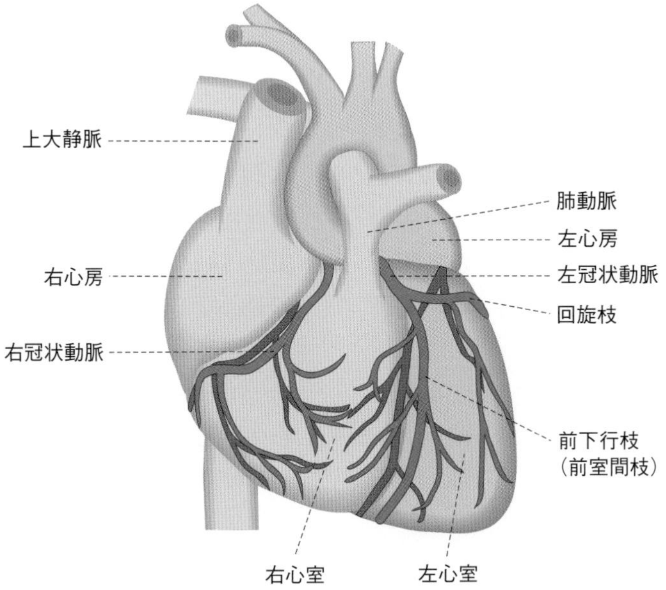

■図Ⅳ-2 心臓の構造

を起こす．

右心不全では，大静脈にうっ血が生じ，静脈圧が上昇することにより，全身浮腫，腹水乏尿，肝腫大が起こる．腹部臓器のうっ血により食欲不振や悪心，腹部膨満感の症状がみられる．

心不全の症状の分類には，NYHA（New York Heart Association；ニューヨーク心臓協会）分類を使用することが多い．

（3）臨床検査

①**胸部X線検査**：心臓の形態や位置，肺のうっ血状態，胸水貯留の状態を検査する．

②**心電図検査**：ⅰ安静時心電図：不整脈の診断，心筋梗塞，狭心症，心室肥大，心膜炎などの診断を行う．ⅱ運動負荷心電図：階段の昇降前後時で心電図をとるマスター心電図や，心電図や血圧計をつけて歩行中の心電図をとるトレッドミル検査などがある．ⅲホルター心電図：24時間心電図による不整脈や狭心症の診断する．

③**血液検査**：ⅰ貧血の指標：ヘモグロビン，ⅱ炎症の指標：白血球数，CRP，ⅲ腎機能の指標：クレアチニン，ⅳ肝機能の指標：AST，ALT，BNP（脳性ナトリウム利尿ペプチド），ANP（心房性ナトリウム利尿ペプチド）

④**心臓超音波検査**：心筋の収縮や弁の動き，心室壁の厚さなどが判断できる．

⑤**心臓核医学検査**：γ線を放出する放射性同位元素を含む薬剤を注射し，その分布を画像にする検査である．

⑥**心臓カテーテル検査**：上腕や下腿の動脈や静脈からカテーテルを挿入し，心臓の圧測定，冠動脈造影，左室造影などを行う．

2 栄養ケアの実際

原疾患の治療と並行して，心不全を助長させる増悪因子の軽減を図る．

（1）栄養ケアプラン

❶エネルギー

安静状態や，運動量の制限から必要エネルギー量の減少も考慮する．

❷たんぱく質

低たんぱく血症，低アルブミン血症を起こすことが多く，浮腫を増強させやすい．栄養状態の改善のために，アミノ酸バランスのよいたんぱく質を給与する．1～1.5 g/kg標準体重/日とし，不足のないよう注意する．

❸ナトリウム

ナトリウム摂取量と密接な関係にある血圧コントロールは，心臓の負荷を軽減し，心筋の質的劣化を予防する点から重要である．ナトリウムの過剰摂取は，循環血液量を増加させ，全身の浮腫を引き起こし，心臓への負荷の原因となるため，ナトリウムコントロールは心不全の栄養ケアとして最優先される．

❹水 分

浮腫の状況や尿の排泄量を観察し，適正水分量を決定する．水分コントロールはナトリウムコントロールを優先する．

❺ミネラル・ビタミン

カリウム値については，薬剤の使用や排泄機能のアンバランスから，低カリウム血症を起こすこともあるので，血液データを観察し，対応する．ビタミン類は，推奨量，目安量をもとに不足をきたさないよう配慮する．

（2）栄養ケアの実施

うっ血性心不全の栄養基準例を**表Ⅳ-15**に，食品構成例を**表Ⅳ-16**に示す．

■表Ⅳ-15 うっ血性心不全の栄養基準（例）

区分	エネルギー (kcal)	たんぱく質 (g)	脂質 (g)	炭水化物 (g)	食塩 (g)	たんぱく質エネルギー比率（%）	脂質エネルギー比率（%）	炭水化物エネルギー比率（%）
1	1,200	53	30	175	3〜6	18	23	59
2	1,400	60	35	210	3〜6	17	23	60
3	1,600	65	35	250	3〜6	17	20	63
4	1,800	70	45	270	3〜6	16	23	61

重症の場合は，食塩3g/日以下とする．

■表Ⅳ-16 うっ血性心不全の食品構成（例） （単位：g）

食品群		1	2	3	4
穀類（米飯）		330	420	495	540
魚介類		60	60	60	70
肉類		50	50	50	70
卵類		25	50	50	50
乳類	牛乳	200	200	200	200
	乳製品				
いも類		—	—	60	60
豆類	豆腐	30	30	30	30
	その他の製品	10	30	30	30
	みそ	0〜8	0〜8	0〜8	0〜8
野菜類	緑黄色	150	150	150	150
	その他	150	150	200	200
果実類	柑橘類	50	50	50	50
	その他	50	50	50	50
海藻類		5	5	7	7
油脂類	植物油	9	9	9	13
	動物脂	1	1	1	2
砂糖類		5	5	5	5

（3）食品・献立・調理

減塩食を基本とする．疾病の症状により，食欲不振や胃腸症状をともなうことが多いので，食事の工夫も重要となる．

①1食の食事量は，負担にならないように，少量，頻回食とする．

②食塩量は原疾患，浮腫の状況で3〜6g/日とし，極端な減塩は食欲の低下の原因ともなるため，段階的にすすめる．NYHA分類Ⅰ度，Ⅱ度の場合は，5〜6g/日とする．

③心臓，消化器の負荷を軽減するため，胃内停滞時間が長い高脂質食は避ける．

④腹部膨満感や腹水のある場合は，発酵しやすい食品を軽減し，腸内細菌叢を整える食品を上手に利用する．

⑤便秘を予防し，排便時の血圧上昇の予防を目的に野菜，果物は適量で食べやすい形態で提供する．

⑥禁酒，禁煙とし，濃いコーヒーやお茶類を控える．

調理ポイント

①塩味を重点的に利用したり，食材の表面に味付けし，塩気を浸透させない．

②だし，うま味，酸味を利用する．

③香辛料，香り，香ばしさを利用する．

④加工食品や練り製品などは，極力控える．

V 腎臓・尿路疾患

学習のねらい

- 本章では，急性腎臓病，慢性腎臓病，ネフローゼ症候群，腎不全，透析療法，尿路結石症を取り上げた．それぞれの疾患の概要，診断基準または臨床検査項目と栄養ケアを関連づけて理解する．
- 慢性腎臓病のステージ分類と食事療法の基準を理解する．
- 慢性腎臓病，ネフローゼ症候群，腎不全の診断基準とたんぱく質コントロールの栄養基準を理解し，たんぱく質摂取制限での適正エネルギー摂取の具体的な栄養ケアの技能を身につける．
- 透析療法での食塩・水分・電解質コントロールの栄養ケアの技能を身につける．

腎臓は脊椎の第12胸椎から第1腰椎の高さで，脊椎をはさんで2個，背側の後腹膜腔内にある．形状はそら豆形，大きさは成人で手拳大（長径が12 cm，厚さ3 cm）で，重量は120～150 gである．

腹大動脈から左右の腎動脈に分岐し血液が送られる．腎臓の皮質の部分で絶え間なく生成される尿は，腎盂に集合し，尿管を下り膀胱へと運ばれる（図V-1）．

腎疾患では，さまざまな症候や病期があるが，栄養ケアの実施については共通することが多いので，各疾患の概要の後に示す．

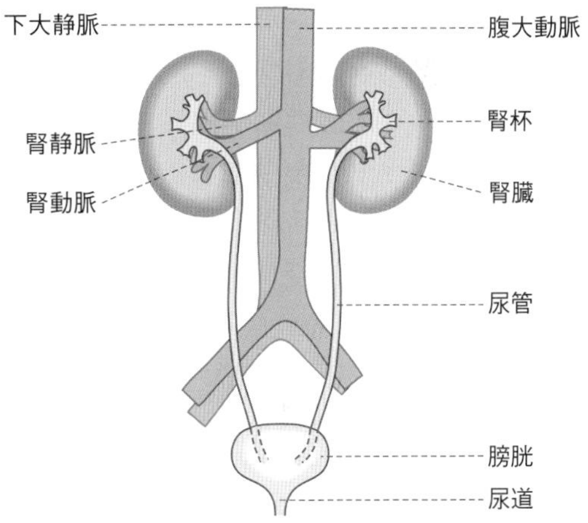

■図V-1　腎臓，尿管，膀胱，尿道の位置関係（背部より）

1 急性腎臓病

急性腎臓病には，急性糸球体腎炎，急性腎盂腎炎などがある．

急性糸球体腎炎

1 疾患の概要

（1）原因

急性糸球体腎炎は，小児および青年期の男性に多くみられる（女性の約2倍）病気で，扁桃炎，咽頭炎などの上気道感染後10～14日を経て発症する．病原菌としてβ溶血性連鎖球菌がある．

（2）一般症状

急性糸球体腎炎においては，血尿（顕微鏡的血尿100%，肉眼的血尿10～20%），浮腫（上眼瞼，顔面，下腿），蛋白尿（0.5～1.0 g/日程度），乏尿，全身倦怠感などを呈する．

■表Ⅴ-1 急性糸球体腎炎の栄養基準（例）

	総エネルギー（kcal/kg 体重/日）	たんぱく質（g/kg 体重/日）	食 塩（g/日）	カリウム	水 分
急性期	35*	0.5	0〜3	5.5 mEq/L 以上のときは制限する	前日尿量＋不感蒸泄量
回復期および治癒期	35*	1.0	3〜5	制限せず	制限せず

*高齢者，肥満者に対してはエネルギー減量を考慮する．

臨床検査は，尿検査では血尿（顕微鏡的血尿 100%，肉眼的血尿 10〜20%），血液検査としては，ASO 値と ASK 値の上昇，補体価（CH50）の低下，補体 C3 の低値がみられる．

2 栄養ケアの実際

（1）栄養ケアプラン

急性糸球体腎炎における食事方針（**表Ⅴ-1**）は，いかにして急性期を脱して回復の方向へ導くか，また慢性腎炎に移行しないようにするかということである．

病期は，発症直後の乏尿，浮腫，高血圧などを呈する時期を「急性期」，尿量が正常化して浮腫，高血圧が改善していくときを「回復期および治癒期」とする．

❶急性期

①エネルギーは不足しないよう摂取する．

②たんぱく質は高度の腎機能低下があるので 0.5 g/kg 体重 /日に制限する．

③食塩は，腎臓からのナトリウム排泄が悪く，浮腫や高血圧の原因になるので 0〜3 g/日とする．

④カリウムは，腎臓からのカリウム排泄が悪くなり，高カリウム血症を招く危険性があるので，血清カリウム値 5.5 mEq/L 以上のときは制限する．

⑤水分は，前日尿量＋不感蒸泄量とする（不感蒸泄は，体重 kg × 15 mL が目安）．

❷回復期および治癒期

①エネルギーは不足しないよう摂取する．

②たんぱく質は 1.0 g/kg 体重 /日とする．

③食塩は 3〜5 g/日とする．ナトリウム利尿，血圧の状態により増減し，5〜8 g/日とできる場合もある．

④カリウムはとくに制限しない．

⑤水分はとくに制限しない．

（2）栄養ケアの実施

慢性腎不全に準ずる（p.179 参照）．

2 慢性腎臓病

慢性腎臓病（CKD : chronic kidney disease）には，慢性糸球体腎炎，糖尿病性腎症，腎硬化症，多発性嚢胞腎などがある．これらの慢性腎臓病はネフローゼ症候群（p.177 参照）を呈することがある．

CKD は**表Ⅴ-2** に定義されているように，腎機能の低下があるか，もしくは腎臓の障害を示唆する所見が慢性的に持続するものすべてを包括している．日常診療では，CKD は蛋白尿と GFR（糸球体濾過量）＜ 60 mL／分／1.73 m^2 で診断する．**表Ⅴ-3** に CKD の重症

■表Ⅴ-2 CKD の定義

①尿異常，画像診断，血液，病理で腎障害の存在が明らか．とくに 0.15 g/gCr 以上の蛋白尿（30 mg/gCr 以上のアルブミン尿）の存在が明らか
②GFR ＜ 60 mL/分/1.73 m^2
①，②のいずれか，または両方が 3 カ月以上持続する

■表V-3　CKDの重症度分類

原疾患		蛋白尿区分		A1	A2	A3
糖尿病		尿アルブミン定量（mg/日） 尿アルブミン/Cr 比（mg/gCr）		正常	微量アルブミン尿	顕性アルブミン尿
				30 未満	30〜299	300 以上
高血圧，腎炎，多発性囊胞腎，移植腎，不明，その他		尿蛋白定量（g/日） 尿蛋白 /Cr 比（g/gCr）		正常	軽度蛋白尿	高度蛋白尿
				0.15 未満	0.15〜0.49	0.50 以上
GFR 区分（mL/分/1.73 m^2）	G1	正常または高値	≧ 90			
	G2	正常または軽度低下	60〜89			
	G3 a	軽度〜中等度低下	45〜59			
	G3 b	中等度〜高度低下	30〜44			
	G4	高度低下	15〜29			
	G5	末期腎不全（ESKD）	＜ 15			

重症度は原疾患・GFR 区分・蛋白尿区分を合わせたステージにより評価する．CKD の重症度は死亡，末期腎不全，心血管死亡発症のリスクを　　のステージを基準に，　　，　　，　　の順にステージが上昇するほどリスクは上昇する．

（日本腎臓学会編：エビデンスに基づく CKD 診療ガイドライン 2018，東京医学社，2018 より）

度分類を示す．

最近，糖尿病性腎臓病（DKD）という用語が使われることがあるが，栄養ケアのうえでは糖尿病性腎症を言い換えたものと考えてよい．

慢性糸球体腎炎

1 疾患の概要

（1）原 因

慢性糸球体腎炎は，糸球体に原発するびまん性の疾患で腎炎症状が1年以上持続しているものをいう．数種の原発性糸球体疾患の総称であり，代表的なものに IgA 腎症がある．

急性糸球体腎炎から慢性化したものは少なく，2/3 以上の例は発病期が不明である．抗原と抗体が結合した免疫複合体の糸球体への沈着，抗基底膜抗体の証明など，発症には免疫機転の異常が関与するとされている．

（2）一般症状

慢性糸球体腎炎の症状は，蛋白尿，顕微鏡的血尿以外まったく症状を認めないものから，血圧，腎機能の異常を認める程度のもの，あるいはさらに高度の腎障害に陥っているものまで幅広い．ときに急性糸球体腎炎と同じ症状（急性腎炎症候群）を呈する場合もある．

尿検査（蛋白尿，血尿，円柱尿），血液検査（腎不全がなければ異常なし）を行う．また腎生検により，糸球体の炎症像を証明し確定診断ができる．

（3）栄養アセスメント

CKD 患者に対する栄養アセスメントとして，栄養摂取量の評価，筋肉・体蛋白量や体脂肪量の評価，血清蛋白濃度の評価などがある．

❶栄養摂取量の評価

CKD 患者では，エネルギーやたんぱく質，食塩などの摂取量を把握することは基本である．これは食事記録や患者との面談から推定する綿密な患者教育や，管理栄養士の患者教育に対する技術が不可欠である．たんぱく質摂取推定量は尿素産生率にもとづく蛋白質異化率より算出でき簡便であることから広く用いられている（算出式は p.175 参照）．しかし，これには患者の代謝状況が異化にも同化にも傾いていない安定した状態であることが前提

■表V-4 CKD ステージによる食事療法基準（成人）

ステージ（GFR）	エネルギー (kcal/kg 体重/日)	たんぱく質 (g/kg 体重/日)	食 塩 (g/日)	カリウム (mg/日)
1 （GFR ≧ 90）	25～35	過剰な摂取をしない	3 以上 6 未満	制限なし
2 （GFR60～89）		過剰な摂取をしない		制限なし
3 a（GFR45～59）		0.8～1.0		制限なし
3 b（GFR30～44）		0.6～0.8		≦ 2,000
4 （GFR15～29）		0.6～0.8		≦ 1,500
5 （GFR ＜ 15）		0.6～0.8		≦ 1,500
5 D（透析療法中）	p.184 表V-15 参照			

・エネルギーや栄養素は，適正な量を設定するために，合併する疾患（糖尿病，肥満など）のガイドラインなどを参照して病態に応じて調整する．性別，年齢，身体活動度などにより異なる．
・体重は基本的に標準体重（BMI ＝ 22）を用いる．

（日本腎臓学会：慢性腎臓病に対する食事療法基準 2014 年版より）

となる．

❷筋肉量・体蛋白量や体脂肪量の評価

①**BMI**：もっとも簡便な身体構成成分貯蔵量の評価法である．また上腕骨格筋肉量，皮下脂肪厚を測定し，経時的に評価を行う．

②**多周波電気インピーダンス法**（BIA）：体液量や体脂肪量，体蛋白量を測定し評価することは簡便である．

③**クレアチニン産生率**：クレアチニンは筋肉から一定量が産生されるので，1 日あたりの産生量は筋蛋白量のよい指標となる．

❸血清蛋白濃度

①**アルブミン**：血清アルブミン濃度は，炎症や体液量増大による希釈など種々の要因で変動するため，腎疾患において単独では栄養状態の指標とはならないとの見解が強い．

②**トランスフェリン**：より短期間での栄養状態の変化を表す指標として用いられている．しかし腎疾患では，鉄欠乏により上昇することに留意しておく必要がある．

③**トランスサイレチン**（プレアルブミン）：トランスサイレチンは肝でのたんぱく合成の律速アミノ酸とされるトリプトファンを多く含むため，他の血漿蛋白よりも鋭敏な栄養指標として期待されている．しかし，腎機能障害ではトランスサイレチン自体の腎での分解が低下して血中に貯留する．このため腎不全患者では，通常では基準濃度とされている 29 mg/dL 以下の場合に，栄養障害の徴候ととらえるべきとされている．

2 栄養ケアの実際

（1）栄養ケアプラン

「慢性腎臓病に対する食事療法基準 2014 年版」（日本腎臓学会）よりステージ別の食事基準（**表V-4**）が示されており，GFR（糸球体濾過量）と尿蛋白量により適応する．

❶エネルギー量

CKD 患者のエネルギー必要量は健常人と同程度でよく，年齢，性別，身体活動度によりおおむね 25～35 kcal/kg 体重/日が推奨される．肥満症例では 20～25 kcal/kg 体重/日としてもよい．摂取エネルギー量の決定後は，患者の体重変化を観察しながら適正エネルギー量となっているかを経時的に評価しつつ調整を加える．

❷たんぱく質

ステージ G1，G2 は過剰にならないように注意するが，「日本人の食事摂取基準（2020

年版)」では，健常日本人のたんぱく質推奨量は0.9 g/kg 体重/日である．

ステージ G3 a では腎臓への負担を軽減する目的で，たんぱく質量 0.8〜1.0 g/kg 体重/日, G3bではたんぱく質0.6〜0.8 g/kg体重/日が推奨されている．

ステージ G4〜G5 では，たんぱく質摂取量を 0.6〜0.8 g/kg 体重/日に制限することにより，腎代替療法（透析，腎移植）の導入が延長できる可能性がある．0.6 g/kg 体重/日未満という厳しいたんぱく質制限が行われる場合がある．たんぱく質制限の程度が厳しくなればなるほど，特殊食品の使用が不可欠となる．とくに，エネルギー摂取不足にならないよう無〜低たんぱく質でありながら，エネルギーの高い特殊食品の併用が必要である．

たんぱく質摂取量は 24 時間蓄尿により次式により推定できる（Maroni の式）．

推定たんぱく質摂取量（g/日）=〔尿 UN (mg/dL)×1 日尿量（dL）+31×体重（kg)〕×0.00625

❸脂 質

動脈硬化性疾患予防の観点より，CKD 患者でも健常者と同様に脂質のエネルギー比率は 20〜25% とする．

❹食 塩

CKD では食塩の過剰摂取により高血圧をきたしやすい．GFR の低下した状態では，食塩の過剰摂取により細胞外液量の増加を招き，浮腫，心不全，肺水腫などの原因となる．

CKD 患者の食塩摂取量は，3 g 以上 6 g 未満とするのが基本である．ステージ G4〜G5 で体液過剰の徴候があれば，より少ない食塩摂取量にしなければならない場合がある．

1 日の食塩摂取量の推定は次式により推定可能である．24 時間蓄尿を用いた評価はより精度が高い．

推定食塩摂取量（g/ 日）= 尿 Na（mEq/L）×1 日尿量（L）/17

❺水 分

尿の排泄障害がない場合には，水分は健常者と同様に自然の渇感にまかせて摂取する．腎機能が低下している場合の水分の過剰摂取，または極端な制限は行うべきでない．

❻カリウム

高カリウム血症（5.5 mEq/L 以上）は，不整脈による突然死の原因となる可能性がある．カリウムの摂取量を制限するためには，生野菜や果物，豆類，いも類などカリウムの多い食品を制限することは一般的であるが，魚，肉などのたんぱく質食品にも多く含有されているので，低たんぱく質食が実施されると，カリウム量も同時に制限される．

❼カルシウム・リン

カルシウム摂取量を増加させようとすると, たんぱく質およびリン摂取量が増加する．したがって，たんぱく質制限が必要な患者ではカルシウムは薬剤で補給することになる．

リン摂取量もたんぱく質摂取量と密接な相関関係があるため，たんぱく質摂取が制限されていれば, リン摂取量も同時に制限される．

❽アルコール（飲酒)

一般的な適正飲酒量はアルコール（エタノール）量として，男性では 20〜30 mL/日以下，女性では 10〜20 mL/日以下である．過度の飲酒は生命予後が悪く，避けるべきである．また，高尿酸血症を呈する場合には，常習的飲酒は避けるようにする．

（2）栄養ケアの実施

慢性腎不全に準ずる（p.179 参照）．

（3）食品・献立・調理

慢性腎不全に準ずる（p.182 参照）．

糖尿病性腎症

1 疾患の概要

（1）原 因

糖尿病性腎症（DN：diabetic nephropathy）は，網膜症や神経障害とともに糖尿病に特有の合併症であり，糖尿病罹病期間の長期化とともに増加するが，血糖コントロール不良の患者で発症頻度が高い．

（2）一般症状

臨床的には，糖尿病性腎症は緩徐かつ無症候性に発症し，**表V-5**に示すような病期を経て進展する．この病期のうち，顕性腎症後期を過ぎると，比較的急速に進行性の腎機能低下をきたして，数年のうちに腎不全に至るのが一般的な経過である．また，経過中にネフローゼ症候群を呈する頻度が高く，これは末期腎不全に至るまで継続する例が多い．

早期腎症は，蛋白尿陰性の時期でも微量アルブミン尿（30～299 mg/日）が認められる時期がある．1型糖尿病では早期腎症のころから進行性に血圧が上昇してくるが，2型糖尿病では腎症の進行以前に高血圧を合併している場合が多い．

蛋白尿（顕性腎症期）が出現しても，それ自体による自覚症状は比較的乏しいが，尿中アルブミン尿は300 mg/日以上になる．

顕性腎症期では，腎糸球体のメサンギウム基質が増加して，隣接する血管内腔が閉塞するために濾過面積が狭められる．このためGFRが低下しはじめる．さらにGFRの低下が進むと，終末代謝産物や水分，食塩の排泄障害をきたし，腎不全状態を引き起こす．

❶第1期（腎症前期），第2期（早期腎症）

空腹時血糖値，HbA1cなどにもとづいて厳格な血糖コントロールが求められる．また，腎症の早期発見には，尿中微量アルブミン検査が行われる．

❷第3期（顕性腎症期）

ネフローゼ症候群を高頻度に合併するので，1日尿蛋白排泄量，血清総蛋白濃度，アルブミン濃度，血清脂質（総コレステロール，中性脂肪，HDLコレステロール）の検査を行う．

❸第4期（腎不全期）

慢性腎不全と同じ検査を行う．クレアチニンクリアランス（Ccr）は，第1期，第2期では上昇し，第3期以降は低下をたどる．

（3）栄養アセスメント

臨床症状である微量アルブミン尿，蛋白尿，血清クレアチニン，Ccrなどにより腎機能を評価する（**表V-3**）．その他は，慢性糸球体腎炎の栄養アセスメント（p.173）を参照する．血糖のコントロール状況は，HbA1c，グリコアルブミン，空腹時血糖値などにより評価する．また，血清脂質（総コレステロール，中性脂肪，HDLコレステロール），血清総蛋白濃度，アルブミン濃度も評価する．

2 栄養ケアの実際

（1）栄養ケアプラン

糖尿病性腎症の栄養管理は，CKDステージによる食事療法基準（成人）（p.174，**表V-4**）によって行う．

（2）栄養ケアの実施

慢性腎不全の栄養ケアの実施（p.179）参照．

（3）食品・献立・調理

慢性腎不全の食品・献立・調理（p.182）参照．

■表V-5　糖尿病腎症病期分類

病　期[注1)]	尿アルブミン値（mg/gCr） あるいは 尿タンパク値（g/gCr）	GFR（eGFR） （mL/分/1.73 m^2）
第1期（腎症前期）	正常アルブミン尿（30 未満）	30 以上[注2)]
第2期（早期腎症期）	微量アルブミン尿（30〜299）[注3)]	30 以上
第3期（顕性腎症期）	顕性アルブミン尿（300 以上） あるいは 持続性タンパク尿（0.5 以上）	30 以上[注4)]
第4期（腎不全期）	問わない[注5)]	30 未満
第5期（透析療法期）	透析療法中	

注1）糖尿病腎症は必ずしも第1期から順次第5期まで進行するものではない．本分類は，厚労省研究班の成績にもとづき予後（腎，心血管，総死亡）を勘案した分類である．
注2）GFR 60 mL/分/1.73 m^2 未満の症例は CKD に該当し，糖尿病腎症以外の原因が存在し得るため，他の腎臓病との鑑別診断が必要である．
注3）微量アルブミン尿を認めた症例では，糖尿病腎症早期診断基準に従って鑑別診断を行ったうえで，早期腎症と診断する．
注4）顕性アルブミン尿の症例では，GFR 60 mL/分/1.73 m^2 未満から GFR の低下にともない腎イベント（eGFR の半減，透析導入）が増加するため，注意が必要である．
注5）GFR 30 mL/分/1.73 m^2 未満の症例は，尿アルブミン値あるいは尿タンパク値にかかわらず，腎不全期に分類される．しかし，とくに正常アルブミン尿・微量アルブミン尿の場合は，糖尿病腎症以外の腎臓病との鑑別診断が必要である．
（日本糖尿病学会編・著：糖尿病治療ガイド 2020-2021，文光堂，2020 より）

3 ネフローゼ症候群

1 疾患の概要

（1）原因

ネフローゼ症候群は，高度の蛋白尿，低たんぱく血症，脂質異常症，浮腫をきたす一群の腎疾患で，診断基準は**表V-6**のとおりである．その原因によって，一次性ネフローゼ症候群（腎臓に原発する糸球体疾患）と二次性ネフローゼ症候群（その他の原因によるもの）に分けられる（**表V-7**）．

（2）一般症状

もっとも著明な症状は浮腫で，とくに顔面と下肢にみられる．高度になると頭部（毛髪部），大腿内側，腰，腹部などにも指圧によって圧窩を認め，さらに腹腔，胸腔などにも浮腫液が貯留するようになる．そのため，全身倦怠感，頭痛，食欲不振，下痢，乏尿などを呈する．

高度の蛋白尿，血清総蛋白とアルブミン濃度の低下，LDL コレステロールと中性脂肪の増加が認められる．その他，赤血球沈降速度（赤沈）の亢進，フィブリノゲンの増加，

■表V-6　ネフローゼ症候群の診断基準

①蛋白尿：3.5 g/日以上が持続する．
（随時尿において尿たんぱく/尿クレアチニン比が 3.5 g/gCr 以上の場合もこれに準ずる）
②低アルブミン血症：血清アルブミン値 3.0 g/dL 以下．
血清総蛋白量 6.0 g/dL 以下も参考になる．
③浮腫
④脂質異常症（高 LDL コレステロール血症）

注1）上記の尿たんぱく量，低アルブミン血症（低たんぱく血症）の両所見を認めることが本症候群の診断の必須条件である．
2）浮腫は本症候群の必須条件ではないが，重要な所見である．
3）脂質異常症は本症候群の必須条件ではない．
4）卵円形脂肪体は本症候群の診断の参考となる．
（エビデンスに基づくネフローゼ症候群診療ガイドライン 2017 より）

■表V-7　ネフローゼ症候群の主因

一次性ネフローゼ症候群	二次性ネフローゼ症候群
・微小変化型ネフローゼ症候群 ・巣状糸球体硬化症 ・膜性増殖性腎炎 ・膜性腎症	・アミロイドーシス ・全身性エリテマトーデス ・糖尿病 ・多発性骨髄腫

腎機能の低下と高窒素血症，血清補体価の低下（膜性増殖性糸球体腎炎）などがみられる場合がある．

（3）栄養アセスメント

慢性糸球体腎炎に準ずる（p.173 参照）．

2 栄養ケアの実際

慢性腎不全に準ずる（p.179 参照）．

4 腎不全

急性腎不全

1 疾患の概要

（1）原 因

腎前性急性腎不全は，腎臓そのものには異常がないが，腎血流量が著しく減少して乏尿となる場合で，高度の脱水や出血などが原因となる．腎性急性腎不全は，急性尿細管壊死や急性間質性腎炎が代表的な原因である．腎後性急性腎不全は，尿路閉塞が原因である．腫瘍などにより両側の尿管が圧迫された場合に起こることが多い．

（2）一般症状

急性腎不全は，短時日（数時間～数日）のうちに急激に腎機能が低下し，高窒素血症や体液電解質異常，代謝性アシドーシスなどをきたした状態である．

血清尿素窒素，クレアチニンの上昇，カリウム，リン，尿酸の上昇，ナトリウム，カルシウム，重炭酸塩の減少のために代謝性アシドーシスを呈する．

（3）栄養アセスメント

急性腎不全では食欲不振（あるいは食事摂取不能）や経口摂取不可の頻度が高く，経静脈栄養が行われる機会が多く，経口摂取の食事管理の必要性は非常に低い．

2 栄養ケアの実際

慢性腎不全に準ずる（p.179 参照）．

慢性腎不全

1 疾患の概要

（1）原 因

慢性腎不全は，各種の腎障害が 1 年以上にわたって慢性に経過した結果，糸球体濾過量が 30 mL/分/1.73 m^2 以下に低下した状態である．慢性腎不全では腎機能が緩徐に直線的低下傾向を示すのが一般的な経過である．

（2）一般症状

腎臓で通常処理されている終末代謝産物（尿素，クレアチニン，尿酸，β_2 ミクログロブリンなど）が排泄障害により血中に貯留して高窒素血症を呈する．

腎不全末期では，水・電解質の排泄障害から，体液貯留による浮腫や高カリウム血症，高リン血症を呈する．また代謝性アシドーシスが起こる．さらにエリスロポエチンの分泌が低下し腎性貧血となり，ビタミン D 活性化障害が生じて低カルシウム血症が起こる．

大部分の患者では，検査のうえでは異常

値を示していても無症状のことが多く，尿毒症症状が顕著になるのは糸球体濾過量が5 mL/分/1.73 m^2 以下もしくは血清クレアチニン 8～10 mg/dL 以上，血清尿素窒素 100 mg/dL 以上程度になってからである．しかし糖尿病性腎症では，糸球体濾過量が 30～20 mL/分/1.73 m^2 以下くらいの時点から体液貯留傾向が出やすい．

血清尿素窒素，クレアチニン，カリウム，リンの上昇，カルシウムの低下，重炭酸塩の減少による代謝性アシドーシス，尿酸の上昇，貧血を呈する．尿蛋白量や腎機能評価などで診断をする．

（3）栄養アセスメント

慢性糸球体腎炎に準ずる（p.173 参照）．

2 栄養ケアの実際（急性腎臓病・慢性腎臓病・ネフローゼ症候群・腎不全）

腎疾患の食事療法は，同一疾患であっても症状の程度により異なり，疾病の進行状態によって患者個々に細かく対応させることが大切である．

腎疾患の食事療法は，次の 4 項目を主たる目的とする．

①水，電解質バランスの維持
②終末代謝産物の体内蓄積の抑制
③腎機能低下の進行抑制
④栄養状態の維持

（1）栄養ケアプラン・栄養ケアの実施

❶食塩・水分

腎疾患の食事療法において，食塩管理はもっとも基本とするところである．一般に「1 日の食塩量」とは，調味料などにより付加する食塩と食品中に含まれている食塩を合計した数値をさす．食事指導では，まず調味料に含まれる食塩量（**表Ⅴ-8**）を理解させ，そのうえで加工食品などに含まれている食塩（**表Ⅴ-9**）について指導する．

①調味料は計量スプーンを使用する習慣をつけるようにする．

②しょうゆ，ソースなどは小皿などに計り入れ，直接つけて食べるようにする．

③酸味や香辛料を利用すると効果的であり，食塩は 1，2 品に重点的に使うとよい．

④加工食品はできるだけ避ける．

⑤全体的に薄味にするために，砂糖，みりんなどの糖類も控えた調理方法を指導する．

水分制限が必要な場合は，食塩制限が正しく行われているか確認する．つまり食塩摂取量が多ければのどが渇き，水分摂取量も多くなる．逆に水分を多く摂取すれば食塩も欲しくなる傾向がある．すなわち食塩と水分は常に関係し合っている．

食事内容では，粥食やスープ類，シチュー類，めん類は避け，調理素材も汁気を吸収する食品（凍り豆腐，がんもどきなど）は，使用しないことが大切である．

❷たんぱく質

たんぱく質が制限される理由は，第一にたんぱく質の終末代謝産物である尿素，尿酸，クレアチニンなどの体内蓄積の防止である．第二に糸球体の硬化を予防して，腎機能の低下を阻止することである．

糸球体濾過量が低下し血清尿素窒素の上昇などが認められると，病態に応じた制限が必要となる．最近では，糸球体硬化予防を目的として，腎不全の早期よりたんぱく質制限食が適応される傾向がある．たんぱく質は標準体重 1 kg あたりとして示されるが，この標準体重は BMI 22 から求めた体重である．

■表Ⅴ-8　食塩 1 g に相当する調味料類

食品名	g	目安
食塩	1	小さじ 1/6
濃口しょうゆ	7	小さじ 1 強
薄口しょうゆ	6	小さじ 1
減塩しょうゆ	12	小さじ 2
淡色辛みそ	8	小さじ 1 1/3
甘口みそ	16	大さじ 1 弱
減塩みそ	10	小さじ 1 2/3
中濃ソース	17	大さじ 1 弱
ウスターソース	12	小さじ 2
トマトケチャップ	30	大さじ 2
マヨネーズ（全卵型）	50	大さじ 4 強
顆粒和風だし	2.5	小さじ 1 弱
顆粒中華だし	2	小さじ 2/3 強
固形コンソメ	2.3	1 個 4 g の 1/2 強

■表Ⅴ-9　おもな加工食品（100 g 中）の食塩量

食品名	食塩（g）	食品名	食塩（g）
フランスパン	1.6	ロースハム	2.3
食パン	1.3	ベーコン	2.0
ロールパン	1.2	ウインナー	1.9
クロワッサン	1.2	ソーセージ	
うどん（ゆで）	0.3	フランクフルト	1.9
（乾）	4.3	ソーセージ	
そうめん（乾）	3.8	プロセスチーズ	2.8
かまぼこ	2.5	カテージチーズ	1.0
焼き竹輪	2.1	バター	1.9
さつまあげ	1.9	マーガリン	1.3
はんぺん	1.5	マヨネーズ	1.9
つみれ	1.4	（全卵型）	

（文部科学省：日本食品標準成分表 2020 年版〈八訂〉より）

標準体重（kg）＝身長（m）^{2}× 22

❸エネルギー

たんぱく質が制限された場合，体蛋白の崩壊を防ぐためには十分なエネルギーが必要である．1 日のエネルギー量は，患者の病態，性別，年齢，身体活動レベルなどを考慮して決定され，標準体重 1 kg あたりの推定エネルギー必要量として示される．

たんぱく質制限食において，炭水化物，脂質がエネルギー源となるが，通常の食品のみで食事療法を行うと，砂糖，油脂以外のほとんどの食品にはたんぱく質が含まれており，たんぱく質を制限すると，どうしてもエネルギー不足になりかねない．

この点を解決するには，無～低たんぱく質含有量でありながらエネルギー含有量の高い食品を摂取する必要があり，腎臓病治療のための治療用特殊食品を使用することが必要となる．治療用特殊食品には，低甘味ブドウ糖重合体製品，中鎖脂肪酸製品，でんぷん製品，たんぱく質調整食品がある．

①**低甘味ブドウ糖重合体製品**：低甘味ブドウ糖重合体製品は甘味料で粉あめがある．低甘味ブドウ糖重合体製品は甘さが低く，たんぱく質はまったく含まれていない．したがって，飲み物や煮物に使用して砂糖と同じ甘さにするためには，大量に使うことができ，エネルギー補給に適している．

②**中鎖脂肪酸製品**（MCT：medium chain triglyceride）：炭素数が 8～10 個の飽和脂肪酸からなる中性脂肪の総称である．

MCT は腸管消化が早く，大部分が腸管から吸収されカイロミクロンを形成することが少ないなどの，いくつかの生理的特徴がある．MCT 製品には，マクトンオイル，マクトンゼロパウダー，丸型ニューマクトンビスキーなどがある．

③**でんぷん製品**：小麦ととうもろこしのでんぷん粉末を使って作られたもので，たんぱく質が 100 g あたり 0.6 g 以下の製品が多い．でんぷん米，でんぷんめん，でんぷんもちなどの製品があり，主食，副菜へ利用できる．

④**たんぱく質調整食品**：たんぱく質を調整した低たんぱく質の米飯類，小麦粉，めん類など，最近では多くの食品が開発されている．主食を低たんぱく質食品で摂取すれば，その分のたんぱく質量を副食で摂取することがで

表V-10　おもな治療用特殊食品の成分値

食品名	エネルギー (kcal)	たんぱく質 (g)	脂質 (g)	炭水化物 (g)	ナトリウム (mg)	カリウム (mg)	カルシウム (mg)	リン (mg)	食塩 (g)
低甘味ブドウ糖重合体製品									
粉あめ (100 g)	384	0	0	96.0	0～5	0～5	―	0～5	0
中鎖脂肪酸製品									
マクトンゼロパウダー (100 g)	789	0	78.5	20.5	―	1.6	4.6	1.2	0.06
マクトンオイル (100 g)	900	0	100.0	0	0	―	―	―	―
丸型ニューマクトンビスキー (1袋)	100	0.5	5.5	12.3	―	9	1.3	9	0.03
ニューマクトンプチゼリーメロン (1個)	50	0	0.4	12.5	―	1.2	4.2	0.16	0.03
マクトンようかん (1個)	100	0.1～0.5	1.9～2.0	20.6～21.1	―	4～30.4	100	4.4～4.8	0.01
でんぷん製品									
でんぷん米げんたくん (100 g)	356	0.3	0.6	87.4	46	33	―	26	0.12
グンプンでんぷんもち (45 g)	89	0.1	0.1	22.1	5	1	―	5	0.01
アプロテンたんぱく調整スパゲティタイプ (100 g)	357	0.4	0.7	87.2	18	15	―	19	0.05
ジンゾウ先生のでんぷん生パスタ (100 g)	293	0.1	0.9	71.0	260	2	―	24	0.7
ジンゾウ先生のでんぷん楽らくうどん (85 g)	298	0.17	2.2	69	69	7	―	31	0.17
ジンゾウ先生のでんぷん生ラーメン (100 g)	283	0.2	0.2	70.0	27	6	―	20	0.1
ジンゾウ先生のでんぷん薄力粉 (100 g)	360	0.2	0.5	89.0	69	10	―	32	0.2
ジンゾウ先生のでんぷんクラコット (1枚)	25	0.02	0.1	5.7	1	1	―	4.2	0
グンプンでんぷんハイおこし (100 g)	381	0.1	1	92.9	10.2	14.6	―	10.5	―
ジンゾウ先生のでんぷん焼えびせん (1袋)	200	0.5	3.2	42.8	39	24	―	25	0.1
たんぱく質調整食品									
ゆめごはん 1/35 トレー (180 g)	299	0.13	0.9	72.5～74.7	0	0.2～0.7	9	27	0
ピーエルシーごはん 1/25 (180 g)	290	0.18	0.9	70.3	3	1	―	25	0
1/25 越後ごはん (180 g)	292	0.18	1.1	70.4	―	0	9	23	0.007
1/12.5 プチ越後ごはん (128 g)	200	0.26	0.6	48.4	2.3	2	―	9.2	0.01
1/25 越後米粒タイプ (100 g)	303.2	0.2	0～2.2	74.8	0～21.5	0～8.4	―	4.7～30.9	0~0.05
越後の丸パン (50 g)	143	0.2	3.1	28.9	105	6	―	11	0.3
ゆめベーカリーたんぱく質調整食パン (100 g)	260	0.5	5.9	52.1	26.3	15.8	5.2	25	0.07
そらまめ食堂たんぱく質調整そうめん (80 g)	297	0.24	3	67.2	9.8	18	14	35	0.02
げんたそば (100 g)	350	2.4	0.8	83.7	2～7	93	10	51.5	0.01~0.02
えがお満点うどん (100 g)	373	2.1	1.9	82.9	14	47	―	50	0
たんぱく質調整純米せんべいサラダ味 (5枚)	100	0.2	7.2	9.7	19	22	2	5	0.05
クリーミープリン カスタード (1個)	150	0	9	17.2	9.8	7.1	6	9.8	0.025
ソフトアガロリー パイナップル (1個)	150	0	0	37.5	―	4～5	100	0～3	0

き有用性が高い．

なお，特別用途食品の「低たんぱく食品」は，たんぱく質含量が通常の同種の食品の含量の30％以下であることとなっている．

おもな治療用特殊食品を**表V-10**に示す．

❹カリウム

腎機能が低下すると，電解質調整が障害され血清カリウム値も高値となることがある．一般的にカリウム含有量の多い食品の摂取を控えたり，野菜，いも類などは大量の水でゆでるなどが提唱されている．

しかし，低たんぱく質食を実施している場合，たんぱく質制限することにより，肉・魚介類などからのカリウム摂取量も減り，とくにカリウム制限を行わなくてよいこともある．

■表Ⅴ-11 腎臓病食品交換表の食品分類

食品分類				単位	たんぱく質(g)	1単位の平均エネルギー(kcal)
Ⅰ たんぱく質を含む食品	表1	主食	ご飯 パン めん	1	3	150
	表2	副食・デザート	果実 種実 いも	1	3	150
	表3	副食・付け合わせ	野菜	1	3	50
	表4	メインとなる副食	魚介，肉，卵，豆・乳とその製品	1	3	30
Ⅱ たんぱく質を含まない食品	表5	エネルギー源となる食品	砂糖 甘味品 ジャム ジュース でんぷん	—	—	不足エネルギーを補う
	表6		油脂	—	—	

別表1〜5	別表1 きのこ・海藻・こんにゃく 別表2 嗜好飲料〈アルコール〉〈茶・コーヒーほか〉 別表3 菓子 別表4 調味料 別表5 調理加工食品
治療用特殊食品	エネルギー調整食品 たんぱく質調整食品 食塩調整食品 リン調整食品

（2）栄養食事指導の媒体

腎臓病患者に実際の食事療法を指導する際，媒体には『腎臓病食品交換表』『日本食品標準成分表』などがある．

❶腎臓病食品交換表

『腎臓病食品交換表』は，たんぱく質量3gを1単位として表現している（**表Ⅴ-11**）．

食品交換表の食品は，Ⅰたんぱく質を含む食品群「表1」〜「表4」と，Ⅱたんぱく質を含まないでエネルギー源となる食品群「表5」「表6」に分けられている．たんぱく質を含む食品群の「表1」〜「表4」は，1単位の正味のグラム数が示されている．

「表5」「表6」の食品群は，たんぱく質を含まないのでエネルギー100 kcalあたりの食品重量で示している．

患者には，食事指示量から，各「表」の食品でどのように摂取していくかを示した「食事指導票」（**表Ⅴ-12**）を個々に記入し，指導する．

『腎臓病食品交換表』には，たんぱく質60〜20 gの単位配分例が示されているので，それをもとに単位配分を決めるとよい．

❷日本食品標準成分表

『日本食品標準成分表』を使用すると，エネルギー量，たんぱく質量，食塩量など細かく計算することが可能で，より正確な食事療法が実行できる．指示内容に合致した食品構成を立て，それにもとづき食品を自由に選択し，食事療法を実施する．

（3）食品・献立・調理

①エネルギーは不足しないように摂取することが大切である．たんぱく質を制限すると

■表V-12 腎臓病食品交換表にもとづいた食事指導票

患者名　　殿 1日の単位（　）単位	エネルギー (kcal) たんぱく質 (g) 食　塩 (g) カリウム (g) 水分（食事外） (mL)						
分　類	たんぱく質を含む食品				たんぱく質を含まない食品		治療用特殊食品
	ご飯 めん パン	果実 種実 いも	野菜	魚, 肉, 卵, 豆・乳製品	砂糖 ジャム	油脂	
表	1	2	3	4	5	6	
1日の単位							
朝　食							
昼　食							
夕　食							

エネルギー量も少なくなる傾向があるが，厳しい低たんぱく質食では治療用特殊食品（とくに主食となる治療用特殊食品）を利用することが必須である．

②たんぱく質は，アミノ酸スコアの高い良質の食品を中心に選択する．加工食品(ハム，ソーセージ，ちくわ，かまぼこなど）はできるだけ避ける．たんぱく質の制限が厳しい場合，たんぱく質食品は分散させず，1品，2品にまとめると献立が考えやすくなる．

③調理済み食品など，成分値が不明確な食品は原則として使用しない．患者の食習慣，嗜好を考慮して，なるべく多くの新鮮な食品を用いる．

④減塩食は食欲低下を招きやすいので，食べやすく，おいしく食べるためには調理法を選ぶことが大切である．食塩は一品に重点的に使用するのがよい．

献立例を**表V-13**に示す．

■表V-13　たんぱく質 30 g の献立（例）
（エネルギー 1,800 kcal）

	献立名	食品名	分量(g)
朝食	ご飯	米飯	180
	だしまき卵	鶏卵	50
		砂糖	3
		塩	0.3
		だし汁	10
		油	5
	煮浸し	だいこん	30
		はくさい	50
		しめじ	20
		しょうゆ	3
	香り漬け	キャベツ	20
		きゅうり	10
		しそ（1枚）	0.5
		塩	0.3
昼食	クリームスパゲティ	低たんぱく質スパゲティ	100
		牛　乳	100
		小麦粉	5
		無塩バター	5
		たまねぎ	50
		スイートコーン	10
		青ピーマン	20
		塩	1.5
		こしょう	0.01
	ポテトサラダ	じゃがいも	100
		にんじん	10
		きゅうり	10
		たまねぎ	20
		レタス	10
		マヨネーズ（全卵型）	15
		酢	10
		こしょう	0.01
夕食	ご飯	低たんぱく質米飯*	180
	鮭のムニエル	さけ	65
		塩	0.5
		こしょう	0.01
		小麦粉	5
		油	6
		トマト	40
		レモン	1切れ
		サラダ菜	5
	はるさめサラダ	はるさめ	15
		にんじん	10
		さやえんどう	10
		酢	10
		砂糖	5
		塩	0.5
	きんぴらごぼう	ごぼう	40
		にんじん	10
		砂糖	2
		しょうゆ	5
		油	5
		とうがらし	0.01
	果物	りんご	100
エネルギー 1,812 kcal たんぱく質 34.2 g カリウム 2,035 mg		リン 719 mg 食塩 5.1 g	

* 低たんぱく質米飯はたんぱく質 1/35 を使用

5 透析療法

1 疾患の概要

透析療法は大きく分けると血液透析（HD：hemo-dialysis）と腹膜透析（PD：peritoneal dialysis）があり，日本腎臓学会の慢性腎臓病（CKD）のステージ G5 の病期に分類され，透析療法中の患者の場合には D を付けて表される．

透析療法は急性腎不全，慢性腎不全時における体液の恒常性を維持する血液浄化治療としておもに用いられる．

❶血液透析

血液透析療法は，シャント（血液量を確保するため，動脈と静脈を手術でつなぎ合わせた血管）に針を刺し，血液を体外に引き出し，人工腎臓装置に循環させて尿毒素を除去後，ふたたび体内に戻す体外循環操作を応用した血液浄化療法である．

無尿の慢性腎不全患者では，通常 1 回 4 時間，週 3 回の HD を定期的に受ける．

❷持続携行式腹膜透析

持続携行式腹膜透析（CAPD：cotinuous ambulatory peritoneal dialysis）は，腹腔内に透析液を注入する腹腔内に埋め込んだカテーテルに 1.5 ～ 2.0 L の透析液の入った軟性プラスチックバッグを連結させて，腹腔より高い位置に置き，自然の落差を利用して注入後，4～8 時間貯留させる．その後，空の排液バッグを腹腔より低い位置に置き透析液を排出後，ふたたび新しい透析液を腹腔内へ貯留する．

CAPD は，このような透析液の交換を 1 日 3～4 回行いながら，毎日 24 時間連続した腹膜を介した血液浄化を行う方法である．

（1）原因

末期腎不全に至り，保存療法のみでは生命維持が困難となり透析療法導入となる原疾患は，日本透析医学会の報告（2016 年末現在）では，第 1 位は糖尿病性腎症で 43.2%，第 2 位が慢性糸球体腎炎で 16.6%，腎硬化症が 14.2%の順である．生活習慣が起因する糖尿病性腎症の導入割合は 1998 年より第 1 位で，また高齢化にともなう腎硬化症はここ数年，横ばいである．

（2）一般症状

造血ホルモンのエリスロポエチン分泌不全による腎性貧血の，疲れやすい，動悸などの症状や，ビタミン D の活性化障害とリン排泄低下による骨・関節痛を認めやすい．

また，HD 時には不均衡症候群や血圧低下，足がつる筋痙攣，不整脈が代表的な症状としてみられやすく，CAPD 時特有の症状として，腹膜炎による腹痛・発熱や腹腔カテーテル感染によるカテーテル出口部から膿の出現などがある．

（3）栄養アセスメント

HD のドライウエイト（DW）とは，余分な体液を除去した透析終了後の体重で，次の透析までの体重増加率は DW の 5%以下でコントロールする．CAPD では，早朝空腹時の体重が ±0 kg で評価する．両療法で体重増加が多い場合，水分と食塩摂取の過剰を推測する．CAPD では腹膜機能劣化も懸念する．

高カリウム血症は透析療法下において致死的な病態である．透析療法時の血清カリウム値は一般的に，3.5 mEq/L 未満：低カリウム

■表V-14　CKDステージによる食事療法基準

ステージ5D	エネルギー(kcal/kg体重/日)	たんぱく質(g/kg体重/日)	食　塩(g/日)	水　分	カリウム(mg/日)	リ　ン(mg/日)
血液透析(週3回)	30〜35[注1,2)]	0.9〜1.2[注1)]	＜6[注3)]	できるだけ少なく	≦2,000	≦たんぱく質(g)×15
腹膜透析	30〜35[注1,2,4)]	0.9〜1.2[注1)]	PD除水量（L）×7.5＋尿量（L）×5	PD除水量＋尿量	制限なし[注5)]	≦たんぱく質(g)×15

注1）体重は基本的に標準体重（BMI＝22）を用いる．
注2）性別，年齢，合併症，身体活動度により異なる．
注3）尿量，身体活動度，体格，栄養状態，透析間体重増加を考慮して適宜調整する．
注4）腹膜吸収ブドウ糖からのエネルギー分を差し引く．
注5）高カリウム血症を認める場合には血液透析同様に制限する．

（日本腎臓学会：慢性腎臓病に対する食事療法基準2014年版より）

血症，5.5〜6.0 mEq/L未満：高カリウム血症(要注意),6.0 mEq/L以上:高カリウム血症(危険）と評価する．血清カリウム値が高い場合，食事でのカリウム制限を厳しく行い，低い場合には積極的なカリウム摂取を心がける．

血清リン値が7 mg/dL以上では，高リン血症と評価される．リン含有量の多い食品摂取やたんぱく質の過剰摂取を推測する．

また，食事記録および標準化蛋白異化率(normalized protein catabolic rate：nPCR)もたんぱく摂取量の目安として活用する．

2 栄養ケアの実際

栄養ケアは，HDとPDで異なり，個々の透析量や合併症からも大きな影響を受ける．身体所見，臨床所見，検査値などを定期的に評価し，適時に変更することが必要である．

表V-14にHD, PDの食事療法基準を示す．

（1）栄養ケアプラン

血液透析療法時

❶エネルギー

「日本人の食事摂取基準（2020年版）」に示される値にもとづいて，性別，年齢，身体活動レベル，合併症を考慮して決定する．その後，体重変化などを観察しながら適正量となっているかを経時的に評価して調整を加える．

なお，糖尿病を合併している場合には，血糖および体重コントロールを目的として，25〜30 kcal/kg体重/日程度のエネルギー制限を行う．

主要エネルギー産生栄養素のエネルギー比率は，炭水化物55〜65%，たんぱく質12〜18%，脂質20〜25%に近づけるようにする．

❷たんぱく質

アミノ酸スコア100に近づけるため，1日のたんぱく質の60〜65%を動物性食品で摂取する．ただし，たんぱく質の過剰摂取は血清尿素窒素やリン濃度の上昇をきたすため，とり過ぎは避ける．

❸食 塩

食塩量は全食品に含まれるナトリウムから換算し，1日6 g未満でコントロールするが，尿量，身体活動度，体格，栄養状態，透析間体重増加から適宜調整する．

換算式：食塩相当量（g）
＝ナトリウム（mg）× 2.54 ÷ 1,000

❹水 分

水分は，DW 1 kgあたり15 mLの食事外水分のコントロールと食事に含まれる水分についても制限を要す．水分制限が適正に行われているか否かについては，透析間の体重増加量率がDWの5%以内に抑えられているかで評価する．

❺カリウム

高カリウム血症を呈する場合には，指示量以下の摂取となるように食品選択や調理におけるカリウム減量法の指導を行う．

❻リン

摂取たんぱく質1gにつき15mg以下になるよう制限する．なお，リンはたんぱく質摂取量と相関関係を示すため，たんぱく質が過剰にならないように配慮する．

腹膜透析療法時

❶エネルギー

標準体重1kgあたりの摂取エネルギーは，HDと同様である．ただし，三大エネルギー比率は，腹膜から吸収される糖質エネルギーが発生するため，食事のみの炭水化物エネルギー比率は40〜50%になる．

なお，腹膜吸収エネルギー量は，使用腹膜透析液の糖濃度で変化する（高濃度液約220 kcal，中濃度液約120 kcal，低濃度液約70 kcal）．

❷たんぱく質

たんぱく質は，HDと同様な配慮を要する．

❸食 塩

食塩は，CAPD除水量（L）× 7.5 gに尿量1Lで5g/日の増量が可能である．

❹水 分

水分は尿量＋除水量（mL）とし，水分による体重増加が0kgとなるようコントロールする．

❺カリウム

高カリウム血症を呈する場合には，HDと同様に制限を行う．

❻リン

HDと同様である．

■表V-15 血液透析の食品構成（例）

（1,800 kcal，たんぱく質 60 g）

食品群	分量（g）
穀類（米飯）	360
穀類（パン）	80
魚介類	70
肉 類	70
卵 類	50
乳類（牛乳）	20
いも類	50
豆類（豆腐）	50
緑黄色野菜	100
その他の野菜	200
果実類	100
海藻類	5
油脂類	30
砂糖類	15

（身長 160 cm，標準体重 56.3 kg）

■表V-16 腹膜透析の食品構成（例）

（1,400 kcal，たんぱく質 65 g）

食品群	分量（g）
穀類（米飯）	280
穀類（パン）	60
魚介類	70
肉 類	70
卵 類	50
乳類（牛乳）	100
いも類	50
豆類（豆腐）	100
緑黄色野菜	100
その他の野菜	200
果実類	100
海藻類	5
油脂類	10
砂糖類	5

（身長 160 cm，標準体重 56.3 kg）
使用 CAPD 液：低濃度液 2 L が 2 回＋中濃度液 2 L が 2 回使用と仮定

（2）栄養ケアの実施

透析患者の高齢化と長期化にともない，るい痩や低栄養の出現も問題となっている．患者の体重変化を観察しながら摂取エネルギー，栄養素配分の調整を行う．水・電解質異常などの合併症がみられる場合，それぞれに必要な栄養ケアを実施する．

HD，CAPDの食品構成例を，それぞれ**表V-15,16**に示す．

（3）食品・献立・調理

カリウムは海藻，大豆製品，いも類，干し野菜やドライフルーツに多く含まれる．水溶性の電解質の性質を利用して，野菜やいも類はゆでこぼしをしてから使用する，水にさらすなどの方法を取り入れると，食品の種類やその形状，処理時間により溶出率は異なるが，おおむね半分程度までカリウム含有量を減らすことが可能である．

リンは，レバーや骨ごと食べるわかさぎやしらす干し，ししゃもに多く，たらこやいくらなどの魚卵にも多い．卵類にも多く含まれるが，卵白にはほとんど含まれない．乳類も全般的にリンを多く含む．

水分・食塩制限を行ううえで，めん類や汁物を頻繁に献立に利用しない．また，外食時には，自分で食塩の調整が効かせづらい丼物は避ける．干物や加工食品は比較的食塩を多く含むため，1回に食べる量と頻度に注意する．

カリウム，リンが多い食品を**表V-17**に示す．

■表V-17　カリウム，リンの多い食品

カリウムの多い食品	常用量（g）	カリウム（mg）
キウイフルーツ（緑肉種）	1個100g	300
バナナ	1本100g	360
ながいも	1食分60g	258
さつまいも	中1/2 100g	480
さといも	小3個90g	576
ほうれんそう	浸し80g	392
糸引納豆	1食分30g	198
みなみまぐろ	1食分100g	400
リンの多い食品	**常用量（g）**	**リン（mg）**
豚レバー	1枚60g	204
きんめだい	大1切れ100g	490
べにざけ	大1切れ100g	260
ししゃも	中2匹50g	215
鶏卵	1個50g	85
普通牛乳	1本200g	186
プロセスチーズ	1個30g	219
そば　ゆで	1人分200g	160

（文部科学省：日本食品標準成分表2020年版〈八訂〉より）

6 尿路結石症

1 疾患の概要

尿路に発生する結石を尿路結石（urolithiasis）といい，結石の存在場所によって，それぞれ腎結石，腎盂結石，尿管結石，膀胱結石，尿道結石と呼ばれる．上部尿路（腎・腎盂・尿管）での結石症が多く，尿路結石症全体の95%以上を占める．

結石はさまざまな成分からなり，もっとも多いのがシュウ酸カルシウムを主成分とする結石である．また，尿酸，尿酸ナトリウム，尿酸アンモニウム，リン酸カルシウム，リン酸マグネシウム，リン酸アンモニウム，シスチン，キサンチンなどがある．

男性に多く，40～60歳に多く発症する．

（1）原 因

尿中にはカルシウム，シュウ酸，尿酸，リン酸など尿路結石に関連する多くの物質が排泄されている．この結石関連物質が種々の条件下で結晶化し，有機物も巻き込んで増大したものが尿路結石である．結晶化は，水分のとり方が不十分で，尿量が少なくなった尿中結石成分濃度が飽和状態時に起こりやすいものの，およそ80%が原因不明である．また，カルシウム結石では乳製品，尿酸結石の場合は肉類の摂取過剰も結石形成の引き金になり，食生活の影響も大きい．

（2）一般症状

疝痛発作と呼ばれる激痛が特徴的な症状で，冷汗，悪心をともなうことがある一方，まったく自覚症状がない，鈍い痛みだけの場合もある．症状の違いは，結石の大きさや存在している場所によって異なる．

尿管結石が膀胱近接部まで落下した場合，排尿終末時痛や血尿，頻尿をきたし，まれに膀胱内で結石が大きくなり，尿路閉塞をきたす場合もある．この疝痛（腰背部から側腹部，下腹部），血尿，結石自排が尿路結石の3主徴である．

（3）栄養アセスメント

1日 2,000 mL 以上の尿量確保と尿が透明かを確認する．尿量の不足時には積極的に水分摂取を促す．

尿中，血中の電解質のバランスが崩れていないか注意する．

食品選択に偏りがないか評価する．

2 栄養ケアの実際

栄養ケアは，尿路結石症の基本である．結石の主成分により，とくに配慮すべき項目が異なるが，すべての結石において水分摂取を基本として，規則正しく，バランスのとれた食生活を送ることである．

尿路結石症の栄養素摂取量と食生活を**表Ⅴ-18**に示す．

■表Ⅴ-18 尿路結石症の栄養素摂取量と食生活

栄養素摂取量
バランスのとれた食事を心がけるように指導することが基本である 1．動物性たんぱく質の過剰摂取制限 （1.0 g/kg/日，動物性たんぱく比率 50%） 2．一定量のカルシウム摂取のすすめ（600～800 mg/日） 3．シュウ酸の過剰摂取制限 4．食塩の過剰摂取制限（8 g/日未満） 5．炭水化物の摂取 （穀類摂取のすすめ，砂糖の過剰摂取制限） 6．脂質の過剰摂取制限 7．クエン酸の適量摂取のすすめ
食生活
1．朝昼夕3食のバランスをとる ：朝食欠食，夕食過食を是正する 2．夕食から就寝までの間隔をあける ：4時間程度の間隔を目標とする

（日本泌尿器科学会・日本泌尿器内視鏡学会・日本尿路結石症学会：尿路結石症診療ガイドライン 2013 年版，第 2 版，金原出版，2013 より改変）

（1）栄養ケアプラン

❶水 分

食事以外に 2,000 mL 以上の水分摂取を行う．尿中の結石形成促進物質の過剰排泄をきたさない水道水やシュウ酸含有量の少ない番茶，麦茶，ほうじ茶を中心とする．

❷エネルギー

穀類には腸管内や尿中でシュウ酸と結合し，結石形成を阻止するマグネシウムが多く含まれている．穀類を主たるエネルギー源とする食生活にする．

❸炭水化物

砂糖の過剰摂取はカルシウム排泄を増加させるため，清涼飲料水や砂糖の含有量が多い菓子類は制限する．

❹たんぱく質

動物性たんぱく質は尿中カルシウム，シュウ酸，尿酸排泄を増加させ，クエン酸排泄を減少させる．動物性/植物性たんぱく質比1を目標とする．

❺脂 質

脂質の過剰摂取は，結石形成の危険因子の一つである．脂質は，総エネルギー比率の 20～25%とする．

❻カルシウム

カルシウム摂取は尿路結石症の発生頻度を減少させる．1日 600～800 mg の摂取とする．

❼食 塩

ナトリウムの過剰摂取は，尿中ナトリウムとカルシウム排泄量の増加をきたすため，1日8g以下にする．治療中は，結石の排出を目的に1日6g未満の減塩食とする．

❽食物繊維

食物繊維は腸管内でカルシウムと結合してカルシウムの吸収を抑制する．また，食物の消化管内停滞時間を短縮し，栄養素の吸収を抑制することから，結石発生予防に有用である．

■表V-19　尿路結石症の食品構成（例）
（1,800 kcal，たんぱく質 55 g）

食品群		分量（g）
穀　類（米飯）		600
魚介類		70
肉　類（脂身を除く）		40
卵　類		50
乳　類（低脂肪牛乳）		100
いも類		80
豆　類	大豆製品	80
	みそ	12
野菜類	緑黄色野菜	100
	その他の野菜	200
果実類		100
海藻類		5
油脂類		15
砂糖類		5

（身長 160 cm，標準体重 56.3 kg）

❾アルコール飲料

多量摂取で尿酸排泄の増加や脱水を招きやすく，慢性的摂取ではカルシウムやリン排泄の増加を引き起こす．とくにビールにはシュウ酸やプリン体が多く含まれるため禁酒を基本とする．

❿その他の嗜好食品

コーヒーは尿酸排泄を増加させ，紅茶にはシュウ酸が豊富に含まれ，結石形成の危険因子となる．

⓫シュウ酸

尿中シュウ酸は，わずかな増加でカルシウム結石の結晶形成を増加させる．シュウ酸を豊富に含む，ほうれんそうやたけのこ，チョコレート，紅茶は控える．

⓬クエン酸

クエン酸はシュウ酸カルシウムやリン酸カルシウムの飽和度を減少させ，尿 pH をアルカリ性にし，結石形成を阻止する．クエン酸は果物や野菜に多く含まれているが，それら食品を過剰摂取すると同時にシュウ酸を多量に摂取する危険性がある．したがって，食物からクエン酸を多く摂取しようとするより，動物性たんぱく質や砂糖の過剰摂取を控え，体液 pH をアルカリ性に保ち，尿中クエン酸排泄量を増加させる方法を取り入れる．

（2）栄養ケアの実施

尿路結石の再発率は高い．再発予防に栄養バランスのとれた食事を規則正しく摂取させ，とくに就寝後の尿中結石促進物質の過剰排泄を防ぐ目的で，夕食から就寝までの時間を４時間程度保てるよう必要な栄養ケアを実施する．

尿路結石症の食品構成例を表V-19 に示す．

（3）食品・献立・調理

シュウ酸は，ほうれんそう，茶（紅茶，緑茶），しそ，たけのこ，チョコレート，ナッツ類，アスパラガス，とうがらしに多く含まれる．

シュウ酸が水に溶ける性質を利用して，高シュウ酸食品はゆでこぼす，水にさらすなどの下処理を活用する．

シュウ酸摂取時にカルシウムを同時に摂取すると，腸管からのシュウ酸吸収が抑制される．ほうれんそうのお浸しに削り節をかけたり，紅茶を飲むときはミルクティーにする工夫を取り入れる．

結石患者の多くが１日の食事量の半分近くが夕食に偏り，夕食での動物性たんぱく質の摂取量が多くなっている．これらの改善を行う．

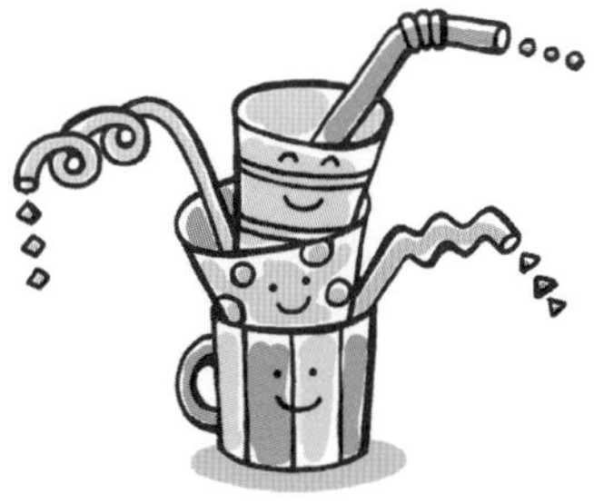

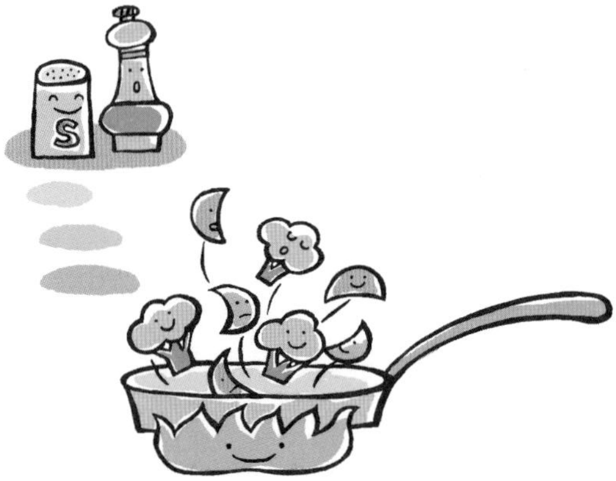
S

Ⅵ 鉄欠乏性貧血

学習のねらい

- 鉄欠乏性貧血の概要，診断基準または臨床検査項目と栄養ケアを関連づけて理解する．
- 造血および造血機能を高める具体的な栄養ケアの技能を身につける．

1 疾患の概要

血液は，成人体重の約 1/13 の重量であり，心臓ならびに全身の血管を循環している．

血液は，赤血球，白血球，血小板の血球成分と，血漿からなる．赤血球は酸素を運搬し，白血球は免疫系を構成し，血小板は止血の役割がある．貧血は赤血球数あるいはヘモグロビン（血色素量）が減少した状態である．

鉄欠乏性貧血は，ヘモグロビンの構成成分である鉄の不足によりヘモグロビンの合成が低下した状態で，血液の酸素運搬能力が低下する．血液疾患のなかでもっとも頻度の高い疾患である．

（1）原 因

表Ⅵ-1 のように大きく四つに分類される．

（2）一般症状

赤血球のおもな生理作用は，組織へ酸素を供給することであるから，貧血になると，体組織の酸素欠乏によるさまざまな症状が出現する．貧血が急激に起きた場合は症状を自覚できるが，徐々に貧血が起こった場合は進行するまで気づかない．

■表Ⅵ-1　鉄欠乏の原因

鉄欠乏の原因	誘　因
摂取量不足	偏食，過度のダイエット，小食，摂食障害，胃腸障害など
吸収障害	胃酸欠乏，胃腸の術後，慢性下痢，吸収不良症，甲状腺機能低下症など
需要増大	発育の盛んな幼児期，思春期，妊娠，出産，授乳，月経など
喪　失	過多月経，癌や潰瘍による消化管出血，痔疾患，子宮筋腫や子宮癌などによる性器出血，血尿など

（3）栄養アセスメント

貧血における栄養アセスメントを**表Ⅵ-2** に示す．

2 栄養ケアの実際

原疾患に起因した鉄欠乏の場合は，原疾患の治療をすすめたうえで，食事療法の方針を決める．

これらを除外した鉄欠乏性貧血では，造血機能の低下をもたらす．夜更かし，寝不足を避け，偏った食生活を是正し，適正なエネルギー，たんぱく質，ビタミン C とともに十分な鉄の補充を図る．重症な鉄欠乏性貧血の場合は，鉄剤を服用するとともに食事療法を行う．また，鉄剤を服用する場合は，食事の前後 1 時間くらいは，鉄を不溶化にし吸収を阻害する緑茶，紅茶，コーヒーは避ける．

（1）栄養ケアプラン

表Ⅵ-3 は貧血の栄養基準例であるが，「日本人の食事摂取基準」（**表Ⅵ-4**）を参考に，年齢，性別，身体活動レベルによって調節する必要がある．

■表Ⅵ-2 貧血の栄養アセスメント

身体計測	身長，体重，標準体重，BMI，標準体重比，体脂肪率，体重減少率，上腕筋囲など
臨床検査	白血球(WBC)→，赤血球(RBC)↓ 大小不同・奇形がみられる，ヘモグロビン(Hb)↓，ヘマトクリット(Ht)↓，血清フェリチン↓，MCV(平均赤血球容積)↓，MCH(平均赤血球ヘモグロビン量)↓，MCHC(平均赤血球ヘモグロビン濃度)↓，血小板→，血清鉄↓，総鉄結合能↑，血清蛋白↓，血清アルブミン↓
身体症状	一般症状
既往歴・現病歴	胃切除，子宮筋腫，月経過多，消化管出血（潰瘍），痔などの有無
食生活調査	食事摂取時間，偏食の有無，嗜好食品（たばこ，アルコール），間食，外食の頻度，ダイエット経験の有無，食欲の有無，菜食主義，加工食品の摂取頻度
食事摂取量調査	エネルギー，たんぱく質，鉄，ビタミン B_2，ビタミン B_6，ビタミン B_{12}，ビタミンC，鉄，葉酸，銅など
薬物と食物との相互作用	胃液分泌抑制薬や制酸薬には，鉄の吸収阻害作用があるので，服用の有無を確認する

■表Ⅵ-3 鉄欠乏性貧血の栄養基準（例）

エネルギー (kcal)	たんぱく質 (g)	脂　質 (g)	炭水化物 (g)	鉄 (mg)
2,000〜2,200	90	50〜60	300	13

■表Ⅵ-4 鉄の食事摂取基準

年　齢	男　性	女　性	
	推奨量 (mg)	推奨量 (mg) 月経（−）	推奨量 (mg) 月経*（+）
0〜5(月)	−	−	−
6〜11(月)	5.0	4.5	−
1〜 2(歳)	4.5	4.5	−
3〜 5(歳)	5.5	5.5	−
6〜 7(歳)	5.5	5.5	−
8〜 9(歳)	7.0	7.5	−
10〜11(歳)	8.5	8.5	12.0
12〜14(歳)	10.0	8.5	12.0
15〜17(歳)	10.0	7.0	10.5
18〜29(歳)	7.5	6.5	10.5
30〜49(歳)	7.5	6.5	10.5
50〜64(歳)	7.5	6.5	11.0
65〜74(歳)	7.5	6.0	−
75以上(歳)	7.0	6.0	−
妊婦(付加量)初期		＋2.5	−
中期・末期		＋9.5	−
授乳婦(付加量)		＋2.5	−

*過多月経（月経出血量が 80 mL/回以上）の人を除外して策定した．
〔厚生労働省：日本人の食事摂取基準（2020 年版）より〕

■表Ⅵ-5 鉄欠乏性貧血の食品構成（例）

食品群	分量（g）	食品群	分量（g）
穀　類	300	野菜類 緑黄色	120
魚介類	80	野菜類 その他	230
肉　類	100	果実類	200
卵　類	50	海藻類	5
乳　類	200	油脂類	15
いも類	50	砂糖類	20
豆類 み　そ	20		
豆類 大豆製品	100		

（2）栄養ケアの実施

第１段階として，誤った食生活や生活習慣を見直し，バランスのとれた食生活を送る．第２段階としては，造血機能を高めることを目的として，高エネルギー，高たんぱく質，十分な鉄の補給を図る（**表Ⅵ-5**）．

（3）食品・献立・調理

❶食品の選び方

①食事中に含まれている鉄は約 10% しか吸収されない．食物中の鉄の量は食品の種類によって異なるが，一般的には摂取総エネルギー量 1,000 kcal あたり 6 mg とされている．したがって十分な食事の量を摂取していないと鉄欠乏に陥りやすいので，鉄を多く含む食品（**表Ⅵ-6**）を食事に取り入れる．

②ヘム鉄の吸収率は 15〜25％で，非ヘム鉄の吸収率は 2〜5% である．一般に体内の貯蔵量が多いと吸収率は低下し，貯蔵量が少ないと吸収率は高まる．

③良質な高たんぱく質，ヘム鉄の多い食品を組み合わせて摂取する．ヘム鉄とは，レ

■表Ⅵ-6　鉄を多く含む食品

食品名	食品100g中の鉄の含有量(mg)	1回使用量		目安量
		g	鉄(mg)	
肝臓（豚）	13	40	5.2	1個400g
あさり・佃煮	19.0	20	3.8	1個10g
肝臓（鶏肉）	9	40	3.6	1個40g
牛ヒレ肉	2.5	150	3.8	1食分150g
しじみ	8.3	30	2.5	1個5g
こまつな	2.8	80	2.2	1束300g
煮干し	18	10	1.8	1匹0.3g
ほうれんそう	2	80	1.6	1把300g
きはだまぐろ	2	80	1.6	1食分80g
凍り豆腐	7.5	20	1.5	1個20g
大豆（乾）	6.8	20	1.4	1カップ130g
ひじき，ステンレス釜(乾)	6.2	15	0.9	大さじ1杯15g
切干しだいこん	3.1	20	0.6	1食分10g

（文部科学省：日本食品標準成分表2020年版〈八訂〉より）

■表Ⅵ-7　造血作用を促進する栄養素と代表的な食品

栄養素	おもな生理作用	代表的な食品名
鉄	血中ヘモグロビンの構成成分として酸素運搬	レバーなど肉類，ひじき，煮干し，あさり，しじみ，こまつな
たんぱく質	造血および全身の栄養状態改善	鶏卵，肉類，魚介類，豆類，乳・乳製品
銅	ヘモグロビンの合成に関与，腸管からの鉄の吸収を助ける	牛レバー，かき，大豆，純ココア
ビタミンB_{12}	核酸の合成に関与	牛レバー，肉類，魚介類，鶏卵，乳・乳製品
ビタミンB_6	ヘム合成に関与	牛レバー，肉類，魚介類，バナナ
ビタミンB_2	細胞の再生に関与	レバー，うなぎなど魚介，牛乳・乳製品，卵
ビタミンC	鉄の吸収を促進	柑橘類，イチゴ，野菜，いも類
ビタミンE	赤血球の細胞膜の強化	アーモンド，ヘーゼルナッツ，うなぎ
葉酸	核酸の合成，正常な造血作用に関与	レバー，鶏卵，野菜，豆類，じゃがいも

バー，豚，牛，鶏，魚などの赤身の肉に含まれている鉄分であり，ポルフィリン骨格を有するヘム鉄の吸収は非ヘム鉄より10倍高いといわれているので，積極的に摂取する．

④非ヘム鉄を摂取する際には，ビタミンC，動物性たんぱく質を摂取する．

⑤ビタミンCは還元作用があり，非ヘム鉄のような3価鉄を2価鉄に変え，体内で鉄を吸収しやすくなるので，各食事ごとに新鮮な野菜・果物の十分な摂取をすすめる．生で食べられる野菜は生食にする（**表Ⅵ-7**）．

⑥香辛料（しょうが，わさび，カレー粉など）や酢・梅干，柑橘類などの酸味の強い食品を利用し，食欲や胃液の分泌を高めるメニューにする．

⑦造血作用を促進する栄養素のビタミンB_2，B_6，B_{12}，銅，葉酸を多く含む食品をとる（**表Ⅵ-6, 7**）．

❷献立の要点

①鉄はさまざまな食品に少しずつ含まれているので，幅広くメニューに組み入れる．

②鉄含有量がとくに少ない（0.5 mg以下）おもな料理には，米飯を使った料理，小麦粉製品（パン，めんなど）やとうもろこし，いも類などのスープ類などがある．これらは，鉄分の摂取が少ないので，鉄を多く含む食品を上手に取り入れる．

例）豚レバーと枝豆入りドライカレーライス

③栄養素の有効なとり方の例を示す．

・サラダ（＋卵やゆで鶏，＋パセリなど）
・あさりしょうゆ焼き（＋たっぷりのレモン汁）
・ほうれんそうと枝豆のおろし和え
・牛肉と小松菜のオイスターソース炒め

など

❸調理の要点

①鉄製の調理器具（中華なべなど）を使用すると鍋から鉄が溶出し料理に取り込まれるので，微量であるが，鉄が補給される．

②レバーの臭みを消す方法：新鮮なものを購入し，薄切り，あるいはフォークでレバーに穴を開け，薄い塩水に約30分漬けて血抜

きをする．牛乳，たまねぎ，しょうが，にんにくなどの香辛料に漬け，特有のくさみを除去する．

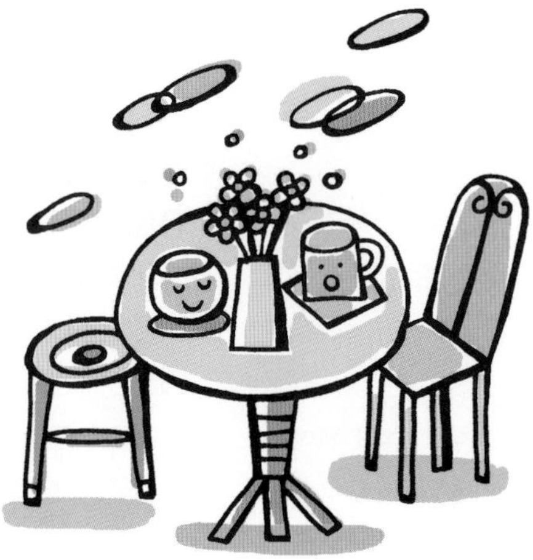

Ⅶ 骨・関節疾患

学習のねらい

- 本章では，骨粗鬆症，くる病・骨軟化症を取り上げた．それぞれの疾患の概要，診断基準または臨床検査項目と栄養ケアを関連づけて理解する．
- 骨形成やカルシウム代謝にかかわる具体的な栄養ケアの技能を理解する．

1 骨粗鬆症

1 疾患の概要

骨粗鬆症は，全身性の疾患である．骨粗鬆症とは，骨強度の低下を特徴とし，骨折のリスクが増大しやすくなる骨格疾患と定義されている（図Ⅶ-1）．

骨粗鬆症は，近年しばしば取りあげられるロコモティブシンドローム（運動器症候群）の一部といえる．骨，関節，筋肉は代表的な運動器であるが，それら運動器の障害のために，移動能力の低下をきたして要介護になっている，要介護になる危険性の高い状態をロコモティブシンドロームという．いつまでも自立した活き活きした生活を送り，QOLの維持・向上を図れるようにするためにも，ロコモティブシンドロームの予防は重要である．

骨強度 ＝ 骨密度 ＋ 骨 質

骨密度
・BMD

骨 質
・微細構造
・骨代謝回転
・微小骨折
・石灰化

■図Ⅶ-1　骨強度に及ぼす骨密度と骨質の関係

骨質に関連するすべての要因は骨密度とともに骨強度に影響を及ぼし，骨折危険因子となりうることを示している．
（骨粗鬆症の予防と治療ガイドライン作成委員会編：骨粗鬆症の予防と治療ガイドライン2015年版，ライフサイエンス出版，2015より）

骨粗鬆症の病型は，原発性骨粗鬆症および続発性骨粗鬆症に分類される．原発性骨粗鬆症は，閉経後骨粗鬆症と男性における骨粗鬆症に区別される．なお，かつては原発性骨粗鬆症をⅠ型の閉経後骨粗鬆症とⅡ型の老人性の骨粗鬆症に分類していたが，現在は閉経後骨粗鬆症と一括している．また，続発性骨粗鬆症には，内分泌性，栄養性，薬物性，不動性，先天性，その他がある．

（1）原 因

骨粗鬆症は，多因子疾患であり，遺伝的要因と生活習慣（食事，運動，喫煙，飲酒など）が大きく影響する．骨粗鬆症の危険因子を表Ⅶ-1に示す．

■表Ⅶ-1　骨粗鬆症の危険因子

除去できない危険因子	除去できる危険因子
加　齢	カルシウム不足
性（女性）	ビタミンD不足
人　種	ビタミンK不足
家族歴	リンの過剰摂取
遅い初経	食塩の過剰摂取
早期閉経	極端な食事制限（ダイエット）
過去の骨折	運動不足
	日照不足
	喫　煙
	過度の飲酒
	多量のコーヒー

（骨粗鬆症の予防と治療ガイドライン作成委員会編：骨粗鬆症の予防と治療ガイドライン2015年版，ライフサイエンス出版，2015／細井孝之，福永仁夫編：骨粗鬆症検診・保健指導マニュアル第2版，ライフサイエンス出版，2014より）

また，骨粗鬆症の予防・治療は骨折予防を目標とする．骨折の危険因子は，低骨密度のほか，骨密度とは独立した危険因子として，既存骨折，喫煙，飲酒，ステロイド薬使用，骨折家族歴，運動が，骨密度を介した危険因子として体重，BMI，カルシウム不足があげられる．

なお，WHOのテクニカルレポートでは，骨粗鬆症性骨折の危険因子を，①外傷，②低骨密度，③既存骨折，④遺伝，⑤栄養（カルシウム，ビタミンD，たんぱく質，リン，ビタミンK，マグネシウムやその他の微量成分およびビタミン類），⑥身体活動の不足，⑦喫煙，⑧飲酒，⑨低BMI，⑩性ホルモン不足（閉経を含む），⑪その他としている．

（2）一般症状

骨粗鬆症の症状は，第一に骨量減少であり，骨量減少にともなう骨折，さらには骨折にともなう腰背部痛などがあげられる．

骨折が起こるおもな部位は，脊椎，大腿骨頸部，橈骨遠位端，上腕骨近位部で，胸椎・腰椎における骨粗鬆症では圧迫骨折による急性の腰背部痛，変形，慢性腰背部痛，身長低下などがみられるが，無症状であることも少なくない．

（3）栄養アセスメント

医療面接（既往歴，危険因子の有無，生活様式，家族歴，女性の場合閉経の有無など），身体診察〔身長（身長の短縮），体重，BMI，円背・脊柱弯曲の有無，腰背部痛の有無など〕，骨量測定（腰椎が困難な場合，橈骨，第二中手骨，大腿骨頸部，踵骨でも可），胸・腰椎正面および側面X線撮影，血液・尿検査（骨形成，骨吸収マーカーなど）の臨床検査所見により，骨粗鬆症の診断，鑑別診断あるいは除外診断が行われる．

■表Ⅶ-2　骨粗鬆症治療のためのカルシウム，ビタミンD，ビタミンKの推奨される摂取量

カルシウム	食品から700～800 mg（サプリメント，カルシウム剤を使用する場合には注意が必要である）
ビタミンD	400～800 IU（10～20 μg）
ビタミンK	250～300μg

（骨粗鬆症の予防と治療ガイドライン作成委員会編：骨粗鬆症の予防と治療ガイドライン2015年版，ライフサイエンス出版，2015より）

原発性骨粗鬆症は，低骨量をきたす骨粗鬆症以外の疾患または続発性骨粗鬆症を認めず，骨評価の結果が脆弱性骨折がある場合，あるいは骨密度値が若年成人平均値（YAM　腰椎では20～44歳，大腿骨近位部では20～29歳）の70%以下または－2.5 SD以下の場合，原発性骨粗鬆症と診断される．

2 栄養ケアの実際

栄養ケアの重要性が「骨粗鬆症の予防と治療ガイドライン2015年版」に示されており，骨粗鬆症の薬物療法を行う際にも，基礎治療として栄養ケアがなされるべきである．骨代謝に関係する栄養的因子は多岐にわたり，カルシウム，ビタミンD，ビタミンK以外にもリン，マグネシウム，乳糖，必須アミノ酸，食物繊維，脂質，エネルギー，ビタミンC，ビタミンAなどが直接あるいは間接的に深く関わっている（表Ⅶ-2, 3）．

（1）栄養ケアプラン

❶カルシウム

骨は，たんぱく質であるコラーゲンを主体とする基質に，カルシウムおよびリンを主体とする骨塩が沈着してできている．骨中カルシウムとリンの比率は約2：1であることからもわかるように，骨の状態にカルシウム代謝が大きく関係している．すなわち，カルシ

■表Ⅶ-3　骨粗鬆症の治療時に推奨される食品，過剰摂取を避けたほうがよい食品

推奨される食品	過剰摂取を避けたほうがよい食品
カルシウムを多く含む食品（牛乳・乳製品，小魚，緑黄色野菜，大豆・大豆製品） ビタミンDを多く含む食品（魚類，きのこ類） ビタミンKを多く含む食品（納豆，緑色野菜） 果物と野菜 たんぱく質（肉，魚，卵，豆，牛乳・乳製品など）	リンを多く含む食品（加工食品，一部の清涼飲料水） 食塩 カフェインを多く含む食品（コーヒー，紅茶） アルコール

（骨粗鬆症の予防と治療ガイドライン作成委員会編：骨粗鬆症の予防と治療ガイドライン 2015 年版，ライフサイエンス出版，2015 より）

ウムの摂取不足，腸管における吸収低下，尿中排泄の増加などが負のカルシウムバランスを誘因し骨代謝バランスをくずし，骨吸収（骨破壊）を亢進する原因となる．

「骨粗鬆症の予防と治療ガイドライン 2015 年版」では食品から 1 日 700〜800 mg の摂取を推奨している．さらに，ガイドラインでは，「近年，カルシウム薬やカルシウムサプリメントの使用により，心血管疾患のリスクが高まる可能性があることが報告されている」こと，「ただし，同じ量のカルシウムを食品として摂取した場合にはリスクの上昇はない」こと，「また，これらの報告は，わが国とはカルシウム摂取基準，血清脂質状態，肥満度などが異なる海外のものであり，そのままわが国に当てはめることには問題も多いと思われる」こと，「現時点ではサプリメント，カルシウム薬として 1 回に 500 mg 以上摂取しないように注意する必要がある」ことも説明している．

これらのことから，1 日の総カルシウム摂取量に配慮しつつ，食事からのカルシウム摂取が不足しないように，いかに十分量のカルシウムを毎日摂取するかが重要であるといえる（**表Ⅶ-4**）．

❷ビタミンD

活性型ビタミンD（$1,25(OH)D_3$）は，カルシウム代謝調節ホルモンの一つで，骨代謝にかかわる重要な因子の一つである．ビタミンDは，食事からの摂取のほか，適度に日光を浴びることで皮下にあるプロビタミンDが肝臓および腎臓において活性化し，活性型ビタミンDがつくられる．この活性型ビタミンDが，カルシウムの腸管からの吸収を促進したり，骨形成に関与する．したがって，適度の日光浴（1 日 15〜30 分程度で十分とされる）は重要である．しかし，戸外に出ることの少ない患者や高齢者，および肝臓あるいは腎機能低下症の患者ではビタミンDの不足が懸念される．「骨粗鬆症の予防と治療ガイドライン 2015 年版」では 1 日 10〜20 μg の摂取が推奨されている．毎日の食事にビタミンDを多く含む食品を取り入れるよう指導する（**表Ⅶ-5**）．

❸ビタミンK

骨に対するビタミンKの作用は，骨芽細胞に作用して石灰化を促進させること，および破骨細胞による骨吸収（骨破壊）を抑制することである．

骨基質中のオステオカルシンなどのたんぱく質は，グルタミン酸残基が γ カルボキシル化（gla 化）されているが，その反応に，カルボキシラーゼとその補酵素としてのビタミンKが必要なのである．自然界に存在するビタミンKは，ビタミン K_1 とビタミン K_2（MK 1〜14 の同族体がある）であり，ヒトの生体内に存在するビタミンKはすべて食物由来である．ビタミン K_1 はおもに緑黄色野菜や海藻中に含まれ，ビタミン K_2 はとくに納豆に多く含まれている．「骨粗鬆症の予防と治療ガイドライン 2015 年版」では 1 日 250〜300 μg を摂取するよう推奨している（**表**

■表Ⅶ-4 カルシウムを多く含む食品

	食品名	1回に食べる量(g)	目安量	カルシウム量(mg)	100g中のカルシウム量(mg)
魚介類	からふとししゃも（生干し）	50	4尾	175	350
	まいわし（丸干し）	30	中2尾	132	440
	かたくちいわし（煮干し）	10	5尾	220	2,200
	しらす干し（微乾燥品）	10	大さじ2	28	280
	干しえび	6	大さじ1	426	7,100
	あみ（佃煮）	10	大さじ1・1/2	49	490
	わかさぎ	80	5～6尾	360	450
乳類	普通牛乳	210	1カップ	231	110
	ヨーグルト（全脂無糖）	100	1個	120	120
	脱脂粉乳	20	大さじ2・1/2	220	1,100
	アイスクリーム（普通脂肪）	100	1個	140	140
	プロセスチーズ	20	1切れ	126	630
豆類	木綿豆腐	150	1/2丁	140	93
	生揚げ	120	1枚	288	240
	油揚げ	25	1枚	78	310
	おから（生）	65	1/2カップ	53	81
	凍り豆腐（乾）	20	1個	126	630
	糸引き納豆	50	1パック	45	90
野菜類	こまつな	80	1/4束	136	170
	しゅんぎく	50	4～5本	60	120
	だいこん（葉，ゆで）	50	1/2株	110	220
	かぶ（葉，ゆで）	50	2株	95	190
	のざわな・漬物（塩漬）	30	小皿1盛り	39	130
	チンゲンサイ	80	1株	80	100
	切干しだいこん（乾）	10	1/5カップ	50	500
藻類	まこんぶ（素干し，乾）	5	5cm角	39	780
	ほしひじき（乾）	5	1/10カップ	50	1,000
	乾燥わかめ（素干し）	5	1/2カップ	39	780
種実類	ごま（いり）	3	小さじ1	36	1,200

（文部科学省：日本食品標準成分表2020年版〈八訂〉より）

Ⅶ-6，7）.

❹リン

リンは，カルシウムとともに骨の主要成分であり，カルシウム代謝に深く関与し，骨形成に及ぼす影響は大きい．しかし，実際問題として，リンの摂取量は不足することはまずなく，むしろ過剰摂取が腸管からのカルシウム吸収を阻害し，さらに腎臓へのカルシウム蓄積を高め，腎臓へ過大な負荷をかけることが懸念される．

一方，カルシウムとリンの比率が0.5～2.0の範囲であれば，カルシウム吸収に支障はないとされており，インスタント食品や加工食品（リン酸塩の形で食品添加物として添加されている）に偏らないようにすることが大切である．それと同時に不足しがちなカルシウムを十分摂取することが極めて重要である．

❺マグネシウム

最近，カルシウム摂取量に対するマグネシウムの相対的摂取不足がさまざまな疾患の誘因として重要視されるようになり，マグネシウム摂取不足によりカルシウム代謝が乱れ，骨に影響すると考えられている．また骨塩中のマグネシウムの比率も骨強度と深く関わっ

■表Ⅶ-5　ビタミンDを多く含む食品

	食品名	1回に食べる量（g）	目安量	ビタミンD量（μg）	100g中のビタミンD量（μg）
魚介類	しろさけ	60	1切れ	19.2	32.0
	べにざけ	60	1切れ	19.8	33.0
	にしん（燻製）	50	1本	24.0	48.0
	なまり節	60	1切れ	12.6	21.0
	うなぎ（かば焼き）	100	1人前	19.0	19.0
	さんま（皮つき）	60	1尾	9.6	16.0
	かつお（秋獲り）	100	大1切れ	9.0	9.0
	くろまぐろ（天然，脂身）	100	大1切れ	18.0	18.0
	まいわし	200	2尾	64.0	32.0
	いさき	60	小1尾	9.0	15.0
	たちうお	60	小1切れ	8.4	14.0
	まがれい	60	小1尾	7.8	13.0
	めかじき	60	小1切れ	5.3	8.8
	くろかじき	60	小1切れ	22.8	38.0
卵　類	卵黄〈鶏卵〉	30	卵1個分	3.6	12.0
きのこ類	きくらげ（乾）	1	2〜3個	0.9	85.0
	まいたけ	20	1/4束	1.0	4.9

（文部科学省：日本食品標準成分表2020年版〈八訂〉より）

ているといわれている．

カルシウムとマグネシウムの摂取比率は，ほぼ2：1が望ましく，マグネシウムを多く含む海藻類や豆類などの摂取に心がけ，「日本人の食事摂取基準（2020年版）」で推奨する270〜370 mg/日のマグネシウムの摂取を指導することも忘れてはならない．

（2）栄養ケアの実施

栄養ケアのポイントは，まず第一に不足しがちなカルシウムを十分に摂取するよう心がけ，それに各種栄養素のバランスのとれた食品構成および調理法を工夫することである．

カルシウムを多く含む食品（**表Ⅶ-4**）を参考に1日3回の各食事にカルシウムを多く含む食品を使った1品を取り入れるようにすることが大切である（カルシウムを多く含む食品を活用しない献立では1日のカルシウム摂取量が400 mg程度に留まってしまうことが多い）．

さらに，ビタミンDを多く含む食品（**表Ⅶ-5**），ビタミンKを多く含む食品（**表Ⅶ-7**）を参考に，肉類，卵類，魚介類，大豆・大豆製品，骨ごと食べる小魚，牛乳・乳製品，緑黄色野菜などを1日3回の食事のなかに，必ず少なくとも各群1品ずつ取り入れる献立を作成することによって，ほぼ十分量のカルシウム摂取とその他の栄養素のバランスのとれた食事をとることができる．

（3）食品・献立・調理

❶牛乳・乳製品

牛乳・乳製品は，カルシウム供給源として含有量のみならず，吸収率も優れた〔牛乳中に含まれる乳糖あるいはカゼインホスホペプチド（CPP）などで説明されている〕食品であり，牛乳200 gのなかには220 mgのカルシウムが含まれている．日常の食生活のなかで，牛乳・乳製品を摂取せずに600 mg以上のカルシウムを摂取することはかなりむずかしく，少なくとも牛乳を1日1本程度（約200 g）飲む習慣を心がけるよう指導する．

しかし，中高年者では，長年の食習慣や食が細くなること，さらに，牛乳嫌いや乳糖不

■表Ⅶ-6 ビタミンKチェック表

簡易ビタミンＫ摂取調査票

納豆（1パック50g）	①ほとんど食べない	②週1～3回	③週4～5回	④1日1回以上
野菜（1回の食事あたり）	①ほとんど食べない	②少し食べる	③普通に食べる	④たっぷり食べる

野菜の「普通に食べる」はきざんだ野菜を片手に1杯くらい，あるいは小鉢1杯くらいが目安

簡易ビタミンＫ摂取調査票の点数

納 豆	①0点	②10点	③25点	④40点
野 菜	①0点	②10点	③15点	④25点

合計点数が40点未満の場合には，ビタミンＫ摂取不足が予想される．血清のucOCの測定を行うことも勧められる．

（骨粗鬆症の予防と治療ガイドライン作成委員会編：骨粗鬆症の予防と治療ガイドライン2015年版，ライフサイエンス出版，2015より）

■表Ⅶ-7 ビタミンKを多く含む食品

	食品名	1回に食べる量(g)	目安量	ビタミンK量(μg)	100g中のビタミンK量(μg)
卵 類	鶏卵	50	1個	6	12
豆 類	糸引き納豆	50	1パック	300	600
野菜類	ブロッコリー	70	3～4房	147	210
	にら	30	1/3把	54	180
	キャベツ	50	1枚	39	78
	ほうれんそう	80	1/4把	216	270
	こまつな	80	1/4把	168	210
	サニーレタス	10	1枚	16	160
	さやいんげん	50	7～8本	30	60
藻 類	カットわかめ（乾）	1	汁ものの具1人前	16	1,600
	あまのり（ほしのり）	1	1/2枚	26	2,600

（文部科学省：日本食品標準成分表2020年版〈八訂〉より作成）

耐症などの問題から，カルシウム不足になりかねない．そこで，脂肪や水分が少なく，利用範囲の広い脱脂粉乳（スキムミルク）を常備し，卵焼きやポテトサラダなどに簡単に使ったり，**表Ⅶ-8**に示すようなさまざまな料理や飲み物に利用することを指導する．

また，乳糖不耐症の人でも，温めた牛乳を食後に少しずつ噛むようにして飲むことをすすめ，しだいに慣れて飲めるように，具体的に指導することが大切である．

❷骨ごと食べられる小魚

骨ごと食べられる小魚も重要なカルシウム供給源である．これらの小魚を「ふりかけ」にして常備したり，「いわしのつみれ」のようにすり身にして骨ごと利用する．小あじなどはまるごと油で揚げて南蛮漬けにしたり，さんまなどは圧力鍋で煮るなど，骨ごと食べられるように調理法を工夫するとよい．また，かつお，まいわし，ぶり，さんまなどの青皮の魚類は，カルシウム吸収を助けるビタミンDを豊富に含み，さらに，たんぱく質や鉄分（血合いの部分）の補給にもなるので，これら魚の摂取も心がけるとよい．

❸野菜・海藻類

こまつな，だいこんの葉，かぶの葉，切干しだいこん，ひじきなどの野菜類および海藻類にも比較的多くカルシウムが含まれている．したがって，これらは少なくとも毎食料理に1品は利用したい．

❹大豆製品

豆腐，生揚げなどの大豆製品は，カルシウムを多く含み，たんぱく質源としても優れている．また，納豆にはビタミンK_2も豊富に含まれている．さらに，大豆中に含まれてい

■表Ⅶ-8　脱脂粉乳（スキムミルク）入り料理

料理名	材　料	分量(g)	Ca(mg)
すいとん	小麦粉	50	10
	脱脂粉乳	10	110
	水	適宜	
	鶏むね肉	80	3
	油揚げ	20	62
	にんじん	30	8
	その他の野菜	適宜	
ホットケーキ	ホットケーキミックス	100	100
	脱脂粉乳	12	132
	水	適宜	
	バター	12	2
ポタージュスープ（ポテトやコーン，豆類なども可）	（例）かぼちゃ	60	9
	脱脂粉乳	15	165
	生クリーム	適宜(5)	(2)
	コンソメスープ	200	
みそ汁	みそ	10	10
	脱脂粉乳	8	88
	だし汁	150	
	汁種	適宜	
茶巾（さつまいも，豆類，かぼちゃなども可）	ポテト	20	1
	砂糖	0.6	0
	脱脂粉乳	6	66
白玉だんごあずきあん	白玉粉	50	3
	脱脂粉乳	10	110
	水	30	
	あずきあん	40	8
のし鶏	鶏ひき肉	20	2
	ポテト	6	0
	砂糖	2	0
	しょうゆ	2	1
	脱脂粉乳	6	66
滝川豆腐	寒天	1	0
	豆乳	40	6
	脱脂粉乳	10	110
ごま豆腐	くず	10	2
	ごま	15	180
	脱脂粉乳	15	165

Ca 値は日本食品標準成分表 2020 年版〈八訂〉より算出．

■表Ⅶ-9　常備しておきたいカルシウムを多く含む食品

常温で保存	凍り豆腐，乾燥ゆば，大豆，きな粉，干し野菜（切干しだいこん，ずいきなど），干ししいたけ，たたみいわし，さくらえび素干し，海藻（ひじき，干しわかめ，のり，青のり，昆布など），脱脂粉乳，ごま，ナッツ類（アーモンド，ピスタチオ，くるみ，落花生，カシューナッツなど），缶詰（いわしの水煮，さけの水煮，さんまの蒲焼，あさりの水煮）
冷凍で保存	丸干し，みりん干し，たたみいわし，しらす干し，ちりめんじゃこ，ゆで青菜，パセリのみじん切りなど
冷蔵で保存	牛乳，ヨーグルト，チーズ*，鶏卵，納豆*，油揚げ*，がんもどき，佃煮*（こうなご，はぜ，あさり，あみ，昆布などの佃煮やふなの甘露煮など），塩蔵わかめ

*冷凍保存も可能

る植物性由来のエストロゲン様物質であるイソフラボンは骨吸収（骨破壊）を抑制し，骨量維持に効果的に働く．大豆製品は高齢者にも広く好まれている食材である．これらのことから，日々の献立に積極的に利用するとよい．なお，近年，イソフラボンの過剰摂取による弊害が懸念されることから，イソフラボンを強化した食品の摂取には注意が必要である．

❺おもにカルシウムを多く含む食材の常備

日常の食生活のなかで，カルシウムを多く含む食品があまり利用されていない場合には，すぐに利用できる乾物や冷凍品，冷蔵品の常備をして，予定した献立に常備食品から1品加えるなどの工夫をアドバイスする（**表Ⅶ-9**）．

❻カルシウム剤，カルシウム強化補助食品

カルシウム剤やカルシウム強化補助食品はあくまでも補助として考えるべきである．

カルシウムは胃酸によって可溶化されて吸収されること，胃酸の分泌は食事によって促進されること，食物中のたんぱく質（アミノ酸やペプチドなども含む）・炭水化物・脂質・ミネラル・ビタミンなどの栄養素が吸収にかかわることなどから，カルシウム剤などを摂取する際には食事時に摂取することを指導する．

2 くる病・骨軟化症

1 疾患の概要

くる病あるいは骨軟化症は，骨の石灰化障害により惹起される病態である．

(1) 原因

ビタミンDの作用不足，リンの代謝異常の結果である．ビタミンD由来のものは，ビタミンD欠乏（食事性，日光照射不足，肝疾患，消化管疾患など），ビタミンD活性化障害（腎不全など），ビタミンD受容体異常などがある．また，リン由来のものは，リン欠乏（消化管疾患，腎尿細管障害，アシドーシスなどによる吸収不全，再吸収低下，排泄増加）がある．

(2) 一般症状

くる病：骨の長軸方向への成長障害，骨端の変形などに由来するO脚，低身長など．

骨軟化症：微小骨折による骨梁の破壊に起因する骨痛．

(3) 栄養アセスメント

血中リン，ビタミンD，カルシウム，アルカリホスファターゼの測定，および骨X線撮影など．

2 栄養ケアの実際

本症に関連する栄養因子は，ビタミンDおよびリンであり，これらの摂取不足および生体内での欠乏が問題となる．

(1) 栄養ケアプラン

栄養基準においては，ビタミンDの十分な摂取が必要である．「日本人の食事摂取基準（2020年版）」に示される目安量～耐容上限量の範囲において十分に摂取するようにする（p.277，付表7参照）．

近年，ビタミンD摂取量の不足が多く指摘されるようになってきていることからも，十分な摂取を心がけることが重要である．しかし吸収障害がある場合には，さらに多く摂取する必要がある．原因によって多量のビタミンDの投与およびリンの併用投与などが行われている．カルシウム摂取量は1,000 mg/日以上をすすめる場合もある．リンの摂取不足にも留意する．

未熟児くる病は，母乳栄養単独の場合に生じやすい．調製粉乳（ビタミンD，リンの強化）との混合栄養などを考慮することが重要である．

(2) 食品・献立・調理

十分量のカルシウム，ビタミンDを多く含む食品を調理に取り入れるようにし，他の栄養素も不足しないようにバランスのとれた適正な食事を心がけることが大切である．また，日光照射不足にならないよう，生活上の配慮も必要である．

Ⅷ 摂食障害

学習のねらい

- 食行動異常は，神経性無食欲症（anorexia nervosa：AN，やせ症）と神経性過食症（bulimia nervosa：BN，大食症），過食性障害に大別される．どちらも軽症から重症までその個人差が大きく，治療への条件も一人ずつ異なる．
- それぞれの概要，診断基準または臨床検査項目と栄養ケアを関連づけて理解する．
- チーム医療での栄養ケアのありかたを理解する．
- 摂取エネルギーの段階的増量の栄養ケアの技能を身につける．

1 神経性無食欲症

1 疾患の概要

思春期から青年期の女性に好発する心身症の代表的な疾患であり，近年著しく増加している．エネルギー必要量に比して摂取量を制限し，正常体重最低限の維持を拒否すること，体重が不足している場合でも，体重の増加に対する恐怖，自己の身体の形や大きさなどボディ・イメージの障害を呈している状態である（**表Ⅷ-1**）．

■表Ⅷ-1　神経性無食欲症の診断基準（DSM-5 基準）

A．必要量と比べてエネルギー摂取を制限し，年齢，性別，成長曲線，身体的健康状態に対する有意に低い体重に至る．有意に低い体重とは，正常の下限を下回る体重（18.5 kg/m^2 以下）で，子どもまたは青年の場合は，期待される最低体重を下回ると定義される B．有意に低い体重であるにもかかわらず，体重増加または肥満になることに対する強い恐怖，または体重増加を妨げる持続した行動がある C．自分の体重または体型の感じ方の障害，自己評価に対する体重や体型の不相応な影響，または現在の低体重の深刻さに対する認識の持続的欠如
病型の特徴 ・摂食制限型：過去3カ月間，過食または排出行動（つまり，自己誘発性嘔吐，または緩下剤・利尿薬，または浣腸の乱用）の反復的なエピソードがないこと，この下位分類では，おもにダイエット，断食，および/または過剰な運動によってもたらされる体重減少についての病態を記載している ・過食・排出型：過去3カ月間，過食または排出行動（つまり，自己誘発性嘔吐，または緩下剤・利尿薬，または浣腸の乱用）の反復的なエピソードがある
重症度の特定 軽度：BMI ≧ 17 kg/m^2，中等度：BMI 16～16.99 kg/m^2，重度：15～15.99 kg/m^2，最重度：＜15 kg/m^2

（DSM：Diagnostic and Statistical Manual of Mental Disorder-5〈2013〉より）

（1）原 因

病因としては，家庭的，生物学的，社会的，文化的因子があげられる．発症は，ダイエット，あるいは生活上（受験，就職，対人関係など）のストレスなどが誘発因子となる．

（2）一般症状

神経性無食欲症の特徴は，むちゃ食いのエピソードの繰り返しと，それに付随する自己誘発性嘔吐や緩下剤・利尿薬・そのほかの薬剤の乱用，絶食，過度の運動などの不適切な代償行動が認められることである（**表Ⅷ-2**）．

■表Ⅷ-2　神経性無食欲症の摂食行動の特性

・拒　食	・嘔　吐
・食事時間が長い	・過活動
・食事を隠す	

（3）栄養アセスメント

臨床診査により，頭髪の脱毛，手足の冷え，徐脈の低血圧などの栄養障害がみられる．また，鍔下腺や耳下腺の腫大，足背や下腿の浮腫，うぶ毛の密生，骨粗鬆症，腸閉塞，無月経，頑固な便秘などが認められることがある．

問診では，過去6カ月間の体重の減少・変化量とその速度，栄養補助剤や代替医療薬を含む現在服用中の治療薬について聞き取る．

血液・生化学検査では，軽度の貧血，白血球数の減少，肝機能障害（ASTの上昇，コリンエステラーゼの低下など），血清レプチンの低下，LDLコレステロールの上昇，血清トリヨード・サイロニン（T$_3$）の著明な減少などが認められる．意図的嘔吐，下剤・利尿薬の乱用では，血清アミラーゼ軽度上昇，低カリウム血症，低クロール血症を認める場合がある．

治療の効果は，栄養状態，月経機能，精神状態，性的および社会的適合などにより確認する．体重の変化による評価では，患者自身が体重を操作することもあるので注意する．栄養状態は，体重・体脂肪率，血清総コレステロール値，血清コリンエステラーゼ値，血清アミラーゼ値，血清カリウム値などに反映するので，これらを評価する．

2 栄養ケアの実際

標準体重の−30〜40％の体重では，経腸（管）栄養などによる積極的な栄養補給を行う．これは身体的問題より高度低栄養状態による精神状態の増悪，人格の硬化を阻止する効果が大きい．しかし，最終的に栄養量の確保が食物による経口からの摂取となるよう経腸栄養などから経口栄養補給にスライドさせる．

治療の目標は，正常な摂食パターンの再形成，体重および体型に対する認識を回復させ，正常な月経周期，正常な骨量，身体的な健康の保持，社会的な適応行動を形成することである．栄養状態が著しく悪い場合は心理療法の導入も困難となるため，積極的に経管・経静脈による栄養補給を行う．

（1）栄養ケアプラン

食事療法は以下の栄養基準で実施する．

❶エネルギー

基礎代謝が低下しているので，必要エネルギー量の算定は，1.84×BMR（Harris-Benedictの式）−1.435で行う（Schebendachの補正式）．

食事に対する心理的抵抗を軽減させる目的で，経口摂取は1日800〜1,000 kcalより開始する．食べたいもの，食べられるものから食事を開始し，体重減少が止まり，食事に対する抵抗が軽減して全量が摂取できるようになったら，患者との合意のもと，入院では0.5〜1.0 kg/週，外来では0.5 kg/週の体重増加をめざし，摂取エネルギー量を増加させる．

一方，より速いペースによる方法が実施される場合もある．入院治療の厳重な監視下で1日1,600 kcalより開始し，その後300 kcal/2〜3日ごと増加し，週に1〜2 kgの安定した体重増加がみられるようになるまで継続する．

❷たんぱく質

エネルギー不足に起因した体蛋白の異化状態の場合が多い．標準体重あたり1.0〜1.2 g/kg/日までを確保する．

❸脂 質

適正摂取エネルギー量の確保ができても，脂質摂取に対する拒否あるいは恐怖観念は消失しない場合が多い．患者の受け入れ状態を

■表Ⅷ-3　摂食を拒否する食品・料理法

- 糖質性食品
  砂糖，ジャム類，ジュース類，甘味菓子，米飯，パン類
- たんぱく質性食品
  サーロイン，ベーコン，うなぎ，まぐろのトロ，さば，さんま，いわし，がんもどき，チーズ，牛乳
- 脂質性食品
  バター，マーガリン，生クリーム，マヨネーズ，植物油
- 揚げ物料理・炒め物料理
  天ぷら，から揚げ，カツレツ，チャーハン，スパゲティ，酢豚
- ソース・ルウ
  カレールウ，シチュー，ベシャメルソース，タルタルソース

確認して，投与量，投与食品・料理法を考慮する．

❹ビタミン・ミネラル

体内代謝の機能維持に水分，ビタミン・ミネラル（セレン，亜鉛，リン，カリウム，マグネシウムなど）を必要量確保し，できるだけ摂取量を食事摂取基準での推奨量あるいは目安量に近づける．

経口からの摂取が不足している場合には，経腸栄養法を補助的に用いる．経静脈栄養法は消化管が機能していない患者を除き，使用は避ける．

（2）栄養ケアの実施

心理的障害，身体的障害，栄養学的障害をきたす疾患であるため，心理療法としてのカウンセリング，認知行動療法と薬物療法が用いられている．

治療者は，患者の不適応行動を強化することがないよう一貫した中立的態度を堅持する．治療開始初期は，自分の食事のとり方を客観的に反省しているかのように，素直で穏やかであるが，摂取を受容する食品の拡大や食事の摂取量には変化がみられないことが多い．治療が進むにつれ食事に対する不安，苦痛感などを訴え，ときに反抗的な態度をとるようになる．これは治療効果の現れと理解して，否定も肯定もせずに聞き，患者に対応する．

摂食状況の改善に並行して心理的治療の効果も改善する．また，患者はさまざまな言動により治療者を試そうとすることを理解しておく．患者へのアプローチは，摂食を促すより，信頼関係を築くことが肝要となる．栄養食事指導の場が設定でき，患者が自身の状況を話し，治療者の話を聞き入れるまでに時間を要する．正常な摂食パターンの再形成にあたっては，食品中に含まれる炭水化物（糖質）・たんぱく質・脂質・ビタミン・ミネラルの各栄養素の栄養学的意義についてなど，生体の維持に必要な基礎的な知識を正しく理解させ，食思考の正常化を図る．

（3）食品・献立・調理

患者は糖質や脂質を多く含有する食品や料理を拒否し，ノンエネルギー，低エネルギー食品を選択・嗜好あるいは要求する傾向にあるが（**表Ⅷ-3**），栄養バランスのとれた，全量摂取をめざした食品構成とする．1回量は少量でも食事回数を多くし，適正エネルギー量の確保を図る．この際，1日3回の通常の食事回数に向けて，規則正しい食事時間での食事と食事量にウエイトを置く．食事を目にしただけで満腹感を感じるため，盛り付けは食事量が少なく感じられるよう工夫する．

食事摂取に時間を要しても，全量摂取した場合はほめ，食べられない場合であっても強制はしない．報酬学習法や自己強化法などの認知行動療法を用いることも検討する．

2 神経性過食症・過食性障害

1 疾患の概要

神経性過食症は過食の衝動によるむちゃ食いのエピソードを繰り返し，飲食した後に，嘔吐，緩下剤などを用いて体外に出してしまう行動を週１回以上繰り返すことを特徴とする．過食性障害は，神経性過食症と過食のエピソードは共通するが，自制心の喪失を感じながらのエピソードに特徴づけられ，自己誘発性嘔吐または下剤乱用などの不適切な代償行動はみられない．利尿薬・その他の薬物の乱用，過度の運動，絶食により体重増加を防御し，体型や体重への自己評価が過剰な状態である（**表Ⅷ-4, 5**）．神経性過食症の発症年齢は神経性無食欲症より２～３歳高い傾向にあり，好発年齢は20～29歳で90％以上が女性である．過食性障害は，神経性過食症と比べて，発症年齢が高く，男性の割合が多い．

■表Ⅷ-4　神経性過食症の診断基準（DSM-5 基準）

A．反復する過食エピソード．過食エピソードは以下の両方によって特徴づけられる （1）他とはっきり区別される時間帯に（例：任意の2時間の間に），ほとんどの人が同様の状況で同様の時間内に食べる量よりも明らかに多い食物を食べる （2）そのエピソードの間は，食べることを抑制できないという感覚（例：食べるのをやめることができない，または，食べる物の種類や量を抑制できないという感覚） B．体重の増加を防ぐための反復する不適切な代償行動．たとえば，自己誘発性嘔吐，緩下剤，利尿薬，その他の医薬品の乱用，絶食，過剰な運動など C．過食と不適切な代償行動が，ともに平均して３カ月間にわたって少なくとも週１回は起こっている D．自己評価が体型および体重の影響を過度に受けている E．その障害は，神経性無食欲症のエピソードの期間にのみ起こるものではない
重症度の特定 神経性過食症の重症度は不適切な代償行為の，むちゃ食い障害は過食エピソードの頻度で判定 軽症：≧１～３回/週，中等度：≧４～７回/週，重症：≧８～13回/週，最重度：≧14回/週

（DSM：Diagnostic and Statistical Manual of Mental Disorder-5〈2013〉より）

（1）原 因

身体的な第二次性徴が起こる時期に，境界性パーソナリティ障害，自己愛性パーソナリティ障害との合併，あるいはそれらパーソナリティ障害の部分症状が顕在化して，これらの解消のために過食行動へと進展する．

（2）一般症状

神経性過食症は，体重はふつう正常範囲である．うつ病，強迫性障害，不安障害などの併発が多い．低体温，低血圧，低血糖，全身倦怠感，月経異常などの症状がある．嘔吐にともなう症状は，むくみ，脱水，吐きタコ，口腔や食道・胃の損傷，電解質異常（低カリウム血症など）などがある．

過食性障害では，過度の摂食が絶えずみられるわけではなく，過食は断続的に起きる．過食性障害の肥満患者では，過食性障害ではない肥満者より，軽度から中等度の抑うつ，体型や体重に対するとらわれが高頻度に認められる．

（3）栄養アセスメント

体重および体型への自己評価および摂食行動や食事への関心状況（摂食障害調査票：EAT-26）を確認する．過食性障害の患者の訴える過食はさまざまな食行動を含み，過食性障害の診断基準に合致しない場合があるので，慎重に問診をする．体重コントロールの

■表Ⅷ-5　過食性障害の診断基準（DSM-5 基準）

A．反復する過食エピソード，過食エピソードは以下の両方によって特徴づけられる
- (1) 他とはっきり区別される時間帯に（例：任意の2時間の間に），ほとんどの人が同様の状況で同様の時間内に食べる量よりも明らかに多い食物を食べる
- (2) そのエピソードの間は，食べることを抑制できないという感覚（例：食べるのをやめることができない，または，食べる物の種類や量を抑制できないという感覚）

B．過食エピソードは，以下のうち3つ（またはそれ以上）のことと関連している
- (1) 通常よりずっと速く食べる
- (2) 苦しいくらい満腹になるまで食べる
- (3) 身体的に空腹を感じていないときに大量の食物を食べる
- (4) 自分がどんなに多く食べているか恥ずかしく感じるため1人で食べる
- (5) 後になって，自己嫌悪，抑うつ気分，または強い罪責感を感じる

C．過食に関して明らかな苦痛が存在する

D．その過食は，平均して3カ月間にわたって少なくとも週1回は生じている

E．その過食は，神経性過食症の場合のように反復する不適切な代償行動とは関係せず，神経性過食症または神経性やせ症の経過の期間のみに起こるのではない

重症度の特定
過食エピソードの頻度で判定
軽症：≧1～3回/週，中等度：≧4～7回/週，重症：≧8～13回/週，最重度：≧14回/週

（DSM：Diagnostic and Statistical Manual of Mental Disorder-5〈2013〉より）

ための緩下剤・利尿薬，その他の医薬品の乱用などを確認する．

血液・生化学検査では血糖，肝機能AST（GTP），コリンエステラーゼ，血清レプチン，LDLコレステロール，血清カリウム，ナトリウム，クロールを確認する．しかし，正常体重のため身体的諸症状や検査異常はあまりみられない．

2 栄養ケアの実際

マニュアル化された認知行動療法（CBT-BN：cognitive behavioral therapy bulimia nervosa），対人関係療法など心理社会的なアプローチが用いられる．実際的には，規則正しい食行動の確立，過食に対する対処行動により，再発防止を図る．

（1）栄養ケアプラン

治療目標は，正常体重範囲内での安定化，身体合併症の治療，1日3回の規則正しい食事時刻とし，ゆっくりと味わって食べることである．

エネルギー量はHarris-Benedictの式により算定し，たんぱく質，脂質，ビタミン，ミネラルは神経性無食欲症と同様にする．

（2）栄養ケアの実施

認知行動療法による患者自身の創造的な発想を促す対話法を用い，経験，欲求，報酬，価値観などの認知を修正する．

患者自身による食事記録（食事日誌：過食内容・時間・その時の気分）を，引き金・行動・結果に再構成し，修正へのアプローチに用いる．

（3）食品・献立・調理

睡眠時間，食事時間，食事の内容を規則正しい食行動に向けて設定する．たとえば，昼食と夕食の間の過食により，夕食が深夜となる症例には，少量の夕食摂取を促し，深夜の食事量を控えさせる．

嘔吐にともなう症状は，それぞれに関連する栄養素成分と食品（料理）により対応する．

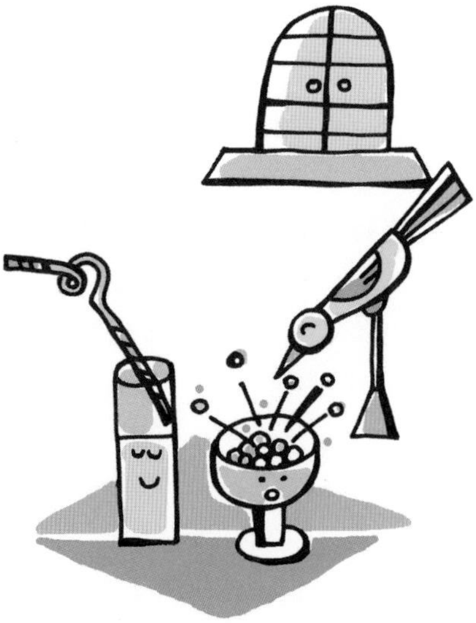

IX 小児疾患

学習のねらい

- 消化不良症，小児糖尿病，小児肥満，小児腎臓病，食物アレルギーを取り上げた．それぞれの疾患の概要，診断基準または臨床検査項目と栄養ケアを関連づけて理解する．
- 発育途中である小児の身体の特徴と，消化不良症，小児糖尿病，小児肥満，小児腎臓病，食物アレルギーの栄養ケアプランを理解する．
- 食物アレルギーではアレルゲンの同定の必要性を理解し，アレルゲンの同定・除去の栄養ケアの技能を身につける．

1 消化不良症（下痢症）

1 疾患の概要

下痢とは，水分の含有量が多い便を頻回に排出する状態である．通常の水分は約 60 ～ 70％であるが，下痢の場合は水分含有量が 80％以上とされている．また，下痢が 2 週間以内の継続期間であれば急性下痢，2 週間以上の継続で遷延性下痢，4 週間以上の継続で慢性下痢に分類される．また，難治性下痢とは，生後 3 カ月以内に発症し，病原菌が特定されていない 2 週間以上継続する下痢と定義されている．

（1）原 因

小児の下痢症の原因は，ウイルスや細菌が感染する急性胃腸炎がもっとも多いとされている．また，急性下痢の 90％以上は感染に由来するといわれている．細菌性としては，腸管出血性大腸菌 O-157 を含む病原性大腸菌，サルモネラ，カンピロバクター，コレラ，ブドウ球菌などがある．ウイルスでは，冬季乳児下痢症の主原因であるロタウイルス，秋季から冬季に流行するアデノウイルス，食品を介して感染するノロウイルス，夏季に流行するエンテロウイルスなどがある．また，感染性では細菌やウイルスのほかに，原虫や抗菌薬起因性といったものもある．

急性下痢の非感染性のものとしては，過飲・過食や脂質が多い食事の摂取などに起因するものや，食物アレルギー，薬剤性などによる下痢がある．

慢性下痢の原因はさまざまであるが，炎症性腸疾患（潰瘍性大腸炎，クローン病），吸収不良症候群（粘膜障害，短腸症候群），過敏性腸症候群，自己免疫性腸疾患，乳糖分解酵素欠損症，グルコース・ガラクトース吸収不全などがある．

（2）一般症状

下痢により，水分や電解質の喪失が生じるが，乳児ではとくに脱水症になりやすい．脱水症の症状としては，体重減少，皮膚や口唇の乾燥，尿量減少，元気がないなどがみられ，重症の場合はけいれんが起こることもある．また，嘔吐，腹痛，発熱，食欲不振などの全身症状をともなうことも多い．

乳児の感染性下痢の場合，1 週間程度で軽快する場合が多いが，小腸粘膜の萎縮などは遷延化した場合は，栄養素の吸収不全や低栄養などに陥りやすいため注意が必要である．

重症度判定には体重減少率が用いられることが多く，乳幼児では体重減少率が体重の3%までで軽症，7%までで中等症，7%以上で重症と判断される．

便性状は，水様便や泥状便，ときに粘血便となることもある．粘血便となった場合には，細菌性腸炎，とくに腸管出血性大腸菌やサルモネラ菌感染を疑うことが多い．ロタウイルスによる感染の場合，白色便で酸臭となる．

2 栄養ケアの実際

（1）栄養ケアプラン

軽症の場合

食事療法を中心に，経口補水液も考慮する．経口摂取の場合，乳児の場合は母乳あるいは65～75%程度に希釈したミルクを摂取し，食欲が回復したら，通常の濃度で通常の量を摂取するようにする．嘔吐がなく，通常どおり母乳やミルクを摂取できるようになった場合，離乳食期では離乳食を開始する．この時，お粥や軟らかいうどん，パン，じゃがいもといったでんぷん質の食品を与え，離乳食のステージに合わせて白身魚，豆腐，鶏ささみ，野菜のペーストや軟らかく煮たものを追加していく．消化しやすい食形態と食品で摂取可能な量を徐々に増加させ従来の量に戻していく．幼児期以降の場合は，流動食から食事を開始し，五分粥，全粥食へと，徐々に通常の食事の量や内容に戻す．

経口補水液を摂取する場合は，経口補液用の電解質粉末については医師に処方してもらうことで摂取可能である．軽症の場合は市販されている乳幼児用の電解質液を摂取することも可能であるが，スポーツ飲料類のものはナトリウム・カリウム含有量が低いため低張性脱水となり，水溶性下痢が継続する場合には不適切である．また，このような場合，乳児がミルクだけでの補給では，喪失したナトリウムを補給できず，低ナトリウム血症になることがある．湯冷ましやお茶，果汁のみでの水分摂取はさらにナトリウムが不足する．経口補液剤のナトリウム濃度は75 mEq/L，浸透圧245 mOsm/LがWHOでは提唱しており，欧州小児栄養消化器肝臓学会では，ナトリウム濃度は60 mEq/L，浸透圧240 mOsm/Lと推奨している．

中等症以上の場合

経静脈栄養での水・電解質・栄養補給と食事療法を併用する．慢性下痢や重症の場合は，成分栄養剤を使用した栄養療法や中心静脈栄養を取り入れることもある．成分栄養剤は，構成成分がアミノ酸等の分解された状態であるため，消化の過程を必要とせず吸収しやすい組成となっている．これを少量・低濃度から経管チューブで注入し，不足分を経静脈栄養で補うなどの対応を行う．症状が改善すれば，徐々に特殊ミルク，ミルクまたは離乳食と通常の食事内容に近づけていく．成分栄養剤が無効である場合は，中心静脈栄養も取り入れる．

嘔吐がある場合：水分補給を頻回に行い，徐々に母乳やミルクも摂取するようにするが，下痢が改善しない場合は特殊ミルクを摂取する．急性下痢に関しては，嘔吐がなければ下痢が回復していなくても早期から経口摂取を開始し，長期間の絶食による腸粘膜の萎縮や再生の遅延を避けるようにする．

下痢が継続する場合：乳児では，二次的な乳糖不耐症となることが多い．このような状態の場合は，乳糖を除去したミルクを摂取するようにする．また，続発性の食物アレルギー

■表Ⅸ-1 市販品特殊ミルクリスト

分類	おもな適用例	品名
糖質代謝異常	乳糖不耐症，一過性下痢症，難治性下痢症	森永ノンラクト，和光堂ボンラクトi
吸収障害	脂質吸収障害症	明治必須脂肪酸強化MCTフォーミュラ，明治MCTフォーミュラ
その他	ミルクアレルギー，先天性乳糖不耐症，一過性乳糖不耐症	明治ミルフィーHP，明治エレメンタルフォーミュラ
	ミルクアレルギー，大豆・卵等たんぱく質不耐症	森永ニューMA-1，森永MA-mi
	胃食道逆流症	森永ARミルク

（母子愛育会：特殊ミルク情報　第56号，2021より）

発症が考えられる場合は，カゼイン加水分解乳などの特殊ミルクを低濃度から摂取し，便性状に注意しながら徐々に濃度をあげていく．

特殊ミルクは，医薬品，登録品目，登録外品目，市販品目に分類される．市販品目は，乳業会社により販売されており，自己負担で購入するものである（**表Ⅸ-1**）．

（2）栄養ケアの実施

栄養ケアプランで示した方法で栄養補給を行う．便性状や全身状態，腸管の回復などを考慮して栄養素の量を調整する必要がある．また，脂質に関しては控えるように摂取する．

（3）食品・献立・調理

乳児に関しては母乳や人工ミルクを摂取する．離乳食期や幼児に関しては，月齢にもよるが，基本的には消化がよく，脂質が少ない食品や調理法を選択する．

①**穀類**：おも湯，三分粥，五分粥，全粥，軟飯，常飯と，状態に応じて進めていく．軟らかく煮たうどんやパンも摂取可能であるが，スパゲッティ，中華めん，そばなどは避けるようにする．

②**肉・魚・卵類**：脂質が少ない白身魚や鶏ささみなどを摂取するようにし，脂質が多い魚や肉，ベーコン，ハム，いか，たこ，貝類などは避けるようにする．鶏卵は，固ゆでなどではなく，オムレツなど軟らかく調理する．

③**豆類**：皮が硬く消化がよくないので，皮がある場合は裏ごしなどをする．豆腐やきな粉は消化しやすい食品なので推奨される．

④**乳類**：牛乳は下痢を悪化させる可能性があるので注意を要する．乳糖分解乳，低脂肪乳，無脂肪乳，ヨーグルトなどを摂取するようにする．チーズは避けるようにする．

⑤**いも類**：じゃがいもは消化がよいので摂取可能である．しかし，さつまいもなどのいも類は腸管内で発酵することで腸管を刺激するため，避けるようにする．

⑥**野菜類**：不溶性食物繊維が少ない野菜を軟らかく煮る，あるいは裏ごしして摂取する．不溶性食物繊維が多い野菜や海草類は腸管を刺激し，消化にも時間がかかるため避けるようにする．

⑦**果実類**：酸味が強い果物やパインアップルは避けるようにする．果物は，ジュースやすりおろしなどにすると消化しやすい．

⑧**砂糖類**：腸内で発酵し，腸管を刺激する可能性があるので多く用いないようにする．

⑨**刺激物など**：冷たすぎるもの，香辛料や炭酸飲料などの刺激物は避けるようにする．アレルギーがある場合は原因食品を除去するようにする．

2 小児糖尿病

1 疾患の概要

思春期を含む15歳未満で発症した糖尿病で，1型糖尿病と2型糖尿病とがある．

小児1型糖尿病の年間発症頻度は，小児人口10万人あたり約2～3人と報告されている．小児1型糖尿病の発症は，幼児期に小さなピーク，思春期に大きなピークがみられる．長期的に血糖コントロールの不良が継続すれば20～30歳代に網膜症，腎症，神経障害，心血管障害など，重篤な合併症を発症し，生涯にわたりQOLが低下する．

小児2型糖尿病は世界的に増加しており，日本人を含めたアジア系人種で発症頻度が高く，発症率は肥満児増加と関連している．全国主要都市の小児2型糖尿病の年間発症頻度は小児人口10万人あたり5～7人で，小学生に比べて中学生で4～5倍高く，10歳未満の発症はみられない．

（1）原因

❶ 1型糖尿病

インスリンを産生する膵臓のβ細胞が，遺伝（遺伝的素因），ウイルス感染，自己免疫の機構の関連により破壊されて発症する．ウイルス感染により膵島が障害され，免疫反応の引き金になる自己免疫性（1A）である．

臨床症状が1型であっても，抗体が検出されない場合，特発性（lB）と分類される．自己免疫性ではGAD抗体，IA-2抗体，インスリン自己抗体（IAA）などの自己抗体が陽性となる．GAD抗体は思春期発症例で陽性率が高く，IA-2抗体とIAAは幼児期発症例で陽性率が高い．

❷ 2型糖尿病

インスリン抵抗性やインスリン分泌低下をきたす複数の遺伝因子に，過食や高脂肪食，運動不足などの環境因子が加わり，インスリン作用不足を生じて発症する．遺伝因子が約55%，環境因子が約45%の比率で発症に関与する．小児2型糖尿病の発症には肥満および生活習慣が関わっている．小児糖尿病の約80%が肥満をともなうため，メタボリックシンドロームの併存に注意する．

（2）一般症状

❶ 1型糖尿病

①口渇，多飲，多尿

②体重減少，体重増加不良，易疲労感，全身倦怠感，皮膚感染症

③ケトアシドーシスの症状：腹痛，嘔気，脱水，クスマウル（Kussmaul）呼吸，意識障害，昏睡，ショック

実際には発症年齢により，またインスリン欠乏の程度により，症状はさまざまである．

❷ 2型糖尿病

①1型糖尿病に比べ，軽微の口喝，多飲，多尿

②ケトアシドーシスをともなう頻度は低い．強いストレス時や，大量の清涼飲料水の摂取後の清涼飲料水ケトーシス

③黒色表皮腫

④代謝異常症（高血圧，脂質異常症，脂肪肝）を高頻度に合併

（3）栄養アセスメント

治療開始時と継続治療の検査項目を示す．

①体重

②尿糖

③尿ケトン体：ケトアシドーシス状態では陽性を示す.

④尿C-ペプチド：内因性のインスリン能の指標で10 μg/日未満はインスリン依存状態，10～20 μg/日未満は境界領域，20 μg/日以上はインスリン非依存状態.

④空腹時血糖

⑤ HbA1c：ケトアシドーシスの小児はHbA1c 10%前後を示す．治療目標は1型ではHbA1c 7.5%未満，2型ではHbA1c 6.0%未満が理想（HbA1c 7.5%未満を目標）.

⑥ GAD抗体，IA-2抗体，IAAなどの**自己抗体**

⑦静脈血ガス分析：pH＜7.30，およびHCO_3^-＜15 mmol/Lで，血糖200 mg/dL以上であれば糖尿病ケトアシドーシス（DKA）と診断される.

2 栄養ケアの実際

（1）栄養ケアプラン

栄養ケアでもっとも大切なことは，規則正しい食事時刻と適正な食事量配分による適正な食習慣を育成することにある．小児の2型糖尿病の治療・管理でもっとも重要なことは，初期教育と食事・運動療法の継続である．治療開始時に「2型糖尿病は長期にわたり治療・管理する疾患である」ことを説明し，治療継続をサポートする必要がある.

❶エネルギー

① 1型糖尿病

血糖コントロールとともに，適切な成長，発達のために年齢，性，体格，運動量に応じた必要十分なエネルギー量と適切なエネルギー産生栄養素比率とする（食事摂取基準と同等）．年齢別エネルギー摂取量を簡便に計算する方法として〔1,000＋（100×年齢）〕kcal/日が用いられる．エネルギー摂取量は，定期的な身体計測を行い，経時的に成長曲線を観察し評価し，15歳以降は肥満防止に努める．エネルギー産生栄養素比率の配分は，炭水化物エネルギー比率50～60%，たんぱく質エネルギー比率15～20%，脂質エネルギー比率25～30%とする.

② 2型糖尿病

日本人の食事摂取基準を参考にし，肥満の程度によりエネルギー摂取量を同性，同年齢健常児の80～90%程度に制限する．エネルギー産生栄養素の比率は，炭水化物53～57%，たんぱく質15～17%，脂質30%とし，食物繊維の摂取量を1日20～25 gとする.

❷たんぱく質

甘味食品や脂質性食品に偏りがちな小児の嗜好性を認識し，たんぱく質の十分な摂取を図る．成長に必要なたんぱく質は，幼児期3～4 g/kg/日，小学校低学年2～3 g/kg/日，小学校高学年1～2 g/kg/日を目安とする.

❸脂 質

動脈硬化予防のため飽和脂肪酸・一価不飽和脂肪酸・多価不飽和脂肪酸を適正比で摂取する．食品選択では肉類より魚類とし，肉類の脂身は控える.

❹炭水化物

食品交換表の「表1」の多糖類（穀類）を主とする.

❺ビタミン・ミネラル

小児には野菜嫌いが多いが，野菜はビタミン，ミネラル，食物繊維の供給源であることを考えて，視覚的にも小児に好まれるように工夫する.

❻間食（おやつ）と補食

原則として1日2回，午前と午後に指示栄養素処方箋内で配分する．間食は食品交換表の「表1」,「表2」の果物（糖度が高い果物は控える),「表3」の卵，チーズ,「表4」の牛乳と乳製品（ヨーグルトなど）などで食事計画を作成する．間食は定時刻とすることで低血糖を起こしにくい．年少児は午前10～11時，年長児では午前は朝食と一緒でもよい．午後は3時，就寝前などとする．就寝前の間食は夜間の低血糖予防に，ゆっくり吸収される複合糖質（穀類，いも類など）や脂質を混合させる．

補食は，低血糖時や運動量が特別に増えた際に，指示エネルギー量とは別として摂取を考慮する．血糖を速やかに上昇させるもの（ブドウ糖・砂糖）とゆっくり吸収し血糖を緩やかに上昇させるもの（複合糖質）を組み合わせる．

❼カーボカウント法

食後の血糖上昇は大部分が炭水化物に影響される．カーボカウント法は，その点に注目し，食事中の炭水化物量に応じて食前のインスリン量を調節し血糖値をコントロールする方法である．1カーボ＝炭水化物10g（日本）として炭水化物量の単位を“カーボ”でとらえる．食品交換表の中で炭水化物を含む「表1」,「表2」,「表4」の食品についてカーボカウント法の考え方を取り入れる．食品交換表に準じた食事療法にカーボカウント法を併用することにより，食後血糖値をコントロールすることができる．ただし，個々の運動量によりインスリン感受性が異なることを考慮して判断する．

インスリン／カーボ比は，1カーボの炭水化物に対して必要な超速効型インスリン量（単位）である．

例）インスリン／カーボ比＝0.5なら炭水化物10gで超速効型インスリンが0.5単位必要である．炭水化物80gを摂取する場合は何単位打つか．

8カーボ×0.5＝4.0

4単位必要となる．

カーボカウントした食事に合わせたインスリンの注射により，血糖マネジメントが行われたことになる．食事療法の基本である適正なエネルギー量とエネルギー産生栄養素比率としたうえで，カーボカウント法を用いる．

■表Ⅸ-2 小児糖尿病（1型）の栄養基準（例）

総エネルギー (kcal)	炭水化物 (g)	たんぱく質 (g)	脂質 (g)	単位
1,240	171	56	37	15.5
1,440	200	64	43	18
1,640	224	73	51	20.5
1,840	251	80	58	23
2,040	279	87	65	25.5
2,220	309	95	69	27.8
2,420	345	103	71	30.3

（2）栄養ケアの実施

摂取量の目安は「日本人の食事摂取基準」を参考にし，個人差を考慮した1日の摂取量を決める．

1型糖尿病の栄養基準例を**表Ⅸ-2**に，食品構成例を**表Ⅸ-3**に示す．

（3）食品・献立・調理

①献立に小児の好む調理法をできるだけ取り入れ，また，旬の食材，行事食などで変化をもたせる．

②個々の食事背景を考慮した献立とする．

③たんぱく質食品「表3」の選択は，肉，魚，卵類，豆類などの植物性たんぱく質源食品を組み合わせ，単一食品群による偏りを避け，アミノ酸価を高め成長に必要な量を確保する．

④「表1」の食品は，米飯，めん類，パンなどから嗜好性を考慮した組み合わせとし，摂取エネルギー量不足を避ける．

■表Ⅸ-3 小児糖尿病（1型）の食品構成（例）

表	総　エ　ネ　ル　ギ　ー（kcal）						
	1,240	1,440	1,640	1,840	2,040	2,200	2,420
	15.5 単位	18 単位	20.5 単位	23 単位	25.5 単位	27.5 単位	30.3 単位
表 1	6	7.5	8.5	10	11.5	13	15
表 2	1	1	1	1	1	1	1
表 3	3.5	4	4.5	5	5.5	6	6.5
表 4	2	2.2	3	3	3	3	3.3
表 5	1	1.3	1.5	2	2.5	2.5	2.5
表 6	1.2	1.2	1.2	1.2	1.2	1.2	1.2
調味料	0.8	0.8	0.8	0.8	0.8	0.8	0.8
エネルギー比率							
炭水化物(%)	55	55	54	55	55	55	57
たんぱく質(%)	18	18	18	17	17	17	17
脂質(%)	27	27	28	28	28	28	26

⑤血糖を速やかに上昇させる糖類（果糖，ショ糖）は，単に禁忌とするのではなく適正摂取量を確認する．

⑥間食は，スナック菓子，チョコレート，嗜好飲料を避け，食品交換表の「表 1」，「表 2」，「表 4」から選択し，組み合わせる．

⑦年少児の間食は，1 回量を完食できる量に調整する．

間食メニュー例（1.5〜3.0 単位）

■例 1

焼きりんご

りんご……………… 150 g
砂糖…………………… 5 g
バター………………… 5 g
シナモン…………… 少々

ホットミルク……… 150 mL

3.0 単位

■例 2

クラッカー………………12 g

バナナセーキ

牛乳……………… 150 mL
砂糖…………………… 5 g
バナナ…………………30 g

2.1 単位

■例 3

エッグケーキ

鶏卵……………………17 g
砂糖……………………12 g
小麦粉…………………12 g
ベーキングパウダー 0.5 g

いちご………………… 125 g

2.0 単位

■例 4

細のり巻き

米飯………………… 100 g
魚肉ソーセージ………30 g
きゅうり………………15 g
のり………… 1 g（1/2 枚）
しょうゆ………… 2.5 mL

2.5 単位

小児糖尿病 1,640 kcal の献立例を**表Ⅸ-4** に示す．

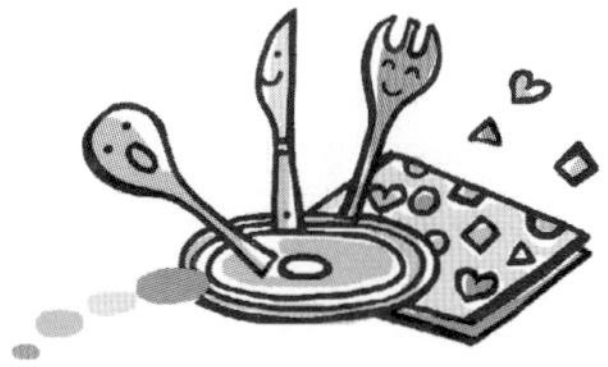

■表Ⅸ-4 小児糖尿病の献立（例）1,640 kcal の食事

	献立名	食品名	分量(g)	表1	表2	表3	表4	表5	表6	調味料
朝食	フレンチトースト	食パン	60	2.0						
		鶏卵	40			0.8				
		牛乳	40				0.3			
		砂糖	2							0.1
		バター	3					0.3		
	ウインナーソテー	ウインナーソーセージ	20			0.7				
		植物油	1					0.1		
	付け合わせ（にんじんの甘煮）	にんじん	50						＊	
		砂糖	2							0.1
		バター	1					0.1		
	（粉吹きいも）	じゃがいも	40	0.4						
	（ゆでブロッコリー）	ブロッコリー	60						＊	
		トマトケチャップ	8							0.1
	ミルクティー	紅茶	1							
		牛乳	50				0.4			
間食	果　物	ぶどう	75		0.5					
	ミルクシャーベット	牛乳	130				1.1			
		バニラエッセンス	少々							
		ウエハース	2	0.1						
昼食	えびチャーハン	米飯	130	2.6						
		しばえび	40			0.4				
		たまねぎ	20						＊	
		黄ピーマン	10						＊	
		青ピーマン	10						＊	
		にんじん	10						＊	
		鳥がらだし	50							
		塩	0.3							
		こしょう	少々							
		植物油	5					0.5		
	中華風コーンスープ	スイートコーン（缶詰）	30	0.3						
		鶏卵	40			0.8				
		鳥がらだし	150							
		塩	0.3							
		かたくり粉	2	0.1						
	トマトサラダ	トマト	60						＊	
		レタス	15						＊	
		パセリ	0.5						＊	
		ドレッシング	10					0.5		
夕食	グリンピースご飯	米飯	120	2.3						
		グリンピース	30	0.3						
	とうがんのカレー汁	とうがん	80						＊	
		チンゲンサイ	5						＊	
		豚ロース	30			0.8				
		鳥がらだし	150							
		かたくり粉	2	0.1						
		カレー粉	1							
		塩	0.3							
	豆腐の田楽	木綿豆腐	100			1.0				
		みそ	10							0.3
		砂糖	4							0.2
		みりん	3							0.1
	付け合わせ（焼きなす・焼きしいたけ）	なす	40						＊	
		しいたけ	10						＊	
	果　物	もも	60		0.3					
間食	フルーツヨーグルト	バナナ	40		0.4					
		ヨーグルト（脱脂加糖）	140				1.2			
合計（単位）				8.2	1.2	4.5	3.0	1.5	1.2	0.9

20.5 単位（エネルギー 1,640 kcal，炭水化物 223.5 g，たんぱく質 73.1 g，脂質 51.0 g）
＊は微量を示す．

（日本糖尿病学会編・著「糖尿病食事療法のための食品交換表」にもとづく）

3 小児肥満

1 疾患の概要

小児であっても，体脂肪量の増加と定義されることに変わりはなく，成人と同様に体型の変化や関節障害，運動能力の低下などの健康障害をきたすことになる．さらに，小児であっても，メタボリックシンドロームという病態が作り出される状況は成人と同様であり，診断基準として**表Ⅸ-5**が示されている．

2 栄養ケアの実際

(1) 栄養ケアプラン

成長期である小児では，身体活動に必要なエネルギー量に加えて，成長（身体組成）に要するエネルギーと組織増加分のエネルギーを余分に摂取する必要があり，

必要エネルギー量＝基礎代謝量×身体活動レベル＋エネルギー蓄積量

として算出する．

中等度・高度肥満では，このエネルギーの80〜90％とする．栄養素はエネルギー比率で，炭水化物：50〜55％，脂質：25〜30％，たんぱく質：20％（1.0〜1.2 g/kg 現体重）を目安とする．

■表Ⅸ-5　小児期のメタボリックシンドローム診断基準

①腹　囲		80 cm 以上*
②血清脂質	中性脂肪	120 mg/dL 以上
かつ／または		
	HDL-C	40 mg/dL 未満
③血　圧	収縮期血圧	125 mmHg 以上
かつ／または		
	拡張期血圧	70 mmHg 以上
④空腹時血糖		100 mg/dL 以上

①があり②〜④のうち２項目を有する場合にメタボリックシンドロームと診断する．

*腹囲については腹囲／身長が 0.5 以上であれば基準を満たすものとする．小学生は 75 cm 以上であれば基準を満たすものとする．

(2) 栄養ケアの実施

小児の年齢や身体状況，活動状況を考慮し，成長・発達を妨げないように注意し，初回指導時には，可能な範囲で家族構成，食事摂取時間の問題（食品の好き嫌い，塾などによる遅い夕食やファストフードの活用状況など），間食や夜食の摂取状況を明確にすること．また，生活習慣や活動・運動状態なども聴取する．子どもを取り巻く環境は，家庭環境に影響を受けるため，保護者自身が肥満に対する自覚が足りない場合，食事療法への取り組みが困難となることが多く，家族を含めた教育

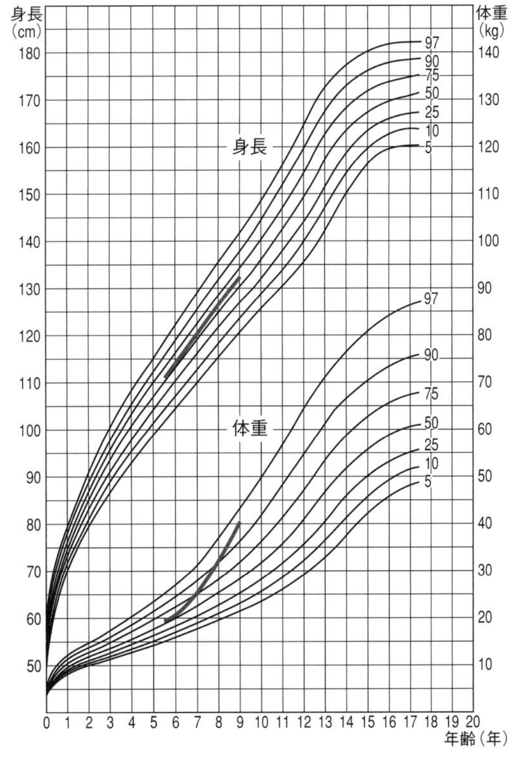

■図Ⅸ-1　単純性肥満の成長曲線例（男子）

身長の成長曲線は正常パターンであるが，体重は上向きの異常パターンを示し，肥満傾向の予測がつく．ただし，低身長や身長の伸びの悪化は他疾患の可能性を示唆する．

（加藤則子，村田光範：児童生徒の健康診断マニュアル・改訂版，p.39〜42，日本学校保健会，2006 より）

と指導が小児肥満では重要なポイントとなる.

成長曲線は，症候性肥満と単純性肥満との鑑別，肥満の発症時期や誘因となったエピソードを同定することに活用でき，治療経過の参考にも使用できる（**図Ⅸ-1**）.

（3）食品・献立・調理

小児糖尿病に準じる（p.214 参照）．また，献立は「小児糖尿病（1 型）の食品構成（例）」（p.215，**表Ⅸ-3**）を参考に，各児のエネルギー量に対応したものにする.

4 小児腎臓病

1 疾患の概要

（1）原因・一般症状

❶急性糸球体腎炎

急性糸球体腎炎は，急性に発症する血尿，蛋白尿，高血圧，糸球体濾過量の低下，ナトリウムおよび水分の貯留を主徴とする疾病である.

小児期にみられるもっとも一般的な腎炎であり，多くはβ溶血性連鎖球菌の感染によって発症すると考えられており，男児に多い．長期の予後は良好であるが，急性期には一過性の腎機能障害を示すことが多い.

❷ネフローゼ症候群

小児におけるネフローゼ症候群の定義は成人のものとは異なり，日本腎臓病学会では**表Ⅸ-6** のように定義している.

❸慢性腎炎

慢性腎炎は蛋白尿，血尿，高血圧を呈し，しばしば無症候のまま数年から数十年にわたって経過し腎機能障害が緩徐に進行する病態である．慢性糸球体腎炎がもっとも多い.

（2）栄養アセスメント

栄養状態は，成長，身体組成，食事摂取量・質のそれぞれから評価する必要があり，そのなかで身体計測は，簡便で重要な指標である．とくに乳幼児期では，腎機能障害の程度に応じて健常児の倍以上の頻度で成長評価を行うことが望ましい（**表Ⅸ-7**）.

■表Ⅸ-6　小児におけるネフローゼ症候群の定義

1. ネフローゼ症候群：高度蛋白尿（夜間蓄尿で 40 mg/時/m^2 以上）＋低アルブミン血症（血清アルブミン 2.5 g/dL 以下）
2. ステロイド感受性ネフローゼ症候群：プレドニゾロン連日投与 4 週以内に寛解に至るもの
3. 再発：寛解後尿蛋白 40 mg/時/m^2 以上あるいは試験紙法で早朝尿蛋白 100 mg/dL 以上を 3 日間示すもの

（日本腎臓学会：エビデンスに基づくネフローゼ症候群診療ガイドライン 2014 より）

■表Ⅸ-7　小児 CKD 患児の栄養評価・身体計測頻度の推奨

	評価間隔（月）									
	年齢＜1 歳			1～3 歳			3 歳＜			
CKD ステージ	2～3	4～5	5 D	2～3	4～5	5 D	2	3	4～5	5 D
栄養摂取状況	0.5～3	0.5～3	0.5～2	1～3	1～3	1～3	6～12	6	3～4	3～4
身長	0.5～1.5	0.5～1.5	0.5～1	1～3	1～2	1	3～6	3～6	1～3	1～3
成長率	0.5～2	0.5～2	0.5～1	1～6	1～3	1～2	6	6	6	6
体重	0.5～1.5	0.5～1.5	0.25～1	1～3	1～2	0.5～1	3～6	3～6	1～3	1～3
BMI	0.5～1.5	0.5～1.5	0.5～1	1～3	1～2	1	3～6	3～6	1～3	1～3
頭囲	0.5～1.5	0.5～1.5	0.5～1	1～3	1～2	1～2	—	—	—	—

（K/DOQI Clinical Practice Guideline for Nutrition on Children with CKD Work Group. AJKD 2009；53：S1-S124 より）

2 栄養ケアの実際

小児の正常な成長および発達にとって，適切な栄養管理は不可欠である．経口で十分な栄養摂取ができない小児（とくに2歳以下）では積極的に経管栄養を考慮する．栄養状態の評価として，成長や栄養摂取状態の評価を定期的に行う．

（1）栄養ケアプラン

❶エネルギー

小児CKDでは，健常例児と同等の十分なエネルギー摂取が必要である．個々の日常生活の運動レベルに応じて調整する．体格相当のエネルギー摂取で十分な成長が得られない場合は，その不足以外の要因を検討し，必要であれば実年齢相当のエネルギー摂取量への増加を検討する．

腹膜透析も十分な栄養摂取が必要であるが，透析液からの糖吸収によるエネルギー付加分を考慮する．

❷たんぱく質

小児CKDにおけるたんぱく質摂取量は，日本人の食事摂取基準の推奨量を目安とする（p.277，**付表7**参照）．たんぱく質制限は成長障害のリスクともなり得るため，小児CKDでは行うべきではないと考えられている．たんぱく質の過剰摂取は避けるべきであるが，小児CKDにおけるたんぱく質の耐容上限量は明らかでない．

CKDステージ5Dにおけるたんぱく質摂取量は窒素出納が正になるよう配慮する．

❸食塩・水分

小児の現実的な食塩制限としては，溢水や高血圧を認める例に対して，日本人の食事摂取基準の目標量（p.277，**付表7**参照）を上限とし，患児の食事摂取量を見ながら可能な範囲で制限を行う．

❹カリウム

CKDステージ2〜4で高カリウム血症を認める場合は，尿中カリウム排泄低下以外の可能性を評価する．CKD以外の明らかな原因がなく高カリウム血症を認める場合や，高カリウム血症のリスクがある場合は，カリウム制限を考慮する．

❺リン

CKDステージ2〜5（D）で高リン血症を認める場合は，食事によるリン制限を行う．それでも管理できない場合は，リン吸着薬の使用を考慮する．

（2）栄養ケアの実施

成人の慢性腎不全（p.179）を参照する．

健常児と極端に違う食事をしなければならないときは，本人や家族に心理的なサポートが必要となる．

5 食物アレルギー

1 疾患の概要

食物アレルギーとは，「食物によって引き起こされる抗原特異的な免疫学的機序を介して生体にとって不利益な症状が惹起される現象」をいう．したがって，乳糖不耐症やヒスタミン中毒などの食物不耐症は，免疫学的機序を介さないために食物アレルギーには含まない．また，食物を摂取するだけでなく，接触や吸入などによって症状が誘発される患者がいることに留意する．

■表Ⅸ-8 IgE 依存性食物アレルギーの臨床型分類

臨床型	発症年齢	頻度の高い食物	耐性獲得（寛解）	アナフィラキシーショックの可能性	食物アレルギーの機序
食物アレルギーの関与する乳児アトピー性皮膚炎	乳児期	鶏卵，牛乳，小麦など	多くは寛解	（＋）	主に IgE 依存症
即時型症状（蕁麻疹，アナフィラキシーなど）	乳児期～成人期	乳児～幼児： 鶏卵，牛乳，小麦，ピーナッツ，木の実類，魚卵など 学童～成人： 甲殻類，魚類，小麦，果物類，木の実類など	鶏卵，牛乳，小麦などは寛解しやすい その他は寛解しにくい	（＋＋）	IgE 依存症
食物依存性運動誘発アナフィラキシー（FDEIA）	学童期～成人期	小麦，エビ，果物など	寛解しにくい	（＋＋＋）	IgE 依存症
口腔アレルギー症候群（OAS）	乳児期～成人期	果物・野菜・大豆など	寛解しにくい	（±）	IgE 依存症

FDEIA：food-dependent exercise-induced anaphylaxis.
OAS：oral allergy syndrome.

（日本医療研究開発機構（AMED）：食物アレルギーの診療の手引き 2020，2020 より）

（1）原因

原因となる物質のほとんどは，食物中のたんぱく質である．身体にとって特定の原因食物（アレルゲン）が身体に入ると，異物と認識して IgE 抗体がつくられる（感作）．リンパ球からつくられた IgE 抗体は，皮膚や粘膜のマスト細胞や血液中の好塩基球の表面に結合する．ふたたびアレルゲンが体内に侵入し IgE 抗体と結合すると，ヒスタミンやロイコトリエンなどの化学伝達物質が放出されてアレルギー症状が誘発される．

食物アレルギー患者の有症率調査では，乳児は 5 ～ 10％でもっとも多く，次いで保育所児が約 5％，学童が 4.6％とされる．原因食物は，鶏卵が 40％を占め，次いで牛乳（22％），小麦（12％），ピーナッツ（5％）の順である．最近はカシューナッツやくるみ，アーモンドなどのナッツ類が増加傾向にある．乳幼児期に発症する鶏卵，牛乳，小麦，大豆は，6 歳までに 60 ～ 70％が耐性獲得（症状が出なくなる）し，学童期以降になると甲殻類，果物，魚類などの発症頻度が高くなる．

（2）一般症状

IgE 依存性のアレルギーは**表Ⅸ-8** に示すような臨床型に分類される．もっとも典型的なタイプが即時型である．原因食物摂取後，通常 2 時間以内に症状が誘発され，皮膚症状（じんましんやかゆみなど）が多い．

食物アレルギーの関与する乳児アトピー性皮膚炎は，皮膚炎に合併して認められる食物アレルギーである．湿疹の増悪に関与する場合もあるが，すべてのアトピー性皮膚炎患者に食物が関与するわけではない．

新生児・乳児消化管アレルギーはまれである．血便，嘔吐，下痢の症状を呈すが成長とともに寛解する．

口腔アレルギー症候群は，口腔周囲に限った即時型症状（口やのどのかゆみなど）であることが特徴である．とくに花粉症患者で本症状を呈する場合は，花粉－食物アレルギー症候群（PFAS）とよばれる．花粉と類似した構造のアレルゲンをもつ果物・野菜を摂取した場合に症状がみられる（交差抗原性）．

食物依存性運動誘発アナフィラキシー

(FDEIA) は，患者数は多くない．原因食物を摂取した後の運動によって，複数臓器に全身性の重篤な症状（アナフィラキシー：呼吸困難，血圧低下，繰り返す嘔吐など）が現れる．

（3）栄養アセスメント

食物アレルギーの診断は，抗原特異的 IgE 抗体検査や皮膚テスト，食物経口負荷試験などによって確定される．とくに血液検査結果と症状の出現は必ずしも一致しないことに留意する．原因食物の除去は自己判断で行われることもあるので，診断の有無や症状の程度などについては詳細な聞き取りを行う．乳児アトピー性皮膚炎の合併や多種の原因食物がある場合は，末梢血好酸球数の増加や鉄欠乏性貧血，肝機能障害，低たんぱく血症，電解質異常がみられることがある．

また，保護者の自己判断で必要以上の食物除去を行ったり，あるいは離乳食の進み方に大幅な遅れがあったりすると発育状態に影響を及ぼす．極端な食事制限の長期継続によって，たんぱく質や微量栄養素が不足し，栄養素欠乏症のリスクが高まることに留意する．したがって，乳幼児期であれば母子手帳などを利用した身長・体重の評価や，日常の食習慣，栄養素摂取状況の詳細な把握を行うことが重要である．

2 栄養ケアの実際

食物アレルギーの多くは，乳幼児期に発症する．したがって，成長への影響を鑑みて医師による適切な診断に基づいた必要最小限の原因食物の除去が原則である．食物アレルギー患者とその家族の食生活では，外食や中食，加工食品の利用が制限されるためにQOL が低下する．日常生活では過度に負担がかからない食事計画を提案する．また，原因食物除去で不足する栄養素はほかの食物で補うとともに，誤食を生じない栄養ケアが必要となる．

（1）栄養ケアプラン・栄養ケアの実施

月齢に応じた栄養摂取基準を参考に必要量を満たすことが必要である．多品目の原因食物がある場合，保護者が症状誘発をおそれて離乳が進まない，あるいは過度の食物除去を継続する場合，また，患児自身が食物に対する警戒心が強い場合などでは，摂取栄養素量が不足し，栄養状態が低下することがある．とくに成長期の場合には栄養評価を適宜行い，原因食物以外の多種の食品を用いて栄養素バランスに考慮した食事支援が求められる．

最近は，専門病院を中心に食物経口負荷試験結果に基づく原因食物の「摂取可能量」が指示され，症状誘発のない範囲で積極的に摂取する食事指導が行われるようになった．また，自然経過では早期に耐性獲得できない症例に対する研究的な治療として経口免疫療法が試みられている．いずれにしても，経過中に体調不良などで発症閾値が低下することがあるので，医師の指示のもとで安全に治療が進められるような体制が必要である．

（2）食品・献立・調理

食物アレルギーは原因食物の種類や症状の程度，耐性獲得の時期が患児によって異なるので，個々に応じた栄養ケアとなる（**表Ⅸ-9**）．乳児期では患児に合ったアレルギー用ミルクの摂取で微量栄養素が不足しないようにする．幼児期では家族の調理負担の少ない食事指導をする．

原因食物として頻度の高い鶏卵・牛乳・小麦は，主食や主菜材料あるいは加工食品の原

■表Ⅸ-9 原因食物の除去と代替

原因食物	除去対象となる食物	食品や栄養素代替の工夫
鶏卵	・鶏卵，うずらなどの鳥の卵およびこれらを材料に含む料理 ・鶏卵を含む加工品（マヨネーズ，かまぼこ，はんぺんなどの魚肉練り製品，ハムやベーコン，ハンバーグなどの食肉加工品，パン，洋菓子類，カスタードクリームやアイスクリームなど）	・主菜：魚，肉，大豆・大豆製品など ・揚げ衣など：かたくり粉，いも類，れんこんなど ・加工品：鶏卵不使用のマヨネーズ・ハム・和菓子など ・起泡性：ベーキングパウダー，重曹など ・着色：かぼちゃ，とうもろこしなどを利用
乳	・牛乳・乳製品およびこれらを材料に含む料理（クリーム類，発酵乳，バター，チーズ，乳酸菌飲料，練乳，脱脂粉乳，粉ミルク，アイスクリーム，ルウやソース類，チョコレート，キャラメルなど）	・ルウやソース類：豆乳をベースに米粉や小麦粉でとろみをつける ・加工品：乳成分不使用のマーガリンやルウ類，アレルギー用ミルク，豆乳材料でつくられたクリーム・発酵品・菓子類，アーモンドミルク，ココナッツミルク，ライスミルクなど
小麦	・小麦粉を材料に含む料理 ・小麦粉を含む加工品（パン類，めん類，マカロニ，ぎょうざや春巻きの皮，麩，ルウ類，揚げ衣，洋菓子類，まんじゅう，即席だし，コンソメなど） ・大麦，オーツ麦などの麦類については医師の指示に従う	・主食：米粉やとうもろこし粉，雑穀でつくられためん類，パン，ビーフン，フォーなど ・揚げ衣など：かたくり粉，米粉パン粉，コーンフレークを粉にする ・加工品：小麦不使用のだし・スープの素，米粉ぎょうざや米粉春巻きの皮，米粉や大豆粉を利用したパンケーキなど

■表Ⅸ-10 加工食品のアレルギー表示

特定原材料7品目 （義務表示）	えび，かに，小麦，そば，卵，乳，らっかせい
特定原材料に準ずる21品目 （推奨表示）	アーモンド，あわび，いか，いくら，オレンジ，カシューナッツ，キウイフルーツ，牛肉，くるみ，ごま，さけ，さば，大豆，とり肉，バナナ，ぶた肉，まつたけ，もも，やまいも，りんご，ゼラチン

（消費者庁：アレルギー表示について．https://www.caa.go.jp/policies/policy/food_labeling/food_sanitation/allergy/pdf/allergy_190925_0001.pdf〈参照 2020-3-6〉より．）
※筆者注：くるみは義務表示に移行することが検討されている（2022年12月現在）．

■表Ⅸ-11 除去対象としない原材料・食品添加物

鶏卵	卵殻カルシウム
乳	乳酸カルシウム，カカオバター，ココナッツミルク， 乳化剤（カゼインナトリウムなど「乳由来」表記のないもの）など
小麦	麦芽糖，麦芽（「小麦を含む」表記のないもの）

材料として広く使用されているため，献立作成では加工食品のアレルギー表示を必ず確認する．特定原材料としてアレルギー表示が義務づけられている7品目については使用の有無が確認できるが，表示が推奨されている21品目とそれ以外の食品については，表示されない場合があることに留意する（**表Ⅸ-10**）．また，原材料・食品添加物で誤認しやすいものがあるので注意する（**表Ⅸ-11**）．

重症の場合には，調理中に原因食物が混入（コンタミネーション）しないようにする．調理器具類は洗浄を徹底し，誤配膳を防ぐために専用の食器・食具を使用する．アレルギー用の食事は，ほかの食事よりも先に調理し，調理後はラップをするなどして，小麦粉や粉乳などの飛散による混入を防ぐ．また，外食や中食では混入に対する十分な対策が行われていない施設が多いため，最重症例では医師から利用を控えるよう指示される．

集団給食施設では，ヒューマンエラーによるインシデント，アクシデントが報告されている．アレルギー食は個別対応であるが，可能なかぎり献立を単純・一本化し，検収から献立，調理，配膳まで複数人によるチェックで誤配・誤食を防止する．

❶鶏卵アレルギー

たんぱく質源となるほかの食品で代替する．鶏卵および魚類全般の長期間除去は，ビタミンＤの不足リスクが高まる．

鶏卵は生がもっともアレルゲン性が高く，加熱により低アレルゲン化される．したがって，かたゆで卵が摂取可能であっても，調理温度が低いまたは加熱時間が短いカスタードクリームやプリン，半熟卵などでの症状誘発例がある．患児の症状の程度を確認する．魚卵や鶏肉はアレルゲンが異なるため除去の対象としない．

❷牛乳アレルギー

牛乳・乳製品を使用しない食事では，カルシウム摂取量が食事摂取基準の50％程度となる．したがって，カルシウムを豊富に含む食品の摂取，また患者に適したアレルギー用ミルク（加水分解乳，アミノ酸乳，または大豆アレルギー児以外では大豆乳）を年齢に応じた量で継続摂取することが望ましい．また，牛肉はアレルゲンが異なるので除去対象ではない．加工食品選択の際には，バターやチーズ，アイスクリームなど「乳」表記がない原材料は見落としやすいため注意する．

❸小麦アレルギー

主食となるパン，めん類が制限されるため食事にストレスを感じる患者が多い．基本は米飯となるが，米粉またはとうもろこし粉などが原材料の代替食品も適宜利用する．他の麦類の除去は医師の指示に従う．麦茶は摂取可能な場合が多い．しょうゆや酢などは発酵の過程で小麦アレルゲンが分解されるため，基本的に除去の対象としない．

❹大豆アレルギー

大豆は，黄大豆のほかに黒大豆（黒豆）や青大豆（枝豆），大豆製品（豆腐・豆腐加工品，きな粉，大豆もやしなど）を除去対象に含む．他の豆類（らっかせい）などすべてを除去する必要はない．しょうゆ，みそは発酵過程で低アレルゲン化が認められるため摂取可能な場合が多い．使用の可否については主治医に従う．

❺魚アレルギー

魚は魚種間で交差抗原性があるものの，すべての魚の除去が必要でない場合もある．問診や食物経口負荷試験結果に基づいて摂取可能な魚種を取り入れる．青身の魚など，魚肉の色や外観によって区分した指導はアレルゲンの有無とは関連しない．また，鮮度の低下した魚に増加するヒスタミンによるじんましんと区別する．

主要アレルゲンはパルブアルブミンとコラーゲンであるが，パルブアルブミンは水溶性で高圧加熱により低アレルゲン化するため，当該アレルゲンのみに反応する患者では，缶詰や焼きちくわなどは摂取できることがある．

❻甲殻類，軟体類，貝類

甲殻類は，食物依存性運動誘発アナフィラキシーの原因食物でありアレルギー発症頻度が高い．えびアレルギー患者の65％はかににも症状を示すため，両者ともに除去を行うことがほとんどである．しかし海産動物すべてについて除去する必要はなく，問診や検査などによって症状の有無を確認する．

❼種実類

くるみやカシューナッツ，アーモンドによるアレルギーの発症頻度が増加傾向にある．すべてをまとめて除去する必要はないが，カシューナッツとピスタチオ，くるみとペカンナッツ間に強い交差抗原性があるため，どちらかに症状があれば両者の除去を行う．

❽その他

近年，花粉－食物アレルギー症候群患者が増加傾向にある．原因食物の種類は，おもにバラ科やウリ科，南方系の果物で，もも，りんご，びわ，キウイフルーツ，メロン，マンゴー，パパイアなどがある．加熱したコンポートやジャム，缶詰などであれば摂取可能となる場合が多い．ただし，果物アレルギーのなかには全身症状（運動誘発アナフィラキシーなど）を有する患者も存在するので区別する．

表Ⅸ-12 に献立例を示す．

■表Ⅸ-12　卵・牛乳・小麦アレルギー献立（例）（3～5歳女児，1,250 kcal）

	献立名	食品名	分量（g）
朝食	ご飯	米飯	120
	だいこんとかぼちゃのみそ汁	だいこん	20
		かぼちゃ	20
		みそ	4
		だし汁	100
	生揚げとみずなの煮びたし	生揚げ	15
		みずな	10
		しょうゆ	1
		みりん	1
		だし汁	5
10時	りんご	りんご	35
	豆乳	豆乳	100
昼食	米粉バーガー	米粉パン*	110
		合いびき肉	50
		たまねぎ	10
		油	1
		食塩	0.05
		こしょう	0.05
		トマトケチャップ	3
		ウスターソース*	3
		レタス	5
		トマト	15
	こまつなのスープ	たまねぎ	10
		こまつな	10
		にんじん	10
		洋風だし*	1
		食塩	0.02
	ちくわともやしのソテー	ちくわ*	15
		もやし	10
		マヨネーズ風調味料*	5
15時	マカロニきなこ	マカロニ*	15
		きなこ	5
		砂糖	6
	豆乳	豆乳（ビタミンD・Ca 添加）	100
夕食	ご飯	米飯	120
	たらのカレームニエル	たら	50
		カレー粉*	0.2
		かたくり粉	3
		油	3
	はるさめサラダ	はるさめ	5
		ロースハム*	10
		にんじん	10
		きゅうり	10
		きくらげ	0.5
		砂糖	2
		酢	1
		しょうゆ	1
		ごま油	1
		ささみ	10
	しいたけとわかめの中華スープ	生しいたけ	3
		乾燥わかめ	0.5
		コーン缶詰*	5
		中華だし*	1
		食塩	0.02
		こしょう	0.02
		しょうゆ	0.5
		ごま	2

エネルギー　1,253 kcal　たんぱく質　42.4 g　脂質　32.9 g　食塩　3.5 g　*特定原材料不使用
※しょうゆ，みそは通常のものを使用可とした

X 口腔障害

学習のねらい

- **う歯，歯周病について，疾患の概要，診断基準または臨床検査項目と栄養ケアを関連づけて理解する．また，予防・治療の栄養ケアを理解する．**
- **口腔ケアの必要性と，その方法について理解する．**

1 う歯（むし歯）

1 疾患の概要

歯は，エナメル質，象牙質，セメント質といった硬組織と，軟組織である歯髄から成り立つものである．歯周組織には，歯根膜，歯肉，歯槽骨，セメント質がある（**図X-1**）．

う歯（むし歯）は，口腔内のレンサ球菌（とくに *Steptococcus mutans*：ミュータンス菌）や乳酸桿菌などの感染により硬組織が侵される疾患であり，歯の喪失や咀嚼能力の減少などを引き起こす．

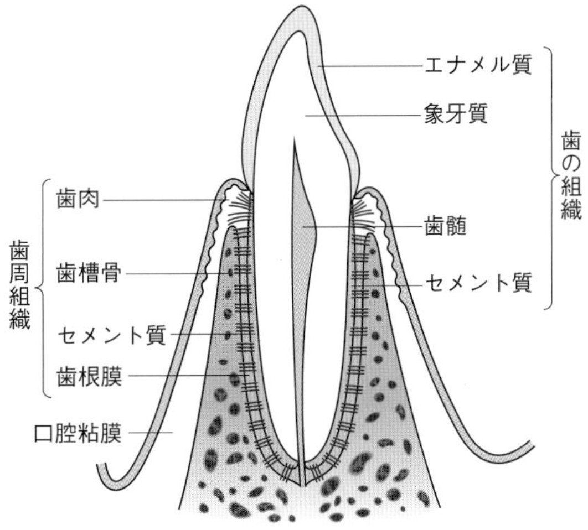

■図X-1　歯の解剖（歯と歯周組織の構造）

（1）原因

う歯は，口腔内細菌によって酸が産生され，その酸が歯の脱灰を引き起こす疾患である．ミュータンスレンサ球菌はショ糖から粘着性の多糖体であるグルカンを生成する．そのグルカンが歯の表面につき，そこで細菌が繁殖し，歯垢（プラーク）を形成する．プラーク中の細菌は酸を生成し，その酸が歯表面の無機質を脱灰し，たんぱく分解酵素が歯の有機質も分解していく．進行すると，ミュータンスレンサ球菌がさらに増殖し，酸によってエナメル質の破壊が進み，う歯になる．食事の炭水化物量，唾液の減少，歯列不整，歯質の不良などはう歯の形成に影響を与える．

（2）一般症状

初期のう歯では症状はないが，象牙質が侵されるとしみる，あるいは違和感をもつことがあり，歯髄に達した場合は激しい疼痛を生じ，最終的には歯冠全体が破壊されることで歯根だけが残る状態になる．また．歯の欠損による咬み合わせの障害や知覚過敏などを生じることもある．

う歯は乳歯に多く発生し，短期間で歯髄まで感染し，残根となる．乳歯がう歯になると，咀嚼能力の低下を引き起こし，栄養素摂取が低下し，偏食だけでなく発育不全なども引き起こすことがある．また，永久歯の健全な発育などにも影響を与えるといわれている．

2 栄養ケアの実際

(1) 栄養ケアプラン

う歯による歯痛，抜歯を含む治療後においては咀嚼能力が低下するため，食欲不振に陥りやすい．咀嚼能力に応じた食形態により咀嚼をうながし，食事摂取を進める．

さらに，十分に咀嚼し唾液分泌を促すことで，抗菌作用や清浄作用が増加し，う歯を予防することにつながる．

また，う歯を予防するために，歯磨きによるプラークの除去や，ショ糖の摂取過剰に留意する．フッ素はう蝕を抑制する効果があるため，フッ素の塗布なども有効である．

栄養状態を良好に保つために，栄養素バランスの整った食事を摂取するようにする．

(2) 栄養ケアの実施

炭水化物，たんぱく質，脂質の適正バランスを保ちつつ，ビタミンやミネラルの過不足ない摂取が大切である．

咀嚼能力が低下しているため，流動食，お粥，ブレンダー食，刻み食といった消化がよく摂取しやすい形態や調理法，食材を摂取し，回復の程度で普通食へ移行していく．

また，熱すぎるものや冷たすぎるものは，口腔内を刺激するため控えるようにする，酸味の強い食品や刺激物は避けて，薄味を心がける．

ショ糖が多く含まれる食品や飲み物，軟らかく粘着性が高いような食品はう歯の原因になりやすい．よって，間食の種類，量，時間，回数に留意することが重要である．

咀嚼回数を増やす食事をすることで，唾液分泌を促すだけでなく，口腔粘膜に刺激を与え，歯周組織を健全にする，また歯列不正や不正咬合を予防する役割がある．咀嚼回数を増やすために，たとえば野菜や果物を生で摂取する，魚や肉は加熱する，食品を大きめに切って煮る，粘度をつけたものよりも揚げもののように水分が少ないものを摂取する，乾物・干物・豆類・種実類・いか・たこなどの食品を摂取することで咀嚼回数は増加する．ただし，咀嚼回数を増やすことは理想的ではあるが，口腔内の状態に応じて進め，摂取しやすい形態で十分な栄養素が摂取できるようにすることが重要である．

(3) 食品・献立・調理

①**穀類**：おも湯，三分粥，五分粥，全粥，軟飯，常飯と，状態に応じてすすめていく．めんの長さを短く切って軟らかく煮たうどんやパンも摂取可能である．

②**肉類**：鶏のささみ，鶏のむね肉，薄切りの牛肉やぶた肉が摂取しやすい．ひき肉は，野菜やつなぎなどによりハンバーグなどのように軟らかく調理することができる．

③**魚類**：赤身肉よりも白身魚のほうが比較的身が崩れやすく摂取しやすい．また，はんぺんなどの加工品も摂取しやすい．

④**卵類**：だし汁や牛乳と一緒に調理することで軟らかくなるようなプリン，茶碗蒸し，卵とじなどは摂取しやすい．

⑤**豆類**：豆腐は軟らかく摂取しやすい．そのほか，納豆，凍り豆腐，湯葉なども摂取しやすいので推奨される．

⑥**乳類**：牛乳，チーズ，ヨーグルトは摂取しやすいものである．また，ポタージュやシチューなどにも使用することができる．

⑦**野菜類**：繊維に対して直角に切ることで軟らかく調理できる．また，調理方法としては，野菜を軟らかく煮る，あるいは茹でたもので和えものやサラダなどを作成することもよい．

⑧**果実類**：果物は，ジュースやすりおろしなどにすると摂取しやすい．しかし，果糖摂取過剰にならないように注意する．

⑨**砂糖類**：砂糖の摂取はなるべく控えるように心がける．

2 歯周病

1 疾患の概要

歯周病は，歯周病細菌の感染による歯周組織に起こる炎症性病変の総称であり，歯肉炎や辺縁性歯周炎（歯槽膿漏）などがある．歯周病は，歯の喪失のみならず，原因となっている細菌が全身に影響を与え，糖尿病，動脈硬化，骨粗鬆症，関節炎，低体重児出産などのリスクを上昇させるとも報告されており，メタボリックシンドロームのリスクファクターの一つとも考えられている．

（1）原 因

歯周病の原因は，歯垢（プラーク）内に存在する細菌の毒素で引き起こされる炎症が，歯肉だけでなく歯周組織に拡大し，歯根膜や歯槽根の破壊を生じることで生じる．

元来，生体には防御機構が備わっており，細菌に感染したとしても進行しないように機能する．しかしながら，この機構が破綻することで細菌感染が防御されずに歯周病に罹患することがある．また，食生活や生活習慣病，加齢，ストレス，喫煙なども歯周病の発症や進行を促進するといわれている．

糖尿病の合併症として歯周病があげられるが，これは，糖尿病患者の免疫力低下による易感染と，高血糖による口渇で唾液による自浄作用が低下することなどが原因と考えられている．

（2）一般症状

①**歯肉炎**：歯周病の初期症状であり，歯肉の軽度の炎症がみられ，発赤，膨張，疼痛，出血がみられることもある．

②**歯周炎**：歯肉の炎症が拡大してくると，歯と歯肉の間にある歯肉溝が深くなり，歯周ポケットをつくる．そして，排膿がみられ，歯肉膿瘍を形成し，口臭や知覚過敏が起こる．さらに進行すると，歯槽骨の骨吸収によって歯が弛緩し，動揺（歯のぐらつき）が起こり，最終的には抜け落ち，咀嚼障害を引き起こす．

（3）治 療

ブラッシングを行うことで，歯とその周囲を清掃するプラークコントロール（歯垢除去），スケーリング（歯肉縁上の歯石除去），定期的スケーリング・ルートプレーニング（歯肉縁下の歯石除去・セメント質の除去）を行う．さらに歯肉マッサージも実施することもある．

2 栄養ケアの実際

（1）栄養ケアの実施

口腔内の状況に応じた栄養ケアを行い，疼痛や出血時などには，う歯治療時の栄養ケアプランに則したものとする．

健全な歯周組織の維持や抵抗力強化，全身の栄養状態を良好に保つ観点から，栄養素バランスがとれた食事とする．

ショ糖を多く含有している食品は歯石の形

成と歯肉状態を悪化させる．軟らかく粘着性が高いものに注意する．

たんぱく質は組織や細胞修復に欠かせないものであり，早期の回復と感染に対する抵抗力の強化という観点からも必要量を摂取する．

各種ビタミンやミネラルも過不足なく摂取することが重要であるが，とくにビタミンCは歯周組織の抵抗性などに重要な役割を果たしているため，推奨量を摂取する．またビタミンKの欠乏は歯肉からの出血傾向が上昇するため，目安量を摂取する．

食事の温度が熱すぎると歯肉への刺激となって炎症を起こしやすいために，熱すぎず冷たすぎない45℃程度の温度が最適であると考えられている．

う歯と同様，咀嚼は唾液分泌を促進し口腔内を清潔にする，あるいは咀嚼が歯周組織への刺激となって歯周の角化を促進するなどの効果がある．

口腔ケアに関しては，う歯の場合と同様に，ブラッシングを行い，食物残渣を除去し，プラークをつくらないケアが大切である．

（2）食品・献立・調理

歯周病や口腔内の状況，食欲などに応じて対応し，基本的にはう歯の栄養ケアに則したものとする．

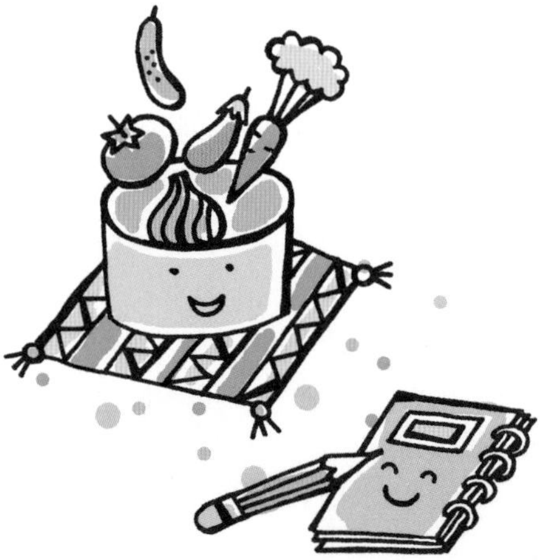

XI 老年症候群

学習のねらい

- 老年症候群は，加齢とともに増加する病態で，治療と同時に介護・ケアが重要になる身体的および精神的諸症状・疾患をいう．
- サルペニア・フレイル，摂食嚥下障害，褥瘡は，加齢にともなう諸器官の生理的機能低下をベースに，多くの疾患が影響しあって発症することを理解する．
- サルペニア・フレイルでは，栄養状態の評価と栄養ケアを関連づけて理解する．
- 摂食嚥下障害については，障害の概要，機能評価と栄養ケアを関連づけて理解する．
- 摂食嚥下機能に適した経口からの食事の形態と調理する技能，適正な栄養量を補給する技能を身につける．
- 褥瘡においては，創傷治癒過程の栄養状態を理解する．
- 褥瘡患部の治癒をめざした具体的な栄養ケアの技能を身につける．また，各栄養補助食品の特性を理解する．

1 サルコペニア

1 疾患の概要

サルコペニアは，高齢期にみられる骨格筋量の減少と筋力もしくは身体機能（歩行速度など）の低下により定義される．全身的な筋肉量，筋肉機能の低下により身体機能が障害され，基本動作や歩行が阻害される．進行すれば日常生活動作（ADL），生活の質（QOL）が低下し，転倒などを転機に要介護状態にもなりかねない．

（1）原 因

サルコペニアは，加齢が原因で起こる「一次性サルコペニア」と，加齢以外にも原因がある「二次性サルコペニア」とに分類される．

危険因子としては，加齢がもっとも重要であるが，活動不足，疾患（代謝疾患，消耗性疾患など），栄養不良があげられる．

（2）栄養アセスメント

「サルコペニア診療ガイドライン 2017 年版」では，筋肉量の低下と筋肉機能（筋力または身体能力）の低下の両方の存在で判断する．筋力低下は握力（男性 26 kg 未満，女性 18 kg 未満）で，身体機能低下は歩行速度（0.8 m/ 秒以下）で評価する．骨格筋量は二重エネルギー X 線吸収法（DXA 法），または生体電気インピーダンス法（BIA 法）のいずれかを用いて行う．

低栄養状態ではサルコペニアが増加する．高齢者では，慢性的な低栄養状態にある可能性が高い．そこで，体重や BMI の推移の把握や「簡易栄養状態評価表（MNA®-SF）」などの活用により，低栄養状態を評価できる．

2 栄養ケアの実際

サルコペニアの予防，改善のためにはバラ

ンスのとれた栄養摂取と運動の習慣が重要である．たんぱく質の摂取頻度と量は，骨格筋量，筋力，身体機能に深く関係しているため，たんぱく質の積極的な摂取は重要である．

一般に，高齢者では，日常の生活活動は不活発となる．身体活動量が低下すると骨格筋の蛋白質代謝が低下し，蛋白質合成の働きも低下する．食欲低下により食事摂取量が少なくなることが多いため，食事が十分量摂取できているか評価し，摂取できていない場合には個々の症例の問題を解決していくことが必要である．

（1）栄養ケアプラン

❶エネルギー量

摂取エネルギー量は 30 ～ 40 kcal/kg 体重 / 日を目安とする．

運動療法を開始した後には，運動に見合った十分なエネルギー量を補給できるよう設定を見直す必要がある．

❷たんぱく質量

75 歳以上では蛋白質合成の働きが低下することを踏まえ，不足することのないよう十分な量を摂取する．また，分岐鎖アミノ酸は，蛋白質合成促進作用と筋蛋白崩壊抑制効果があるので摂取が推奨されている．

「サルコペニア診療ガイドライン 2017 年版」では，1 日に適正体重 1 kg 当たり 1.0 g 以上のたんぱく質摂取を推奨している．

慢性腎臓病（CKD）患者がサルコペニアになった場合のたんぱく質摂取については，GFR により推奨量が異なる．しかし，たんぱく質制限を優先するかについては，さまざまな要因を考慮し，総合的に判断する．

❸脂 質

脂肪エネルギー比率を 20 ～ 30% 程度にする．摂取したたんぱく質が十分に骨格筋合成に利用されるためには，炭水化物とともに脂質からも適正にエネルギーを摂取する必要がある．

❹ビタミン D

エネルギー摂取量が少ない場合，ビタミンやミネラルの不足が推測される．ビタミン D はサルコペニアの予防と治療に有用であり，目安量である 5.5 μg/ 日以上を摂取する．また，経口のみならず，屋外での適度な日照を心がけ日照時間を考慮に入れることが重要である．

（2）栄養ケアの実施

サルコペニアの予防と改善のためには，食事摂取基準に準拠し，エネルギー，炭水化物，脂質，ビタミン，ミネラルの摂取をする．たんぱく質は，診療ガイドラインを目標に摂取する．規則正しい食生活とし，欠食は避ける．1 日 3 回の各食事にたんぱく質を多く含む主菜を 1 品以上摂取する．

（3）食品・献立・調理

❶良質なたんぱく質と栄養バランスのよい食事

骨格筋合成を効率的に行うには，良質なたんぱく質，すなわちアミノ酸スコアの高いたんぱく質を摂取する必要がある．おもな食品は，「魚，肉，卵，大豆，乳・乳製品」である．また，たんぱく質のみを充足させるのではなく，十分なエネルギー摂取と栄養バランスをとるために，主食，主菜，副菜をそろえた食事を心がける．

❷十分に食事が摂取できない場合

高齢者では食事が思うように摂取できずに簡単な食事で済ませる場合もある．また，食事を目にしただけで満腹感を感じてしまうこともある．通常の食事より味を濃くしたり香辛料を使用したりして，食欲アップを図るとよい.

また，エネルギーやたんぱく質を少量で補える食品（きなこ，脱脂粉乳，マヨネーズ，オリーブ油など）や，市販の栄養補助食品（プロテイン粉末，濃厚流動食など）を利用するなどして必要な栄養摂取量を確保する.

2 フレイル

1 疾患の概要

フレイルという用語は，「加齢にともなう予備能力低下のため，ストレスに対する回復力が低下した状態」を表す“frailty”の日本語訳であり，2014年に日本老年医学会によって提唱された. フレイルは，要介護状態に至る前段階で治療により病期は可逆的に変化する. フレイルは，身体的脆弱性，精神・心理的脆弱性や社会的脆弱性などの多面的な問題を抱えやすく，自立障害や死亡を含む健康障害を招きやすいハイリスク状態とされる.

（1）原 因

生活習慣（偏った食事内容や運動不足など），身体的因子（全身の疼痛，難聴，ポリファーマシーなど），心理的因子（意欲低下，抑うつなど），環境因子（配偶者の疾患など），各種疾患（生活習慣病，心血管疾患など）があげられ，心身の変化と社会的，環境的な要因が合わさることにより起こる.

（2）栄養アセスメント

加齢にともなう身体的，精神・心理的，社会的，経済的問題を含め考慮し，総合的に評価する.

厚生労働省が作成した「後期高齢者の質問票」では10類型（健康状態，心の健康状態，食習慣，口腔機能，体重変化，運動・転倒，認知機能，喫煙，社会参加，ソーシャルサポート）が参考になる.

実際には，体重減少と身体組成，食事摂取量の評価が重要である. 体重減少と身体組成についてはサルコペニアに準じて評価する. 体重減少については，原因を究明することが必要である. 食行動や嚥下機能も含めた口腔機能の評価は栄養指導時にも可能である.

さらに，フレイルは，認知機能の低下など精神的な面の低下による社会的な側面も障害され日常生活に支障をきたすことから，日常の生活活動レベルについても問診などで評価を行う.

2 栄養ケアの実際

一般的に高齢期は，低栄養に陥りやすく，エネルギー摂取量や栄養素摂取量が低下する. 低栄養により，体重減少，低体重（やせ），サルコペニア，血清蛋白質の減少などが顕在化してくる. さらに低栄養は免疫力を低下させるため，感染症に罹りやすくなり，筋力をはじめとする運動機能や身体機能が低下し，生活機能や生活の質は著しく低下する.

そこで，フレイル予防のために低栄養の予防または，阻止することを目的に，食事が適正量摂取できているか評価し，できていない場合には個々の症例に即して問題を解決していくことが必要である.

（1）栄養ケアプラン

サルコペニア（p.230 参照）に準ずる.

（2）栄養ケアの実施

サルコペニア（p.230 参照）に準ずる.

（3）食品・献立・調理

経口摂取を基本とするが，長期間の食欲不振や低栄養などによる体重減少の場合は，嗜好を重視する．また，栄養補助食品やサプリメントの活用も検討する.

3 摂食嚥下障害

1 疾患の概要

摂食嚥下とは，食物を認知し，口腔へ取り込み，咀嚼，食塊形成後，食塊を咽頭，食道，胃へと送りこむ過程をいう．この過程は，認知期（先行期），準備期，口腔期，咽頭期，食道期の段階に分類される（**表Ⅺ-1**).

加齢や脳血管障害などにより，各段階のいずれかの異常により食べ物や飲み物がうまく飲み込めなくなり，肺に流入する誤嚥や，気道を塞ぐ窒息などの障害がみられる（**表Ⅺ-2, 3**）．咀嚼障害は，歯の欠損，唾液分泌の低下，舌運動能力の低下などが原因となり，準備期の機能が低下する．これらの障害により，誤嚥，栄養障害，脱水などの身体的影響のみならず，食べる楽しみを喪失し QOL（生活の質）の低下をもたらす．また，ADL（日常生活活動）が低下した高齢者では誤嚥性肺炎をきたしやすい状況にあり，摂食嚥下機能評価と栄養ケアは重要である.

（1）摂食嚥下障害のアセスメント

嚥下障害の評価は，嚥下造影検査および臨床評価により行う.

①**嚥下造影検査**：X 線透視下で造影剤を飲

■表Ⅺ-1 摂食嚥下のしくみ（嚥下機能障害が疑われる状況）

過程	各期の機能	誤飲・誤嚥しやすい状況	認められる障害
認知期（先行期）	視覚，臭覚，触覚などにより食物を認知・判断し口へと運ぶ	ボーッとしている，傾眠傾向，注意力散漫	摂食開始困難
準備期	食物を口に取り込み咀嚼して食塊形成する	ポロポロこぼす，咀嚼しない・できない，軟らかいものしか食べない	食塊形成困難
口腔期	形成した食塊を口腔から咽頭へと送り込む	口腔内に残留する，食事時間が長くなる	口腔内貯留遅延
咽頭期	嚥下反射により食塊を咽頭から食道に送り込む	咽頭残留，飲みこめない，むせる，咳き込む，食事中に声がかすれる	誤嚥，窒息，誤嚥性肺炎
食道期	食道括約筋が閉鎖し，蠕動運動により食塊を食道内から胃へと送り込む	胸につかえる，胸やけ	食道括約筋閉鎖不全による誤嚥，通過障害

■表Ⅺ-2 加齢にともなう摂食嚥下機能の低下原因

- う歯，義歯の問題：咀嚼力低下
- 唾液の性状（粘性，組成など），量の変化
- 粘膜の感覚，味覚の変化（低下）
- 口腔，咽頭，食道など嚥下筋の筋力低下
- 咽頭が解剖学的に下降し，嚥下反射時に咽頭挙上距離が大きくなる
- 無症候性脳梗塞の存在（潜在性仮性球麻痺）
- 注意力・集中力の低下，全身体力・免疫力低下
- 基礎疾患，内服薬剤

（聖隷三方原病院嚥下チーム：嚥下障害ポケットマニュアル，医歯薬出版，2001 より）

■表Ⅺ-3 摂食嚥下障害のおもな原因

機能的原因	器質的原因	心理的原因
脳血管障害後遺症 外傷性脳損傷 脳性麻痺 パーキンソン病 重症筋無力症ほか	歯牙の喪失などによる咀嚼力低下 頭頸部領域癌 食道裂孔ヘルニア 食道炎 ほか	認知症 うつ病 うつ状態 心身症 ほか

み込み，透視画像で嚥下状態をみる（造影剤入りゼリー，粥，ヨーグルト，液体などを用いる）．

②**臨床評価**：

ⓘ反復唾液嚥下テスト：意識的に唾液を嚥下し，嚥下反射の状態を評価する．

ⓘⓘ改訂水飲みテスト（3 mL）：少量の水を飲み，嚥下反射の有無・むせ・呼吸変化を評価する．

ⓘⓘⓘフードテスト：テスト食を 3 g 程度補食し，嚥下後の口腔内残留を評価する．

評価結果にもとづき，間接訓練，直接訓練を実施する．摂食嚥下能力の評価判定により訓練開始時の食形態を決定する．

（2）栄養アセスメント

以下の項目により行う．

① 基礎疾患，肺炎の既往症
② ADL および意識レベル，認知機能
③摂食所要時間，摂食状況，喫食量
④血液生化学検査，免疫能検査データ
⑤身体計測
⑥嗜好，食習慣

2 栄養ケアの実際

食形態の調整は，摂食嚥下機能障害がどの段階で認められるかで調整が異なる．多職種と協働して障害部位および程度について評価し，個々に対応することが求められる．また，嚥下調整食と経腸栄養剤を併用する場合が多く，栄養補給量，水分量のモニタリングも重要である．

摂食嚥下調整食の条件

食物を噛みやすく，食べやすく，飲み込みやすく，誤嚥しにくい食形態に調理・調整する．食品の選択と調理方法の調整には，以下のような条件があげられる．

①軟らかく，噛み砕けること．
②大きさ，形，軟らかさなどが均一であること．
③口腔内および嚥下時にある程度の食塊にするため，適度の粘度があること．
④べたついて咽頭粘膜につかないこと．

（1）嚥下調整食の実際

①**準備期**：咀嚼困難な症例では，適度に水分を含みのど越しがよいものや，軟らかく噛みやすくて，適度に噛みごたえがあるもの（例．肉だんご，かぶの煮物，煮魚など）とする．圧力鍋を利用すると，短時間で軟らかい調整が可能である．

食塊形成困難例では，咀嚼しやすく食塊を形成しやすい均一な形態とする．食塊形成には，とろみ調整食品（**表Ⅺ-4**），でんぷん，ゼラチンなどを用いて調整する（テリーヌ，温泉卵，ねぎとろ，マッシュポテトなど）．

②**口腔期**：咽頭への送り込みが困難となるので，食塊を形成しやすい均一な形態（煮魚の煮こごり，ホタテムース，卵豆腐，ヨーグルトなど）とし，とろみ調整食品やマヨネーズ，山いもなどを用いて口腔内への送り込みを補助する．粘度が高すぎると口腔内に停滞する危険があるので注意する．

③**咽頭期**：咽頭残留，誤嚥への対応に，咽頭通過時の変形が容易なゼラチンゼリー（1.6% 程度の濃度）を用いる．

④**食道期**：のど越しがよいもの．液体はとろみ調整食品で濃度を調整する．逆流予防のため食後 2 時間は起座位をとる．

（2）摂食嚥下調整食の基準と区分

日本摂食嚥下リハビリテーション学会の「嚥下調整食分類 2021」が示された（**表Ⅺ-**

■表Ⅺ-4 とろみ調整食品および固形化補助剤の種類と特徴

商品名	とろみ調整食品			固形化補助剤		
	ソフティア1 ゾル	スルーソフトリキッド	つるりんこ Powerful	ソフティア2 ゲル	スベラカーゼ Lite	スルーパートナー
原材料	デキストリン，増粘多糖類	糖類，還元水あめ，でんぷん，増粘多糖類	デキストリン，キサンタンガム，クエン酸三ナトリウム，乳酸カルシウム	デキストリン，増粘多糖類	デキストリン，ゲル化剤（増粘多糖類），トレハロース，酵素	粉あめ，寒天，増粘多糖類
特徴	溶解性が高く，牛乳，酸性の液体にも，すばやくとろみがつけられる	バリウム溶液にもだまができず，安定したとろみがつく．牛乳・濃厚流動食にも可能	少量でしっかりとしたとろみがつく．付着性が低く，べたつくような粘性がない	付着性が低く，凝集性の高いゼリー食がつくれる	でんぷん分解酵素（αアミラーゼ）を含んだゲル化剤	40℃以下で固まり，60℃くらいまで温めても形がくずれない

■表Ⅺ-5 嚥下調整食分類

コード		名称	形態	目的・特徴	主食の例
0	j	嚥下訓練食品 j	均質で，付着性・凝集性・硬さに配慮したゼリー．離水が少なく，スライス状にすくうことが可能なもの	重度の症例に対する評価・訓練用．少量をすくってそのまま丸のみ可能．残留した場合も吸引が容易．たんぱく質含有量が少ない	
	t	嚥下訓練食品 t	均質で，付着性・凝集性・硬さに配慮したとろみ水（原則的には中間のとろみ，あるいは濃いとろみのどちらかが適している）	重度の症例に対する評価・訓練用．少量ずつ飲むことを想定．ゼリー丸のみで誤嚥したり，ゼリーが口中で溶けてしまう場合に適応．たんぱく質含有量が少ない	
1	j	嚥下調整食1j	均質で，付着性・凝集性・硬さ，離水に配慮したゼリー・プリン・ムース状のもの	口腔外ですでに適切な食塊状となっている（少量をすくってそのまま丸のみ可能）．送り込む際に，多少意識して口蓋に舌を押しつける必要がある．0jに比し，表面のざらつきあり	おもゆゼリー，ミキサー粥のゼリーなど
2	1	嚥下調整食 2	ピューレ・ペースト・ミキサー食など均質でなめらかで，べたつかず，まとまりやすいもの	口腔内の簡単な操作で食塊状となるもの（咽頭では残留，誤嚥をしにくいように配慮したもの）	粒がなく，付着性の低いペースト状のおもゆや粥
	2		ピューレ・ペースト・ミキサー食などで，べたつかず，まとまりやすいもので不均質なものを含む		やや不均質（粒がある）でも軟らかく，離水もなく付着性も低い粥類
3		嚥下調整食 3	形はあるが，押しつぶしが容易．食塊形成や移送が容易．咽頭でばらけず，嚥下しやすいように配慮したもの 多量の離水がない	舌と口蓋間で押しつぶしが可能なもの．押しつぶしや送り込みの口腔操作を要し，かつ誤嚥のリスク軽減に配慮がなされているもの	離水に配慮した粥など
4		嚥下調整食 4	硬さ，ばらけやすさ，貼りつきやすさなどのないもの．箸やスプーンで切れる軟らかさ	誤嚥と窒息のリスクを配慮して，素材と調理方法を選んだもの．歯がなくても対応可能だが，上下の歯槽堤※1間で押しつぶす，あるいはすりつぶすことが必要で，舌と口蓋間で押しつぶすことは困難	軟飯，全粥など

※歯が脱落した後，歯根の溝は次第に埋まり，歯肉と顎の骨により歯槽堤という土手ができあがる．

（日本摂食嚥下リハビリテーション学会：嚥下調整食分類 2021，〈食事〉早見表より抜粋）

5)．重度の嚥下機能障害に対応するコード0では，直接訓練場面に用いられることを想定し，「嚥下訓練食品」と表記されている．嚥下機能が低下すると，水分は流動性が高いため摂取時に誤嚥するリスクが高い．とろみ調整食品などを用いて，嚥下レベルに応じた濃度調整が必要である．学会分類2021（とろみ）3段階の基準を**表Ⅺ-6**に示す．

嚥下リハビリテーションの一環として，嚥下レベルに応じた嚥下調整食での直接訓練に

■表Ⅺ-6 とろみ調整食品の使用法

	段階 1	段階 2	段階 3
	薄いとろみ	中間のとろみ	濃いとろみ
性状の説明（飲んだとき）	スプーンを傾けるとすっと流れ落ちる．ストローで容易に吸うことができる	スプーンを傾けるととろとろと流れる．ストローで吸う際の抵抗感がある	スプーンを傾けても，形状がある程度保たれ，流れにくい．ストローで吸うことは困難であり，スプーンですくっての摂取が適する
粘性値（mPa·s）	50〜150	150〜300	300〜500
食品の粘度参考値（mPa·s）	オリーブ油 90	ウスターソース 200 以下	中濃ソース 500〜1,000
LST 値[*1]（line spread test）	36〜43	32〜36	30〜32
シリンジ法による残留量（mL）[*2]	2.2〜7.0	7.0〜9.5	9.5〜10.0

[*1]「とろみの程度」を数値化する簡易計測法．とろみ溶液が一定時間に広がる距離により数値化する．
[*2] 10 mL のシリンジ筒を用い，粘度測定したい液体を 10 mL まで入れ，10 秒間自然落下させた後のシリンジ内の残留量である．
（日本摂食嚥下リハビリテーション学会：嚥下調整食学会分類 2021，〈とろみ〉早見表をもとに作成）

より，嚥下機能の改善が可能となる．また，温度，味，匂いなどの感覚刺激も嚥下機能に影響する．冷たいものは食塊に対する意識を高め，口腔・咽頭の嚥下動態に好影響を与える．適温に調整された嚥下食は臭覚，味覚，視覚などの刺激により咀嚼嚥下機能を高める．誤嚥の危険性が高い食品に注意して食品を選択する．嚥下レベルに応じて食品や液体の粘性（レオロジー）を調節することで，良好な嚥下状態の維持が可能となる．

（3）チームアプローチ

摂食嚥下低下者に対するケアは，医師，看護師，言語聴覚士，歯科衛生士，ケアワーカーなど多職種協働で取り組む必要がある．嚥下ケアチームを組織化し，嚥下造影検査による評価，嚥下訓練の経過，誤嚥リスクのアセスメント，栄養補給状況，患者の嗜好など情報の共有化を図り，QOL 向上を目指したオーダーメイドの嚥下調整食を提供する．

口腔ケア

口腔ケアの重要性が認識されるようになって久しい．人生 100 年時代となり仕事をリタイアしても長い人生が続く今日では，食事をいつまでも楽しみたいという希望の高まりとともに，口を機能的に維持することの重要性がオーラルフレイルとして啓発されている．

同時に口腔ケアの必要性が再認識されている．口腔ケアの目的は口腔衛生管理や口腔機能維持であるが，必要な理由は患者によって異なる．具体的には，歯科疾患の予防，機能的な口腔の維持，肺炎予防があげられる．

1 口腔ケアが必要な理由

（1）歯科疾患の予防

咀嚼には歯と舌が必要であり，噛む力を発揮するには筋力と歯の数が重要である．歯の数が少なくなると発揮できる咬合力は落ち，噛みちぎる必要性のあるものは噛めなくなってしまう．咀嚼という口の機能を発揮し，食べたいものを食べ続けるためには，う蝕や歯周病による歯の喪失から歯を守る必要があ

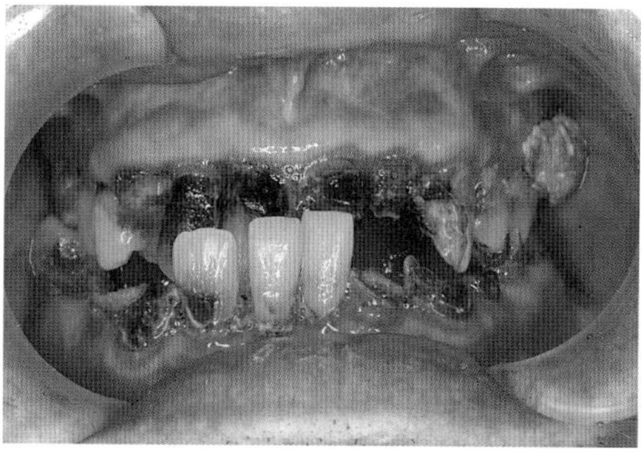

■図Ⅺ-1　根面う蝕
根面う蝕により歯冠破折した歯の多い口腔内.

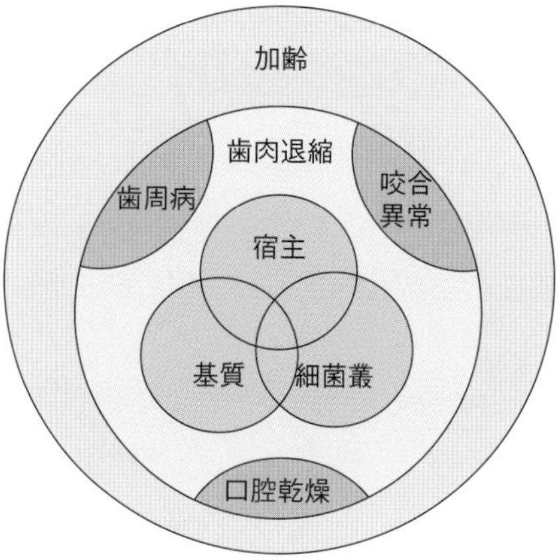

■図Ⅺ-2　根面う蝕の病因
（眞木吉信：根面齲蝕の予防，歯科医療 14：53-60，2000 より）

る．予防は，口腔ケアを行うもっとも基本的な理由であり，要介護高齢者に限らずすべての人に当てはめることができる．

要介護高齢者では，唾液分泌量の減少や口を使う頻度の減少により，歯垢（プラーク）が停滞しやすくなる．口腔内の細菌叢によってう蝕の原因菌が多かったり，ショ糖の含まれたものを食べる頻度が高かったりするとう蝕が増え，歯周病原菌が多かったり咬合の不調和があったりすると歯周病が進む．高齢者では歯肉の退縮によって生じる根面う蝕が問題となりやすい（**図Ⅺ-1, 2**）．痛みが生じにくいため発見が遅れ，歯が折れてはじめて気づくことが少なくない．機能歯数の減少にもつながるため，口腔ケアの必要性は高い．8020 運動の達成率は現時点で 50％を超えているが，要介護者に限定すると，この数値は異なってくる可能性が高い．

（2）機能的な口腔の維持

歯科治療は完了までに複数回通院する必要がある．フレイルの段階にある高齢者では，体調不良や老年症候群により途中で通院できなくなり治療を中断することが少なくない．歯科治療が完了しておらず噛みにくさがあったとしても，食べられるものを食べることで生活を続けることはできる．しかし，食べられる量は減り，栄養状態は悪化するため，なんらかのきっかけで入院したときに口腔環境の崩壊が明らかとなる．

病院入院中の高齢者では，どうやって食事をしていたのかと疑問を抱かざるをえないような崩壊した口腔内を多く目にする．このような口腔内の状態は，機能が著しく低下していることが多い．これは歯科治療に行けなくなったことに端を発する．口腔内の崩壊は全身状態悪化の要因の一つであり，確実にフレイルドミノの一つでもある．したがってフレイルの状態にある患者では，通院継続が可能かという視点でみる必要がある．また，歯を維持することにとどまらず，口腔機能に異常がないかという視点でオーラルフレイルのアセスメントをしながら口腔ケアを実施する（**表Ⅺ-7**）．

（3）肺炎予防

口は使うことにより自浄作用が発揮されるため，使わないと口腔内の衛生状態は悪化する．口腔内の細菌を誤嚥すると誤嚥性肺炎を発症するリスクが上昇するため，口を使う頻

■表Ⅺ-7　オーラルフレイルのスクリーニング問診票

質問項目	はい	いいえ
半年前と比べて，硬い物が食べにくくなった	2	
お茶や汁物でむせることがある	2	
義歯を使用している	2	
口の乾きが気になる	1	
半年前と比べて，外出の頻度が少なくなった	1	
さきいか，たくあんくらいの硬さの食べ物が噛める		1
1日に2回以上は歯を磨く		1
1年に1回以上は歯科医院を受診している		1

8項目に「はい」，「いいえ」で回答し，合計点数を算出する．
0～2点：オーラルフレイルの危険性は低い．
3点：オーラルフレイルの危険性あり．
4点以上：オーラルフレイルの危険性が高い．
（東京大学・田中友規，飯島勝矢ら，第59回日本老年医学会学術集会発表，2017より）

度が少ない人ほど肺炎予防を目的とした口腔ケアが必要となる．

2 口腔ケアと全身の関係

歯周病は，細菌が原因となって発症・進行する細菌感染症である．その原因菌は，グラム陰性嫌気性菌である．近年，糖尿病や骨粗鬆症などの全身疾患が歯周病に影響を及ぼすこと，また歯周病が全身疾患などの誘因となることが示されている．

現在明らかにされている歯周病が影響を及ぼす全身疾患は，糖尿病などの代謝性疾患，(動脈硬化による)心血管系疾患，誤嚥性肺炎，膿胸，COPD，喘息などの呼吸器疾患，早産・低体重児出産，細菌性心内膜炎や敗血症，自己免疫疾患，掌蹠膿疱症などである．歯周病は，これら多様な疾患の発症リスクを高めることが疫学研究により明らかになっているため，これらの疾患を既往歴にもつ要介護高齢者については口腔ケアの導入が望ましい．

3 口腔ケアの介入対象

要介護高齢者にとって口腔内の衛生状態を保つことは全身状態を良好に維持するために必須であるが，具体的にはどのような人に口腔ケアの介入が必要になるのだろうか．口腔ケアが必要な理由に照らし合わせて考えると，歯科疾患の予防では，上肢の動きが不良で歯ブラシを上手に使えない患者（麻痺のある患者，リウマチやパーキンソン病関連疾患の患者など）や，下肢の動きが不良で洗面所まで行けない患者などがあげられる．また，認知症で歯磨きや義歯の取り外しを忘れてしまう患者の場合は口腔内は放置されることが多く，頻回なケアが望ましい．機能的な口腔の維持が必要なケースとしては，フレイルの段階にある患者が当てはまる．肺炎予防では，誤嚥のリスクの高い患者，寝たきりの患者，終末期の患者などがあげられる．

4 褥瘡

1 疾患の概要

身体に加わった外力（体圧）は，骨と皮膚表層の間の軟部組織の血流低下や停止をさせる．この状態が一定の場所に一定時間持続されると圧迫性皮膚潰瘍となる．すなわち阻血性壊死になり褥瘡（pressure ulcer）となる．

（1）原 因

褥瘡発生は，外的因子と内的因子の二つの影響を強く受ける．

外的因子として，阻血性障害，再灌流障害，リンパ系機能障害，細胞・組織の機械的変形の4種類の機序が複合的に関与する．阻血性障害は，嫌気性代謝亢進で乳酸が蓄積され，pHの低下が生じることが主因で起こり，組織が細胞壊死に陥る．再灌流障害は，体位交換などにともなう褥瘡悪化要因として重要視されている．阻血により組織障害性物質（炎症性サイトカイン，フリーラジカルなど）が蓄積された後，血流再開によりこれらの物質が阻血部位から組織障害を悪化させる．リンパ系機能障害は，リンパ灌流のうっ滞による老廃物や自己分解性酵素の蓄積が要因となる．機械的変形は，外力の直接作用によって細胞のアポトーシスを引き起こしたり，細胞外マトリックスの配向性に変化を生じさせたりしている．

一方，内的因子として，加齢，低栄養，糖尿病などの基礎疾患が関与する．加齢にともなう食欲不振から低栄養状態となりフレイルを発症し，骨格筋の低下からサルコペニア発症に至り，皮膚組織の炎症が起こりやすい状態となる．とくに糖尿病などの基礎疾患がある場合は，エネルギー制限の影響を受け，低栄養状態に陥りやすく，サルコペニア発症が急速に進むことなる．

（2）発生因子・好発部位

褥瘡発生の危険因子としては，「褥瘡対策に関する診療計画書」（厚生労働省）に含まれる褥瘡危険因子評価表[*1]の7項目（基本的動作能力，病的骨突出，関節拘縮，栄養状態低下，皮膚湿潤，浮腫，スキン-テアの保有）が代表的である．

好発部位は，仰臥位でもっとも多いのは仙骨部，後頭部，踵骨部である．側臥位では腸骨稜部，大転子部，外果部など，坐位では尾骨部，坐骨部などに多く発生する（**図XI-3**）．

（3）診断と治療

診断は，褥瘡アルゴリズムを使用する．褥瘡予防・管理アルゴリズムで対象者の全身観察（栄養状態）・発生リスクを観察し，褥瘡がない場合は予防ケアのアルゴリズム・発生予防全身管理のアルゴリズムを使用する．浮腫の有無や血液検査値などから基礎疾患や全身的な感染管理の必要性を判断して，褥瘡予防・管理計画を立案する（**表XI-8**）．

褥瘡発生予測スケールは，リスクアセスメント・スケール（厚生労働省「褥瘡に関する危険因子の評価票」）が提唱されているが，そのほかにブレーデンスケール[*2]がある．発生後は，発生後ケア・発生後全身管理のアルゴリズムを使用する．

褥瘡状態評価スケールは，国際的には，EPUAP（欧州褥瘡諮問委員会）/NPIAP（米国褥瘡諮問委員会）の分類が使用されている．

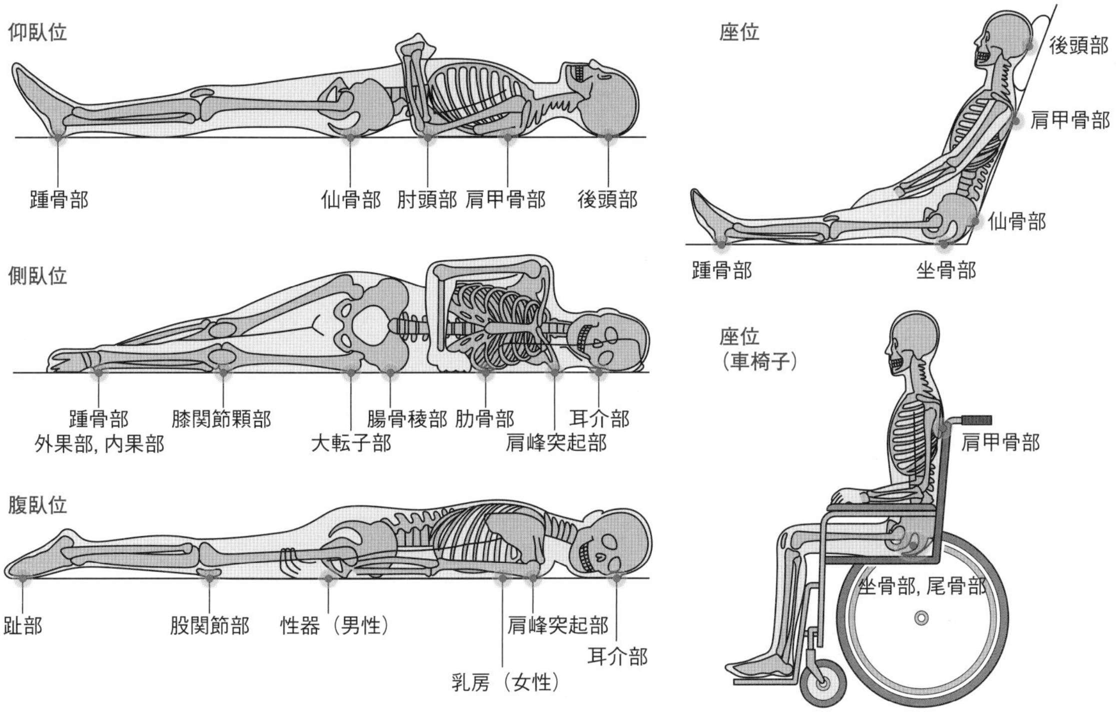

■図XI-3　体位別褥瘡の好発部位

（厚生省：褥瘡の予防・治療ガイドライン，1998 をもとに作成）

一方，日本では，深さに「深部損傷褥瘡（deep tissue injury：DTI）疑い」と炎症／感染に「臨界的定着疑い」の項目を追加した，日本褥瘡学会の DESIGN-R®2020[＊3] スケールを使用している（**図XI-4**）．

治療は，保存的治療のアルゴリズムを使用して，発生 1〜3 週間内の局所状態が不安定な時期「急性期」と，局所状態が安定する時期「慢性期」に分けて以下の局所治療を行う．適度な圧をかけて創部洗浄後，創部局所への外用剤の使用について薬剤師と連携のうえ，皮膚潰瘍治療薬や湿潤環境の保持・体液喪失の防止・肉芽増殖・疼痛の軽減・感染防止のための創面の被覆（ドレッシング材）の使用を決定する．そのほか，外科的デブリードマン（壊死組織除去）・再建術，物理療法（超音波療法，電気刺激療法，陰圧閉鎖療法など）がある．

■表XI-8　栄養評価において参考にする血液検査項目

検査項目	検査値の目安
血清アルブミン（Alb）	3.0 g/dL 以上
ヘモグロビン値（Hb）	11 g/dL 以上
空腹時血糖（BS）	80〜110 mg/dL → 高血糖は，皮膚治癒を遅延させる
血清鉄（Fe）	80〜160 μg/dL
血清亜鉛（Zn）	70〜150 μg/dL
血清銅（Cu）	80〜130 μg/dL
血清カルシウム（Ca）	8.5〜10.3 mg/dL
血清ビタミン A（V.A.）	400〜1,200 mg/mL
血清ビタミン C（V.C.）	2〜15μg/mL
血清ナトリウム（Na）	135〜140 mEq/L

〔日本褥瘡学会：褥瘡予防・管理ガイドライン第 5 版，2022 ／厚生労働省：日本人の食事摂取基準（2020 年版）をもとに作成〕

2 栄養ケアの実際

褥瘡予防には低栄養状態を早期に把握し，フレイルやサルコペニア発症に至らないような，適切な栄養管理を行うことが必要となる．

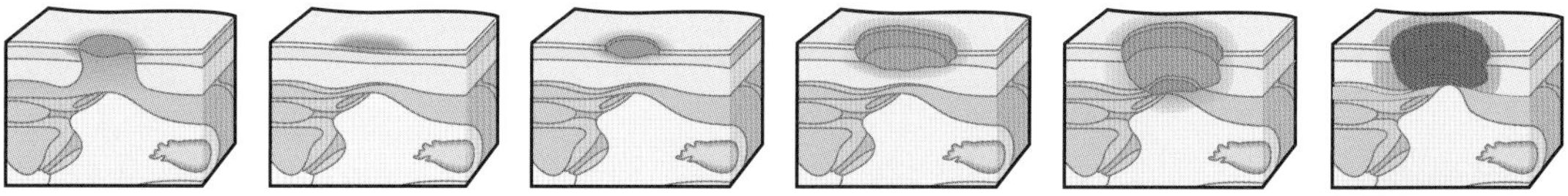

深部損傷褥瘡（DTI）疑い	ステージⅠ	ステージⅡ	ステージⅢ	ステージⅣ	壊死組織で覆われた深さの判定が不能
圧力および/またはせん断力によって生じる皮下軟部組織の損傷に起因する，限局性の紫または栗色の皮膚変色，または血疱	通常骨突出部位に限局する消退しない発赤をともなう，損傷のない皮膚．暗色部位の明白な消退は起こらず，その色は周囲の皮膚と異なることがある	スラフをともなわない，赤色または薄赤色の創底をもつ，浅い開放潰瘍として現れる真皮の部分欠損．破れていないまたは開放/破裂した血清で満たされた水疱として現れることがある	全層組織欠損．皮下脂肪は確認できるが，骨，腱，筋肉は露出していないことがある．スラフが存在することがあるが，組織欠損の深度がわからなくなるほどではない．ポケットや瘻孔が存在することがある	骨，腱，筋肉の露出をともなう全層組織欠損．黄色または黒色壊死が創底に存在することがある．ポケットや瘻孔をともなうことが多い	創底で，潰瘍の底面がスラフ（黄色，黄褐色，灰色または茶色）および/またはエスカー（黄褐色，茶色，または黒色）でおおわれている全層組織欠損

■図Ⅺ-4　DESIGN-R® 2020（深さ）

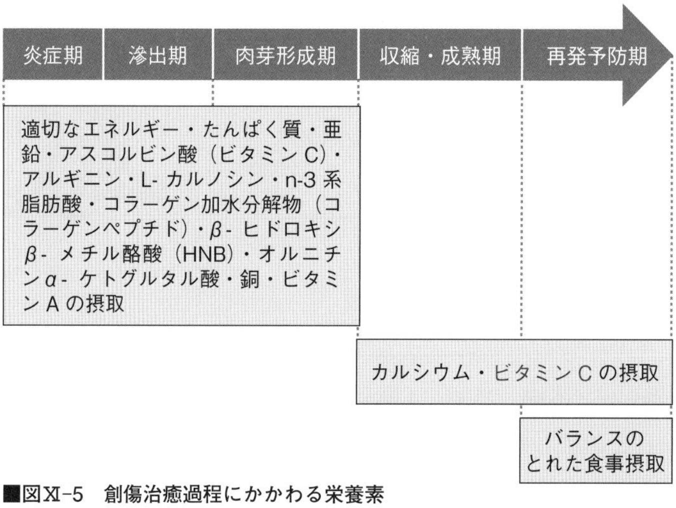

■図Ⅺ-5　創傷治癒過程にかかわる栄養素

褥瘡患者の安静時エネルギー消費量は亢進しているため，これに見合ったエネルギーとたんぱく質を投与する．

また，創傷治癒過程にかかわる特定の栄養素〔亜鉛，アスコルビン酸（ビタミンC），アルギニン，L-カルノシン，n-3系脂肪酸，コラーゲン加水分解物（コラーゲンペプチド），β-ヒドロキシβ-メチル酪酸（HNB），オルニチンα-ケトグルタル酸〕およびビタミンA，カルシウムなどの欠乏状態に陥らないように注意する．

炎症期･滲出期および肉芽形成期（増殖期）は，適切なエネルギー，たんぱく質と亜鉛，アスコルビン酸（ビタミンC），アルギニン，L-カルノシン，n-3系脂肪酸，コラーゲン加水分解物（コラーゲンペプチド），β-ヒドロキシβ-メチル酪酸（HNB），オルニチンα-ケトグルタル酸が必要となる．

創の収縮・成熟期は，微量元素とビタミンを中心とした摂取が必要となる．また，ヘモグロビン値が11 g/dL以下の場合は，微量元素とビタミンを中心とした食品あるいは薬剤にて貧血の治療を行う必要がある．

再発予防期は，バランスのとれた食事の摂取を基本とし，微量元素不足に注意する必要がある（**図Ⅺ-5**）．

■表Ⅺ-9　栄養摂取目標量とおもな含有食品

	推奨量（日）	含有食品
エネルギー	30 kcal / kg 以上	
たんぱく質	1.0 g / kg 以上	
水　分	35 mL 以上 / kg 現体重	
ビタミンA（レチノール）	650〜800 μgRAE	にんじん，緑黄色野菜，鶏卵，牛乳・乳製品，バター
ビタミンC（アスコルビン酸）	100〜500 mg	柑橘類，緑黄色野菜，トマト，カリフラワー，じゃがいも，ピーマン
ビタミンE	6.5 mg	ピーナッツ，ヘーゼルナッツ，アーモンド，ひまわりの種，小麦胚芽油，ひまわり油，べにばな油
カルシウム	650〜750 mg	牛乳・乳製品，チーズ，大豆，いわし，さけ，ピーナッツ，くるみ，ひまわりの種，豆類，緑色野菜
鉄	6.5〜7.5 mg	レバー，はまぐり，あさり，赤身肉，卵黄，かき，種実類，豆類，アスパラガス，糖蜜，がんもどき，こまつな，ひじき（乾），切干しだいこん（乾）
亜　鉛	8〜40 mg 未満	肉，レバー，かき，魚介類，小麦胚芽，ビール酵母，かぼちゃの種，鶏卵，脱脂粉乳，マスタード，ピュアココア
銅	0.7〜0.9 mg	豆類，グリンピース，小麦全粒粉，プルーン，内臓肉，えび，魚介類，ピュアココア
アルギニン	2,500〜7,000 mg	種実類，ポップコーン，チョコレート，玄米，オートミール，レーズン，ひまわりの種，ごま，小麦全粒粉のパン，高たんぱく質食品
グルタミン	7,000〜14,000 mg	
HMB	1,500 mg	大豆，牛肉，アルファルファ，魚，鶏卵

これを念頭に褥瘡の観察を含めた栄養アセスメントを行い，栄養ケアプランを実施することが必要である．栄養アセスメントツールには，MNA®（mini nutritional assessment）[*4]，CONT（controlling nutritional status）[*5]，主観的包括的栄養評価（SGA：subjective global assessment）[*6]などがある．

（1）栄養アセスメント・栄養ケアプラン

栄養摂取推奨量と主な含有食品を**表Ⅺ-9**に示す．

入院基本料の「褥瘡対策に関する診療計画書」の内容に基づいた「栄養管理計画書」の作成には，最新のエビデンスのある推奨値を使用して栄養アセスメント・ケアプランを立てる必要がある．そのため，褥瘡改善のための栄養素としているエネルギー，たんぱく質，特定の栄養素とその他の今まで有用とされてきた栄養素に関しては，最新の「褥瘡予防・管理ガイドライン」（日本褥瘡学会），NPIAP/EPUAP/PPPIA ガイドライン，「日本人の食事摂取基準」および数十件の経口投与試験の結果で有用とされている推奨量を記載する．

＊1　**褥瘡危険因子評価票**：基本的動作能力，病的骨突出，関節拘縮，栄養状態低下，皮膚湿潤，浮腫の有無で評価する．
＊2　**ブレーデンスケール**：知覚の認知，湿潤，活動性，可動性，栄養状態，摩擦とずれの6つのカテゴリーから判定する．
＊3　**DESIGN-R®2020**：深さ（D），滲出液（E），大きさ（S），炎症／感染（I），肉芽組織（G），壊死組織（N），ポケット，の7つから細かく判定する．深さに「深部損傷褥瘡（DTI）疑い」，炎症／感染に「臨界的定着疑い」が追加された．
＊4　**MNA®**：3カ月の食事量，体重減少率，自力歩行能力，病態，精神面，BMIから栄養状態を判定する．
＊5　**CONT**：ESPEN（欧州静脈経腸栄養学会）発表のアルブミン，コレステロール，リンパ球数から栄養スクリーニングするツール．
＊6　**主観的包括的栄養評価（SGA）**：年齢，性別，身長，体重，体重変化，食事摂取状況，消化器症状，ADL，疾患，上腕周囲長（AC），皮下脂肪厚（TSF），踝部，仙骨部，腹水，毛髪の状態から栄養アセスメントする評価表．

❶エネルギー

男女ともに30 kcal/kg 標準体重/日以上とする．NPIAP/EPUAP/PPPIA ガイドラインでは30～35 kcal/kg/日が採用されている．

❷たんぱく質

1.0 g/kg/日以上とする．フレイル・サルコペニア予防の観点からは，1.0～1.25 g/kg/日とする．たんぱく質エネルギー比24%までは腎臓に悪影響を及ぼさないとされている．NPIAP/EPUAP/PPPIA ガイドラインでは1.25～1.5 g/kg/日（疾患を考慮）が採用されている．

❸脂 質

エネルギーの20～30%とし，そのうち飽和脂肪酸は6.2～6.5%以下，n-6：n-3〔特定〕=7.2～8.3 g：1.8～2.1 g/日とする．

❹炭水化物

エネルギーの50～65%とし，食物繊維は17～20 g以上とする．ステージⅢ・Ⅳの深い褥瘡およびポケットの場合はエネルギーを炭水化物で補う．間食などで補うのもよい．

❺水 分

35 mL以上/kg現体重/日とする．

❻食 塩

男性7.5 g未満/日，女性6.5 g未満/日とする．

❼ビタミンA（レチノール）

650～800 μgRAE/日とする．皮膚粘膜を健康に保ち，コラーゲン生成や再構築，皮膚形成に必要となる．

❽ビタミンC〔特定〕

100～500 mg/日とする．コラーゲン生成時に大量に消費され，鉄吸収にも関与する．

❾ビタミンE

6.5 mg/日とする．血行促進，抗酸化作用，赤血球溶血防止に関与する．

❿カルシウム

650～750 mg/日とする．コラーゲン形成に必要となる．

⓫鉄

6.5～7.5 mg/日とする．エネルギー代謝に関与し，不足するとヘモグロビンの酵素運搬機能が低下する．

⓬亜 鉛〔特定〕

8～40 mg未満/日とする．NPIAP/EPUAP/PPPIA ガイドラインでは，亜鉛欠乏時40 mg/日を超えないレベルで補給すると示されている．肉芽組織での線維芽細胞がコラーゲン形成時に必要である．不足すると，創傷治癒の遅延や味覚異常からの食欲低下を招き低栄養となり，フレイルやサルコペニアを発症させる原因となる．

⓭銅

0.7～0.9 mg/日とする．肉芽形成に関与する．

⓮アルギニン・グルタミン〔特定〕

アルギニンは2,500～7,000 mg/日以上とする．アルギニンは，侵襲下での「条件つき必須アミノ酸」といわれ，たんぱく質，コラーゲンの合成促進，血管拡張，免疫細胞の賦活化などの作用がある．一方，グルタミンは，7,000～14,000 mg/日以下とする．マクロファージ，リンパ球，線維芽細胞のエネルギー基質となり，創傷治癒を促進する．

⓯HMB〔特定〕

1,500 mg/日とする．ロイシンの体内における代謝産物であり，筋肉におけるたんぱく質合成を誘導する重要な働きをする．

⓰L-カルノシン〔特定〕

渡り鳥のむね肉，まぐろ，かつおなどの食品に多く含まれる．1,500～2,000 g/日とする．亜鉛の体内への吸収を高める作用があるため，亜鉛とともに投与すると褥瘡改善が進む

■表Ⅺ-10　栄養補助食品（例）

	V CRESC CP10®	アバンド®	アルジネード®	アイソカル®・ジェリー Arg
エネルギー（kcal）	80/125 mL	79/24 g	100/125 mL	80/66 g
たんぱく質（g）	12	14	5	4
アルギニン（mg）	—	7,000	2,500	2,500
コラーゲンペプチド（g）	10	—	—	—
コエンザイム Q10（mg）	15	—	—	—
グルタミン（mg）	—	7,000	—	—
カルシウム HMB（g）*	—	1.5	—	—
カルシウム（mg）	75	200	20	200
鉄（mg）	5	—	7	7
亜鉛（mg）	12	0	10	7
銅（mg）	0	—	1	0.9
セレン（μg）	50	—	50	25
ビタミン A（μgRE）	300	0	150	—
ビタミン C（mg）	500	0	500	—
ビタミン E（mg）	20	0	5	—
葉酸（μg）	550	0	100	—

* BCAA（分岐アミノ酸）の１つで，たんぱく合成促進と分解抑制効果を有するロイシンの代謝産物

〔手作りの食品例〕

レモネードゼリー（V.C.1,000 mg 強化）	牛乳ココアゼリー（Zn 1 mg，Ca 124 mg，Cu 0.38 mg，Fe 1.4 mg 強化）
アスコルビン酸　1 g　　お　湯　100 mL	ピュアココア　10 g　　牛　乳　100 mL
はちみつ　15 g　　スルーキング　15 g	はちみつ　15 g　　スルーキング　15 g

と報告されている．

⑰コラーゲンペプチド〔特定〕

豚足，鶏の皮，手羽先，軟骨，牛すじ，牛テール，豚ばら肉，牛・豚・鶏の骨を煮込んだラーメンのスープなどの食品に多く含まれる．10 g/日（経口の場合）とする．コラーゲンの成分以外に創傷部の線維芽細胞を直接刺激し増殖を促進すると報告されている．

⑱オルニチンαケト-グルタル酸（OGK）〔特定〕

しじみ，高たんぱく食品などに多く含まれる．3〜10 g/日とする．コラーゲン合成や皮膚のターンオーバーを促進するため，亜鉛やグルタミン，ビタミンC，Aとともに投与すると改善が早いと報告されている．

（2）食品・献立・調理

褥瘡を有している患者は食欲がなく少量しか食べることができないなど，摂食嚥下障害を有していることが多い．そのため，ゼリー状やミキサー状，きざみ，とろみなどの嚥下調整食に変えたり，おにぎりや寿司，かぼちゃ煮，漬物，アイスクリームなどの高齢者の嗜好に合った食事を提供したり，できるだけエネルギーとたんぱく質を補給することが基本となる．たんぱく質強化のみを行っても有用性がないためエネルギーとともに摂取させる工夫が必要となる．食事で不足するたんぱく質やビタミン，微量元素の栄養補助食品を付加する（**表Ⅺ-10**）．

ステージⅠ・Ⅱの浅い褥瘡の場合は，微量

元素強化飲料などを付加する．ステージⅢ・Ⅳの深い褥瘡およびポケットの場合は，アルギニン入りの経口栄養剤や間食（おはぎ，まんじゅう，チョコレートなど）で付加する．滲出液が多量の場合は，腎機能状態を確認し，たんぱく質強化栄養剤を1～2カ月の期間に限定して付加する．

（3）モニタリング・評価

発生後全身管理のアルゴリズムに従い，栄養状態，基礎疾患，全身療法が必要な感染褥瘡のどこに原因があるのかを判定・評価する．栄養状態に原因がある場合は，再度アセスメントを行い，喫食率上昇を図る．食べられない患者の喫食率の上昇には，毎日のベッドサイド訪問により，食べたいと訴える瞬間を逃すことなく食べたい食品を提供することがポイントとなる．

付表

付表 1 （1）— 栄養ケアプランの実際例 糖尿病

患者名・病歴・主訴

患者名：K.S.
年　齢：49 歳
性　別：女性
職　業：事務職
現病歴：糖尿病歴 10 年
（α-GI のみにて管理）
家族歴：母親・父親が糖尿病
主　訴：
・全身倦怠感，多飲，多尿
・足の裏に物が挟まったような感覚続く

主観的・客観的情報

身体所見
体重：57 kg
身長：150 cm
BMI：25.3 kg/m^2

血液生化学検査
FPG：143 mg/dL
2 hrPG：182 mg/dL
HbA1c：7.5%
TC：243 mg/dL
TG：225 mg/dL
HDL-C：50 mg/dL
LDL-C：140 mg/dL

食生活
欠食：なし
夜食：果物など
間食：和菓子を好む
嗜好など：「表 1」「表 2」が多く，「表 6」が少ない

運動習慣
通勤時の歩行運動 20 分程度

その他
食事の理解力：あり
家族の協力：あり
病気の認識：普通
喫煙習慣：なし

診断・栄養評価

診断
肥満 1 度
血糖コントロール：不可
脂質異常症：（高コレステロール血症，高 LDL 血症，高 TG 血症）

栄養評価
・推定摂取エネルギー：1,840 kcal
（間食摂取時 150 kcal プラス）
・炭水化物エネルギー比率：65%
・脂質エネルギー比率：20%
・食事回数 3 回 / 日 + 間食または夜食
・野菜：100 ～ 150 g/ 日

短期計画（1 カ月）

目　標

体重：55 kg
BMI：24.4 kg/m^2
HbA1c：7.4%未満
FPG：100～120 mg/dL
2 hrPG：140～160 mg/dL
TC：220 mg/dL 未満
TG：150 mg/dL 未満
血圧：収縮期 130 mmHg 未満，拡張期 80 mmHg 未満

ケアプラン

栄養摂取量
・必要エネルギー：1,380 kcal
基礎代謝量（間接熱量計実測）REE × SF × AF
= 1,190 × 1.2 × 1.3 = 1,856（kcal）
体重減少：2 kg/ 月
1 日あたりの減量エネルギー
= 9 × 2,000 ÷ 30 × 0.8 = 480（kcal）
1,860 − 480 = 1,380（kcal）
・たんぱく質：50 g
標準体重（kg）× 1.01（g/ kg）= 50（g）

食事指導
・食事記録をつける
・夜食に果物を摂取しない（摂取するなら朝食時）
・間食（まんじゅうなど）の摂取頻度を減らす
・野菜は可能なかぎり毎食摂取する
・炭水化物が多いことを意識する
・体重を毎日測定する

運動指導
・夕食後 15 分程度の歩行運動を加える

到達状況

身体所見
体重：55 kg
HbA1c：7.2%
TC：218 mg/dL
TG：166 mg/dL
血圧：収縮期 128 mmHg，拡張期 76 mmHg

食生活・運動習慣
・食事記録は特別な場合（外食時など）を記入
・夜食の果物摂取はないが，空腹感強い
・間食は 2 日おきになった
・運動は週 3 回程度実施している

長期計画（1 年）	評価・継続指導
目　標 **体重**：50 kg BMI：22 kg/m^2 HbA1c：6.4%以下 FPG：100～110 mg/dL 2 hrPG：120～140 mg/dL TC：200 mg/dL 未満 TG：150 mg/dL 未満 HDL-C：40 mg/dL 以上 LDL-C：120 mg/dL 未満 血圧：収縮期 130 mmHg 未満，拡張期 80 mmHg 未満 **ケアプラン** **栄養摂取量** ・必要エネルギー：50 kg × 30 = 1,500（kcal） ・たんぱく質：50 g **食事指導** ・食事記録に歩数を記録する ・「表 1」9 単位，「表 2」1 単位以内を守る ・主食の量は毎食 150 g と決めた量を守る ・野菜を 300 g 程度に増量する ・夜食習慣もほぼなくなった **運動指導** ・有酸素運動に加えて，レジスタンストレーニングを加え，筋肉量を増やし，基礎代謝をあげることにより，太りにくい体質を構築する **到達状況** **身体所見** 体重：51 kg HbA1c：6.4% TC：213 mg/dL TG：150 mg/dL 血圧：収縮期 127 mmHg，拡張期 75 mmHg **食生活・運動習慣** ・食事記録は習慣化した ・間食は外出時のみとなり，量も少ない ・外食時には野菜料理を 1 品追加している ・体重記録と歩数記録を継続 ・夕食後の運動は日課になった様子 ・外来糖尿病教室にも自ら参加	1．体重：51 kg →毎日の体重計測に加えて，外来栄養指導時の In Body 計測で，骨格筋量と体脂肪量のチェックを行う 2．HbA1c：6.6% → 6.4%未満目標 3．TC：200 mg/dL 未満，LDL-C：135 mg/dL 未満，TG：150 mg/dL 未満，HDL-C：50 mg/dL 以上 → 1 カ月に一度，採血による血清脂質チェック 4．血圧：収縮期 125 mmHg，拡張期 80 mmHg →血圧が安定していても必要以上に食塩量を増やさない 5．推定摂取栄養素量：エネルギー 1,600 kcal，たんぱく質 60 g，炭水化物エネルギー比率 60%，食塩 10.5 g →通常食での改善傾向は継続しているが，外食やパーティなどでの注意が必要 →炭水化物を好む嗜好は継続しているため，家族を含めて買い物時の注意点など行う必要がある 6．食事記録を毎日つけていく →食事記録の記入の簡易化を目的に，行事があるときだけの記録とした 7．食事回数 3 回を維持する．間食ならびに夜食に炭水化物食品を摂取することのないように 8．菓子の摂取：1 単位× 2 回 / 週以内とする 夜食の果物摂取は禁止 9．有酸素運動に加えて，レジスタンストレーニングを加え，筋肉量の維持・増量を意識する 10．罹病期間も長くなっているので，合併症管理に注意（とくに神経障害があるので，急激な血糖管理には気をつける）

付表 1 （2）— 栄養ケアプランの実際例 慢性腎臓病（CKD ステージ G3bA2）

患者名・病歴・主訴

患者名：T.M.
年　齢：68 歳
性　別：女性
職　業：無職
現病歴：慢性腎臓病
既往歴：高血圧症，腎硬化症
家族歴：母（糸球体腎炎）
主　訴：疲労感あり

主観的・客観的情報

身体所見
身長：155.1 cm
体重：59.7 kg
BMI：24.8 kg/m^2

血液生化学検査
TP：7.7 g/dL　　FPG：93 mg/dL
Alb：4.0 g/dL　　HbA1c：5.8%
TG：163 mg/dL
TC：251 mg/dL
HDL-C：61 mg/dL
LDL-C：152 mg/dL
UN：28 mg/dL
Cr：1.22 g/dL
eGFR：34.2 mL/ 分 /1.73 m^2
UA：7.6 g/dL
Na：141 mg/dL
K：4.8 mEq/L
IP：3.9 g/dL
Ca：9.2 mEq/L
Hb：11.4 g/dL
Hct：33.7%

血圧・尿検査など
血圧：収縮期 142 mmHg，拡張期 79 mmHg
浮腫：なし
尿蛋白：（±）　　尿糖：（－）
尿蛋白量：0.25 g/ 日

食生活
欠食：なし
間食：あり（毎日約 250 kcal 程度）
外食：ほとんどなし
飲酒：なし
嗜好など：好き嫌いなし，減塩を心がけている
治療用特殊食品の利用：なし

運動習慣
とくになし

その他
食事の理解力：あり
病気の認識：あり
家族の協力：あり
喫煙習慣：なし

診断・栄養評価

診断
慢性腎臓病（CKD の重症度分類 G3 bA2）
高血圧症（薬物療法あり）
高 TG 血症

栄養評価
栄養状態：良好
たんぱく質摂取量過剰：55 ～ 60 g/ 日
食塩摂取量過剰：8 ～ 9 g/ 日
エネルギー摂取量不足：1,450 kcal/ 日
（食事 1,200 kcal/ 日＋間食 250 kcal/ 日）

短期計画（3 カ月）

目　標

腎機能：eGFR：40 mL/ 分 /1.73 m^2
血清 Cr：1.22 mg/dL
尿蛋白：（－）
体重：57 ～ 58 kg（BMI：23.4 ～ 24.1 kg/m^2）
血圧：収縮期 130 mmHg，拡張期 80 mmHg 未満
TG：150 mg/dL 未満

ケアプラン

栄養摂取量
・摂取たんぱく質：40 g（0.8 g/kgIBW/ 日）
・摂取エネルギー：1,800 kcal（34 kcal/kgIBW/ 日）
・食塩：3 g 以上 6 g/ 日未満

食事指導
・食塩摂取のコントロールの継続（加工食品利用を減らす）
・間食習慣による過剰な糖質摂取を減らす
・治療用特殊食品の利用（主食を中心に）
・調理法などによるエネルギー摂取量の充足

運動指導
・適度に体を動かす

到達状況

身体所見
腎機能：UN 24 mg/dL
血清 Cr 1.36 g/dL
eGFR 30.3 mL/ 分 /1.73 m^2
尿蛋白（1＋）
体重：58.0 kg (BMI：24.1 kg/m^2)
血圧：収縮期 136 mmHg，拡張期 78 mmHg
TG：91 mg/dL

食生活・運動習慣
・食塩を減らしているが実践が不十分である
・間食習慣を継続しているが内容変更あり（100 kcal/ 日）
・低たんぱく質の治療用特殊食品の利用（主食 1 回 / 日を低たんぱく質食品へ変更）
・1 日 5,000 歩程度の歩行あり

長期計画（1 年）

目　標

腎機能：eGFR：40 mL/ 分 /1.73 m^2
血清 Cr：1.22 mg/dL
尿蛋白：（－）
体重：57 ～ 58 kg（BMI：23.4 ～ 24.1 kg/m^2）
血圧：収縮期 130 mmHg，拡張期 80 mmHg 未満
TG：150 mg/dL 未満

ケアプラン

栄養摂取量
摂取たんぱく質：40 g（0.8 g/kgIBW/ 日）
摂取エネルギー：1,800 kcal（34 kcal/kgIBW/ 日）
食塩：3 g 以上 6 g/ 日未満

食事指導
- 食塩摂取コントロールの継続
- 間食 → 治療用特殊食品を利用する
- 治療用特殊食品の利用（主食 2 回 / 日）
- 調理法などによるエネルギー摂取量の充足

運動指導
適度に体を動かす

到達状況

身体所見
腎機能：UN 28 mg/dL
血清 Cr 1.34 g/dL
eGFR 30.8 mL/ 分 /1.73 m^2
尿蛋白：（±）
体重：57.4 kg (BMI：23.9 kg/m^2)
血圧：収縮期 128 mmHg，拡張期 74 mmHg
TG：115 mg/dL

食生活・運動習慣
- 食塩摂取コントロールを実践できている
- 間食→低たんぱく質食品を利用（200 kcal/ 日）
- 低たんぱく質の治療用特殊食品の利用（主食 2 回 / 日を低たんぱく質食品へ変更）
- エネルギー充足のため調理法や使用食品の工夫をしているがまだ不十分である
- 1 日 5,000 歩程度の歩行あり

評価・継続指導

1．腎機能の保持
→月 1 回の血液・尿検査による評価
eGFR 40 mL/ 分 /1.73 m^2，血清 Cr 1.26 g/dL，尿蛋白の陰性化

2. 体重維持
→必要エネルギーの充足を評価する

3. 血圧：収縮期 130 mmHg，拡張期 80 mmHg
→家庭内血圧測定の実践

4. 低たんぱく質食の実践
→食事記録の実践と栄養指導時の評価
治療用特殊食品の利用状況の確認

5. 必要エネルギー量の確保
→治療用特殊食品による間食の効果的な利用
治療用特殊食品の主食の活用
（低たんぱく質食品の 3 回 / 日利用）

付表 1 （3）— 栄養ケアプランの実際例 褥 瘡

患者情報	患者名：T.U.，年齢：80 歳，　性別：女性，　職業：無職，　病歴：高血圧，認知症，ADL：多介助， 認知症度：Ⅲa		
日付	3 月 20 日	4 月 26 日	5 月 18 日
病態写真			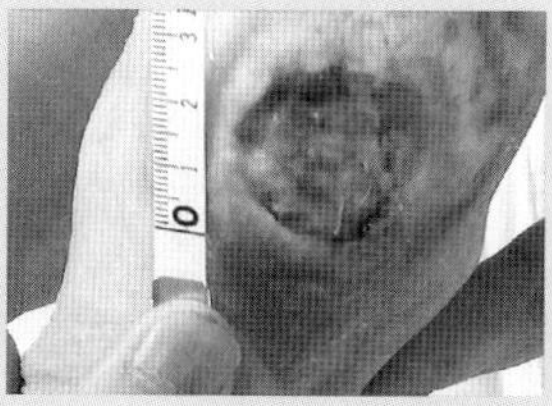
褥瘡ステージ		褥瘡ステージⅡ	褥瘡ステージⅣ
検査値	ChE：88 U/L TSF：32% AMC：99%	ChE：111 U/L	Hb：8.2/dL ChE：96 U/L
体重	39.9 kg	39.9 kg	34.0 kg
摂取エネルギー量	626 kcal	1,000 kcal	1,590 kcal
栄養摂取状況（薬剤含む）	・全粥食 5 割摂取 ・ラクテック® 500 mL ・ソリタ® T3　500 mL ・5% glu 200 mL ・ホスミシン® S注 2 g ・ラシックス® 1/2 A	・全粥食全量摂取	・全粥食全量摂取 ・フィジオ®35　1,000 mL ・ビーフリード®　500 mL ・5% glu 200 mL ・ファーストシン® 1 × 2 注
栄養評価・診断	・中度栄養障害 ・体脂肪高度低下 ・BMI：19.5 kg/m^2（標準）	・中度栄養障害 ・体脂肪高度低下 ・BMI：19.5 kg/m^2（標準）	・中度栄養障害 ・BMI：15.6 kg/m^2（やせ）
問題点	・3 月 19 日　TP：6.2 g/dL	・4 月 10 日　褥瘡発生（右腸骨，左右踵） ・発熱を繰り返す	・食むらでやせてきているため，PPN 開始
栄養ケアプラン	・目標摂取エネルギー：1,000 kcal ・経口摂取量のアップを図っていく ・エアマット使用	・熱発生があり，食事をまったく食べないときと食べるときのむらがあるため，褥瘡の悪化が予測される ・微量元素強化飲料を 1 日 1 ～ 2 本の付加を検討する ・エアマット使用	・食事は全量摂取しているが，呼吸不全状態であるための褥瘡悪化と考えられる ・アルギニンと微量元素入りの飲料を 1 日 2 本追加 ・デブリードマン必要 ・エアマット使用
到達状況（栄養ケアプラン達成状況）		・エネルギー，微量元素，ビタミン不足	・微量元素不足
薬剤管理	・ホスミン®S 注 2 g（主疾患の治療）		・ファーストシン® 1×2 注（抗菌薬） ・フィブラスト®スプレー 250 ・デュオアクティブ® ET
褥瘡アルゴリズム	・褥瘡予防・管理のアルゴリズム→褥瘡なし ・発生予防全身管理のアルゴリズム→栄養療法必要	・発生後全身管理のアルゴリズム→栄養療法 ・発生後ケアのアルゴリズム	・発生後全身管理のアルゴリズム→栄養療法，抗菌薬の全身投与 ・発生後ケアのアルゴリズム ・外科的治療のアルゴリズム→外科的デブリードマン

6月22日	7月26日	8月16日
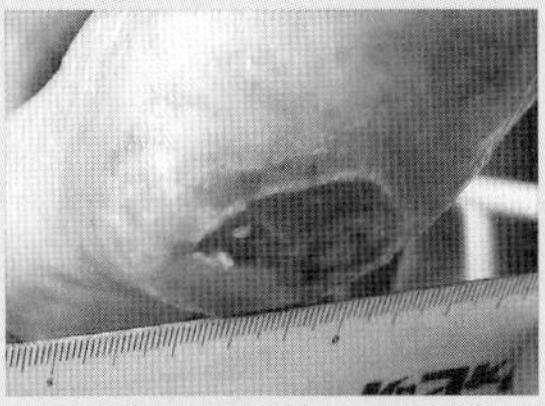	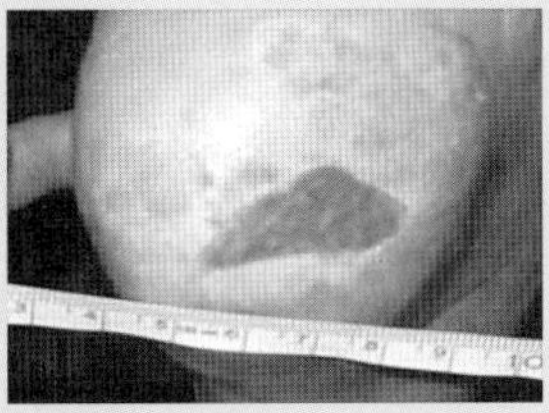	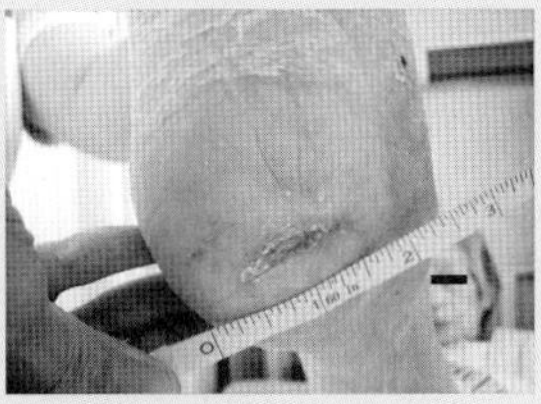
褥瘡ステージⅣ	褥瘡ステージⅢ	褥瘡ステージⅡ
Hb：9.0/dL ChE：96 U/L	Alb：3.0/dL Hb：9.3/dL ChE：136 U/L	Alb：3.0/dL Hb：9.3/dL ChE：136 U/L
34.0 kg	34.8 kg	34.8 kg
1,845 kcal	2,180 kcal	2,180 kcal
・軟菜全摂取＋アルジネード®2本，みそスープ600 mL（水分摂取がうまくいかないので提供）	・軟菜，おにぎり，すし1人前を全量摂取 ・アルジネード®2本	
・中度栄養障害 ・BMI：15.6 kg/m^2（やせ）	・軽度栄養障害 ・BMI：15.6 kg/m^2（やせ）	・軽度栄養障害 ・BMI：15.6 kg/m^2（やせ）
・水分摂取が味のない水でできない		
・アルギニン入り飲料を嫌がることなく飲んでいるため，このまま継続する ・褥瘡改善のために圧切り替え型の高機能マットに変更し，穴開きポリマーにて湿潤を保持するための処置に変更	・目標摂取エネルギー：1,800 kcal ・補食により，空腹を満たすようにする	・このまま経過観察とする
・体全体の皮膚状態がテカテカしなくなったことから，栄養状態改善あり	・褥瘡改善あり ・栄養改善あり ・吸収能が低く，目標エネルギーを大幅に上回るエネルギー投与が必要な患者である	・栄養状態改善し食欲旺盛 ・褥瘡改善，皮膚の状態向上 ・呼吸不全と認知症に起因した代謝亢進 ・体重増加はないが，アルジネード®投与での栄養の体内吸収率がアップした結果，栄養状態改善がみられたと考えられる
・フィブラスト®スプレー250 ・デュオアクティブ®ET	・フィブラスト®スプレー250 ・デュオアクティブ®ET	・フィブラスト®スプレー250 ・デュオアクティブ®ET
・発生後ケアのアルゴリズム→高機能マットレスへ変更 ・保存的治療のアルゴリズム→外用薬，ドレッシング材	・発生後全身管理のアルゴリズム→栄養療法 ・保存的治療のアルゴリズム→外用薬，ドレッシング材	・発生後全身管理のアルゴリズム→栄養療法 ・保存的治療のアルゴリズム→ドレッシング材

付表 1 （4）— 栄養ケアプランの実際例 胃癌術後

患者情報	患者名：K. M.，年齢：72歳，性別：男性，職業：無職，病歴：高血圧， ADL：良好，認知症：なし，薬剤：アムロジピン			
日付	3月19日	3月27日	3月28日	3月30日
		手術		
検査値	Alb：3.5 g/dL Hb：12.0 g/dL TP：6.3 g/dL ChE：250 IU/L リンパ球数：1,410/μL eGFR：87.0 mL/分/1.73 m^2 % TSF：82.0% % AMC：84.5%	Alb：3.6 g/dL 血圧：150/73 mmHg	Alb：2.8 g/dL Hb：11.8 g/dL TP：5.2 g/dL ChE：183 IU/L リンパ球数：1,190/μL CRP：11.17 mg/dL Glu：110 mg/dL 血圧：130/60 mmHg	Alb：2.6 g/dL Hb：10.9 g/dL TP：5.2 g/dL ChE：145 IU/L リンパ球数：1,020/μL CRP：18.71 mg/dL Glu：91 mg/dL 血圧：138/61 mmHg
身長 体重	160 cm 56.0 kg	56.8 kg		
摂取エネルギー量 たんぱく質，アミノ酸 脂質	1,200 kcal → 1,680 kcal 70 g 45 g		367.2 kcal 14 g 0 g	1,520 kcal 66 g 53.6 g
栄養摂取状況（薬剤含む）	・全粥食8割摂取 ・アムロジピン	・絶食	・経腸栄養開始 グルタミンCO® 2 P ・リプラス®3号 1,000 mL ・ソルラクト®D 500 mL ・セレネース® ・アムロジピン	・経腸栄養剤 メイバランス®1.5 200 mL × 3回 ・ビーフリード® 500 mL 2本 ・イントラリポス®20 % 100 mL ・セレネース® ・リン酸Na® ・アムロジピン
栄養評価・診断	・中等度栄養障害 ・体脂肪軽度低下 ・PNI：42 ・BMI：21.9 kg/m^2	・中等度栄養障害 ・BMI：22.2 kg/m^2	・高度栄養障害	・高度栄養障害
問題点	・体重減少1カ月4 kg（減少率6.7%） ・摂取栄養量不足 ・術前	・胃全摘術施行 ・リンパ節郭清 ・Roux-enY再建 ・経腸栄養チューブ挿入 ・術日	・経腸栄養開始	・腹部症状（腹部膨満感）
栄養ケアプラン	・BEE（H-B式）：1,198 kcal ・必要エネルギー：1,700 kcal，たんぱく質70 g，脂質50 g ・術前の栄養管理を行っていく（不足分テルミール®ミニ1本追加） ・炎症性サイトカインの産生を減少させ体重減少をコントロールするためプロシュア®を1本追加する	・手術後栄養状態が低下しないよう術後管理を行う	・腹部症状，排便状況の確認を行う ・免疫機能，腸管機能維持目的	・経腸栄養剤注入による腹部膨満感出現により，注入速度の調整を行う
到達状況（栄養ケアプラン達成状況）	・必要量の確保ができた（必要に応じて輸液や栄養剤の使用）			・腹部症状の改善

4月3日	4月6日	4月9日	4月10日
Alb：2.7 g/dL Hb：11.0 g/dL TP：5.7 g/dL ChE：153 IU/L リンパ球数：950/μL CRP：11.7 mg/dL Glu：121 mg/dL 血圧：149/74 mmHg	Alb：2.7 g/dL Hb：9.5 g/dL TP：5.5 g/dL ChE：149 IU/L リンパ球数：970/μL CRP：5.65 mg/dL Glu：104 mg/dL 血圧：134/73 mmHg	Alb：3.2 g/dL Hb：11.0 g/dL TP：6.4 g/dL ChE：187 IU/L リンパ球数：1,250/μL CRP：2.15 mg/dL Glu：106 mg/dL 血圧：136/79 mmHg	Alb：3.4 g/dL 血圧：149/70 mmHg
53.8 kg	53.5 kg		53.0 kg
1,820 kcal 94 g 47.4 g	1,600 kcal 69 g 52.4 g	1,140 kcal 42 g 30 g	1,730 kcal 64 g 52.8 g
・胃術後三分粥食 10 割摂取 ・経腸栄養剤 メイバランス®1.5 200 mL × 2 回 ・ビーフリード®500 mL 2 本 ・エクセラーゼ® ・アムロジピン	・胃術後五分粥食 10 割摂取 ・経腸栄養剤 メイバランス®1.5 200 mL × 2 回 ・エクセラーゼ® ・アムロジピン	・常食 6 割摂取 ・エクセラーゼ® ・アムロジピン	・常食 7 割摂取（主食軟飯で調整） ・テルミール® ミニ 1 本追加 ・メディミル® ロイシンプラス 1 本追加 ・エクセラーゼ® ・アムロジピン
・高度栄養障害 ・BMI：21.0 kg/m^2	・軽度栄養障害 ・BMI：20.9 kg/m^2	・軽度栄養障害	・軽度栄養障害 ・BMI：20.7 kg/m^2
・食事開始	・食事後吐き気，ダンピング症状あり ・早食い	・胃術後全粥食の 5 回食から常食 3 回食に変更し，高繊維食や油料理も増加したため摂取量低下	
・食事開始にともない食べ方の注意点について指導を行う ・ダンピング症状を踏まえて食事指導する	・食事の食べ方を注意し，分割摂取，時間をかけ咀嚼を十分するよう指導する	・退院に向けて食事の食べ方や食品の選び方，調理方法など指導を行う ・栄養量を確保できるようサポートする（不足分の栄養量を経腸栄養剤で調整） ・咀嚼の必要性を再度説明し，患者の不安を傾聴	・栄養量を確保し退院
	・食事摂取時の症状なし，体重の維持	・栄養状態改善	・栄養状態改善

付表 1 （5）— 栄養ケアプランの実際例 クローン病

患者情報	患者名 JH 年齢 23 歳 性別 男性 職業 会社員 病歴 クローン病（小腸・大腸型） H20 年 11 月皮膚瘻にて発症 他院に入院し，ED，食事療法導入 H21 年 3 月腹痛のため再度他院入院し TPN 管理 3 月 12 日皮膚瘻に対し，回盲部切除術施行．その後正中創に再度皮膚瘻出現したため，4 月 17 日当院に転院となった． 身長 158 cm 服薬 5-ASA 12 錠			
日付	4 月 17 日	4 月 30 日	5 月 16 日	5 月 28 日
病態写真	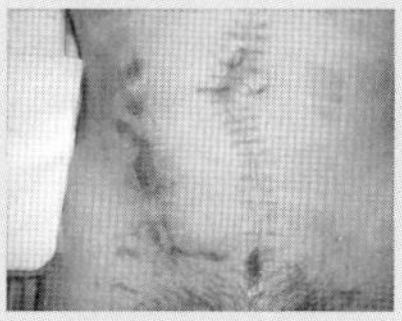			
治療	5-ASA	5-ASA	5-ASA	5-ASA
1. 体調	0	0	0	0
2. 腹痛	0	0	0	0
3. 排便回数	1～2	1～2	1～2	1～2
4. 腹部腫瘤	0	0	0	0
5. 合併症	1（皮膚瘻） 8 カ所から浸出液	1（皮膚瘻） 8 カ所から浸出液	1（皮膚瘻） 8 カ所から浸出液	1（皮膚瘻） 5 カ所から浸出液
小計（1～5 合計）	3	3	3	3
TP/Alb	6.6/3.6	6.6/3.6	6.7/3.7	6.7/3.7
CRP	2.4	1.7	0.7	0.3
Hb	10.5	10.6	11.3	11.5
体重	45.0	45.0	48.8	50.0
投与エネルギー量	1,840	1,840	2,180	2,180
栄養摂取状況（薬剤含む）	ピーエヌツイン®2 号×2 エレメンミック®，ビタジェクト®各 1 脂肪乳剤 10% 200 mL（隔日） ブイ・クレス 1 本	ピーエヌツイン®2 号×2 エレメンミック®，ビタジェクト®各 1 脂肪乳剤 10% 200 mL（隔日） ブイ・クレス 1 本	ピーエヌツイン®3 号×1，2 号×1 エレメンミック®，ビタジェクト®各 1 脂肪乳剤 10% 200 mL（隔日） ブイ・クレス 1 本	ピーエヌツイン®3 号×1，2 号×1 エレメンミック®，ビタジェクト®各 1 脂肪乳剤 10% 200 mL（隔日） ブイ・クレス 1 本
栄養評価	軽度の栄養不良 BMI：18.0 kg/m^2	軽度の栄養不良 BMI：18.0 kg/m^2	BMI：19.5 kg/m^2	BMI：20.2 kg/m^2
問題点	Zn 45 低亜鉛血症 皮膚瘻 8 カ所から浸出液あり	皮膚瘻 8 カ所から浸出液あり 体重変化なし 栄養状態の改善認めず	皮膚瘻 8 カ所から浸出液あり	皮膚瘻 3 カ所閉鎖 浸出液が出ている皮膚瘻は 5 カ所に
栄養ケアプラン	亜鉛補給にブイ・クレスをつける	体重増加，検査値の改善が認められないので，輸液の栄養量をアップする	現在の栄養量で継続	現在の栄養量で継続
到達状況（栄養ケアプラン達成状況）			体重増加認められる	皮膚瘻の閉鎖認められる
	・体調 1．やや不良 2．不良 3．大不良 4．最悪 ・腹痛 1．軽度 2．中等度 3．強度 ・腹部腫瘤 1．疑い 2．確実 3．確実＆圧痛ともなう ・合併症（各項目につき 1 点） 関節痛，ぶどう膜炎，結節性紅斑，口腔内アフタ 壊疽性膿皮症，新しい瘻孔，膿瘍			

6月4日	6月17日	7月4日	7月18日	9月11日
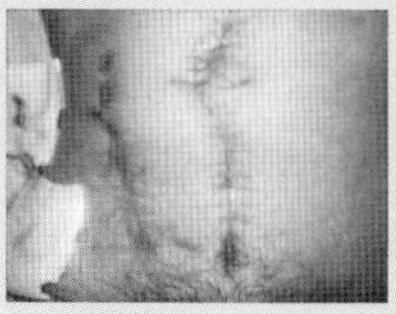	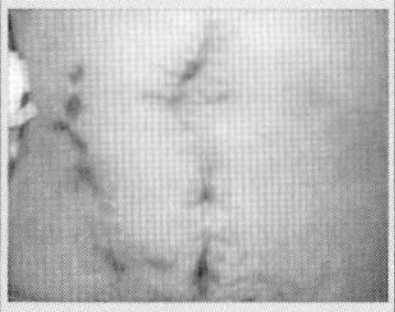			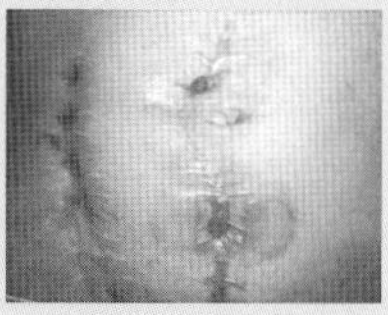
6月6日 1回目のレミケード®投与予定	6月20日 2回目のレミケード®投与予定		7月18日 3回目のレミケード®投与	
0	0	0	0	0
0	0	0	0	0
1～2	1～2	3～4	2	2
0	0	0	0	0
1（皮膚瘻） 5カ所から浸出液	1（皮膚瘻） 5カ所から浸出液	1（皮膚瘻） 3カ所から浸出液	1（皮膚瘻） 2カ所から浸出液	1（皮膚瘻） 2カ所から浸出液
3	3	5	4	3
6.5/3.8	6.6/3.8	6.2/3.6	7.3/4.3	7.9/4.7
0.2	0.4	0.2	0.0	0.2
11.9	12.4	12.7	12.4	13.5
50.0	51.6	53.0	54.0	54.0
2,180	2,180	2,380	2,140	2,180
ピーエヌツイン®3号×1，2号×1　エレメンミック®，ビタジェクト®各1　脂肪乳剤10% 200 mL（隔日）　ブイ・クレス1本	ピーエヌツイン®3号×1，2号×1　エレメンミック®，ビタジェクト®各1　脂肪乳剤10% 200 mL（隔日）　ブイ・クレス1本	ピーエヌツイン®2号×1，1号×1　エレメンミック®，ビタジェクト®各1　7月2日～IBD食1度開始　7月4日IBD食2度　7月7日IBD食3度　ブイ・クレス1本	ピーエヌツイン®1号×1　エレメンミック®，ビタジェクト®各1　IBD食3度　ブイ・クレス1本　ED600 kcal	IBD食4度 ブイ・クレス1本 ED900 kcal
BMI：20.2 kg/m^2	BMI：20.6 kg/m^2	BMI：21.2 kg/m^2	BMI：21.6 kg/m^2	BMI：21.6 kg/m^2
皮膚瘻3カ所閉鎖．浸出液が出ている皮膚瘻は5カ所に	皮膚瘻3カ所閉鎖．浸出液が出ている皮膚瘻は5カ所に	皮膚瘻5カ所閉鎖．浸出液が出ている皮膚瘻は3カ所に	皮膚瘻6カ所閉鎖．浸出液が出ている皮膚瘻は2カ所に	皮膚瘻6カ所閉鎖．浸出液減少．皮膚瘻は2カ所に
現在の栄養量で継続	現在の栄養量で継続	皮膚瘻の改善認められる．長期絶食（ブイ・クレス以外）後の食事なので，下痢，腹痛，腹満などの消化器症状の出現に注意	退院に向けてEDの導入を．腹痛，腹満などの消化器症状が生じないように，ゆっくり摂取するよう指導	EDを必要エネルギー量の約半分量摂取するよう，また退院後も継続して施行するように指導
		体重増加認められる	食事を摂取しても消化器症状，検査データの悪化なし．皮膚瘻の再開通もなし．体重もほぼ標準体重に	食事量アップ，EDを増量しても消化器症状の悪化なし

付表 2　臨床検査基準値

1. 血液学的検査

	検査項目	略語	基準範囲	単位
血球検査	赤血球数	RBC	男 410 万～530 万 女 380 万～480 万	/μL
	血色素量 （ヘモグロビン）	Hb	男 14.0～18.0 女 12.0～16.0	g/dL
	ヘマトクリット	Ht	男 40～48 女 34～42	%
	平均赤血球容積	MCV	84～99	fL
	平均赤血球ヘモグロビン量	MCH	26～32	pg
	平均赤血球ヘモグロビン濃度	MCHC	32～36	%
	網赤血球数	Ret	0.5～2.0	%
	白血球数	WBC	3,600～9,300	/μL
	白血球分画 　桿状核好中球 　分節核好中球 　好酸球 　好塩基球 　リンパ球 　単球		 2.0～13.0 38.0～58.0 0.2～6.8 0～1.0 26.2～46.6 2.3～7.7	 % % % % % %
	血小板数	Plt	12 万～41 万	/μL
血栓・止血検査	出血時間		1～3（Duke 法）	分
	プロトロンビン時間 　活性比 　プロトロンビン -INR	PT PT（%） PT-INR	10～12 70～120 0.9～1.1	秒 %
	活性化部分トロンボプラスチン時間	APTT	30～40	秒
	フィブリノゲン	Fbg	170～410	mg/dL
	フィブリン分解産物	FDP	5 以下	μg/mL
	D-ダイマー		150 以下	ng/mL
	赤血球沈降速度 （血沈，赤沈）	ESR	1 時間値： 男 2～10 女 3～15	mm

2. 血液生化学検査―1

	検査項目	略語	基準範囲	単位
たんぱく検査	血清総蛋白	TP	6.6～8.1	g/dL
	アルブミン	Alb	4.1～4.9	g/dL
	血清蛋白分画 　アルブミン 　α_1 グロブリン 　α_2 グロブリン 　βグロブリン 　γグロブリン	 Alb α_1-Glob α_2-Glob β-Glob γ-Glob	 53.9～66.9 2.1～4.4 4.8～9.3 9.0～14.5 12.4～23.6	 % % % % %
脂質検査	総コレステロール	TC	120～219	mg/dL
	遊離型コレステロール		30～60	mg/dL
	中性脂肪（トリグリセリド）	TG	50～149 （空腹時）	mg/dL
	リポ蛋白分画 　カイロミクロン 　α リポ蛋白 　pre β リポ蛋白 　β リポ蛋白		 0.0～1.2 16.3～43.0 11.2～23.6 40.1～55.8	 % % % %
	アポ蛋白分画 　アポ-A Ⅰ 　アポ-A Ⅱ 　アポ-B 　アポ-C Ⅱ 　アポ-C Ⅲ 　アポ-E	 Apo-A Ⅰ Apo-A Ⅱ Apo-B Apo-C Ⅱ Apo-C Ⅲ Apo-E	 95～180 20～40 45～125 1.1～5.0 4.0～14.0 2.2～6.4	 mg/dL mg/dL mg/dL mg/dL mg/dL mg/dL
	HDL コレステロール	HDL-C	男 40～85 女 40～95	mg/dL
	LDL コレステロール	LDL-C	65～139	mg/dL
	遊離脂肪酸	FFA	100～800	μEq/L
	リン脂質	PL	145～257	mg/dL

2. 血液生化学検査— 2

	検査項目	略語	基準範囲	単位
糖検査	血糖（グルコース） 空腹時 糖負荷試験	 FPG GTT	 70〜109 140 未満（2 時間値）	 mg/dL mg/dL
	ヘモグロビン A1c	HbA1c	4.6〜6.2	%
	フルクトサミン	FRA	205〜285	μmol/L
	グリコアルブミン	GA	12〜16	%
	1,5-アンヒドログルシトール	1,5-AG	14 以上	μg/mL
	インスリン	IRI	5〜15（空腹時）	μU/mL
	C ペプチド	CPR	0.6〜1.8（空腹時）	ng/mL
肝・胆道系検査	アスパラギン酸アミノトランスフェラーゼ	AST (GOT)	10〜34	U/L
	アラニンアミノトランスフェラーゼ	ALT (GPT)	5〜46	U/L
	乳酸脱水素酵素	LD (LDH)	120〜245	U/L
	ビリルビン 総ビリルビン 直接ビリルビン 間接ビリルビン	 T-Bil D-Bil I-Bil	 0.3〜1.2 0.0〜0.2 0.1〜0.8	 mg/dL mg/dL mg/dL
	アルカリホスファターゼ	ALP	男 102〜249 女 82〜211	U/L
	γ グルタミルトランスペプチターゼ	γ-GT (γ-GTP)	男 7〜60 女 7〜38	U/L
	コリンエステラーゼ	ChE	172〜457	U/L
	ロイシンアミノペプチターゼ	LAP	37〜73	U/L
	膠質反応 チモール混濁試験 硫酸亜鉛混濁試験	 TTT ZTT	 0.5〜5.0 4〜12	 Kunkel 単位
	インドシアニングリーン試験　15 分停滞率	ICG 検査	10 以下	%
	アンモニア	NH_3	30〜86（直接比色法）	μg/dL
膵機能検査	血清アミラーゼ 尿中アミラーゼ	AMY	32〜104 55〜547	U/L U/L
	リパーゼ	LIP	11〜53	U/L
	エラスターゼ 1		110〜410（RIA 法）	ng/dL

2. 血液生化学検査— 3

	検査項目	略語	基準範囲	単位
腎機能検査	尿素窒素	UN (BUN)	7〜19	mg/dL
	クレアチニン	Cr	男 0.7〜1.1 女 0.5〜0.9	mg/dL
	クレアチニンクリアランス	Ccr	91〜130	mL/分/$1.73m^2$
	尿酸	UA	男 4.0〜7.0 女 3.0〜5.6	mg/dL
	尿中微量アルブミン		30 以下	mg/日
	β_2 ミクログロブリン	β_2M	1〜2.3	mg/dL
電解質・無機質検査	ナトリウム	Na	135〜147	mEq/L
	クロール	Cl	98〜108	mEq/L
	カリウム	K	3.5〜4.9	mEq/L
	カルシウム	Ca	9.2〜10.7	mg/dL
	無機リン	IP	2.8〜4.8	mg/dL
	鉄	Fe	男 54〜181 女 43〜172	μg/dL
	総鉄結合能	TIBC	男 250〜380 女 250〜450	μg/dL
	不飽和鉄結合能	UIBC	男 111〜255 女 137〜325	μg/dL
	フェリチン		男 37〜420 女 6〜140	ng/mL
	マグネシウム	Mg	1.8〜2.4	mg/dL
	銅	Cu	70〜130	μg/dL
	亜鉛	Zn	66〜110	μg/dL
ビタミン	葉酸	FA	2.5〜8.0	ng/mL
	ビタミン B_{12}		200〜1,000	pg/mL
その他	クレアチンキナーゼ	CK	男 60〜270 女 40〜150	U/L
	CK-MBアイソザイム	CK-MB	4.4 以下	ng/mL

3. 内分泌検査

検査項目	略語	基準範囲	単位
成長ホルモン	GH	男 0.17 以下 女 0.28〜1.64 （早朝空腹時）	ng/mL
副腎皮質刺激ホルモン	ACTH	4.4〜48.0 （早朝空腹時）	pg/mL
甲状腺刺激ホルモン	TSH	0.5〜5.0	μU/mL
黄体形成ホルモン 卵胞刺激ホルモン	LH FSH	1.7〜13.3 4.5〜11.0 （女性卵胞期）	mU/mL
プロラクチン	PRL	男 3.6〜16.3 女 4.1〜28.9	ng/mL
サイロキシン 遊離型サイロキシン	T_4 FT_4	6.1〜12.4 0.9〜1.7	μg/dL ng/dL
トリヨードサイロニン 遊離型トリヨードサイロニン	T_3 FT_3	0.8〜1.6 2.3〜4.3	ng/mL pg/mL
副甲状腺ホルモン	PTH	0.5 以下 （C 末端 PTH）	ng/mL
血中コルチゾール		6.4〜21.0 （早朝安静時）	μg/dL
アルドステロン		29.9〜159 （早朝臥位）	pg/mL
血漿レニン活性	PRA	0.3〜2.9 （臥位）	ng/mL /時間
カテコールアミン アドレナリン ノルアドレナリン ドパミン	 A NA DA	 100 以下 500 以下 300 以下	 pg/mL pg/mL pg/mL
エストラジオール	E_2	10〜78 （女性卵胞期）	pg/mL
ガストリン		42〜200	pg/mL

4. 腫瘍マーカー検査

検査項目	略語	カットオフ値*	単位
α フェトプロテイン	AFP	10.0 以下	ng/mL
CA19—9		37 以下	U/mL
CA125		35 以下	U/mL
癌胎児性抗原	CEA	5.0 以下	ng/mL
前立腺特異抗原	PSA	4 以下	ng/mL
扁平上皮癌関連抗原	SCC	1.5 以下	ng/mL

*カットオフ値：その値を境界にして陽性か陰性かを判別する値で，病態判断値のこと．

5. 免疫血清検査

検査項目	略語	基準範囲	単位
C 反応性蛋白	CRP	0.3 以下	mg/dL
抗ストレプトリジン O 抗体	ASO	166 以下	Todd 単位
梅毒血清反応 ガラス板法，RPR 法 TPHA テスト	STS	 （－）（1 倍未満） （－）（80 倍未満）	
HA 抗体		（－）	
HBs 抗原		（－）	
HBs 抗体		（－）	
HCV 抗体		（－）	
HIV 抗体		（－）	
免疫グロブリン IgG IgM IgA IgD IgE	Ig	 868〜1,780 男 28〜177 女 57〜310 122〜412 9 以下 173 以下	 mg/dL mg/dL mg/dL mg/dL U/mL
アレルゲン特異的 IgE CAP-RAST MAST		 0.34 以下 （－）	 U_A/mL
補体活性価	CH50	26〜49	U/mL
補体 C3 C4		 74〜130 11〜30	 mg/dL mg/dL
リウマチ因子 RA テスト IgM 型 RF	RF	 （－） 20 以下	 U/mL
抗サイログロブリン抗体		0.3 未満	U/mL
抗核抗体	ANA	（－）40 倍未満	
寒冷凝集反応		（－）256 倍未満	
ハプトグロビン	Hp	19〜170	mg/dL
レチノール結合蛋白	RBP	2.2〜7.4	mg/dL

6. 尿・便検査

検査項目		略語	基準範囲	単位
尿検査	尿量		1,000～1,500	mL/日
	pH		4.4～7.5	
	比重		1.005～1.030	
	蛋白		(−)～(±)	
	糖		(−)	
	潜血		(−)	
	ケトン体		(−)	
	ウロビリノゲン	UBG	(±)～(+)	
	ビリルビン	Bil	(−)	
	尿沈渣　赤血球		＜２個	/毎視野
	白血球		＜４個	/毎視野
	上皮細胞		(−)～扁平上皮が少数	
	円柱		(−)～硝子円柱が少数	
	結晶		(−)～尿酸塩・リン酸塩・シュウ酸塩	
	細菌		＜４個	/毎視野
便検査	潜血反応		(−)	
	寄生虫卵		(−)	

7. 動脈血ガス分析

検査項目	略語	基準範囲	単位
pH		7.35～7.45	
二酸化炭素分圧	$PaCO_2$	35～45	Torr (mmHg)
酸素分圧	PaO_2	75～100	Torr (mmHg)
重炭酸イオン	HCO_3^-	22～26	mmol/L

(奈良信雄：臨床検査値の読み方考え方ケーススタディ，第２版，p.137-143，2014，奈良信雄：看護・栄養指導のための臨床検査ハンドブック第５版，医歯薬出版，2014，奈良信雄：臨床検査値ポケットガイド，中山書店，2011 より，一部改変)

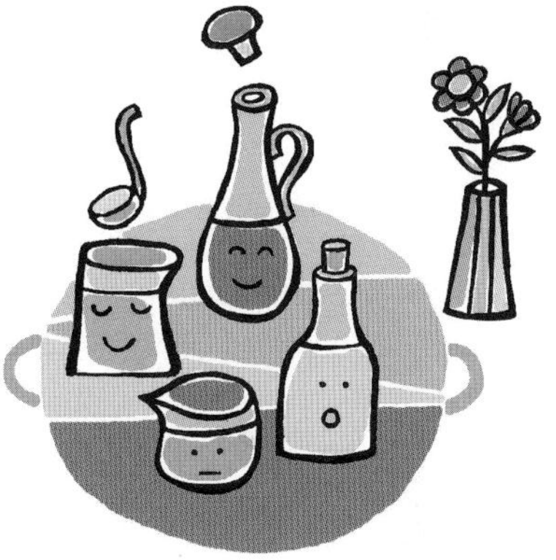

付表３　おもな医療用語の略語

AAA aromatic amino acid 芳香族アミノ酸
AAA abdominal aortic aneurysm 腹部大動脈瘤
Ab antibody 抗体
ABI ankle-brachial index 下腿-上腕血圧比
AC arm circumference 上腕周囲長
ACE angiotensin converting enzyme アンジオテンシン変換酵素
ACG angiocardiography, angiocardiogram 心血管造影（法）
ACh acetylcholine アセチルコリン
ACH adrenal cortical hormone 副腎皮質ホルモン
ACTH adrenocorticotropic hormone 副腎皮質刺激ホルモン
AD Alzheimer's disease アルツハイマー病
Ad adrenaline アドレナリン
ADH antidiuretic hormone 抗利尿ホルモン
ADI acceptable daily intake 1日安全許容量
ADL activities of daily living 日常生活動作
ADP adenosine diphosphate アデノシン二リン酸
AED automated external defibrillator 自動体外式除細動器
Af atrial fibrillation 心房細動
A/G albumin/globulin ratio アルブミン・グロブリン比
Ag antigen 抗原
AH acute hepatitis 急性肝炎
AHF acute heart failure 急性心不全
AI aortic insufficiency 大動脈弁閉鎖不全（症）
AI atherogenic index 動脈硬化指数
AIDS acquired immunodeficiency syndrome 後天性免疫不全症候群，エイズ
Alb albumin アルブミン
ALD alcoholic liver disease アルコール性肝障害
ALL acute lymphocytic leukemia 急性リンパ性白血病
ALP alkaline phosphatase アルカリホスファターゼ
ALT alanine aminotransferase アラニンアミノトランスフェラーゼ＝GPT
AMC arm muscle circumference 上腕筋囲
AMI acute myocardial infarction 急性心筋梗塞
AML acute myelocytic leukemia 急性骨髄性白血病
AMP adenosine monophosphate アデノシン一リン酸
AMY amylase アミラーゼ
ANP atrial natriuretic peptide 心房性ナトリウム利尿ペプチド
AP alkaline phosphatase アルカリホスファターゼ
APTT activated partial thromboplastin time 活性化部分トロンボプラスチン時間
ARB angiotensin Ⅱ receptor blocker アンギオテンシンⅡ受容体拮抗薬
ARF acute renal failure 急性腎不全
AS aortic stenosis 大動脈弁狭窄症
ASD atrial septal defect 心房中隔欠損症
ASH alcoholic steatohepatitis アルコール性（脂肪性）肝炎
ASK anti-streptokinase 抗ストレプトキナーゼ
ASLO anti-streptolysin O 抗ストレプトリジンO（＝ASO）
ASO anti-streptolysin O 抗ストレプトリジンO（＝ASLO）
ASO arteriosclerosis obliterans 閉塞性動脈硬化症
AST aspartate aminotransferase アスパラギン酸アミノトランスフェラーゼ＝GOT
AT-Ⅲ anti-thrombin Ⅲ アンチトロンビンⅢ
ATP adenosine triphosphate アデノシン三リン酸
BA bile acid 胆汁酸
BBB bundle branch block 脚ブロック
BBT base body temperature 基礎体温
BCAA branched chain amino acid 分岐鎖アミノ酸
BEE basal energy expenditure 基礎エネルギー消費量
BI Brinkman index 喫煙指数
BIA bioelectrical impedance analysis 生体（電気）インピーダンス分析法
BIL, Bil bilirubin ビリルビン
β-Lp β-lipoprotein βリポ蛋白
BMI body mass index 体格指数
BMR basal metabolic rate 基礎代謝率（量）
BNP brain natriuretic peptide 脳性ナトリウム利尿ペプチド
BOOP bronchiolitis obliterans with organizing pneumonia 閉塞性細気管支炎
BP blood pressure 血圧
BS Braden scale ブレーデンスケール
BS blood sugar 血糖
BT bleeding time 出血時間
BT body temperature 体温
BT bacterial translocation バクテリアルトランスロケーション
BUN blood urea nitrogen 尿素窒素
BW body weight 体重
Bx biopsy バイオプシー，生検
CAG carotid angiography 頸動脈造影法
CAG coronary angiography 冠（状）動脈造影法
c-AMP cyclic adenosine monophosphate サイクリックアデノシン一リン酸（サイクリック AMP）
CAPD continuous ambulatory peritoneal dialysis 持続的携帯型腹膜透析
Ccr creatinine clearance クレアチニンクリアランス
CCU coronary care unit 冠動脈疾患集中治療室
CD Crohn's disease クローン病
CEA carcinoembryonic antigen 癌胎児性抗原
CGM continuous glucose monitoring 持続血糖測定
CHD coronary heart disease 冠動脈性心疾患
ChE cholinesterase コリンエステラーゼ
Chol cholesterol コレステロール
CK creatine kinase クレアチンキナー

ゼ（＝CPK）

CKD chronic kidney disease 慢性腎臓病

CO cardiac output 心拍出量

COPD chronic obstructive pulmonary disease 慢性閉塞性肺疾患

CPK creatine phosphokinase クレアチンホスホキナーゼ（＝CK）

Cr creatinine クレアチニン

CRP C-reactive protein C反応性蛋白

CT computed tomography コンピュータ断層撮影

CTR cardiothoracic ratio 心胸郭比

CVD cardiovascular disease 心血管疾患

DB，DBil direct bilirubin 直接ビリルビン

DESIGN 褥瘡の病態を，深さ（Depth），浸出液（Exudate），大きさ（Size），炎症 / 感染（Inflammation/Infection），肉芽組織（Granulation tissue），壊死組織（Necrotic tissue），ポケット（Pocket）で判断し，重症度や経過を評価する．

DEXA dual energy X ray absorptiometry 二重エネルギー X 線吸収測定法

DHA docosahexaenoic acid ドコサヘキサエン酸

DIC disseminated intravascular coagulation 播種性血管内凝固

DIT diet induced thermogenesis 食事誘発性熱産生

DKA diabetic ketoacidosis 糖尿病性ケトアシドーシス

DKD diabetic kidney disease 糖尿病性腎臓病

DM diabetes mellitus 糖尿病

DN diabetic nephropathy 糖尿病性腎症

DN(A)ase deoxyribonuclease デオキシリボヌクレアーゼ

DNA deoxyribonucleic acid デオキシリボ核酸

DNR do not resuscitation order 心肺蘇生法をおこなわないこと

DRIs dietary reference intakes 食事摂取基準

DW dry weight ドライウエイト

E（E_1，E_2，E_3，E_4）estrogen（estrone, estradiol, estriol, esterol）エストロジェン（エストロン，エストラジオール，エストリオール，エステロール）

EA essential amino acid 必須アミノ酸

ECG electrocardiogram, electrocardiography 心電図，心電図検査

Echo echogram, echography 超音波図，超音波検査法

ED elemental diet 成分栄養法

EDTA ethylenediamine tetra-acetic acid エチレンジアミン四酢酸

EEG electroencephalogram, electroencephalography 脳波，脳波検査

eGFR estimated glomerular filtration rate 推算糸球体濾過量

EIA enzyme immunoassay 酵素免疫測定法

EMG electromyogram, electromyograph 筋電図，筋電図検査

EN enteral nutrition 経腸栄養

EPA eicosapentaenoic acid エイコサペンタエン酸

ERAS enhanced recovery after surgery 術後回復力強化プログラム

ESR erythrocyte sedimentation rate 赤血球沈降速度

ET ejection time 駆出時間

EV esophageal varices 食道静脈瘤

EVL endoscopic variceal ligation 内視鏡的静脈瘤結紮術

FA fatty acid 脂肪酸

FAD flavin adenine dinucleotide フラビン・アデニン・ジヌクレオチド

Fbg，Fg fibrinogen フィブリノゲン

FBS fasting blood sugar 空腹時血糖

FDP fibrin（fibrinogen）degradation product フィブリン（フィブリノゲン）分解産物

FF filtration fraction 濾過率

FFA free fatty acid 遊離脂肪酸

FGS fiber gastroscope 胃ファイバースコープ

FH familial hyperlipidemia 家族性高脂血症

FPG fasting plasma glucose 空腹時血糖

FRA fructosamine フルクトサミン

FT_3 free triiodothyronine 遊離トリヨードチロニン

FT_4 free thyroxin 遊離チロキシン

GA glycoalbumin グリコアルブミン

GDM gestational diabetes mellitus 妊娠糖尿病

GFR glomerular filtration rate 糸球体濾過率（値）

GH growth hormone 成長ホルモン

GI glycemic Index グリセミック指数

GL glycemic Load グリセミックロード

GOT glutamic oxaloacetic transaminase グルタミン酸オキサロ酢酸トランスアミナーゼ＝AST

GPT glutamic pyruvic transaminase グルタミン酸ピルビン酸トランスアミナーゼ＝ALT

γ-GTP γ-glutamyltranspeptidase γグルタミルトランスペプチターゼ

GTT glucose tolerance test 糖負荷試験

HA(V) hepatitis A（virus）A型肝炎（ウイルス）

HACCP Hazard Analysis and Critical Control 危害分析・重要管理点法

Hb hemoglobin 血色素量

HbA1c ヘモグロビン A1c

HBcAg hepatitis B core antigen B型肝炎c抗原，HBc抗原

HBeAg hepatitis B e-antigen B型肝炎e抗原，HBe抗原

HBsAg hepatitis B surface antigen B型肝炎s抗原，HBs抗原

HBV hepatitis B virus B型肝炎ウイルス

HC hepatic cirrhosis 肝硬変

HCC hepatocellular carcinoma 肝細胞癌

Hct，Ht hematocrit ヘマトクリット

HCV hepatitis C virus C型肝炎ウイルス

HD hemodialysis 血液透析

HDF hemodiafiltration 血液透析濾過

HDL high density lipoprotein 高比重リポ蛋白

HDL-C high density lipoprotein cholesterol 高比重リポ蛋白コレステロール

HIV Human Immunodeficiency Virus ヒト免疫不全ウイルス

HLA human leukocyte antigen ヒト白血球抗原

HMB β-Hydroxy-β-MethylButyrate β-ヒドロキシ-β-メチル酪酸
HOT home oxygen therapy 在宅酸素療法
HPN home parenteral nutrition 在宅中心静脈栄養法
HR heart rate 心拍数
HT hypertension 高血圧症
IB, IBil indirect bilirubin 間接ビリルビン
IBD inflammatory bowel disease 炎症性腸疾患
IBW ideal body weight 標準体重，理想体重
ICG indocyanine green（test）インドシアニングリーン（試験）
ICU intensive care unit 集中治療室
IFN interferon インターフェロン
Ig（A, D, E, M, G）immunoglobulin（A, D, E, M, G）免疫グロブリン（A, D, E，M，G）
IGT impaired glucose tolerance 耐糖能異常
IHD ischemic heart disease 虚血性心疾患
ImmunN immuno nutrition 免疫栄養
IRI immunoreactive inslin 免疫反応性インスリン
IVH intravenous hyperalimentation 中心静脈栄養，経静脈高カロリー輸液
JARD Japanese Anthropometric Reference Date 2001 新身体計測基準値
KM kanamycin カナマイシン
LAP leucine aminopeptidase ロイシンアミノペプチダーゼ
LBM lean body mass 除脂肪体重
LC lung cancer 肺癌
LCAT lecithin cholesterol acyltransferase レシチン・コレステロール・アシル基転移酵素
LDH lactate dehydrogenase 乳酸脱水素酵素
LDL low density lipoprotein 低比重リポ蛋白
LDL-C low density lipoprotein cholesterol 低比重リポ蛋白コレステロール
LES late evening snack 就寝前軽食
LH luteinizing hormone 黄体形成ホルモン
LP，Lp lipoprotein リポ蛋白
LVH left ventricular hypertrophy 左室肥大
Ly lymphocyte リンパ球
MAO monoamine oxidase モノアミンオキシダーゼ
MBD mineral bone disease 骨ミネラル代謝異常
MCH mean corpuscular hemoglobin 平均赤血球色素量
MCHC mean corpuscular hemoglobin concentration 平均赤血球色素濃度
MCT medium chain triglyceride 中鎖脂肪酸トリグリセライド
MCV mean corpuscular volume 平均赤血球容量
meta metastasis 癌転移
MI mitral insufficiency 僧帽弁閉鎖不全症（＝MR）
MI myocardial infarction 心筋梗塞
MOF multiple organ failure 多臓器不全
MRI magnetic resonance imaging 磁気共鳴画像（診断法）
MRSA methicillin-resistant staphylococcus aureus メシチリン耐性黄色ブドウ球菌
MSUD maple syrup urine disease メープルシロップ尿症
MSW medical social worker 医療ソーシャルワーカー
MUFA mono unsaturated fatty acid 一価不飽和脂肪酸
NA noradrenaline ノルアドレナリン
NAFL nonalcoholic fatty liver 非アルコール性脂肪肝
NAFLD nonalcoholic fatty liver disease 非アルコール性脂肪性肝疾患
NASH non alcoholic steatohepatitis 非アルコール性脂肪性肝炎
N-balance nitrogen balance 窒素出納
NEFA non-esterified fatty acid 非エステル型脂肪酸（＝FFA）
NH_3 アンモニア
NPC/N,C/N non-protein calory/nitrogen 非たんぱく熱量/窒素量比
NPN non-protein nitrogen 非たんぱく性窒素
NST nutrition support team 栄養サポートチーム
OGTT oral glucose tolerance test 経口糖負荷試験
OHA oral hypoglycemic agent 経口血糖降下薬
OMI old myocardial infarction 陳旧性心筋梗塞
Ope operation 手術
ORS oral Rehydration Solution 経口補水液
OSAS obstructive sleep apnea syndrome 閉塞性睡眠時無呼吸症候群
OT occupational therapy 作業療法（士）
P/S，PUFA/SFA 多価不飽和脂肪酸・飽和脂肪酸比
PAH para-aminohippuric acid パラアミノ馬尿酸
PAS p-aminosalicylic acid パラアミノサリチル酸
Pc penicillin ペニシリン
PCG phonocardiogram, phonocardiography 心音図
PD peritoneal dialysis 腹膜透析
PEG percutaneous endoscopic gastrostomy 経皮的内視鏡的胃瘻造設術
PEJ percutaneous endoscopic jejunostomy 経皮的内視鏡的腸瘻造設術
PEM protein energy malnutrition たんぱく質・エネルギー低栄養状態
PETT positron emission transaxial tomography 陽電子放射型体軸横断断層撮影（法）
PG plasma glucose 血糖（血漿グルコース）
Ph^1 Philadelphia chromosome フィラデルフィア染色体
PKU phenylketonuria フェニルケトン尿症
Plt platelet 血小板
PMS premenstrual syndrome 月経前症候群
PN parenteral nutrition 経静脈栄養
PNI prognostic nutritional index 予後判定栄養指標

POS problem oriented system 問題志向（指向）型記録システム

PPN peripheral parenteral nutrition 末梢静脈栄養

PS performance status 全身状態

PSP phenolsulfonphtalein（test） フェノールスルホンフタレイン（試験）

PT prothrombin time プロトロンビン時間

PT physical therapist 理学療法士

PTH parathyroid hormon 副甲状腺ホルモン

PTSD post-traumatic stress disorder 心的外傷後ストレス障害

PTT partial thromboplastin time 部分トロンボプラスチン時間

PUFA polyunsaturated fatty acid 多価不飽和脂肪酸

RA rheumatoid arthritis 慢性関節リウマチ

RBC red blood cell 赤血球数

RBP retinol binding protein レチノール結合蛋白

REE resting energy expenditure 安静時エネルギー消費量

RPF renal plasma flow 腎血漿流量

RQ respiratory quotient 呼吸商

RTP rapid turnover protein ラピッドターンオーバープロテイン，急速代謝（交代）回転蛋白質

RVH right ventricular hypertrophy 右室肥大

SAIS, SAS sleep apnea insomnia syndrome 睡眠時無呼吸不眠症候群，睡眠時無呼吸症候群

SaO_2 arterial oxygen saturation 動脈血酸素飽和度

SFA saturated fatty acid 飽和脂肪酸

SGA subjective global assesment 主観的包括的評価

SLE systemic lupus erythematosus 全身性エリテマトーデス

SM streptomycin ストレプトマイシン

SMBG self-monitoring of blood glucose 血糖自己測定

SOAP subjective, objective, assessment and plan 問題志向評価法．主観，客観，評価，計画

ST speech therapist 言語聴覚士

SU sulfonylurea スルホニル尿素（SU薬　スルホニル尿素薬）

TC，T-cho total cholesterol 総コレステロール

T_3 triiodothyronine トリヨードサイロニン

T_4 thyroxine サイロキシン

TAE transcatheter arterial embolization 経カテーテル動脈塞栓術

TB，Tbc tuberculosis 結核

TB，TBil total bilirubin 総ビリルビン

TBI total body irradiation 全身X線照射

Tf transferrin トランスフェリン

TG triglyceride トリグリセリド，中性脂肪

TH thyroid hormone 甲状腺ホルモン

TIA transient ischemic attack 一過性脳虚血発作

TIBC total iron binding capacity 総鉄結合能

TP total protein 総たんぱく

TPN total parenteral nuturition 完全経静脈栄養（法）

TSF triceps skinfold thickness 上腕三頭筋皮下脂肪厚

TSH thyroid stimulating hormone 甲状腺刺激ホルモン

TTT thymol turbidity test チモール混濁試験

UA uric acid 尿酸

UAE urinary albumin excretion 尿中アルブミン排泄量

UC ulcerative colitis 潰瘍性大腸炎

UCG ultrasonic cardiography 超音波心臓検査法

UIBC unsaturated iron binding capacity 不飽和鉄結合能

VLCD very low calorie diet 超低カロリー食（療法）

VLDL very low density lipoprotein 超低比重リポ蛋白

WBC white blood cell 白血球

Wt weight 体重

X-P X-ray photograph X線写真

ZTT zinc sulfate turbidity test 硫酸亜鉛混濁試験

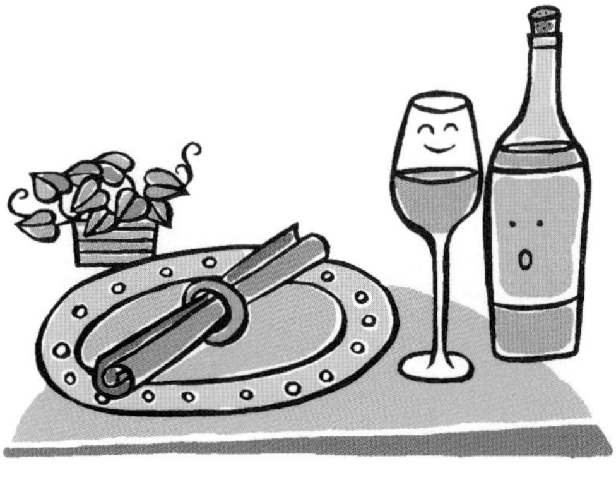

付表４　主要経腸栄養剤（医薬品）

（100 kcal あたりの組成）

製品名		エレンタール®	エレンタール® P	ヘパン ED®	アミノレバン® EN 配合散	ツインライン® NF
区　分		成分栄養剤	成分栄養剤	成分栄養剤	消化態栄養剤	消化態栄養剤
適　応						
製造会社		EA ファーマ	EA ファーマ	EA ファーマ	大塚製薬	EN 大塚製薬
販売会社		EA ファーマ	EA ファーマ	EA ファーマ	大塚製薬	大塚製薬工場
容　量		80 g	40 g，80 g	80 g	50 g 袋	A 液 +B 液 400 mL
主原料		結晶アミノ酸（17 種類），デキストリン，大豆油	結晶アミノ酸（18 種類），デキストリン，大豆油	結晶アミノ酸（14 種類），デキストリン，大豆油	アミノ酸，ゼラチン加水分解物，カゼイン Na，米油，デキストリン	乳たんぱく加水分解物，L- メチオニン，L- トリプトファン，トリカプリリン，サフラワー油，マルトデキストリン
エネルギー	kcal	300/ 袋	156・312/ 袋	310/ 袋	213/ 袋	400/ 袋
たんぱく質	g	4.4	3.1	3.6	6.43	4.05
脂　質	g	0.17	0.9	0.9	1.7	2.78
炭水化物	g	21.1	19.9	19.9	14.79	14.68
ビタミン A	μgRE	216 IU	346 IU	232 IU	219 IU	207 IU
D	μg	0.43	2.82	1.24	21.9 IU	13.5 IU
B_1	mg	0.05	0.08	0.23	0.047	0.2
B_2	mg	0.06	0.10	0.23	0.075	0.22
B_6	mg	0.07	0.12	0.18	0.094	0.25
ナイアシン	mg	0.73	1.17	1.06	0.71	2.48
パントテン酸	mg	0.37	0.59	0.49	0.512	0.94
葉　酸	μg	14.7	23.6	42.50	23.5	25
B_{12}	μg	0.24	0.39	0.70	0.235	0.32
C	mg	2.6	9.18	7.55	2.9	22.5
K	μg	3.00	4.62	14.18	2.6	6.3
E	mg	1.00	1.61	4.86	4	0.67
ミネラル Na	mg	86.7	92.8	59.3	18.3	69
Cl	mg	172.3	164.9	121.4	102.7	107
K	mg	72.5	158.7	70.4	99.58	118
Mg	mg	13.3	14	12.9	9.5	14
Ca	mg	52.5	109.2	78.9	27.4	44
P	mg	40.5	84.4	60.9	43.4	53
Fe	mg	0.6	1.64	0.34	0.624	0.63
Mn	μg	100	160	92.9	89	160
Cu	μg	66.7	110	67.1	61	23
Zn	mg	0.6	0.9	1.2	0.399	0.95
I	μg	5.1	7.9	8.0	4.5	−
Se	μg	0	0	0		1.2
繊　維	g	−	−	−	−	1.4
n-6/n-3		6.7	6.7	6.7	−	−
浸透圧 mOsm/L		755	630	633	約 630	470〜510
pH		6.0	6.1	6.1	5.5〜7	6.3〜6.7

（100 kcal あたりの組成）

ラコール®NF	ラコール®NF 半固形剤	エンシュア・リキッド®	エンシュア®・H	エネーボ®	イノラス®
半消化態栄養剤	半消化態栄養剤	半消化態栄養剤	半消化態栄養剤	半消化態栄養剤	半消化態栄養剤
EN 大塚製薬	EN 大塚製薬	明治	明治	明治	EN 大塚製薬
大塚製薬工場	大塚製薬工場	アボットジャパン	アボットジャパン	アボットジャパン	大塚製薬工場
200 mL, 400 mL	300 g	250 mL	250 mL	250 mL	187.5 mL
乳カゼイン，分離大豆たんぱく質，トリカプリリン，大豆油，シソ油，パーム油，マルトデキストリン，精製白糖	乳カゼイン，分離大豆たんぱく質，トリカプリリン，大豆油，シソ油，パーム油，マルトデキストリン，精製白糖	カゼインNa，カゼインNaCa，分離大豆たんぱく質，コーン油，大豆レシチン，デキストリン，精製白糖	カゼインNa，カゼインNaCa，分離大豆たんぱく質，コーン油，大豆レシチン，デキストリン，精製白糖	分離牛乳たんぱく質，濃縮乳清たんぱく質，分離大豆たんぱく質，高オレイン酸ヒマワリ油，なたね油，中鎖脂肪酸トリグリセリド，魚油，大豆レシチン，デキストリン，精製白糖	濃縮乳たんぱく質，カゼインナトリウム，トリカプリリン，コーン油，シソ油，魚油，加水分解デンプン，イヌリン，クエン酸ナトリウム水和物，クエン酸カリウム，乳酸カルシウム水和物，塩化カルシウム水和物，塩化マグネシウム，リン酸二カリウム，グルコン酸第一鉄，硫酸亜鉛水和物，硫酸マンガン五水和物，硫酸銅，ヨウ化カリウム，セレン酸ナトリウム，塩化クロム六水和物，モリブデン酸ナトリウム二水和物，ビタミン A 油，コレカルシフェロール，トコフェロール酢酸エステル，メナテトレノン，フルスルチアミン塩酸塩，リボフラビンリン酸エステルナトリウム，ピリドキシン塩酸塩，シアノコバラミン，L- アスコルビン酸 2- グルコシド，ニコチン酸アミド，パントテン酸カルシウム，葉酸，ビオチン，L- カルニチン，コリン塩化物
1 kcal/mL	1 kcal/mL	1 kcal/mL	1.5 kcal/mL	1.2 kcal/mL	1.6 kcal/mL
4.38	4.38	3.5	3.5	4.5	4
2.23	2.23	3.5	3.5	3.2	3.22
15.62	15.62	13.7	13.7	13.2	13.26
207 IU	207 IU	250 IU	250 IU	63.3	94.4
13.6 IU	13.6 IU	20 IU	20 IU	0.9	1.67
0.38	0.38	0.15	0.15	0.17	184
0.25	0.25	0.17	0.17	0.27	178
0.38	0.38	0.2	0.2	0.27	56
2.5	2.5	2	2	1.5	1.67
0.96	0.96	0.5	0.5	0.83	0.667
38	38	20	20	22.7	26.7
0.32	0.32	0.6	0.6	0.3	0.5
28.1	28.1	15.2	15.2	21	22.2
6.25	6.25	7	7	9.6	8.33
0.65	0.65	3	3	3.6	2.493
73.8	73.8	80	80	76.7	90
117	117	136	136	83.3	139
138	138	148	149	100	184
19.3	19.3	20	20	17.3	41.1
44	44	52	53	96.7	88.9
44	44	52	53	83.3	111.1
0.63	0.63	0.9	0.9	1.47	1.222
133	133	200	200	460	0.444
125	125	100	101	160	100
0.64	0.64	1.5	1.5	1.5	1.333
0.3	0.3	−	−	−	14.4
2.5	2.7	−	−	6.7	5.63
−	0.5	−	−	0.57	1
3	3	44	44	3.9	3
330〜360	−	約 330	約 540	350	670
6.0〜7.2	5.8 〜 6.3	6.6	6.5	6.1 〜 7.0	約 6.1

付表５　主要経腸栄養剤（食品）

（100 kcal あたりの組成）

製品名			ペプチーノ®	ペプタメン® スタンダードバッグ	MA- ラクフィア 1.0	CZ-Hi
区　分			消化態流動食	消化態流動食	半消化態流動食	半消化態流動食
適　応						
製造会社			テルモ	ネスレ	森永乳業	森永乳業
販売会社			テルモ	ネスレ	クリニコ	クリニコ
容　量			200 mL	200 mL, 267 mL	200 mL, 1,000 mL	200 mL, 1,000 mL
主原料			デキストリン，乳清たんぱく分解物，クエン酸 Na，グリセロリン酸 Ca，塩化 Mg，塩化 K，グルコン酸亜鉛，ビタミン類	デキストリン，乳清たんぱく分解物，中鎖脂肪酸油，なたね油，食塩，酵母調製品，食用油脂加工品，乳化剤，リン酸 Na，水酸化 K	デキストリン，植物油，大豆たんぱく質，グァーガム分解物，難消化性デキストリン，食塩，乾燥酵母，乳酸菌（殺菌）/ カゼイン Na，ph 調整剤，セルロース，乳化剤，香料，カラメル色素，グルコン酸銅，（一部に乳成分・大豆を含む）	豆乳，デキストリン，乳たんぱく質，難消化性デキストリン，植物油，精製魚油，ラクチュロース（ミルクオリゴ糖），乾燥酵母，食塩，カゼイン Na，pH 調整剤，セルロース，塩化 K，炭酸 Mg，乳化剤，香料，ビタミン C，塩化 Ca，クエン酸鉄 Na，ビタミン E，ニコチン酸アミド，パントテン酸カルシウム，β-カロテン，ビタミン B_6，ビタミン D，ビタミン B_2，ビタミン B_1，ビタミン A，葉酸，ビタミン B_{12}
エネルギー		kcal	1 kcal/mL	1.5kcal/mL	1kcal/mL	1 kcal/mL
たんぱく質		g	3.6	3.5	4	5
脂　質		g	0	4	3	2.2
炭水化物		g	21.4	12.5	15	17.1
ビタミン	A	μgRE	85	100	78	75
	D	μg	0.6	1.4	1.0	0.5
	B_1	mg	0.5	0.25	0.13	0.16
	B_2	mg	0.25	0.33	0.14	0.18
	B_6	mg	0.25	0.43	0.2	0.3
	ナイアシン	mg	2.5	5.3	2.7	2.0
	パントテン酸	mg	1.2	2.0	1.0	1.0
	葉　酸	μg	50	31	40	30
	B_{12}	μg	0.6	0.8	0.3	0.3
	C	mg	50	27	25	10
	K	μg	7	8	7	8
	E	mg	0.75	1	1.2	1.2
ミネラル	Na	mg	70	143	197	90
	Cl	mg	105	100	110	130
	K	mg	77	107	120	150
	Mg	mg	18	36	30	38
	Ca	mg	75	78	60	75
	P	mg	40	57	60	75
	Fe	mg	0.7	1.1	0.8	1.1
	Mn	μg	UD（検出限界）	0.5	180	0.18
	Cu	μg	100	0.1	100	0.1
	Zn	mg	1.2	1.5	1	1.1
	I	μg	UD	14.7	13	15
	Se	μg	1	4	3	4
繊　維		g	0	0	1.0	2.4
n-6/n-3			―	2.3	3.3	3.3
浸透圧 mOsm/L			470 ～ 500	510	300	300
pH			5 ～ 6	6.9	6.8	7

（100 kcal あたりの組成）

E7-Ⅱ®	メディエフ® バッグ	エフツーα®	リカバリー® SOY	サンエット® -SA	テルミール® ミニα
半消化態流動食	半消化態流動食	半消化態流動食	半消化態流動食	半消化態流動食	半消化態流動食
森永乳業	ネスレ	テルモ	マルサンアイ	日油	テルモ
クリニコ	ネスレ	テルモ	ニュートリー	ニュートリー	テルモ
200 mL, 1,000 mL	300 mL, 400 mL	200 mL, 1,000 mL	200 mL, 1,000 mL	200 mL, 1,000 mL	125 mL
デキストリン，カゼインNa，植物油，精製魚油，乾燥酵母，セルロース	デキストリン，カゼインNa，砂糖，植物油，水溶性食物繊維，MCT，各種ミネラル，酵母，ビタミン類	デキストリン，乳たんぱく，砂糖，食物繊維，大豆油，MCT，大豆たんぱく，イソマルトオリゴ糖，昆布抽出物，酵母，食塩，カゼインNa,セルロース，硫酸Mg,塩化K,グルコン酸亜鉛，グルコン酸Ca,クエン酸鉄，ビタミン類	豆乳，大豆たんぱく，デキストリン，植物油，砂糖，食物繊維，大豆オリゴ糖，DHA含有精製魚油，酵母，ビタミン類，ミネラル類	デキストリン，乳たんぱく質，難消化性デキストリン，植物油，コラーゲンペプチド，砂糖，ガラクトオリゴ糖，MCT，DHA含有精製魚油，食塩，パン酵母，L-カルニチン/カゼインNa，乳化剤，クエン酸Na，ビタミン類	デキストリン，大豆油，乳たんぱく，オリゴ糖，カゼインNa，乳化剤，セルロース，塩化K，酵母，ビタミン類，カラギナン
1 kcal/mL	1 kcal/mL	1 kcal/mL	1 kcal/mL	1 kcal/mL	1.6 kcal/mL
5	4.5	5	4.5	5.5	3.7
2	2.8	2.2	2.5	2.22	3.8
16.3	14.3	15.5	15.6	16	13.4
90	67	85	90	75	85
0.6	0.46	0.55	0.75	0.325	0.55
0.13	0.18	0.21	0.2	0.15	0.5
0.18	0.15	0.24	0.2	0.15	0.24
0.2	0.15	0.5	0.3	0.2	0.5
2.2	1.3	2.3	3 mgNE	3 mgNE	2.3
0.7	0.5	0.9	0.9	0.63	0.9
30	20	50	50	25	50
0.3	0.2	1.5	0.4	0.3	1.5
10	15	30	10	25	30
8	6.5	15	4	7	7.5
1	0.6	3	3	2	3
180	185	100	125	180	75
195	80	63	120	110	50
130	130	110	150	130	75
30	26	35	25	30	30
60	65	90	75	60	60
60	55	70	95	110	40
1	0.8	1.2	1.5	1.3	1.2
180	340	400	270	500	400
100	110	100	120	130	100
1	1.65	1.2	1.2	1.4	1.2
13	13	35	13	19	35
3	2.5	3	2	6	3
1	1.2	2	1	2	1.3
2.4	3.2	7.6	3.4	2.8	3.8
340	350	370	350	309	420～470
7	約6.8	7	7.1	6.7	7

（100 kcal あたりの組成）

製品名			テルミール® 2.0 α	テルミール® アップリード	メイバランス® Arg Mini カップ	メイバランス® 2.0
区 分			半消化態流動食	半消化態流動食	半消化態流動食	半消化態流動食
適 応						
製造会社			テルモ	テルモ	明治	明治
販売会社			テルモ	テルモ	明治	明治
容 量			200 mL	50mL, 100mL	125 mL	200 mL, 1,000 mL
主原料			デキストリン，大豆油，乳たんぱく，カゼインNa，乳化剤，セルロース，塩化K，酵母，ビタミン類，カラギナン	砂糖，植物油，デキストリン，コラーゲンペプチド，乳清たんぱく，MCT，発酵乳，寒天，食塩，L-カルニチン，酵母，昆布抽出物，ビタミンK_2含有植物油	デキストリン，食用油脂（なたね油，パーム分別油），ショ糖，難消化性デキストリン，食用酵母 / カゼインNa，アルギニン，pH調整剤，リン酸Ca，乳化剤，塩化K，ビタミンC，炭酸Mg，香料，グルコン酸亜鉛，ビタミンE，硫酸鉄，ナイアシン，甘味料（スクラロース），パントテン酸Ca，ビタミンB_6，グルコン酸銅，ビタミンB_1，ビタミンB_2，ビタミンA，葉酸，ビタミンB_{12}，ビタミンD	デキストリン，食用油脂（なたね油，パーム分別油），乳たんぱく質，難消化性デキストリン，ショ糖，食塩，食用酵母 / カゼインNa，乳化剤，クエン酸K，炭酸Mg，クエン酸Na，香料，ビタミンC，塩化K，pH調整剤，ビタミンE，硫酸鉄，グルコン酸亜鉛，ナイアシン，パントテン酸Ca，グルコン酸銅，ビタミン類
エネルギー		kcal	2 kcal/mL	4 kcal/mL	1.6 kcal/mL	2 kcal/mL
たんぱく質		g	3.6	3.5	5.0	3.4
脂 質		g	3.8	5.4	3.75	3.3
炭水化物		g	13	9.4	12.5	15.2
ビタミン	A	μgRE	71	53	90	60
	D	μg	0.46	0.34	0.75	0.5
	B_1	mg	0.21	0.16	0.23	0.15
	B_2	mg	0.17	0.13	0.30	0.2
	B_6	mg	0.25	0.19	0.45	0.3
	ナイアシン	mg	1.8	1.3	3.7	1.6
	パントテン酸	mg	0.75	0.56	0.9	0.6
	葉 酸	μg	25	19	45	50
	B_{12}	μg	0.75	0.56	0.9	0.6
	C	mg	15	6	50	16
	K	μg	6.3	9.4	3.0	5
	E	mg	0.75	0.56	4.5	3.0
ミネラル	Na	mg	50	38	68	80
	Cl	mg	50	38	55	80
	K	mg	50	38	60	80
	Mg	mg	19	8	15	15
	Ca	mg	38	24	60	50
	P	mg	50	34	60	50
	Fe	mg	0.75	0.6	1.2	1.0
	Mn	μg	350	0.25	8	200
	Cu	μg	120	0.08	75	80
	Zn	mg	1.2	0.8	1.5	0.8
	I	μg	UD	16	0.8	15
	Se	μg	5	4	6	3.5
繊 維		g	0.15	0.1	1.25	1
n-6/n-3			3	3.8	3.2	3.2
浸透圧 mOsm/L			450～480	420	490	600
pH			7	4.0 未満	6.6	6.7

（100 kcal あたりの組成）

インパクト®	MEIN®	グルセルナ®-REX	インスロー®	ディムス®
半消化態流動食	半消化態流動食	半消化態流動食	半消化態流動食	半消化態流動食
免疫賦活・免疫調節	免疫賦活・免疫調節	糖尿病	糖尿病	糖尿病
ネスレ	明治	ホテイフーズ	明治	森永乳業
ネスレ	明治	アボット ジャパン	明治	クリニコ
125 mL	200 mL	200 mL，400 mL	200 mL	200 mL
しょ糖，なたね油，精製魚油，デキストリン，中鎖脂肪酸油，酵母核酸(RNA)，酵母調整品/カゼインNa（乳由来），アルギニン，クエン酸（K），カラメル色素，安定剤（セルロース），水酸化K，リン酸Na	乳製品，パラチノース，食用油脂（なたね油，パーム分別油，中鎖脂肪酸トリグリセリド，精製魚油），乳清たんぱく質分解物，デキストリン，乳たんぱく質，難消化性デキストリン，乳リン脂質抽出物，食塩，カルニチン，食用酵母/リン酸Mg，甘味料（スクラロース），グルコン酸亜鉛，硫酸鉄，グルコン酸銅，ビタミン類	なたね油，高オレイン酸ひまわり油，難消化性デキストリン，デキストリン，イソマルツロース，果糖，分離大豆たんぱく，フラクトオリゴ糖，燕麦繊維，塩化Na，ブドウ糖，L-カルニチン，中鎖脂肪酸/カゼインNa，グリセリンほか	パラチノース，乳たんぱく質，デキストリン，食用油脂（ひまわり油，しそ油），難消化性デキストリン，乳リン脂質抽出物，食塩，カルニチン，食用酵母/キシリトール），水酸化K，クエン酸Na，リン酸K，硫酸鉄，グルコン酸亜鉛，Ca，グルコン酸銅，ビタミン類	デキストリン，難消化性デキストリン，植物油，ラクチュロース，精製魚油，乾燥酵母，カゼインNa，セルロース，カラギナン
0.9 kcal/mL	1 kcal/mL	1 kcal/mL	1 kcal/mL	1 kcal/mL
9.5	5.0	4.2	5	4
3.7	2.8	5.6	3.3	2.8
7.1	15.0	9.7	13.7	16.7
74	150	104	75	75
4.5	0.75	0.85	0.75	1.0
0.16	0.25	0.12	0.6	0.6
0.27	0.30	0.18	0.5	0.18
0.32	0.30	0.21	0.3	0.62
5.0	2.8	1.7	1.6	5.2
1.6	1.2	0.7	1	1.3
45	50	20	50	70
0.35	0.60	0.3	0.9	0.7
14	50	11	40	100
—	1.4	3	5	8
2.3	5.0	2.7	8	10
148	80	94	110	85
80	80	100	70	85
171	120	100	100	75
23	20	21	25	35
109	100	70	80	70
91	90	65	80	70
1.7	1.0	1.4	1	1
682	12	—	230	180
136	50	160	50	100
1.9	1.0	1.2	1	1.2
22	6.2	—	15	15
7.3	5.0	2	6.0	4
—	1.8	0.9	1.5	2.4
0.38	2.0	3	2.4	2.8
470	640	560	540	280
7.0	4.0	6.8	7.2	6.9

（100 kcal あたりの組成）

製品名			ヘパス®	レナウェル®A	レナウェル®3	リーナレン® LP
区分			半消化態流動食	半消化態流動食	半消化態流動食	半消化態流動食
適応			肝不全	腎不全	腎不全	腎不全
製造会社			森永乳業	テルモ	テルモ	明治
販売会社			クリニコ	テルモ	テルモ	明治
容量			125 mL	125 mL	125 mL	125 mL
主原料			デキストリン，グラニュー糖，ラフィノース，植物油，ラクチュロース，カゼインNa，精製魚油，難消化性デキストリン	デキストリン，難消化性デキストリン，植物油，カゼインNa，トレハロース，セルロース，ビタミン類，グルコン酸Na，硫酸Mg，クエン酸鉄	デキストリン，乳清たんぱく，カゼインNa，植物油難消化性デキストリン，セルロース，ビタミン類，クエン酸鉄	デキストリン，パラチノース，食用油脂（なたね油，パーム分別油，中鎖脂肪酸トリグリセリド，精製魚油），乳たんぱく質，難消化性デキストリン，ショ糖，食用酵母，カルニチン，コーヒーエキス，シャンピニオンエキス（マッシュルーム抽出物），食塩／安定剤（増粘多糖類），セルロース，クエン酸Na，リン酸Ca，水酸化K，炭酸Mg，グルコン酸亜鉛，香料，硫酸鉄，グルコン酸銅，パントテン酸Ca，ビタミン類
エネルギー		kcal	1.6 kcal/mL	1.6 kcal/mL	1.6 kcal/mL	1.6 kcal/mL
たんぱく質		g	3.3	0.38	1.5	1
脂質		g	3.4	4.5	4.5	2.8
炭水化物		g	16.6	16.2	15	18.5
ビタミン	A	μgRE	63	15	15	60
	D	μg	0.5	0.06	0.06	0.13
	B_1	mg	0.14	0.25	0.25	0.12
	B_2	mg	0.15	0.34	0.34	0.13
	B_6	mg	0.25	0.5	0.5	1.0
	ナイアシン	mg	2.2	4	4	1.6
	パントテン酸	mg	0.5	1.8	1.8	0.5
	葉酸	μg	25	50	50	63
	B_{12}	μg	0.5	1.3	1.3	0.24
	C	mg	50	15	15	9
	K	μg	15	4.8	4.8	2.1
	E	mg	37.5	3	3	1.0
ミネラル	Na	mg	69	30	30	30
	Cl	mg	13	7.5	7.5	7.5
	K	mg	27	10	10	30
	Mg	mg	20	1.5	1.5	15
	Ca	mg	38	5	5	30
	P	mg	33	10	10	20
	Fe	mg	0.15	1.3	1.3	1.5
	Mn	μg	―	6	6	230
	Cu	μg	―	1	2	75
	Zn	mg	3.8	0.03	0.03	1.5
	I	μg	0	―	―	15
	Se	μg	0	―	―	9
繊維		g	2.5	1.5	1.5	1
n-6/n-3			2.4	3.8	3.8	2.6
浸透圧 mOsm/L			650	410	340	720
pH			6.7	6.5	6.5	6.2

（100 kcal あたりの組成）

リーナレン® MP	プルモケア®-EX	オクノス® 流動食品 A	オクノス® 流動食品 C	PG ソフト™ EJ
半消化態流動食	半消化態流動食	天然流動食	半消化態（半固形）	半消化態（半固形）
腎不全	呼吸不全			
明治	アボットジャパン	ホリカフーズ	ホリカフーズ	テルモ
明治	アボットジャパン	ホリカフーズ	ホリカフーズ	テルモ
125 mL	250 mL	200 mL	200 mL	200 g, 267 g
デキストリン，パラチノース，食用油脂（なたね油，パーム分別油，中鎖脂肪酸トリグリセリド，精製魚油），乳たんぱく質，難消化性デキストリン，食用酵母，カルニチン，シャンピニオンエキス（マッシュルーム抽出物），食塩/カゼインNa，クエン酸Na，セルロース，炭酸Mg，水酸化K，リン酸K，グルコン酸亜鉛，硫酸鉄，ナイアシン，グルコン酸銅，Ca，ビタミン類	カゼインNa，なたね油，グリセリン脂肪酸エステル，植物レシチン，コーン油，ひまわり油，ショ糖，デキストリン，塩化Mg，リン酸三Ca，クエン酸K，硫酸第一鉄，ビタミン類	牛乳，卵パウダー，にんじん，脱脂粉乳，大豆たんぱく，植物油脂，デキストリン，パン粉，米，食塩，ビタミンC，ナイアシン，ビタミンB_1	マルトース，にんじん，米，卵パウダー，デキストリン，乳たんぱく，全脂粉乳，大豆たんぱく，食塩，大豆油，ビタミンC，ナイアシン，ビタミンD，ビタミンB_1	デキストリン，砂糖，乳清たんぱく，植物油，寒天，食塩，昆布抽出物，酵母，塩化Mg，クエン酸K，塩化K，グルコン酸亜鉛，グルコン酸銅，クエン酸鉄
1.6 kcal/mL	1.5 kcal/mL	1 kcal/mL	1 kcal/mL	1.5 kcal/g
3.5	4.2	5.1	3.9	4
2.8	6.1	2.7	2.2	2.2
15.9	7.0	14.7	17.3	16.1
60	105.6	120	96	85
0.13	0.7	0	1.1	0.55
0.12	0.32	0.18	0.21	0.25
0.13	0.32	0.18	0.17	0.20
1.0	0.32	0.05	0.17	0.3
1.6	3.2	2.25	3.76	2.1mgNE
0.5	1.4	0.44	0.86	0.9
63	43	11	31	30
0.24	0.64	0.3	0.39	0.9
9	21.3	3	23	15
1.4	11	1	5	15
1.0	3.7	0.3	1.3	0.9
60	87	130	170	136
10	100	220	160	150
30	116	170	13	129
15	24	14	46	35
30	64	110	89	60
35	64	110	40	75
1.5	1.4	0.4	1.2	1
230	—	70	60	400
75	140	30	140	100
1.5	1.15	0.5	1.5	1.2
15	—	UD	UD	25
9	11	6	5	6
1	—	0.5	2.4	0.37
2.6	4.59	22.3	7.5	3.8
730	384	496	395	460
7.1	6.4～6.7	6.6	7.05	4.0 未満

（100 kcal あたりの組成）

製品名		メディエフ® プッシュケア® 2.5	ハイネックスイーゲル®
区　分		半消化態（半固形）	半消化態（半固形）
適　応			
製造会社		ネスレ	EN 大塚製薬
販売会社		ネスレ	大塚製薬工場
容　量		120 g, 160 g	375 mL, 500 mL
主原料		デキストリン，乳たんぱく質，粉末大豆たんぱく，食用植物油，水溶性食物繊維，砂糖，中鎖脂肪，酵母，昆布エキス，カゼイン Na，乳化剤，クエン酸 Na，乳酸 Ca，炭酸 K	マルトデキストリン，大豆タンパク酵素分解物，コラーゲン加水分解物，植物油，中鎖脂肪酸トリグリセリド，酵母，昆布エキス，増粘剤（増粘多糖類），リジン，ピロリン酸 Na，塩化 K，酸味料，リン酸 Ca，ビタミン C，水酸化 K，ロイシン，バリン，メチオニン，結晶セルロース，イソロイシン，酸化 Mg，トリプトファン，ヒスチジン，香料，ビタミン E，ナイアシン，ピロリン酸鉄，パントテン酸 Ca，ビタミン B_6，ビタミン B_1，ビタミン B_2，ビタミン A，葉酸，ビタミン K_2，ビタミン D，ビタミン B_{12}
エネルギー　kcal		2.5 kcal/g	0.8 kcal/mL
たんぱく質　g		4.7	4
脂　質　g		2.8	2.2
炭水化物　g		14	16.76
ビタミン	A　μgRE	89	67.5
	D　μg	0.61	1.25
	B_1　mg	0.24	0.225
	B_2　mg	0.2	0.238
	B_6　mg	0.2	0.30
	ナイアシン　mg	1.7	2.25
	パントテン酸　mg	0.7	1.25
	葉　酸　μg	27	30
	B_{12}　μg	0.27	0.30
	C　mg	30	52.5
	K　μg	8.4	6.25
	E　mg	0.8	2.38
ミネラル	Na　mg	200	166.3
	Cl　mg	200	151.3
	K　mg	168	156.3
	Mg　mg	33	22.5
	Ca　mg	78	58.8
	P　mg	75	82.5
	Fe　mg	1.1	0.588
	Mn　μg	470	340
	Cu　μg	130	120
	Zn　mg	2	1.2
	I　μg	17	13.8
	Se　μg	3.3	3.25
繊　維　g		1.2	1.38
n-6/n-3		3.1	2.8
浸透圧 mOsm/L		ー	360
pH		3.8	5.5 ～ 7.5

付表 6　輸液剤

PPN 製剤

ビタミン B_1・低濃度糖化アミノ酸液

製品名	液量 (mL)	会社名	ビタミン B_1 (mg/L)	mEq/L										mmol/L		糖質 g/L	総遊離アミノ酸 g/L	非たんぱく熱量/窒素	窒素量 g/L	熱量 kcal/L	pH	浸透圧比
				Na^+	K^+	Mg^{2+}	Ca^{2+}	Cl^-	SO_4^{2-}	Lac^-	Ace^-	Glu^-	Cit^{3-}	P	Zn							
ビーフリード®輸液	500 1,000	大塚製薬	1.92	35	20	5	5	35	5	20	16	—	6	10	5	G75	30	64	4.7	420	約6.7	約 3
パレセーフ®輸液	500	エイワイ/陽進堂	2	34.2	20	5	5	35.2	5	20	19	5	—	10	4.8	G75	30	64	4.7	420	約6.7	約 3

アミノ酸・水溶性ビタミン加総合電解質液

製品名	液量 (mL)	会社名	ビタミン B_1 (mg/L)	mEq/L										mmol/L		糖質 g/L	総遊離アミノ酸 g/L	非たんぱく熱量/窒素	窒素量 g/L	熱量 kcal/L	pH	浸透圧比
				Na^+	K^+	Mg^{2+}	Ca^{2+}	Cl^-	SO_4^{2-}	Lac^-	Ace^-	Glu^-	Cit^{3-}	P	Zn							
パレプラス®輸液	500 1,000	エイワイ/陽進堂	3.81	34.2	20	5.1	5	35.2	5.1	25.5	1.2	—	12	10	4.9	G75	30	64	4.7	420	約6.9	約 3
エネフリード®	550 1,100	大塚製薬	3.82	35	20	5	5	35	5	21.1	16.4	5	6.3	10	5	G75	30	105	4.75	620	約6.4	約 3

低濃度糖加アミノ酸液

製品名	液量 (mL)	会社名	mEq/L										mmol/L		糖質 g/L	総遊離アミノ酸 g/L	非たんぱく熱量/窒素	窒素量 g/L	熱量 kcal/L	pH	浸透圧比
			Na^+	K^+	Mg^{2+}	Ca^{2+}	Cl^-	SO_4^{2-}	Lac^-	Ace^-	Glu^-	Cit^{3-}	P	Zn							
プラスアミノ®輸液	200 500	大塚製薬	約 34	—	—	—	約34	—	—	—	—	—	—	—	G75	27.14	71	4.2	408	4.0～5.2	約 3

高濃度糖加維持液

製品名	液量 (mL)	会社名	mEq/L							mmol/L		糖質 g/L	熱量 kcal/L	pH	浸透圧比
			Na^+	K^+	Mg^{2+}	Ca^{2+}	Cl^-	Lac^-	Ace^-	P	Zn				
ソリタ®T3 号 G 輸液	200 500	エイワイ/陽進堂	35	20	—	—	35	20	—	—	—	G75	300	3.5~6.5	約 2
ソリタックス®H 輸液	500	エイワイ/陽進堂	50	30	3	5	48	20	—	10	—	G 125	500	5.7~ 6.5	約 3
トリフリード® 輸液	500 1,000	大塚製薬	35	20	5	5	35	(Cit^{3-}) 14	6	10	5	GFX105	420	4.5~ 5.5	約 2.6
KNMG3 号輸液	500	大塚製薬	50	20	—	—	50	20	—	—	—	G 100	400	3.5~ 7.0	約 3
フィジオゾール®3 号輸液	500	大塚製薬	35	20	3	—	38	20	—	—	—	G 100	400	4.0~ 5.2	約 2 ～ 3
ソルデム®3AG 輸液	200 500	テルモ	35	20	—	—	35	20	—	—	—	G75	300	3.5~ 6.5	約 2

TPN 輸液

高カロリー輸液用糖・電解質・アミノ酸・総合ビタミン液

製品名	液量 (mL)	会社名	mEq/ 袋											mmol/ 袋 μmol/ 袋		糖質 g/ 袋	総遊離アミノ酸 g/ 袋	非たんぱく熱量/窒素	窒素量 g/ 袋	熱量 kcal/ 袋	pH	浸透圧比
			Na^+	K^+	Mg^{2+}	Ca^{2+}	Cl^-	SO_4^{2-}	Lac^-	Ace^-	Glu^-	Cit^{3-}	コハク酸	P	Zn							
ネオパレン®1 号輸液	1,000	大塚製薬	50	22	4	4	50	4	—	47	—	4	—	5	20	G 120	20	153	3.13	560	約 5.6	約 4
	1,500		75	33	6	6	75	6	—	71	—	6	—	7.6	30	G 180	30		4.7	840		
ネオパレン®2 号輸液	1,000		50	27	5	5	50	5	—	53	—	12	12	6	20	G 175	30	149	4.7	820	約 5.4	約 5
	1,500		75	41	7.5	7.6	75	8	—	80	—	18	18	9	30	G 262.5	45		7.05	1,230		
フルカリック®1 号輸液	903	テルモ / 田辺三菱	50	30	10	8.5	49	—	30	11.9	8.5	—	—	250 mg	20	G120	20	154	3.12	560	4.5 ～ 5.5	約 4
	1,354.5		75	45	15	12.95	73.5	—	45	17.85	12.75	—	—	375 mg	30	G180	30		4.68	840		
フルカリック®2 号輸液	1,003		50	30	10	8.5	49	—	30	11.9	8.5	—	—	250 mg	20	G 175	30	150	4.68	820	4.8 ～ 5.8	約 5
	1,504.5		75	45	15	12.75	73.5	—	45	17.85	12.75	—	—	375 mg	30	G262.5	45		7.02	1,230		
フルカリック®3 号輸液	1,103		50	30	10	8.5	49	—	30	11.9	8.5	—	—	250 mg	20	G 250	40	160	6.24	1,160	4.9 ～ 5.9	約 6

高カロリー輸液用アミノ酸・糖・電解質液

製品名	液量 (mL)	会社名	mEq/ 袋											mmol/袋		糖質 g/ 袋	総遊離アミノ酸 g/ 袋	非たんぱく熱量/窒素	窒素量 g/ 袋	熱量 kcal/ 袋	pH	浸透圧比
			Na^+	K^+	Mg^{2+}	Ca^{2+}	Cl^-	SO_4^{2-}	Lac^-	Ace^-	Glu^-	Cit^{3-}	Mal^{2-}	P	Zn							
ピーエヌツイン® 1 号輸液	1,000	エイワイ/陽進堂	50	30	6	8	50	6	—	34	8	—	—	8	20	G 120	20	158	3.04	560	約 5	約 4
ピーエヌツイン® 2 号輸液	1,100		50	30	6	8	50	6	—	40	8	—	—	8	20	G 180	30	158	4.56	840	約 5	約 5
ピーエヌツイン® 3 号輸液	1,200		51	30	6	8	50	6	—	46	8	—	—	8	20	250.4	40	164	6.08	1,160	約 5	約 7

糖質　G：グルコース，F：フルクトース，X：キシリトール

高カロリー輸液用糖・電解質液

製品名	液量 (mL)	会社名	mEq/ 袋										mmol/ 袋		糖質 g/ 袋	熱量 kcal/ 袋	pH	浸透圧比
			Na^+	K^+	Mg^{2+}	Ca^{2+}	Cl^-	SO_4^{2-}	Lac^-	Ace^-	Glu^-	Cit^{3-}	P	Zn				
ハイカリック® 1 号輸液	700	テルモ	—	30	10	8.5	—	10	—	25	8.5	—	150mg	10	G120	480	3.5 ～ 4.5	約 4
ハイカリック® 2 号輸液	700		—	30	10	8.5	—	10	—	25	8.5	—	150mg	10	G175	700	3.5 ～ 4.5	約 6
ハイカリック® 3 号輸液	700		—	30	10	8.5	—	10	—	22	8.5	—	250mg	20	G250	1,000	3.5 ～ 4.5	約 8
ハイカリック® NCL 輸液	700		50	30	10	8.5	49	—	30	11.9	8.5	—	250 mg	20	G120	480	4.0～5.0	約 4
ハイカリック® NCN 輸液	700		50	30	10	8.5	49	—	30	11.9	8.5	—	250 mg	20	G175	700	4.0～5.0	約 6
ハイカリック® NCH 輸液	700		50	30	10	8.5	49	—	30	11.9	8.5	—	250 mg	20	G250	1,000	4.0～5.0	約 8
ハイカリック® RF 輸液	250		12.5	—	1.5	1.5	7.5	—	7.5	—	1.5	—	—	5	G125	500	4.0～5.0	約 11
	500		25	—	3	3	15	—	15	—	3	—	—	10	G250	1,000	4.0～5.0	約 11

糖質　G：グルコース，F：フルクトース，X：キシリトール

高カロリー輸液用糖・電解質・アミノ酸・総合ビタミン・微量元素液

製品名	液量 (mL)	会社名	mEq/ 袋									mmol/袋	μmol/ 袋	糖質 g/ 袋	総遊離アミノ酸 g/ 袋	非たんぱく熱量 / 窒素	窒素量 g/ 袋	熱量 kcal/袋	pH	浸透圧比
			Na^+	K^+	Mg^{2+}	Ca^{2+}	Cl^-	SO_4^{2-}	Lac^-	Ace^-	コハク酸	P	Zn							
ワンパル 1号	800	エイワイ/陽進堂	50	25	6	8	50	6.1	5.2	29	11.7	8	50	G 120	20	158	3.04	560	約 5.1	約 4.8
	1,200		75	37.5	9	12	75	9.2	7.8	43.6	17.6	12	75	G 180	30		4.56	840		
ワンパル 2号	800		50	30	6	8	50	6.1	4.6	40	14.4	8	50	G 180	30		4.56	840	約 5.2	約 6.7
	1,200		75	45	9	12	75	9.2	7	60.1	21.6	12	75	G 270	45		6.85	1,260		
エルネオパ® NF 1 号輸液	1,000	大塚製薬	50	22	4	4	50	4	11	39	8	5	30	G 120	20	153	3.13	560	約 5.2	約 4
	1,500		75	33	6	6	75	6	17	58	11	7.6	45	G 180	30		4.7	840		
	2,000		100	44	8	8	100	8	23	78	15	10	60	G 240	40		6.27	1,120		
エルネオパ® NF 2 号輸液	1,000		50	27	5	5	50	5	14	48	12	6	30	G 175	30	149	4.7	820	約 5.4	約 6
	1,500		75	41	7.5	7.6	75	8	21	72	18	9	45	G 262.5	45		7.05	1,230		
	2,000		100	54	10	10	100	10	28	96	24	12	60	G350	60		9.4	1,640		

高カロリー輸液用アミノ酸・糖・脂質・電解質液

製品名	液量 (mL)	会社名	mEq/ 袋								mmol/袋		糖質 g/ 袋	脂質 g/ 袋	総遊離アミノ酸 g/ 袋	非たんぱく熱量 / 窒素	窒素量 g/ 袋	熱量 kcal/ 袋	pH	浸透圧比
			Na^+	K^+	Mg_2^+	Ca^{2+}	Cl^-	SO_4^{2-}	Ace^-	Glu^-	P	Zn								
ミキシッド® L 輸液	900	大塚製薬	35	27	5	8.5	44	5	25	8.5	150	10	G 110	15.6	30	126	4.61	700	約 6	約 4
ミキシッド® H 輸液	900		35	27	5	8.5	40.5	5	25	8.5	200	10	G 150	19.8	30	169	4.61	900	約 6	約 5

微量元素製剤

製品名	液量	会社名	鉄	マンガン	亜鉛	銅	ヨウ素	pH	浸透圧比
エレジェクト®	2 mL	テルモ	35 μmol (1.95 mg)	1 μmol (0.055 mg)	60 μmol (3.92 mg)	5 μmol (0.32 mg)	1 μmol (0.13 mg)	4.5 ～ 6.0	約 0.5

高カロリー輸液用総合ビタミン剤

製品名	液量	会社名	V.A (IU)	V.D (μg)	V.E (mg)	V.K (mg)	$V.B_1$ (mg)	$V.B_2$ (mg)	$V.B_6$ (mg)	$V.B_{12}$ (mg)	V.C (mg)	ニコチン酸アミド (mg)	パントテン酸 (mg)	葉酸 (μg)	ビオチン (μg)
ビタジェクト®	10 mL	テルモ	3,300	10	15	2	3	5.08	4	0.01	100	40	15	400	100

アミノ酸製剤

製品名	液量 (mL)	会社名	mEq/L			糖質 g/L	総遊離アミノ酸 g/L	窒素量 g/L	E/N 比	BCAA 含量 W/W%	熱量 kcal/L	pH	浸透圧比
			Na^+	Cl^-	Ace^-								
アミパレン® 輸液	200 300 400	大塚製薬	約 2	―	約 120	―	100	15.7	1.44	30	400	6.5～7.5	約 3
プロテアミン® 12 注射液	200	テルモ	約 150	約 150	―	―	113.62	18.15	0.88	21.3	454	5.7～6.7	約 5

腎不全用アミノ酸注射液

製品名	液量 (mL)	会社名	mEq/L			糖質 g/L	総遊離アミノ酸 g/L	窒素量 g/L	E/N 比	BCAA 含量 W/W%	熱量 kcal/L	pH	浸透圧比
			Na$^+$	Cl$^-$	Ace$^-$								
キドミン®輸液	200 300	大塚 製薬	約 2	―	約 45	―	72.05	10	2.6	45.8		6.5～7.5	約 2
ネオアミユー®輸液	200	エイワイ /陽進堂	約 2	―	約 47	―	59	8.1	3.21	42.4	236	6.6～7.6	約 2

肝性脳症改善アミノ酸注射液

製品名	液量 (mL)	会社名	mEq/L			糖質 g/L	総遊離アミノ酸 g/L	窒素量 g/L	E/N 比	BCAA 含量 W/W%	熱量 kcal/L	pH	浸透圧比
			Na$^+$	Cl$^-$	Ace$^-$								
アミノレバン®点滴静注	200 500	大塚 製薬	約 14	約 94	―	―	79.86	12.2	37.05 (フィッシャー比)	35.5	319	5.5～6.5	約 3
モリヘパミン®点滴静注	200 300 500	エイワイ/ EAファーマ	約 3	―	約 100	―	74.7	13.18	54.13 (フィッシャー比)	36.9	299	6.6～7.6	約 3

脂肪乳剤

製品名	液量 (mL)	会社名	精製大豆油 g/容器	精製卵黄レシチン g/容器	濃グリセリン g/容器	熱量 kcal/袋	pH	浸透圧比
イントラリポス®輸液 10%	250	大塚製薬	25	3	5.5	約 275	6.5～8.5	約 1
イントラリポス®輸液 20%	50 100 250		10 20 50	0.6 1.2 3	1.1 2.2 5.5	約 100 約 200 約 500	6.5～8.5	

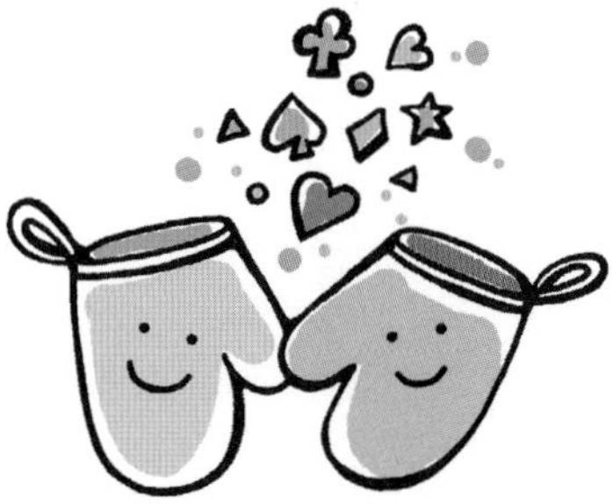

付表 7　日本人の食事摂取基準（2020 年版）

年齢等	参照体位（参照身長，参照体重）[1]			
	男性		女性[2]	
	参照身長 (cm)	参照体重 (kg)	参照身長 (cm)	参照体重 (kg)
0～5（月）	61.5	6.3	60.1	5.9
6～11（月）	71.6	8.8	70.2	8.1
6～8（月）	69.8	8.4	68.3	7.8
9～11（月）	73.2	9.1	71.9	8.4
1～2（歳）	85.8	11.5	84.6	11.0
3～5（歳）	103.6	16.5	103.2	16.1
6～7（歳）	119.5	22.2	118.3	21.9
8～9（歳）	130.4	28.0	130.4	27.4
10～11（歳）	142.0	35.6	144.0	36.3
12～14（歳）	160.5	49.0	155.1	47.5
15～17（歳）	170.1	59.7	157.7	51.9
18～29（歳）	171.0	64.5	158.0	50.3
30～49（歳）	171.0	68.1	158.0	53.0
50～64（歳）	169.0	68.0	155.8	53.8
65～74（歳）	165.2	65.0	152.0	52.1
75 以上（歳）	160.8	59.6	148.0	48.8

[1] 0～17 歳は，日本小児内分泌学会・日本成長学会合同標準値委員会による小児の体格評価に用いる身長，体重の標準値を基に，年齢区分に応じて，当該月齢及び年齢区分の中央時点における中央値を引用した．ただし，公表数値が年齢区分と合致しない場合は，同様の方法で算出した値を用いた．18 歳以上は，平成 28 年国民健康・栄養調査における当該の性及び年齢区分における身長・体重の中央値を用いた．

[2] 妊婦，授乳婦を除く．

- エネルギーの摂取量及び消費量のバランス（エネルギー収支バランス）の維持を示す指標として BMI 及び体重の変化を用いる．
- BMI については目標とする範囲を定めた．

目標とする BMI の範囲（18 歳以上）[1, 2]

年齢（歳）	目標とする BMI（kg/m^2）
18～49	18.5～24.9
50～64	20.0～24.9
65～74[3]	21.5～24.9
75 以上[3]	21.5～24.9

[1] 男女共通．あくまでも参考として使用すべきである．

[2] 観察疫学研究において報告された総死亡率が最も低かった BMI を基に，疾患別の発症率と BMI の関連，死因と BMI との関連，喫煙や疾患の合併による BMI や死亡リスクへの影響，日本人の BMI の実態に配慮し，総合的に判断し目標とする範囲を設定．

[3] 高齢者では，フレイルの予防及び生活習慣病の発症予防の両者に配慮する必要があることも踏まえ，当面目標とする BMI の範囲を 21.5～24.9 kg/m^2 とした．

（参考）

年齢等	推定エネルギー必要量（kcal/日）					
	男性			女性		
	身体活動レベル[1]			身体活動レベル[1]		
	Ⅰ	Ⅱ	Ⅲ	Ⅰ	Ⅱ	Ⅲ
0～5（月）	－	550	－	－	500	－
6～8（月）	－	650	－	－	600	－
9～11（月）	－	700	－	－	650	－
1～2（歳）	－	950	－	－	900	－
3～5（歳）	－	1,300	－	－	1,250	－
6～7（歳）	1,350	1,550	1,750	1,250	1,450	1,650
8～9（歳）	1,600	1,850	2,100	1,500	1,700	1,900
10～11（歳）	1,950	2,250	2,500	1,850	2,100	2,350
12～14（歳）	2,300	2,600	2,900	2,150	2,400	2,700
15～17（歳）	2,500	2,800	3,150	2,050	2,300	2,550
18～29（歳）	2,300	2,650	3,050	1,700	2,000	2,300
30～49（歳）	2,300	2,700	3,050	1,750	2,050	2,350
50～64（歳）	2,200	2,600	2,950	1,650	1,950	2,250
65～74（歳）	2,050	2,400	2,750	1,550	1,850	2,100
75 以上（歳）[2]	1,800	2,100	－	1,400	1,650	－
妊婦[3] 初期				＋50	＋50	＋50
中期				＋250	＋250	＋250
後期				＋450	＋450	＋450
授乳婦				＋350	＋350	＋350

[1] 身体活動レベルは，低い，ふつう，高いの 3 つのレベルとして，それぞれⅠ，Ⅱ，Ⅲで示した．

[2] レベルⅡは自立している者，レベルⅠは自宅にいてほとんど外出しない者に相当する．レベルⅠは高齢者施設で自立に近い状態で過ごしている者にも適用できる値である．

[3] 妊婦個々の体格や妊娠中の体重増加量及び胎児の発育状況の評価を行うことが必要である．

注 1：活用に当たっては，食事摂取状況のアセスメント，体重及び BMI の把握を行い，エネルギーの過不足は，体重の変化又は BMI を用いて評価すること．

注 2：身体活動レベルⅠの場合，少ないエネルギー消費量に見合った少ないエネルギー摂取量を維持することになるため，健康の保持・増進の観点からは，身体活動量を増加させる必要がある．

〔編集部注：本資料において，妊婦及び授乳婦の基準値欄で＋（プラス）記号とともに示される値は付加量をさす．〕

年齢等	たんぱく質（g/日，目標量：%エネルギー）								脂質（%エネルギー）			
	男性				女性				男性		女性	
	推定平均必要量	推奨量	目安量	目標量[1]	推定平均必要量	推奨量	目安量	目標量[1]	目安量	目標量[5]	目安量	目標量[5]
0～5（月）	–	–	10	–	–	–	10	–	50	–	50	–
6～8（月）	–	–	15	–	–	–	15	–	–	–	–	–
6～11（月）	–	–	–	–	–	–	–	–	40	–	40	–
9～11（月）	–	–	25	–	–	–	25	–	–	–	–	–
1～2（歳）	15	20	–	13～20	15	20	–	13～20	–	20～30	–	20～30
3～5（歳）	20	25	–	13～20	20	25	–	13～20	–	20～30	–	20～30
6～7（歳）	25	30	–	13～20	25	30	–	13～20	–	20～30	–	20～30
8～9（歳）	30	40	–	13～20	30	40	–	13～20	–	20～30	–	20～30
10～11（歳）	40	45	–	13～20	40	50	–	13～20	–	20～30	–	20～30
12～14（歳）	50	60	–	13～20	45	55	–	13～20	–	20～30	–	20～30
15～17（歳）	50	65	–	13～20	45	55	–	13～20	–	20～30	–	20～30
18～29（歳）	50	65	–	13～20	40	50	–	13～20	–	20～30	–	20～30
30～49（歳）	50	65	–	13～20	40	50	–	13～20	–	20～30	–	20～30
50～64（歳）	50	65	–	14～20	40	50	–	14～20	–	20～30	–	20～30
65～74（歳）	50[2]	60[2]	–	15～20[2]	40[2]	50[2]	–	15～20[2]	–	20～30	–	20～30
75以上（歳）	50[2]	60[2]	–	15～20[2]	40[2]	50[2]	–	15～20[2]	–	20～30	–	20～30
妊婦　初期					＋0	＋0		–[3]			–	20～30
中期					＋5	＋5	–	–[3]			–	20～30
後期					＋20	＋25		–[4]			–	20～30
授乳婦					＋15	＋20	–	–[4]			–	20～30

[1] 範囲に関しては，おおむねの値を示したものであり，弾力的に運用すること.
[2] 65歳以上の高齢者について，フレイル予防を目的とした量を定めることは難しいが，身長・体重が参照体位に比べて小さい者や，特に75歳以上であって加齢に伴い身体活動量が大きく低下した者など，必要エネルギー摂取量が低い者では，下限が推奨量を下回る場合があり得る. この場合でも，下限は推奨量以上とすることが望ましい.
[3] 妊婦（初期・中期）の目標量は，13～20%エネルギーとした.
[4] 妊婦（後期）及び授乳婦の目標量は，15～20%エネルギーとした.
[5] 範囲に関しては，おおむねの値を示したものである.

年齢等	飽和脂肪酸（%エネルギー）[1,2]		n-6系脂肪酸（g/日）		n-3系脂肪酸（g/日）		炭水化物（%エネルギー）		食物繊維（g/日）	
	男性	女性	男性	女性	男性	女性	男性	女性	男性	女性
	目標量	目標量	目安量	目安量	目安量	目安量	目標量[3,4]	目標量[3,4]	目標量	目標量
0～5（月）	–	–	4	4	0.9	0.9	–	–	–	–
6～11（月）	–	–	4	4	0.8	0.8	–	–	–	–
1～2（歳）	–	–	4	4	0.7	0.8	50～65	50～65	–	–
3～5（歳）	10以下	10以下	6	6	1.1	1.0	50～65	50～65	8以上	8以上
6～7（歳）	10以下	10以下	8	7	1.5	1.3	50～65	50～65	10以上	10以上
8～9（歳）	10以下	10以下	8	7	1.5	1.3	50～65	50～65	11以上	11以上
10～11（歳）	10以下	10以下	10	8	1.6	1.6	50～65	50～65	13以上	13以上
12～14（歳）	10以下	10以下	11	9	1.9	1.6	50～65	50～65	17以上	17以上
15～17（歳）	8以下	8以下	13	9	2.1	1.6	50～65	50～65	19以上	18以上
18～29（歳）	7以下	7以下	11	8	2.0	1.6	50～65	50～65	21以上	18以上
30～49（歳）	7以下	7以下	10	8	2.0	1.6	50～65	50～65	21以上	18以上
50～64（歳）	7以下	7以下	10	8	2.2	1.9	50～65	50～65	21以上	18以上
65～74（歳）	7以下	7以下	9	8	2.2	2.0	50～65	50～65	20以上	17以上
75以上（歳）	7以下	7以下	8	7	2.1	1.8	50～65	50～65	20以上	17以上
妊婦		7以下		9		1.6		50～65		18以上
授乳婦		7以下		10		1.8		50～65		18以上

[1] 飽和脂肪酸と同じく，脂質異常症及び循環器疾患に関与する栄養素としてコレステロールがある. コレステロールに目標量は設定しないが，これは許容される摂取量に上限が存在しないことを保証するものではない. また，脂質異常症の重症化予防の目的からは，200 mg/日未満に留めることが望ましい.
[2] 飽和脂肪酸と同じく，冠動脈疾患に関与する栄養素としてトランス脂肪酸がある. 日本人の大多数は，トランス脂肪酸に関する世界保健機関（WHO）の目標（1%エネルギー未満）を下回っており，トランス脂肪酸の摂取による健康への影響は，飽和脂肪酸の摂取によるものと比べて小さいと考えられる. ただし，脂質に偏った食事をしている者では，留意する必要がある. トランス脂肪酸は人体にとって不可欠な栄養素ではなく，健康の保持・増進を図る上で積極的な摂取は勧められないことから，その摂取量は1%エネルギー未満に留めることが望ましく，1%エネルギー未満でもできるだけ低く留めることが望ましい.
[3] 範囲に関しては，おおむねの値を示したものである.
[4] アルコールを含む. ただし，アルコールの摂取を勧めるものではない.

年齢等	エネルギー産生栄養素バランス（%エネルギー）							
	男性				女性			
	目標量[1,2]				目標量[1,2]			
	たんぱく質[3]	脂質[4]		炭水化物[5,6]	たんぱく質[3]	脂質[4]		炭水化物[5,6]
		脂質	飽和脂肪酸			脂質	飽和脂肪酸	
0～11（月）	—	—	—	—	—	—	—	—
1～2（歳）	13～20	20～30	—	50～65	13～20	20～30	—	50～65
3～5（歳）	13～20	20～30	10 以下	50～65	13～20	20～30	10 以下	50～65
6～7（歳）	13～20	20～30	10 以下	50～65	13～20	20～30	10 以下	50～65
8～9（歳）	13～20	20～30	10 以下	50～65	13～20	20～30	10 以下	50～65
10～11（歳）	13～20	20～30	10 以下	50～65	13～20	20～30	10 以下	50～65
12～14（歳）	13～20	20～30	10 以下	50～65	13～20	20～30	10 以下	50～65
15～17（歳）	13～20	20～30	8 以下	50～65	13～20	20～30	8 以下	50～65
18～29（歳）	13～20	20～30	7 以下	50～65	13～20	20～30	7 以下	50～65
30～49（歳）	13～20	20～30	7 以下	50～65	13～20	20～30	7 以下	50～65
50～64（歳）	14～20	20～30	7 以下	50～65	14～20	20～30	7 以下	50～65
65～74（歳）	15～20	20～30	7 以下	50～65	15～20	20～30	7 以下	50～65
75 以上（歳）	15～20	20～30	7 以下	50～65	15～20	20～30	7 以下	50～65
妊婦 初期					13～20	20～30	7 以下	50～65
中期					13～20			
後期					15～20			
授乳婦					15～20			

[1] 必要なエネルギー量を確保した上でのバランスとすること.
[2] 範囲に関しては，おおむねの値を示したものであり，弾力的に運用すること.
[3] 65 歳以上の高齢者について，フレイル予防を目的とした量を定めることは難しいが，身長・体重が参照体位に比べて小さい者や，特に 75 歳以上であって加齢に伴い身体活動量が大きく低下した者など，必要エネルギー摂取量が低い者では，下限が推奨量を下回る場合があり得る．この場合でも，下限は推奨量以上とすることが望ましい.
[4] 脂質については，その構成成分である飽和脂肪酸など，質への配慮を十分に行う必要がある.
[5] アルコールを含む．ただし，アルコールの摂取を勧めるものではない.
[6] 食物繊維の目標量を十分に注意すること.

◎脂溶性ビタミン

年齢等	ビタミン A（µgRAE/ 日）[1]							
	男性				女性			
	推定平均必要量[2]	推奨量[2]	目安量[3]	耐容上限量[3]	推定平均必要量[2]	推奨量[2]	目安量[3]	耐容上限量[3]
0～5（月）	−	−	300	600	−	−	300	600
6～11（月）	−	−	400	600	−	−	400	600
1～2（歳）	300	400	−	600	250	350	−	600
3～5（歳）	350	450	−	700	350	500	−	850
6～7（歳）	300	400	−	950	300	400	−	1,200
8～9（歳）	350	500	−	1,200	350	500	−	1,500
10～11（歳）	450	600	−	1,500	400	600	−	1,900
12～14（歳）	550	800	−	2,100	500	700	−	2,500
15～17（歳）	650	900	−	2,500	500	650	−	2,800
18～29（歳）	600	850	−	2,700	450	650	−	2,700
30～49（歳）	650	900	−	2,700	500	700	−	2,700
50～64（歳）	650	900	−	2,700	500	700	−	2,700
65～74（歳）	600	850	−	2,700	500	700	−	2,700
75 以上（歳）	550	800	−	2,700	450	650	−	2,700
妊婦 初期					＋ 0	＋ 0	−	−
中期					＋ 0	＋ 0	−	−
後期					＋ 60	＋ 80	−	−
授乳婦					＋300	＋450	−	−

[1] レチノール活性当量（µgRAE）
＝レチノール（µg）＋β-カロテン（µg）× 1/12 ＋ α-カロテン（µg）× 1/24
＋β-クリプトキサンチン（µg）× 1/24 ＋その他のプロビタミン A カロテノイド（µg）× 1/24
[2] プロビタミン A カロテノイドを含む.
[3] プロビタミン A カロテノイドを含まない.

年齢等	ビタミンD（μg/日）[1]				ビタミンE（mg/日）[2]				ビタミンK（μg/日）	
	男性		女性		男性		女性		男性	女性
	目安量	耐容上限量	目安量	耐容上限量	目安量	耐容上限量	目安量	耐容上限量	目安量	目安量
0～5（月）	5.0	25	5.0	25	3.0	−	3.0	−	4	4
6～11（月）	5.0	25	5.0	25	4.0	−	4.0	−	7	7
1～2（歳）	3.0	20	3.5	20	3.0	150	3.0	150	50	60
3～5（歳）	3.5	30	4.0	30	4.0	200	4.0	200	60	70
6～7（歳）	4.5	30	5.0	30	5.0	300	5.0	300	80	90
8～9（歳）	5.0	40	6.0	40	5.0	350	5.0	350	90	110
10～11（歳）	6.5	60	8.0	60	5.5	450	5.5	450	110	140
12～14（歳）	8.0	80	9.5	80	6.5	650	6.0	600	140	170
15～17（歳）	9.0	90	8.5	90	7.0	750	5.5	650	160	150
18～29（歳）	8.5	100	8.5	100	6.0	850	5.0	650	150	150
30～49（歳）	8.5	100	8.5	100	6.0	900	5.5	700	150	150
50～64（歳）	8.5	100	8.5	100	7.0	850	6.0	700	150	150
65～74（歳）	8.5	100	8.5	100	7.0	850	6.5	650	150	150
75以上（歳）	8.5	100	8.5	100	6.5	750	6.5	650	150	150
妊婦			8.5	−			6.5	−		150
授乳婦			8.5	−			7.0	−		150

[1] 日照により皮膚でビタミンDが産生されることを踏まえ，フレイル予防を図る者はもとより，全年齢区分を通じて，日常生活において可能な範囲内での適度な日光浴を心掛けるとともに，ビタミンDの摂取については，日照時間を考慮に入れることが重要である．

[2] α-トコフェロールについて算定した．α-トコフェロール以外のビタミンEは含んでいない．

◎水溶性ビタミン

年齢等	ビタミンB_1（mg/日）[1,2]						ビタミンB_2（mg/日）[3]					
	男性			女性			男性			女性		
	推定平均必要量	推奨量	目安量	推定平均必要量	推奨量	目安量	推定平均必要量	推奨量	目安量	推定平均必要量	推奨量	目安量
0～5（月）	−	−	0.1	−	−	0.1	−	−	0.3	−	−	0.3
6～11（月）	−	−	0.2	−	−	0.2	−	−	0.4	−	−	0.4
1～2（歳）	0.4	0.5	−	0.4	0.5	−	0.5	0.6	−	0.5	0.5	−
3～5（歳）	0.6	0.7	−	0.6	0.7	−	0.7	0.8	−	0.6	0.8	−
6～7（歳）	0.7	0.8	−	0.7	0.8	−	0.8	0.9	−	0.7	0.9	−
8～9（歳）	0.8	1.0	−	0.8	0.9	−	0.9	1.1	−	0.9	1.0	−
10～11（歳）	1.0	1.2	−	0.9	1.1	−	1.1	1.4	−	1.0	1.3	−
12～14（歳）	1.2	1.4	−	1.1	1.3	−	1.3	1.6	−	1.2	1.4	−
15～17（歳）	1.3	1.5	−	1.0	1.2	−	1.4	1.7	−	1.2	1.4	−
18～29（歳）	1.2	1.4	−	0.9	1.1	−	1.3	1.6	−	1.0	1.2	−
30～49（歳）	1.2	1.4	−	0.9	1.1	−	1.3	1.6	−	1.0	1.2	−
50～64（歳）	1.1	1.3	−	0.9	1.1	−	1.2	1.5	−	1.0	1.2	−
65～74（歳）	1.1	1.3	−	0.9	1.1	−	1.2	1.5	−	1.0	1.2	−
75以上（歳）	1.0	1.2	−	0.8	0.9	−	1.1	1.3	−	0.9	1.0	−
妊婦				+0.2	+0.2	−				+0.2	+0.3	−
授乳婦				+0.2	+0.2	−				+0.5	+0.6	−

[1] チアミン塩化物塩酸塩（分子量＝337.3）の重量として示した．

[2] 身体活動レベルⅡの推定エネルギー必要量を用いて算定した．
特記事項：推定平均必要量は，ビタミンB_1の欠乏症である脚気を予防するに足る最小必要量からではなく，尿中にビタミンB_1の排泄量が増大し始める摂取量（体内飽和量）から算定．

[3] 身体活動レベルⅡの推定エネルギー必要量を用いて算定した．
特記事項：推定平均必要量は，ビタミンB_2の欠乏症である口唇炎，口角炎，舌炎などの皮膚炎を予防するに足る最小量からではなく，尿中にビタミンB_2の排泄量が増大し始める摂取量（体内飽和量）から算定．

年齢等	ナイアシン（mgNE/日）[1,2]								ビタミン B_6（mg/日）[5]							
	男性				女性				男性				女性			
	推定平均必要量	推奨量	目安量	耐容上限量[3]	推定平均必要量	推奨量	目安量	耐容上限量[3]	推定平均必要量	推奨量	目安量	耐容上限量[6]	推定平均必要量	推奨量	目安量	耐容上限量[6]
0～5（月）	—	—	2[4]	—	—	—	2[4]	—	—	—	0.2	—	—	—	0.2	—
6～11（月）	—	—	3	—	—	—	3	—	—	—	0.3	—	—	—	0.3	—
1～2（歳）	5	6	—	60(15)	4	5	—	60(15)	0.4	0.5	—	10	0.4	0.5	—	10
3～5（歳）	6	8	—	80(20)	6	7	—	80(20)	0.5	0.6	—	15	0.5	0.6	—	15
6～7（歳）	7	9	—	100(30)	7	8	—	100(30)	0.7	0.8	—	20	0.6	0.7	—	20
8～9（歳）	9	11	—	150(35)	8	10	—	150(35)	0.8	0.9	—	25	0.8	0.9	—	25
10～11（歳）	11	13	—	200(45)	10	10	—	150(45)	1.0	1.1	—	30	1.0	1.1	—	30
12～14（歳）	12	15	—	250(60)	12	14	—	250(60)	1.2	1.4	—	40	1.0	1.3	—	40
15～17（歳）	14	17	—	300(70)	11	13	—	250(65)	1.2	1.5	—	50	1.0	1.3	—	45
18～29（歳）	13	15	—	300(80)	9	11	—	250(65)	1.1	1.4	—	55	1.0	1.1	—	45
30～49（歳）	13	15	—	350(85)	10	12	—	250(65)	1.1	1.4	—	60	1.0	1.1	—	45
50～64（歳）	12	14	—	350(85)	9	11	—	250(65)	1.1	1.4	—	55	1.0	1.1	—	45
65～74（歳）	12	14	—	300(80)	9	11	—	250(65)	1.1	1.4	—	50	1.0	1.1	—	40
75 以上（歳）	11	13	—	300(75)	9	10	—	250(60)	1.1	1.4	—	50	1.0	1.1	—	40
妊　婦					+0	+0	—	—					+0.2	+0.2	—	—
授乳婦					+3	+3	—	—					+0.3	+0.3	—	—

[1] ナイアシン当量（NE）＝ナイアシン＋ 1/60 トリプトファンで示した.
[2] 身体活動レベルⅡの推定エネルギー必要量を用いて算定した.
[3] ニコチンアミドの重量（mg/日），（　）内はニコチン酸の重量（mg/日）.
[4] 単位は mg/日.
[5] たんぱく質の推奨量を用いて算定した（妊婦・授乳婦の付加量は除く）.
[6] ピリドキシン（分子量＝169.2）の重量として示した.

年齢等	ビタミン B_{12}（μg/日）[1]						葉酸（μg/日）[2]							
	男性			女性			男性				女性			
	推定平均必要量	推奨量	目安量	推定平均必要量	推奨量	目安量	推定平均必要量	推奨量	目安量	耐容上限量[3]	推定平均必要量	推奨量	目安量	耐容上限量[3]
0～5（月）	—	—	0.4	—	—	0.4	—	—	40	—	—	—	40	—
6～11（月）	—	—	0.5	—	—	0.5	—	—	60	—	—	—	60	—
1～2（歳）	0.8	0.9	—	0.8	0.9	—	80	90	—	200	90	90	—	200
3～5（歳）	0.9	1.1	—	0.9	1.1	—	90	110	—	300	90	110	—	300
6～7（歳）	1.1	1.3	—	1.1	1.3	—	110	140	—	400	110	140	—	400
8～9（歳）	1.3	1.6	—	1.3	1.6	—	130	160	—	500	130	160	—	500
10～11（歳）	1.6	1.9	—	1.6	1.9	—	160	190	—	700	160	190	—	700
12～14（歳）	2.0	2.4	—	2.0	2.4	—	200	240	—	900	200	240	—	900
15～17（歳）	2.0	2.4	—	2.0	2.4	—	220	240	—	900	200	240	—	900
18～29（歳）	2.0	2.4	—	2.0	2.4	—	200	240	—	900	200	240	—	900
30～49（歳）	2.0	2.4	—	2.0	2.4	—	200	240	—	1,000	200	240	—	1,000
50～64（歳）	2.0	2.4	—	2.0	2.4	—	200	240	—	1,000	200	240	—	1,000
65～74（歳）	2.0	2.4	—	2.0	2.4	—	200	240	—	900	200	240	—	900
75 以上（歳）	2.0	2.4	—	2.0	2.4	—	200	240	—	900	200	240	—	900
妊　婦				+0.3	+0.4	—					+200[4,5]	+240[4,5]	—	—
授乳婦				+0.7	+0.8	—					+ 80	+100	—	—

[1] シアノコバラミン（分子量＝1,355.37）の重量として示した.
[2] プテロイルモノグルタミン酸（分子量＝441.40）の重量として示した.
[3] 通常の食品以外の食品に含まれる葉酸（狭義の葉酸）に適用する.
[4] 妊娠を計画している女性，妊娠の可能性がある女性及び妊娠初期の妊婦は，胎児の神経管閉鎖障害のリスク低減のために，通常の食品以外の食品に含まれる葉酸（狭義の葉酸）を 400 μg/日摂取することが望まれる.
[5] 付加量は，中期及び後期にのみ設定した.

年齢等	パントテン酸(mg/日)		ビオチン（μg/日）		ビタミンC（mg/日）[1]					
	男性	女性	男性	女性	男性			女性		
	目安量	目安量	目安量	目安量	推定平均必要量	推奨量	目安量	推定平均必要量	推奨量	目安量
0～5（月）	4	4	4	4	−	−	40	−	−	40
6～11（月）	5	5	5	5	−	−	40	−	−	40
1～2（歳）	3	4	20	20	35	40	−	35	40	−
3～5（歳）	4	4	20	20	40	50	−	40	50	−
6～7（歳）	5	5	30	30	50	60	−	50	60	−
8～9（歳）	6	5	30	30	60	70	−	60	70	−
10～11（歳）	6	6	40	40	70	85	−	70	85	−
12～14（歳）	7	6	50	50	85	100	−	85	100	−
15～17（歳）	7	6	50	50	85	100	−	85	100	−
18～29（歳）	5	5	50	50	85	100	−	85	100	−
30～49（歳）	5	5	50	50	85	100	−	85	100	−
50～64（歳）	6	5	50	50	85	100	−	85	100	−
65～74（歳）	6	5	50	50	80	100	−	80	100	−
75以上（歳）	6	5	50	50	80	100	−	80	100	−
妊 婦		5		50				＋10	＋10	−
授乳婦		6		50				＋40	＋45	−

[1] L-アスコルビン酸（分子量＝176.12）の重量で示した.
特記事項：推定平均必要量は，ビタミンCの欠乏症である壊血病を予防するに足る最小量からではなく，心臓血管系の疾病予防効果及び抗酸化作用の観点から算定.

◎**多量ミネラル**

年齢等	ナトリウム（mg/日，（ ）は食塩相当量［g/日］）[1]						カリウム（mg/日）			
	男性			女性			男性		女性	
	推定平均必要量	目安量	目標量	推定平均必要量	目安量	目標量	目安量	目標量	目安量	目標量
0～5（月）	−	100 (0.3)	−	−	100 (0.3)	−	400	−	400	−
6～11（月）	−	600 (1.5)	−	−	600 (1.5)	−	700	−	700	−
1～2（歳）	−	−	(3.0未満)	−	−	(3.0未満)	900	−	900	−
3～5（歳）	−	−	(3.5未満)	−	−	(3.5未満)	1,000	1,400以上	1,000	1,400以上
6～7（歳）	−	−	(4.5未満)	−	−	(4.5未満)	1,300	1,800以上	1,200	1,800以上
8～9（歳）	−	−	(5.0未満)	−	−	(5.0未満)	1,500	2,000以上	1,500	2,000以上
10～11（歳）	−	−	(6.0未満)	−	−	(6.0未満)	1,800	2,200以上	1,800	2,000以上
12～14（歳）	−	−	(7.0未満)	−	−	(6.5未満)	2,300	2,400以上	1,900	2,400以上
15～17（歳）	−	−	(7.5未満)	−	−	(6.5未満)	2,700	3,000以上	2,000	2,600以上
18～29（歳）	600 (1.5)	−	(7.5未満)	600 (1.5)	−	(6.5未満)	2,500	3,000以上	2,000	2,600以上
30～49（歳）	600 (1.5)	−	(7.5未満)	600 (1.5)	−	(6.5未満)	2,500	3,000以上	2,000	2,600以上
50～64（歳）	600 (1.5)	−	(7.5未満)	600 (1.5)	−	(6.5未満)	2,500	3,000以上	2,000	2,600以上
65～74（歳）	600 (1.5)	−	(7.5未満)	600 (1.5)	−	(6.5未満)	2,500	3,000以上	2,000	2,600以上
75以上（歳）	600 (1.5)	−	(7.5未満)	600 (1.5)	−	(6.5未満)	2,500	3,000以上	2,000	2,600以上
妊 婦				600 (1.5)	−	(6.5未満)			2,000	2,600以上
授乳婦				600 (1.5)	−	(6.5未満)			2,200	2,600以上

[1] 高血圧及び慢性腎臓病（CKD）の重症化予防のための食塩相当量の量は，男女とも6.0g/日未満とした.

年齢等	カルシウム（mg/ 日）								マグネシウム（mg/日）							
	男性				女性				男性				女性			
	推定平均必要量	推奨量	目安量	耐容上限量	推定平均必要量	推奨量	目安量	耐容上限量	推定平均必要量	推奨量	目安量	耐容上限量[1]	推定平均必要量	推奨量	目安量	耐容上限量[1]
0～5（月）	−	−	200	−	−	−	200	−	−	−	20	−	−	−	20	−
6～11（月）	−	−	250	−	−	−	250	−	−	−	60	−	−	−	60	−
1～2（歳）	350	450	−	−	350	400	−	−	60	70	−	−	60	70	−	−
3～5（歳）	500	600	−	−	450	550	−	−	80	100	−	−	80	100	−	−
6～7（歳）	500	600	−	−	450	550	−	−	110	130	−	−	110	130	−	−
8～9（歳）	550	650	−	−	600	750	−	−	140	170	−	−	140	160	−	−
10～11（歳）	600	700	−	−	600	750	−	−	180	210	−	−	180	220	−	−
12～14（歳）	850	1,000	−	−	700	800	−	−	250	290	−	−	240	290	−	−
15～17（歳）	650	800	−	−	550	650	−	−	300	360	−	−	260	310	−	−
18～29（歳）	650	800	−	2,500	550	650	−	2,500	280	340	−	−	230	270	−	−
30～49（歳）	600	750	−	2,500	550	650	−	2,500	310	370	−	−	240	290	−	−
50～64（歳）	600	750	−	2,500	550	650	−	2,500	310	370	−	−	240	290	−	−
65～74（歳）	600	750	−	2,500	550	650	−	2,500	290	350	−	−	230	280	−	−
75 以上（歳）	600	700	−	2,500	500	600	−	2,500	270	320	−	−	220	260	−	−
妊 婦					+0	+0	−	−					+30	+40	−	−
授乳婦					+0	+0	−	−					+ 0	+ 0	−	−

[1] 通常の食品以外からの摂取量の耐容上限量は，成人の場合 350 mg/日，小児では 5 mg/kg 体重 /日とした．それ以外の通常の食品からの摂取の場合，耐容上限量は設定しない．

◎微量ミネラル

年齢等	リン（mg/日）				鉄（mg/日）									
	男性		女性		男性				女性					
									月経なし		月経あり			
	目安量	耐容上限量	目安量	耐容上限量	推定平均必要量	推奨量	目安量	耐容上限量	推定平均必要量	推奨量	推定平均必要量	推奨量	目安量	耐容上限量
0～5（月）	120	−	120	−	−	−	0.5	−	−	−	−	−	0.5	−
6～11（月）	260	−	260	−	3.5	5.0	−	−	3.5	4.5	−	−	−	−
1～2（歳）	500	−	500	−	3.0	4.5	−	25	3.0	4.5	−	−	−	20
3～5（歳）	700	−	700	−	4.0	5.5	−	25	4.0	5.5	−	−	−	25
6～7（歳）	900	−	800	−	5.0	5.5	−	30	4.5	5.5	−	−	−	30
8～9（歳）	1,000	−	1,000	−	6.0	7.0	−	35	6.0	7.5	−	−	−	35
10～11（歳）	1,100	−	1,000	−	7.0	8.5	−	35	7.0	8.5	10.0	12.0	−	35
12～14（歳）	1,200	−	1,000	−	8.0	10.0	−	40	7.0	8.5	10.0	12.0	−	40
15～17（歳）	1,200	−	900	−	8.0	10.0	−	50	5.5	7.0	8.5	10.5	−	40
18～29（歳）	1,000	3,000	800	3,000	6.5	7.5	−	50	5.5	6.5	8.5	10.5	−	40
30～49（歳）	1,000	3,000	800	3,000	6.5	7.5	−	50	5.5	6.5	9.0	10.5	−	40
50～64（歳）	1,000	3,000	800	3,000	6.5	7.5	−	50	5.5	6.5	9.0	11.0	−	40
65～74（歳）	1,000	3,000	800	3,000	6.0	7.5	−	50	5.0	6.0	−	−	−	40
75 以上（歳）	1,000	3,000	800	3,000	6.0	7.0	−	50	5.0	6.0	−	−	−	40
妊 婦 初期			800	−					+2.0	+2.5	−	−	−	−
中期・後期									+8.0	+9.5	−	−	−	−
授乳婦			800	−					+2.0	+2.5	−	−	−	−

年齢等	亜鉛（mg/日）								銅（mg/日）								マンガン（mg/日）			
	男性				女性				男性				女性				男性		女性	
	推定平均必要量	推奨量	目安量	耐容上限量	推定平均必要量	推奨量	目安量	耐容上限量	推定平均必要量	推奨量	目安量	耐容上限量	推定平均必要量	推奨量	目安量	耐容上限量	目安量	耐容上限量	目安量	耐容上限量
0～5（月）	－	－	2	－	－	－	2	－	－	－	0.3	－	－	－	0.3	－	0.01	－	0.01	－
6～11（月）	－	－	3	－	－	－	3	－	－	－	0.3	－	－	－	0.3	－	0.5	－	0.5	－
1～2（歳）	3	3	－	－	2	3	－	－	0.3	0.3	－	－	0.2	0.3	－	－	1.5	－	1.5	－
3～5（歳）	3	4	－	－	3	3	－	－	0.3	0.4	－	－	0.3	0.3	－	－	1.5	－	1.5	－
6～7（歳）	4	5	－	－	3	4	－	－	0.4	0.4	－	－	0.4	0.4	－	－	2.0	－	2.0	－
8～9（歳）	5	6	－	－	4	5	－	－	0.4	0.5	－	－	0.4	0.5	－	－	2.5	－	2.5	－
10～11（歳）	6	7	－	－	5	6	－	－	0.5	0.6	－	－	0.5	0.6	－	－	3.0	－	3.0	－
12～14（歳）	9	10	－	－	7	8	－	－	0.7	0.8	－	－	0.6	0.8	－	－	4.0	－	4.0	－
15～17（歳）	10	12	－	－	7	8	－	－	0.8	0.9	－	－	0.6	0.7	－	－	4.5	－	3.5	－
18～29（歳）	9	11	－	40	7	8	－	35	0.7	0.9	－	7	0.6	0.7	－	7	4.0	11	3.5	11
30～49（歳）	9	11	－	45	7	8	－	35	0.7	0.9	－	7	0.6	0.7	－	7	4.0	11	3.5	11
50～64（歳）	9	11	－	45	7	8	－	35	0.7	0.9	－	7	0.6	0.7	－	7	4.0	11	3.5	11
65～74（歳）	9	11	－	40	7	8	－	35	0.7	0.9	－	7	0.6	0.7	－	7	4.0	11	3.5	11
75以上（歳）	9	10	－	40	6	8	－	30	0.7	0.8	－	7	0.6	0.7	－	7	4.0	11	3.5	11
妊　婦					＋1	＋2	－	－					＋0.1	＋0.1	－	－			3.5	－
授乳婦					＋3	＋4	－	－					＋0.5	＋0.6	－	－			3.5	－

年齢等	ヨウ素（μg/日）								セレン（μg/日）							
	男性				女性				男性				女性			
	推定平均必要量	推奨量	目安量	耐容上限量	推定平均必要量	推奨量	目安量	耐容上限量	推定平均必要量	推奨量	目安量	耐容上限量	推定平均必要量	推奨量	目安量	耐容上限量
0～5（月）	－	－	100	250	－	－	100	250	－	－	15	－	－	－	15	－
6～11（月）	－	－	130	250	－	－	130	250	－	－	15	－	－	－	15	－
1～2（歳）	35	50	－	300	35	50	－	300	10	10	－	100	10	10	－	100
3～5（歳）	45	60	－	400	45	60	－	400	10	15	－	100	10	10	－	100
6～7（歳）	55	75	－	550	55	75	－	550	15	15	－	150	15	15	－	150
8～9（歳）	65	90	－	700	65	90	－	700	15	20	－	200	15	20	－	200
10～11（歳）	80	110	－	900	80	110	－	900	20	25	－	250	20	25	－	250
12～14（歳）	95	140	－	2,000	95	140	－	2,000	25	30	－	350	25	30	－	300
15～17（歳）	100	140	－	3,000	100	140	－	3,000	30	35	－	400	20	25	－	350
18～29（歳）	95	130	－	3,000	95	130	－	3,000	25	30	－	450	20	25	－	350
30～49（歳）	95	130	－	3,000	95	130	－	3,000	25	30	－	450	20	25	－	350
50～64（歳）	95	130	－	3,000	95	130	－	3,000	25	30	－	450	20	25	－	350
65～74（歳）	95	130	－	3,000	95	130	－	3,000	25	30	－	450	20	25	－	350
75以上（歳）	95	130	－	3,000	95	130	－	3,000	25	30	－	400	20	25	－	350
妊　婦					＋75	＋110	－	－[1]					＋5	＋5	－	－
授乳婦					＋100	＋140	－	－[1]					＋15	＋20	－	－

[1] 妊婦及び授乳婦の耐容上限量は，2,000 μg/日とした．

年齢等	クロム（μg/日）				モリブデン（μg/日）							
	男性		女性		男性				女性			
	目安量	耐容上限量	目安量	耐容上限量	推定平均必要量	推奨量	目安量	耐容上限量	推定平均必要量	推奨量	目安量	耐容上限量
0～5（月）	0.8	−	0.8	−	−	−	2	−	−	−	2	−
6～11（月）	1.0	−	1.0	−	−	−	5	−	−	−	5	−
1～2（歳）	−	−	−	−	10	10	−	−	10	10	−	−
3～5（歳）	−	−	−	−	10	10	−	−	10	10	−	−
6～7（歳）	−	−	−	−	10	15	−	−	10	15	−	−
8～9（歳）	−	−	−	−	15	20	−	−	15	15	−	−
10～11（歳）	−	−	−	−	15	20	−	−	15	20	−	−
12～14（歳）	−	−	−	−	20	25	−	−	20	25	−	−
15～17（歳）	−	−	−	−	25	30	−	−	20	25	−	−
18～29（歳）	10	500	10	500	20	30	−	600	20	25	−	500
30～49（歳）	10	500	10	500	25	30	−	600	20	25	−	500
50～64（歳）	10	500	10	500	25	30	−	600	20	25	−	500
65～74（歳）	10	500	10	500	20	30	−	600	20	25	−	500
75 以上（歳）	10	500	10	500	20	25	−	600	20	25	−	500
妊　婦			10	−					+0	+0	−	−
授乳婦			10	−					+3	+3	−	−

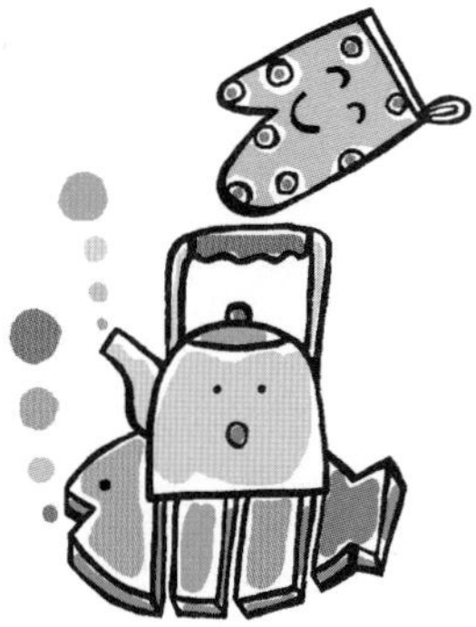

付表 8　おもな食品の常用量

	食品名（とくに記載のないものは生）		目安単位	可食部重量(g)	廃棄込重量(g)	備考
穀類	米（めし）		茶碗（中）1杯	150		米量 65 g
			にぎり寿司 1かん	25		
			おにぎり1個	100		
			カレーライス 1皿	250		
			丼 1杯	300		
	全粥		茶碗（中）1杯	170		米量 34 g
	もち（乾）		4×6×1 cm 1個	50		
	食パン		6枚切り1枚	60		
	ロールパン		1個	30		
	うどん（ゆで）		1玉	230		
	そば（ゆで）		1玉	160		
	そうめん（乾）		1束	50～100		
	中華そば（ゆで）		1玉	150		
	スパゲティ（乾）		1人分	80～100		
	ビーフン（乾）		1人分	80		
	マカロニ（乾）		グラタン1人分	30		2.2倍
	はるさめ（乾）		酢の物 1人分	5		
	小麦粉（薄力粉）		天ぷら 1人分	10～20		
			お好み焼き 1人分	50		
	片栗粉		鶏から揚げ40g 1個分	2		
	パン粉		大さじ 1杯	3		
	焼き麩（小町麩）		6個	2.5		
	ぎょうざの皮		1枚	6		
	しゅうまいの皮		1枚	3		
	春巻きの皮		1枚	15		
魚介類	切り身：1切れ 60～120 g　刺身：1切れ 15～20 g					
	あじ		1尾	80	180	
			干物開き1尾	85	130	
	あなご（蒸）		1本	60		
	あゆ		1尾	35	70	
	いわし	まいわし	1尾	55	110	
		片口いわし	田作り 10尾	5		
	うなぎ		かば焼き1串	100		
	かれい		1尾	100	200	
	さんま		1尾	105	150	
			干物開き1尾	85	120	
	ししゃも		干物 1尾	15		

	食品名（とくに記載のないものは生）		目安単位	可食部重量(g)	廃棄込重量(g)	備考
魚介類	しらす干し（半乾燥品）		大さじ 1杯	5		
	まながつお		1切	140		
	あかがい		刺身 1個	4		
	あさり		刺身 10個	35	90	
	かき		刺身 1個	15	60	
	しじみ		刺身 10個	8	30	
	はまぐり		刺身 1個	18	45	
	ほたてがい		1個	100	200	
			刺身 1個	10		
	いか		小 1杯	110	150	
	えび	あまえび	刺身 1切	5	6	
		芝えび	1尾	4	8	
		大正えび	1尾	16	20	
		車えび	1尾	18	40	
		ブラックタイガー	1尾	35	70	
	たこ		足 1本	150		
	かに（たらば）		足 1本	50	90	
	うに		大さじ 1杯	25		
	イクラ		大さじ 1杯	20		
	たらこ		1腹	60		
	数の子（生）		1本	20		
	焼きちくわ		1本	95		
	板かまぼこ		厚さ1 cm 1枚	15		
	かに風味かまぼこ		1本	20		
	はんぺん		1枚	100		
	伊達巻		厚さ1 cm 1枚	20		
肉類	牛肉	肩ロース脂身つき	薄切り 1枚	30		
			ブロック 3 cm角 3個	80		
		サーロイン脂身つき	ステーキ1 cm 1枚	150		
	豚肉	もも脂身つき	薄切り 1枚	25		
			ブロック 3 cm角 3個	80		
		ロース脂身つき	ステーキ1 cm 1枚	150		
	鶏肉	もも皮つき	1枚	210		
		もも骨つき	1本	300	380	
		手羽	元 1本	30	50	
			先 1本	45	70	
		ささみ	1本	45		
		レバー	1個	50		
	ひき肉		卵大 1個	50		

	食品名（とくに記載のないものは生）	目安単位	可食部重量(g)	廃棄込重量(g)	備考
肉類	ロースハム	薄切り 2 mm 1枚	15		
	ベーコン	スライス 1 枚	18		
	ウインナーソーセージ	1 本	25		
	焼き豚	スライス 1 枚	15		
卵類	鶏卵	1 個	55	65	卵黄：卵白＝3：7
	うずら卵	1 個	10	12	
乳類	牛乳（普通）	カップ 1 杯	210		
	ヨーグルト（加糖）	1 個	95		
	クリーム	大さじ 1 杯	15		
	コーヒーホワイトナー	市販品 1 個	5		
	プロセスチーズ	6P 1P	25		
		スライス 1 枚	17		
		スティック 1 本	12		
いも類	じゃがいも	1 個	135	150	
	さつまいも	1 本	225	250	
	さといも（生）	1 個	50	60	
	さといも（冷凍）	1 個	15		
	やまいも	10 cm	120	200	
	板こんにゃく	1 丁	250		
	しらたき	すきやき 1 人分	60～80		
豆類	小豆（乾）	大さじ 1 杯	12		
		カップ 1 杯	160		
		ぜんざい 1 人分	10～20		
	大豆（国産・乾）	大さじ 1 杯	10		
		カップ 1 杯	150		
	大豆（水煮乾）	大さじ 1 杯	15		
	納豆	小 1 パック	50		
	木綿豆腐	1 丁	300		
	絹ごし豆腐	1 丁	300		
	油揚げ	1 枚	30		
	生揚げ	中 1 個	50		
	がんもどき	中 1 個	50		
	おから	炒り卵の花 1 人分	50		
	凍り豆腐	1 枚	20		
	ゆば（乾）	1 枚	2		
	きな粉	大さじ 1 杯	7		
種実類	アーモンド（フライ味付け）	10 粒	14		
	銀杏（生）	10 粒	15	20	
	くるみ（炒り）	1 個	4		
	ごま（炒り）	小さじ 1 杯	2		

	食品名（とくに記載のないものは生）	目安単位	可食部重量(g)	廃棄込重量(g)	備考
種実類	ピーナッツ（乾炒り）	10 粒	9		
	中国栗	1 個	6	8	
	日本栗（生）	1 個	14	20	
野菜類	アスパラガス	グリーン 1 本	20	25	
		ホワイト（缶） 1 本	15		
	枝豆	30 粒	25		
	おくら	1 本	9	10	
	かぶ	1 個	90	100	
	カリフラワー	1 房	20		
	キャベツ	1 枚	50		
	きゅうり	1 本	100	102	
	グリンピース	大さじ 1 杯	10		
	こねぎ	1 本	5		
	ごぼう	1/4 本	50	55	
	こまつな	1/4 束	90	100	
	さやいんげん	10 本	65	67	
	さやえんどう	10 枚	25	28	
	ししとうがらし	1 本	5		
	しそ	1 枚	1		
	西洋かぼちゃ	くし切り厚さ 1 cm	25		
	そら豆	1 個	10		
	だいこん	厚さ 2 cm	70	80	
	たまねぎ	1/4 個	50	55	
	チンゲンサイ	1 株	85	100	
	とうもろこし（生）	1/2 個	100	200	
	トマト	1 個	190	200	
		ミニトマト 1 個	10		
	なす	1 個	80	90	
	にんじん	1 本	240	250	
		1 cm	10		
	にんにく	1 かけ	5		
	ねぎ	10 cm	20		
	はくさい	1 枚	100		
	パセリ	1 本	5		
	ピーマン	1 個	30	35	
	ふき	10 cm	10		
	ブロッコリー	1 房	20		
	ほうれんそう	1/4 束	90	100	
	もやし	カップ 1 杯	50		
	ゆり根	1 個	60	70	
	らっきょう	3 個	25		

	食品名（とくに記載のないものは生）	目安単位	可食部重量(g)	廃棄込重量(g)	備考
野菜類	レタス	1 枚	20		
	サニーレタス	1 枚	20		
	れんこん	1 cm　1 枚	10	13	
	切干しだいこん	小鉢　1 人分	10		4 倍
きのこ類	えのきたけ	1 袋	85	100	
	きくらげ（乾）	10 個	3		7 倍
	しいたけ（生）	1 個	15	11	
	しいたけ（干）	1 個	4	3	4.5 倍
	しめじ	1 袋	85	100	
	なめこ	1 袋	100		
	マッシュルーム	1 個	16	15	
果実類	アボカド	1 個	160	230	
	いちご	1 個	20		
	いちじく	1 個	50	60	
	いよかん	1 個	150	250	
	温州みかん	1 個	80	100	
		缶詰　10 房	130		
	柿	1 個	210	230	
	キウイフルーツ	1 個	85	100	
	グレープフルーツ	1 個	280	400	
	さくらんぼ（国産）	1 個	5	6	
	すいか	1/8 個	300	500	
	日本なし	1 個	280	330	
	夏みかん	1 個	190	350	
	ネーブルオレンジ	1 個	120	160	
	パインアップル	1 切	20		
		缶詰　1 輪	40		
	はっさく	1 個	160	250	
	バナナ	1 個	100	160	
	びわ	1 個	50	70	
	ぶどう	5 粒	60	70	
		デラウエア　1 房	95	110	
	メロン	1/8 個	80	160	
	もも	1 個	170	200	
		缶詰　1 切	60		
	りんご	1 個	200	250	
	レモン	スライス 5 mm　1 枚	17	20	
海草類	角寒天	1 本	8		
	こんぶ（素干し）	1 枚	1.5		
	ところてん	1 本	200		
	ひじき	大さじ　1 杯	4		8.5 倍
	もずく	大さじ　1 杯	15		
	干わかめ	1 連	5		14 倍

付表 9　調味料の計量目安

食品名	小さじ 1 (5mL)	大さじ 1 (15mL)	カップ 1 (200mL)
食塩	6g	18g	240g
酢	5	15	200
酒	5	15	200
みそ	6	18	230
しょうゆ	6	18	230
みりん	6	18	230
ウスターソース	6	18	240
とんかつソース	6	18	240
油	4	12	180
バター	4	12	180
マーガリン	4	12	180
ラード	4	12	170
マヨネーズ	4	12	190
ドレッシング	5	15	200
トマトケチャップ	5	15	230
トマトピューレー	5	15	210
砂糖（上白糖）	3	9	130
グラニュー糖	4	12	180
はちみつ	7	21	280
粉あめ	3	9	80
ジャム	7	21	250
マーマレード	7	21	270
小麦粉	3	9	110
パン粉（干）	1	3	40
かたくり粉	3	9	130
ベーキングパウダー	4	12	150
コーンスターチ	2	6	100
粉ゼラチン	3	9	130
上新粉	3	9	130
白玉粉	3	9	120
牛乳	5	15	210
脱脂粉乳	2	6	90
生クリーム	5	15	200
粉チーズ	2	6	90
カレー粉	2	6	80
からし粉	2	6	90
わさび粉	2	6	70
きな粉	2	6	80
ピーナッツバター	6	17	230
ごま	3	9	120
ねりごま	5	15	210

付表 10　おもな料理の調味目安

料理名	糖分（%）	食塩（%）
魚の塩焼き		0.5 ～ 2.0
魚の煮付け	2 ～ 7	1.2 ～ 2.0
魚のみそ煮	6 ～ 8	1.2 ～ 2.5
筑前煮	4 ～ 6	1.0 ～ 1.5
いもの煮ころがし	4 ～ 6	0.8 ～ 1.5
根菜炊き	4 ～ 6	0.8 ～ 1.2
煮浸し	0 ～ 1	0.8 ～ 1.0
酢の物	2 ～ 4	0.8 ～ 1.0
お浸し		0.8 ～ 1.0
炒め物	0 ～ 0.5	0.6 ～ 1.2
ムニエル		0.5 ～ 1.0
茶碗蒸し		0.3 ～ 0.8
みそ汁		0.6 ～ 0.9
すまし汁		0.6 ～ 0.8
スープ		0.2 ～ 0.7
炒飯		0.5 ～ 0.8
炊き込みご飯		0.6 ～ 1.5

付表 11　揚げ物料理の吸油率目安

揚げ物料理の種類	材　料	吸油率（%）
素揚げ	かぼちゃ ししとう なす	7 ～ 14
	ぎょうざ しゅうまい つくね	1 ～ 3
から揚げ	さば あじ かれい	6 ～ 13
天ぷら	かぼちゃ ししとう なす	18 ～ 23
	えび きす いか	12 ～ 18
フライ	えび かき 豚ロース 鶏もも	13 ～ 33

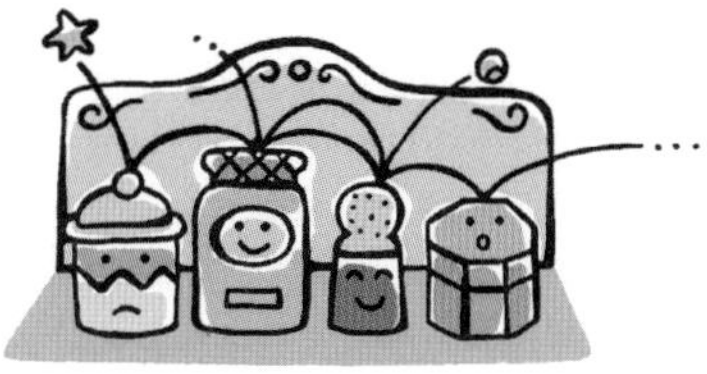

付表 12　乾燥食品 100 g の膨潤重量目安

食　品	膨潤方法	膨潤重量（g）
乾燥豆類	水　浸	200 ～ 300
乾　麺	ゆでる	200 ～ 300
はるさめ	ゆでる	400 ～ 500
干ししいたけ	水　浸	400 ～ 500
干しぜんまい	水　浸	400 ～ 700
切干しだいこん	水　浸	400 ～ 500
こんぶ	水　浸	200 ～ 300
ひじき	水　浸	400 ～ 1,000
凍り豆腐	60℃の湯に浸す	500 ～ 600
かんぴょう	ゆでる	500 ～ 700
わかめ	水　浸	500 ～ 1,200

品質，扱い方によって大差を生じる場合がある．

付表 13　調理・供食の適温

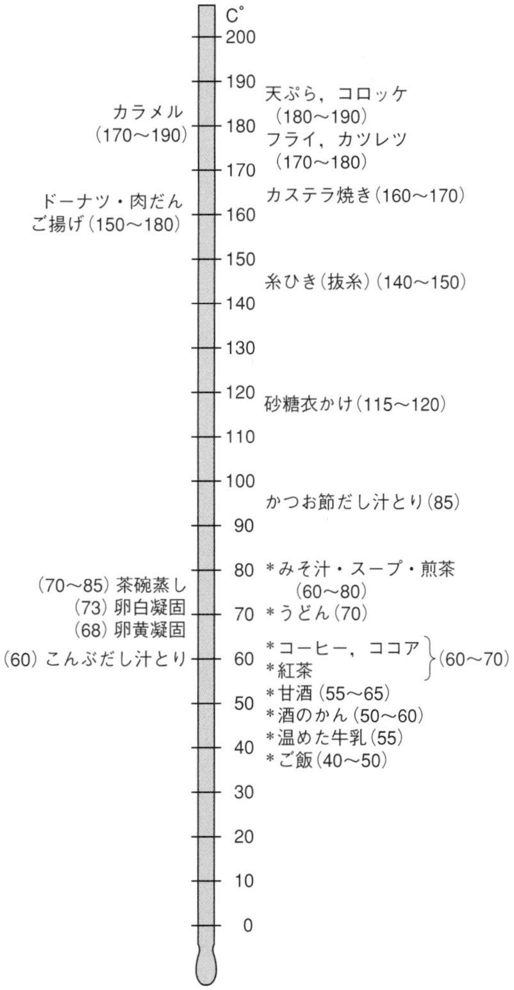

参考文献

1）本田佳子編：新臨床栄養学－栄養ケアマネジメント，第4版，医歯薬出版，2020.

2）佐藤和人，本間　健，小松龍史編：エッセンシャル臨床栄養学，第9版，医歯薬出版，2022.

3）奈良信雄：エッセンシャル人体の構造・機能と疾患の成り立ち，医歯薬出版，2003.

4）奈良信雄：看護・栄養指導のための臨床検査ハンドブック，第5版，医歯薬出版，2014.

5）日本人の新身体計測基準値JARD2001，栄養 評価と治療19（suppl.）メディカルレビュー社，2002.

6）厚生労働省：日本人の食事摂取基準（2020年版），2019.

7）厚生労働省：令和元年国民健康・栄養調査報告，2019.

8）文部科学省：日本食品標準成分表2020年版（八訂），2020.

9）日本糖尿病学会編・著：糖尿病食事療法のための食品交換表　第7版，日本糖尿病協会・文光堂，2013.

10）黒川　清監修，中尾俊之・他編：腎臓病食品交換表，第9版，医歯薬出版，2016.

11）日本静脈経腸栄養学会編：静脈経腸栄養ガイドライン　第3版，照林社，2013.

12）日本静脈経腸栄養学会編：コメディカルのための静脈経腸栄養ハンドブック，南江堂，2000.

13）丸山道生編著：経腸栄養バイブル，日本医事新報社，2007.

14）日本緩和医療学会・終末期における輸液治療に関するガイドライン作成委員会：終末期癌患者に対する輸液治療のガイドライン，日本緩和医療学会，2007.

15）佐々木雅也編：ワンステップアップ経腸栄養，医歯薬出版，2010.

16）日本病態栄養学会編：改訂第6版 認定 病態栄養専門管理栄養士のための病態栄養ガイドブック，南江堂，2019.

17）日本病態栄養学会編：認定NSTガイドブック2014 改訂第4版，メディカルレビュー社，2014.

18）胃潰瘍ガイドラインの適用と評価に関する研究班編：EBMに基づく胃潰瘍診療ガイドライン，第2版，じほう，2007.

19）井廻道夫編：図解 消化器内科学テキスト，中外医学社，2006.

20）日本消化器病学会関連研究会慢性便秘の診断・治療研究会編：慢性便秘症診療ガイドライン2017，南江堂，2017.

21）日本肝臓学会編：慢性肝炎・肝硬変の診療ガイド2019，文光堂，2019.

22）日本消化器病学会編：NAFLD/NASH診療ガイドライン2020，南江堂，2020.

23）日本肝臓学会編：NASH・NAFLDの診療ガイド2021，文光堂，2021.

24）日本肝臓学会編：肝疾患におけるサルコペニア判定基準（第2版），日本肝臓学会，2021.

25）厚生労働省難治性疾患克服研究事業：難治性膵疾患に関する調査研究班による全国調査，2011.

26）急性膵炎診療ガイドライン2015改訂出版委員会：急性膵炎診療ガイドライン2015，第3版，2015.

27）日本肥満学会：肥満症診療ガイドライン2022，ライフサイエンス出版，2022.

28）日本肥満学会：肥満症診断基準2011，肥満研究17（臨時増刊号），2011.

29）メタボリックシンドローム診断基準検討委員会：メタボリックシンドロームの定義と診断基準，日本内科学雑誌94：794-809，2005.

30）日本糖尿病学会編・著：糖尿病治療ガイド2020-2021，文光堂，2020.

31）日本糖尿病学会編：糖尿病診療ガイドライン2019，南江堂，2019.

32）日本痛風・核酸代謝学会，ガイドライン改訂委員会：高尿酸血症・痛風の治療ガイドライン，第3版，診断と治療社，2018.

33）日本動脈硬化学会編：動脈硬化性疾患予防ガイドライン2022年版，2022.

34）日本高血圧学会高血圧治療ガイドライン作成委員会：高血圧治療ガイドライン2019，ライフサイエンス出版，2019.

35）日本腎臓学会編：エビデンスに基づくCKD診療ガイドライン2018，東京医学社，2018.

36）日本腎臓学会編：慢性腎臓病に対する食事療法基準2014年版，2014.

37）日本透析医学会：2009年版腹膜透析ガイドライン，透析会誌42：285-315，2009.

38）北畠顕他：虚血性心疾患の一次予防ガイドライン，2005年度合同研究班報告（2006年度改訂版），2006.

39）小川久雄・他：心筋梗塞二次予防に関するガイドライン，2010年度合同研究班報告（2011年度改訂版），2011.

40）骨粗鬆症の予防と治療ガイドライン作成委員会編：骨粗鬆症の予防と治療ガイドライン2015年版，ライフサイエンス出版，2014.

41）石川俊男，鈴木健二，鈴木裕也，中井義勝，西園　文：摂食障害の診断と治療　ガイドライン2005，マイライフ社，2005.

42）五十嵐　淳：小児疾患の診療治療基準，第3版，小児内科38（増刊号）：68-69，2006.

43）大関武彦：小児期メタボリック症候群の概念・病態・診断基準の確立及び効果的介入に関するコホート研究，厚生労働科学研究，平成17年度報告，2006.

44）厚生労働省雇用均等・児童家庭局母子保健課：先天性代謝異常等検査実施状況（平成22年度）.

45）特殊ミルク共同安全開発委員会編：改訂2008食事療法ガイドブック－アミノ酸代謝異常症・有機酸代謝異常症のために，恩賜財団母子愛育会，2008.

46）特殊ミルク共同安全開発委員会：特殊ミルク情報，

第56号，母子愛育会，2021.

47）母子愛育会特殊ミルク事務局：特殊ミルクの適応症と食事療法ガイドライン，母子愛育会，2013.

48）日本医療研究開発機構研究班：食物アレルギー診療の手引き2017，2018.

49）厚生労働科学研究班：食物アレルギー栄養食事指導の手引き2022，2022.

50）サルコペニア診療ガイドライン作成委員会編：サルコペニア診療ガイドライン2017年版，ライフサイエンス出版，2017.

51）荒井秀典編：フレイル診療ガイド2018年版，ライフ・サイエンス，2018.

52）日本褥瘡学会：褥瘡予防・管理ガイドライン（第5版），照林社，2022.

53）厚生労働省老人保健福祉局老人保健課監修：褥瘡の予防・治療ガイドライン，照林社，1998.

54）北村正博，村上伸也：総論 歯周病と全身疾患，医学のあゆみ232：161-166，2010.

55）山崎和久：口―腸連関から考える歯周病と全身の関係，日本歯周病学会会誌59（suppl-2）：108，2017.

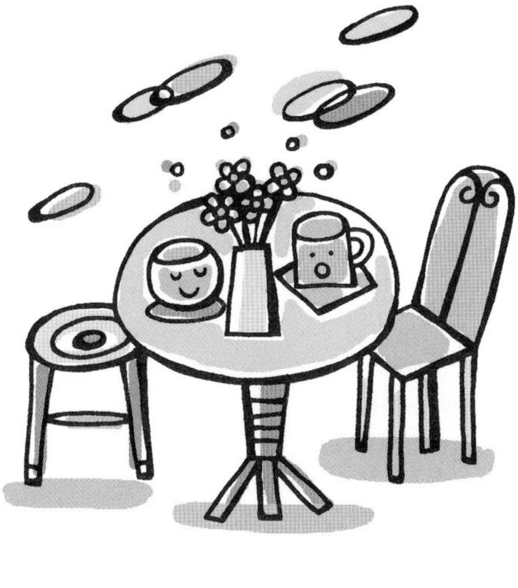

索引

【編者略歴】

本《ほん》　田《だ》　佳《けい》　子《こ》

1974 年　群馬女子短期大学卒業
1978 年　虎の門病院栄養部
1983 年　女子栄養大学卒業
1992 年　虎の門病院栄養部副部長
1996 年　虎の門病院栄養部部長
2002 年　東北大学大学院医学系研究科修士課程修了
2004 年　女子栄養大学栄養学部教授
2007 年　東北大学大学院医学系研究科博士課程修了
　　　　　現在にいたる
　　　　　管理栄養士　医(障害)学博士

トレーニーガイド
栄養食事療法の実習　第 14 版
栄養ケアマネジメント　　ISBN978-4-263-70843-9

1983 年 3 月 10 日　第 1 版第 1 刷発行（臨床栄養学―食事療法の実習）
1991 年 3 月 30 日　第 2 版第 1 刷発行
1998 年 4 月 10 日　第 3 版第 1 刷発行
2002 年 4 月 20 日　第 4 版第 1 刷発行
2004 年 4 月 25 日　第 5 版第 1 刷発行
2006 年 3 月 25 日　第 6 版第 1 刷発行
2008 年 4 月 20 日　第 7 版第 1 刷発行（改題　栄養食事療法の実習
　　　　　　　　　　　　　　　　　　　―栄養アセスメントと栄養ケア）
2011 年 2 月 15 日　第 8 版第 1 刷発行（改題　栄養食事療法の実習
　　　　　　　　　　　　　　　　　　　―栄養ケアマネジメント）
2013 年 3 月 15 日　第 9 版第 1 刷発行
2014 年 1 月 20 日　第 9 版第 2 刷(補訂)発行
2015 年 2 月 20 日　第10版第 1 刷発行
2016 年 3 月 20 日　第11版第 1 刷発行
2020 年 3 月 20 日　第12版第 1 刷発行
2022 年 2 月 20 日　第13版第 1 刷発行
2023 年 2 月 25 日　第14版第 1 刷発行

編　者　本　田　佳　子
発行者　白　石　泰　夫

発行所　**医歯薬出版株式会社**

〒113-8612　東京都文京区本駒込1－7－10
TEL. (03)5395−7626(編集)・7616(販売)
FAX. (03)5395−7624(編集)・8563(販売)
https://www.ishiyaku.co.jp/
郵便振替番号 00190-5-13816

乱丁，落丁の際はお取り替えいたします　　印刷・あづま堂印刷／製本・榎本製本